Hygiene und Diätetik der Frau

Von

Dr. med. Hugo Sellheim
o. ö. Professor der Geburtshilfe und Gynäkologie
Direktor der Leipziger Universitätsfrauenklinik · Geh. Med.-Rat

Mit 193 Abbildungen im Text

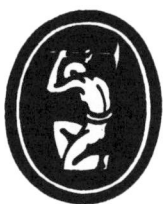

München · Verlag von J. F. Bergmann · 1926

ISBN-13: 978-3-642-90400-4   e-ISBN-13: 978-3-642-92257-2
DOI: 10.1007/978-3-642-92257-2

Alle Rechte,
insbesondere das der Übersetzung in fremde Sprachen, vorbehalten.
Copyright 1926 by J. F. Bergmann, München.
Softcover reprint of the hardcover 1st edition 1926

Meiner Frau

Inhaltsübersicht.

Hygiene und Diätetik der Frau.

Einleitung 1

I. Grundlegung und Entwicklung einer guten Konstitution der Frau als der hauptsächlichen Trägerin der Fortpflanzung und Fortentwicklung 2
  1. Grundlegung zu einer guten Konstitution des Kindes 2
  2. Beginn der Entwicklung einer guten Konstitution im Säuglingsalter 13
  3. Der normale Entwicklungsgang des weiblichen Organismus im allgemeinen 19
  4. Die Ertüchtigung des Mädchens zum Mutterberuf 31
     a) Ernährung 31
     b) Kleidung 33
     c) Lebensweise 34
     d) Körperpflege 34
     e) Vermeidung und Behandlung von Krankheiten 35
     f) Pflege der weiblichen Eigentümlichkeiten 35
     g) Körperliche und geistige Bildung im allgemeinen 36

II. Infunktiontreten der weiblichen Organisation 37
  1. Pubertätsalter im allgemeinen 37
  2. Unfruchtbare Funktionsgänge des weiblichen Organismus, ihre Gefahren und ihre Diätetik 41
  3. Bewußte Einführung des jungen Mädchens in den hohen Gedanken der Fortpflanzung . . 47
  4. Entwicklung und Pflege der weiblichen Reize 56
  5. Brautstand 58

III. Die Ehe als der von der Gesellschaft gebotene Rahmen für das normale Sichausleben des weiblichen Organismus 62
  1. Eintritt in die Ehe 62
  2. Geschlechtsverkehr 66
  3. Prophylaxe der gesundheitlichen Gefährdung im Eheleben 76
  4. Fortpflanzungsregulierung 82
  5. Grundzüge des Ehelebens und der Ehegestaltung im übrigen 95

IV. Ausbleiben und Ende der Fortpflanzungsfunktion 111
  1. Kinderlosigkeit in der Ehe 111
  2. Die Frau in der Scheidung 113
  3. Die Witwe 114
  4. Wechseljahre 115
  5. Greisenalter, unter besonderer Berücksichtigung der Krebsgefahr 118
  6. Die Frau, die nicht zur Ehe kommt 126

	Seite
V. Bildung und Beruf im Frauenleben	138
1. Die Vorbereitung der Frau auf das Eheleben als den Hauptberuf	138
2. Der Hausfrauenberuf und seine Mehrbelastung durch die Umwälzung unserer sozialen und wirtschaftlichen Lebensbedingungen	146
3. Die Ausbildung für einen erwerbenden Beruf	150
4. Die Leistungsfähigkeit der Frau in der Berufsarbeit	153
a) In der Industrie	154
b) Als Beamtin	157
c) In studierten Berufen	159
5. Gesundheitliche Schädigung und Fortpflanzungsbeeinträchtigung der Frau durch das Berufsleben	160
VI. Frauenkörper und Frauenkleidung	166
1. Der normale Frauenkörper und seine physiologische Bewegungsfreiheit als Grundlage der Frauenkleidung; Fehler in Bau und Funktion	166
a) Der Bauch	167
b) Die Brustdrüse und Brustwarze	187
c) Die Beine und Füße	192
2. Ursprung der Einbuße der natürlichen Form und Bewegungsfreiheit des Frauenkörpers	196
a) Mißbrauch der Fortpflanzungsfunktion:	196
α) Ungebührliche Verschiebung der ersten Betätigung auf zu spätes Lebensalter	196
β) Übermaß an sich	198
γ) Zu rasche Aufeinanderfolge der fruchtbaren Funktionsgänge	198
δ) Konkurrenz der Fortpflanzungsanstrengung mit zu vieler, zu schwerer und unzeitgemäßer Belastung durch anderweitige äußere Arbeit	200
b) Ernährungsschäden:	200
Unterernährung, Überernährung. Falsche Ernährung. Besetzen von Komplementärräumen mittels Fett, statt sie durch Benutzung der rückwärts gerichteten Volumbeweglichkeit wieder zum Verschwinden zu bringen. Zunahme der Körperfülle statt Früchte zu bringen	200
c) Mangelhafte Übung von Haut, Muskulatur und gesamtem hin- und hergehendem Bewegungsapparat; Schlechte Haltung; Vorteile der Links- und Rechtsausbildung	202
d) Unzweckmäßige Kleidung	211
α) Am Rumpfe	211
β) An den Brustdrüsen und Brustwarzen	217
γ) An den Beinen und Füßen	218
e) Degeneration gegenüber der ungebundenen Natur	226
3. Zwecke der Kleidung	227
a) Entwicklungsgeschichte der Kleidung	227
b) Prinzip der Kleidung zum Schutz gegen den Unbill der Witterung — Stoffe	233
c) Rücksichtnahme auf Körperform und physiologische Bewegungsfreiheit	235
d) Kleidung als Mittel, die darunter verborgenen Gesundheits- und Geschlechtsmerkmale durchschimmern zu lassen	238
e) Kleidung als Mittel, um — zur Steigerung der Reize — Abwechslung in die Erscheinung zu bringen	239
f) Kleidung als Stütze, um das vernachlässigte und zerrüttete Körpergebäude vor weiterem Verfall zu bewahren	240
g) Kleidung als Ausdrucksmittel der Selbstachtung des Menschen vor seinem Körper und daraus entspringende Pflege	242

Seite

4. Kleidung für den gesunden, den im Hin- und Herbauen begriffenen, den in seiner Funktion geschädigten und den gebrochenen Frauenkörper.. 242

   a) Allgemeines über Frauenkleidung 242

   b) Kleidung für den gesunden Frauenkörper 245

      α) Befestigung aller notwendigen Kleidungsstücke am Schultergürtel 245

      β) Befestigung der notwendigen Kleidungsstücke zum einen Teil am Schultergürtel, zum anderen Teil am Beckengürtel 247

   c) Kleidung für den im Hin- und Herbauen begriffenen Frauenkörper 250

   d) Kleidung für den in seinen Funktionen geschädigten Frauenkörper 254

   e) Kleidung für den gebrochenen Frauenkörper 256

   f) Schuhwerk 259

VII. Kulturschaden und Mißbrauch der Frauenkraft 262

VIII. Frauenpflege 266

   1. Frauenpflege als wichtigster Teil der Fortpflanzungspflege 266

   2. Gerechte, an den Geschlechtsunterschied anknüpfende und ihn allenthalben respektierende Arbeitsteilung zwischen Frau und Mann 276

IX. Unnatur unseres Frauenlebens und Ausgleichsversuch durch besondere Körperkultur . . . 289

Einleitung.

Über Hygiene und Diätetik der Frau wäre es einfach zu schreiben, wenn jede Frau sich normal, d. h. naturgemäß ausleben könnte. In unserem komplizierten Kulturleben ist es schwer, die Richtlinien eines natürlichen Frauenlebens zu rekonstruieren. Selbst wenn es gelänge, einen richtigen Lebensplan aufzustellen, so müßten viele Frauen davon ausgeschlossen bleiben. Wir können nicht einmal jeder Frau die Fortpflanzung und damit die Erfüllung ihres Lebensprinzips gewährleisten, geschweige denn ihr in allen übrigen Stücken optimale Lebensbedingungen zusichern.

In der Fortpflanzung des Menschen tauchen Fragen auf, die der ungehinderten Natur unbekannt sind: Eine bewußte Regulierung des sexuellen Verkehrs und der Fortpflanzung. Von einer natürlichen Ordnung können wir hier nicht mehr sprechen. Wir sind genötigt, eine soziale Ordnung einzuhalten und müssen bestrebt sein, die natürliche nicht zu kurz kommen zu lassen.

Zu dieser geschlechtlichen Hygiene, die beim Weibe, als durch und durch Sexualwesen, die Hauptrolle spielt, gesellt sich noch die allgemeine, für Mann und Frau gleiche Hygiene, nur mit dem Unterschiede, daß sie auf Schritt und Tritt wieder der Sexualhygiene ins Gehege kommt.

Vorschriften über die Entwicklung und Erhaltung der Frauengesundheit können also nur in der Theorie höchste Vollkommenheit als Ziel ins Auge fassen. In der Praxis müssen wir uns, durch die äußeren Verhältnisse gezwungen, mit viel weniger begnügen. Dieses Schicksal teilt die Hygiene und Diätetik der Frau mit jedem Kapitel der Hygiene und jedem ärztlichen Ratschlag überhaupt. Der einzelne muß zusehen, wie er das richtige Prinzip der Lebensweise so gut es geht in seine Verhältnisse und Möglichkeiten übersetzt.

Daß ganz besonders die Gegenwart der Frauengesundheit gegenüber sich vielenorts feindlich gebärdet, ist kein Grund, in unseren wohlbegründeten Maximalforderungen irgend etwas nachzulassen. Vielmehr ist es an uns Ärzten, erst recht unsere warnende Stimme zu erheben, wenn die Wogen des aufgeregten Alltagslebens in ihrer Verständnislosigkeit die natürliche Bestimmung der Frau gefährden, ja sie geradezu zu vernichten drohen. Vielleicht gibt es auch einmal eine Revolution zugunsten der Fortpflanzung als der Grundlage aller Zukunft!

Jede Frau ist eine implizierte Mutter, und erst eine Mutter in ihrer Ehe und mit ihren Kindern ist eine explizierte Frau. In diesem Satze liegt das ganze Geheimnis naturgemäßen Frauenlebens eingeschlossen. Die hohe Auffassung von der Frau als der Trägerin der menschlichen Fortpflanzung und Fortentwicklung schreibt uns das Programm ihrer Diätetik und Hygiene vor. Unser Ziel muß unentwegt sein, die Frau für diesen originellen Beruf zu ertüchtigen und tüchtig zu erhalten. Das ist nicht leicht, weil dabei den vernünftigen und unvernünftigen Forderungen unseres heutigen Lebens Rechnung getragen werden muß.

Wir verfolgen die Frau von der Entwicklung zur Trägerin der Fortpflanzung über die Fortpflanzungsbetätigung[1] bis zu ihrem Verblühen. Wir sehen dabei zu, wie sie sich in der Konkurrenz zwischen Fortpflanzungs- und Berufsleben durchschlagen und nicht allzuselten sogar mit dem herben Schicksal des unverschuldeten Ausschlusses von ihrer Naturbestimmung abfinden muß. Zum Schlusse suchen wir nach einem gerechten Ausgleich zwischen der mit Fortpflanzungs- und Fortentwicklungsaufgaben mehr belasteten Frau und dem sich in dieser Richtung freier bewegenden Manne.

In der Hauptsache hat sich die Frau nicht von der Gnade des Mannes abhängig gezeigt. Sie hat es verstanden, in hohem Grade sich selbst zu helfen. Sie hat es vermocht, soweit sie auf sich selbst angewiesen ist, im Erwerbsleben und Berufsleben, wenn auch unter schweren Kämpfen, sich selbst durchzusetzen. Der Mann soll sie in diesem Streben nur nicht hindern, wenn er durch die Ehe für sie nicht sorgen will oder nicht sorgen kann.

Dazu muß aber für die in unser Kulturleben eingepferchte Frau noch eine Unterstützung kommen. Überall, wo der Mensch von seiner Natur abgedrängt ist, greifen künstliche Veranstaltungen Platz, um einen Ausgleich herbeizuführen. In dieser Richtung winkt der Frau der heutigen Lebensverhältnisse als Kompensationsmittel eine der Natur nachempfundene Übung im Sinne der modernen Körperkultur.

Das Gebiet der Diätetik und Hygiene des Frauenlebens hat seither nur in einzelnen Bruchstücken Bearbeitung gefunden. Hier wird zum ersten Male der Versuch gemacht, das weit verzweigte Gebiet zusammenzufassen, denn die Gesunderhaltung der Frau ist das Fundament, auf dem unsere gesamte Existenz beruht.

I. Grundlegung und Entwicklung einer guten Konstitution der Frau als der hauptsächlichen Trägerin der Fortpflanzung und Fortentwicklung.

1. Grundlegung zu einer guten Konstitution des Kindes.

Die Möglichkeit der Grundlegung einer guten Konstitution der Frau für die Fortpflanzung steht nicht isoliert da. Sie fällt mit der Erwerbung und Erhaltung der Gesundheit überhaupt zusammen.

Freilich gilt in diesem Punkte unsere Sorge in der Hauptsache der nächsten Generation. An Frau und Mann, die in die Ehe treten, kann in bezug auf ihre Konstitution nicht mehr viel geändert werden. Für das nachfolgende Geschlecht ist aber durch die geeignete Gattenwahl, insbesondere für die Qualität der weiblichen Nach-

---

[1] Dabei wird die Hygiene und Diätetik von Schwangerschaft, Geburt und Wochenbett als in die Lehr- und Handbücher der Geburtshilfe gehörig hier nicht mit abgehandelt.

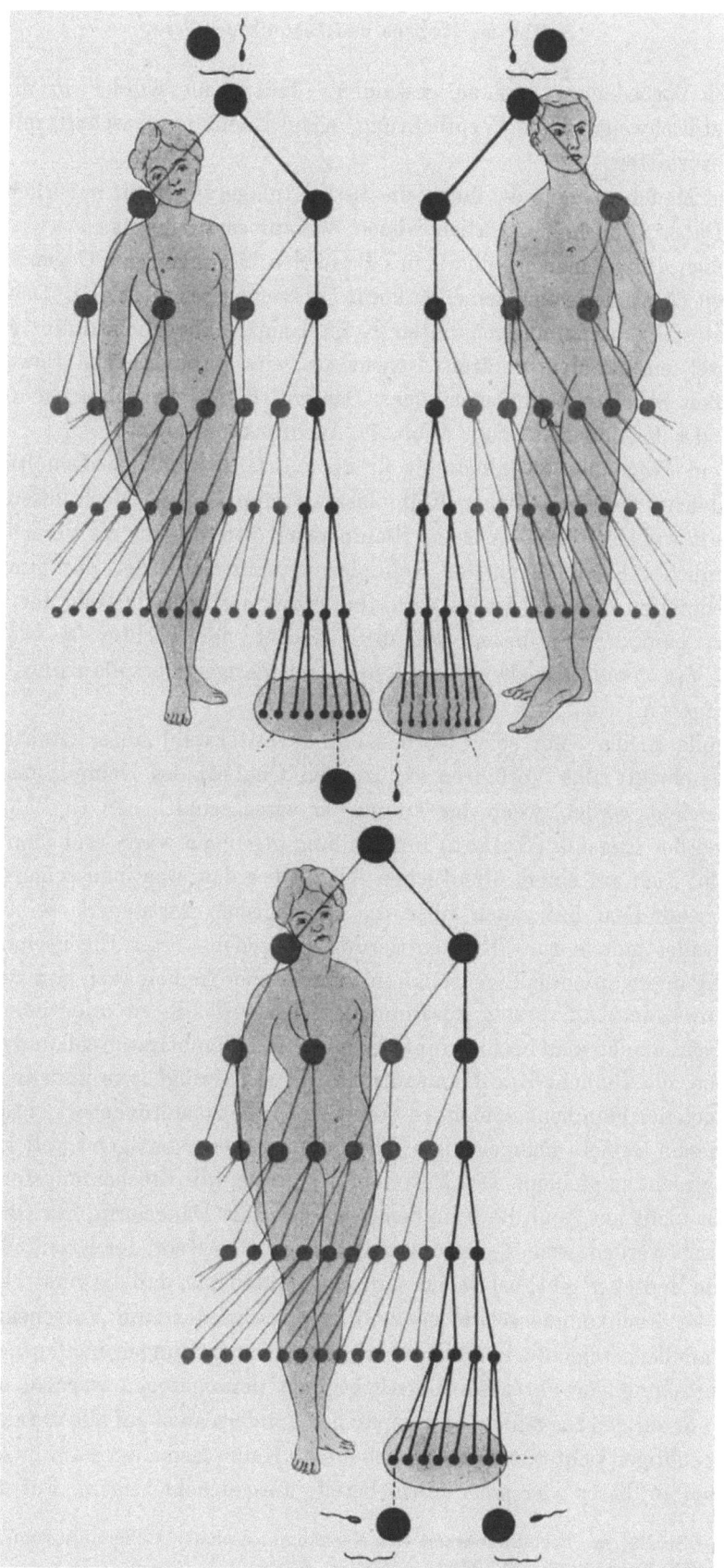

Abb. 1. Der Mensch als vorübergehender Bewahrer des von Generation zu Generation sich fortsetzenden Keimplasmas.

Der Keim entsteht aus Ei und Samen der Eltern. Die von Generation zu Generation sich im Sinne der Kontinuität des Keimplasmas aneinanderschließenden Keimbahnen sind schwarz gezeichnet und die von Generation zu Generation erzeugten und immer wieder dem Untergang geweihten Körper grau.

kommen, bei Vorbedacht vieles zu gewinnen. Jeder, der Kinder in die Welt setzt, übernimmt stillschweigend die Verpflichtung, seine Nachkommenschaft mit bester Konstitution auszustatten.

Für die Mädchen heißt es, ihnen die beste Anlage zu ihrem natürlichen Berufe zu gewähren. Dabei muß man natürlich wissen, worauf es ankommt.

Wir sehen durch ein kontinuierliches Band den Menschen der Gegenwart mit seiner Vergangenheit (Aszendenz) und seiner Zukunft (Deszendenz) verbunden. Das Band besteht aus Keimmaterial, aus dem sogenannten Keimplasma. Das Individuum stellt nur eine Art Anhängsel, eine Art temporären Auswuchses, eine Art zeitlichen Bewahrers des ihn durchlaufenden Stückes Keimplasma dar. Das will die Weismannsche Lehre von der Kontinuität des Keimplasmas zum (Abb. 1) Ausdruck bringen.

Auf dem Wege des unendlich oft in der Vorfahrenreihe wiederholten Zusammenfließens weiblicher und männlicher Keimplasmaströme ist eine Beeinflussung der Nachkommenschaft wohl möglich. Was im Keimplasma drin ist, gilt als vererbbar.

Vorsorgliches Kombinieren der Keimplasmaquanten bei der Zusammensetzung der nächsten Generation (Abb. 2) ist die wirksame Form der Beeinflussung der Nachkommenschaft, ganz besonders in bezug auf die Qualität der Töchter als der zukünftigen Trägerinnen der gerade für den Menschen so schwierigen Fortpflanzungs- und Fortentwicklungsaufgaben.

Der volle Erfolg einer solch vorbedachten Gattenwahl unter Zurateziehen der in der Lebensgeschichte aller Vorfahren explizierten Qualität des Keimplasmas könnte aber erst dann erreicht werden, wenn der Traum der wissenschaftlichen Genealogie (Ottokar Lorenz) und der Eugenik (Galton) in Erfüllung gegangen wäre, und man an Hand von „Ahnentafeln" sich auf einem öffentlichen Amte über das, was man seinerseits im Keimplasma mitbekommen hat, auch über die „biologische Aussteuer" seiner zukünftigen Frau, wie beides gerade zur „Konzentrierung wünschenswerter Eigenschaften" und zur „Verdünnung unerwünschter Eigenschaften" (nach einer freilich auch erst zu entwerfenden Gebrauchsanweisung) am besten zusammenpaßt, zuverlässig zu orientieren vermöchte [1].

Viel mehr, als daß man in eine kranke Sippe nicht hineinheiraten soll und erst recht nicht in eine solche, die ähnliche Krankheitsanlagen mit sich bringt, wie man sie an sich selbst unter Befragen der Familiengeschichte — ohne ein Auge zuzudrücken — entdeckt, läßt sich heute auf diesem Gebiete mangels aller Vorarbeiten für eine genügend weit zurückgreifende Orientierung nicht empfehlen. Das Aussehen der Person (die Erscheinungsform, der Phänotypus) reicht nicht aus, und die Familiengeschichte (die Dauerform, der Genotypus) muß um Rat gefragt werden, weil es „gesund aussehende", den Keim der Krankheit verborgen in sich tragende Menschen gibt, bei denen man zu fürchten hat, daß die versteckte Krankheitsanlage bei der Nachkommenschaft ganz unerwartet wieder zum Vorschein kommt.

Die Familiengeschichte kann ohne weitere Veranstaltungen heutzutage nur insofern für die Beurteilung der Fortpflanzungstüchtigkeit herangezogen werden, als man seinen Blick nicht nur auf den zu wählenden Ehepartner, sondern auch auf alle übrigen erreichbaren Familienangehörigen richtet, in welchen sich die im Keimplasma der Familie schlummernden Eigenschaften in dieser oder jener Form bereits ausgedrückt zeigen. Für die Beurteilung

---

[1] Hugo Sellheim, Beeinflußbarkeit der Nachkommenschaft. Geheimnis vom Ewig-Weiblichen. II. Aufl., S. 427. Enke, Stuttgart 1924.

der allgemeinen Gesundheit einer Frau, auf der schließlichen Endes die Fortpflanzungstüchtigkeit beruht, kommen ja nicht nur die weiblichen, sondern auch die männlichen Familienmitglieder in Betracht. In beiden Linien kann vererbt werden.

Eine anatomische Untersuchung bleibt meist ausgeschlossen. Eher könnte man zur Beurteilung der Fortpflanzungstüchtigkeit einer Frau noch etwas aus dem Ablauf

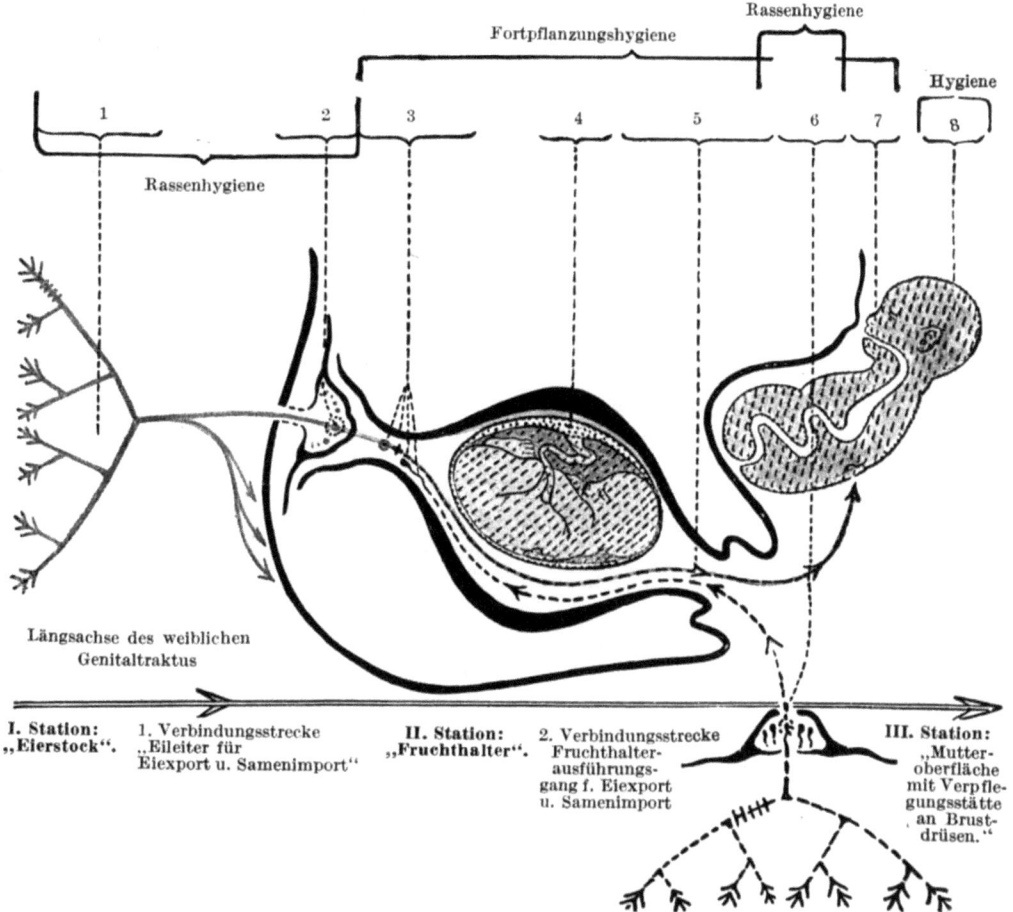

Abb. 2. Beeinflußbarkeit der Nachkommenschaft.
Aus Sellheim: Geheimnis vom Ewig-Weiblichen. 2. Aufl. Stuttgart, Enke 1924.

1 = Einfluß des mütterlichen Keimplasmabeitrages. 2 = Keimplasmabeeinflussung. 3 = Keimzellenbeeinflussung. Keimbeeinflussung = I. „Sensible Periode". 4 = Beeinflussung des Kindes im Schoße der Mutter. 5 = Mechanische Beeinflussung. Beginnender Einfluß der Außenwelt auf das „enthüllte" Kind = II. „Sensible Periode". 6 = Einfluß des väterlichen Keimplasmabeitrages und Keimplasmabeeinflussung im Samenstock. 7 = Einfluß des Stillens. 8 = Einfluß der Außenwelt.

der Funktionen entnehmen. Für die Frau speziell als Trägerin der Hauptlast der Fortpflanzung wären vor allen Dingen Erhebungen über den regelmäßigen Ablauf der Periode bei ihr selbst, der Schwangerschaften, Geburten, Wochenbetten und Stillzeiten bei ihren unmittelbaren Verwandten wertvoll. Allgemeinerkrankungen und darauf sich aufbauender Infantilismus mit Menstruationsstörungen, dadurch und durchs enge Becken bedingte Geburtsschwierigkeiten, ferner durch schlechte Brustdrüsen und Brustwarzen verursachte Stillunfähigkeit sind z. B. vererblich. Leider ist dem Heiratskandidaten und seinem etwaigen ärztlichen Berater die Einziehung derartiger höchst wünschenswerter Erkundigungen in der Regel verwehrt.

Es wäre das Zeichen einer sehr beschränkten Auffassung von der Frau, wenn man sie nur als die Trägerin der Fortpflanzung ansähe und auf rein körperliche Vorzüge allein sein Augenmerk bei der Gattenwahl richten wollte. Die Frau ist auch die lebendige Trägerin des psychischen Fortentwicklungsgedankens und muß in diesem Sinne gewertet werden. Dabei spielt besonders ihre geistige Entwicklung eine nicht zu unterschätzende Rolle.

Dadurch, daß die Frau gehalten ist, das, was über Fortentwicklung spekuliert wird, auf die Nachkommenschaft tatsächlich fortzusetzen, wird sie gewissermaßen zum Kritiker alles dessen, was Bestand haben soll.

Das läßt sich durch ein drastisches Beispiel vielleicht ganz klar machen. Die höhere Entwicklung einer Rasse ist gebunden an die Zunahme der Gehirnentwicklung. Die weiße Rasse besitzt bekanntlich das am meisten ausgebildete Gehirn. Damit hängt zusammen, daß sie den größten Schädel aufweist. Der Größenzunahme des Kopfes muß parallel gehen die stärkere Entwicklung der Durchlaßfähigkeit des Beckens der Mutter, die das Kind zur Welt zu bringen hat. Die Frau der weißen Rasse hat ja auch das geräumigste Becken. Wir können den Zusammenhang so ausdrücken: Die Bedürfnisse der Gehirnentwicklung und damit der geistigen Entwicklung der Rasse überhaupt haben eine steigende Entwicklung des Weibes in bezug auf das Becken nötig gemacht und werden es, wenn die Entwicklung in dieser Richtung weitergehen soll, auch ferner tun müssen.

Was für diesen einen Körperteil in die Augen springt, darf mehr oder weniger für die ganze Frau Gültigkeit beanspruchen. Jedenfalls kommt der Frau eine führende Rolle zu, insofern als sie ja des Kindes Lebensspielraum für lange Zeit darstellt. Muß sie doch dem Kinde die Entwicklungsbedingungen während der ganzen Tragzeit darbieten und letzten Endes sogar des Kindes Eintrittsfähigkeit ins Leben gewährleisten. Daß hier ganz besondere Mutter-Kinds-Beziehungen eine Rolle spielen, ist nach neueren Untersuchungen anzunehmen [1].

Nach der Geburt beginnen dann die wesentlichsten Fortentwicklungsaufgaben der Mutter für das Kind im Sinne der von ihr selbst aufgenommenen Kultur.

Für den Versuch, zur Grundlegung einer Konstitution der Frau durch kluge Gattenwahl etwas beizusteuern, dürften diese Andeutungen genügen. Alles, was die Frau als Gattin schätzenswert macht, kommt ihrem Kinde in der gleichen Eigenschaft wieder zugute.

Wir stehen erst im Anfang der Wissenschaft von der günstigen Beeinflußbarkeit der Nachkommenschaft. Immerhin schließt unser Versuch, in dieser Richtung etwas Praktisches zu empfehlen, in der Vorgeschichte des Eies, und das gleiche gilt von der Vorgeschichte des Samens, mit einem positiven Ergebnis ab. Jedenfalls dürfte beim Menschen eine „Züchtung" auf Gesundheit im allgemeinen und auf Fortpflanzungstüchtigkeit bei der Frau im besonderen mit allem Vorbedacht ebenso gelingen, wie es uns

---

[1] Hugo Sellheim, Mutter-Kinds-Beziehungen auf Grund innersekretorischer Verknüpfungen. Münch. med. Wochenschr. 1924. Nr. 38.

Derselbe, Über Verbesserung und Verwendbarkeit der Abderhaldenschen Reaktion und eine neue Blutuntersuchung. Klin. Wochenschr. 4. Jahrg. Nr. 6. 1925 usw.

Lüttge und v. Mertz, Junge oder Mädchen? Geschlechtsbestimmung des Kindes im Mutterleib. Zentralbl. f. Gynäkol. 1924. Nr. 21.

bei Tieren eine ganz geläufige Tatsache geworden ist, bei der Nachzucht eine erwünschte, ganz bestimmte Leistungsfähigkeit in Erscheinung treten zu sehen.

Es müßte möglich sein, die Verbesserung der Fortpflanzungsfähigkeit mit der gleichen Sicherheit zu züchten, wie wir das Gegenteil — die Verschlechterung — seither unbewußt oft genug begünstigt haben. Das Mittel war nichts anderes als die Geburtshilfe selbst. Ich erinnere nur an das Beispiel vom engen Becken. Es gäbe heute bei der Frau ebenso wenig ein enges Becken wie in der freien Natur, wenn wir — wie in der ungebundenen Natur — weibliche Wesen mit engem Becken über der Geburt hätten zugrunde gehen lassen und sie so verhindert worden wären, ihren Gebärdefekt weiter zu vererben. Wir

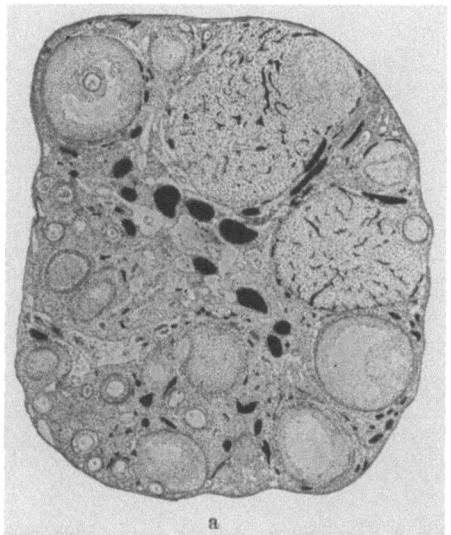
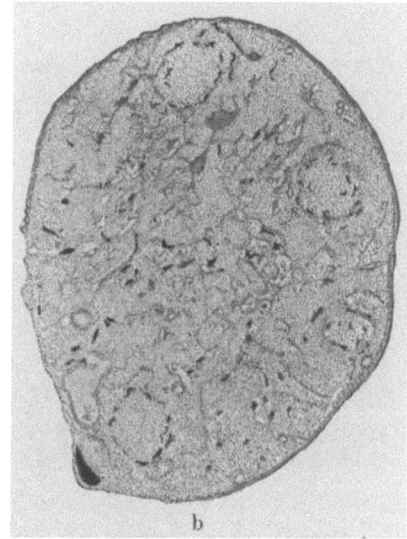

Abb. 3. Die degenerative Beeinflussung des Eierstockes durch den Aufenthalt in höherer Temperatur nach Stieve. a Normale Ovulation bei der Hausmaus. b Vernichtung der Ovulation durch den Aufenthalt in Temperaturen von 37° C.
(Aus Sellheim: Befruchtung, Unfruchtbarkeit und Unfruchtbarkeitsbehandlung. Zeitschr. f. ärztl. Fortbildung Jg. 21, 1924, Nr. 19.)

schleppen, wie dieses Beispiel erkennen läßt, ungünstige Verhältnisse mit, weil, wie wir noch mehrfach sehen werden, eine Verschlechterung der Natur durch eine Erwerbung der Kultur gut zu machen gesucht wird und das Interesse des Individuums höher als das der Rasse gestellt wird.

Sofern man auf Gesundheit züchtet — und unter diesen allgemeinen Begriff fällt ohne weiteres die optimale Eignung für Fortpflanzung — brauchte man dafür keine neue und leicht verwirrende Bezeichnung wie „Eugenik". Unser Streben fällt ja streng genommen unter die Hygiene. Was also die Eugenik heute kann oder könnte, ist in dem Programm der Rassenhygiene hinlänglich ausgedrückt.

Die Frage der Beeinflußbarkeit der Nachkommenschaft durch Einwirkung auf das in den Keimdrüsen deponierte, vor allem aber auf das in den Keimdrüsen gerade zur Zusammensetzung des neuen Keimes für die nächste Generation freigegebene Keimplasma ist ebenfalls zu bejahen, wenn wir auch über das „wie" und „in welchem Grade" erst im Anfange der Forschung stehen. Zunächst kennen wir nur ungünstige Einwirkungen, die man vermeiden sollte. Das bezieht sich in der Hauptsache auf den Mißbrauch von gewissen Giften, auf die Wahl eines zu späten Zeitpunktes der Fortpflanzung oder die Fortpflanzung im geschwächten und kranken Zustande der Eltern. Die experimentellen Studien von H. Stieve (vgl. Abb. 3—5) zeigen, daß auch viele andere Faktoren Einflüsse auf die Keimdrüsen ausüben. Inwieweit die Berufsarbeit der Frau in dieser Richtung schädlich wirken kann, wird in dem Abschnitt V, Kapitel 5: „Gesundheitliche Schädigung und Fortpflanzungsbeeinträchtigung der Frau durch das Berufsleben" erörtert werden.

Das Verhalten der Mutter in der Schwangerschaft hat jedenfalls Einfluß auf die Qualität des Kindes. Mütter, die sich in der letzten Zeit der Schwangerschaft pflegen

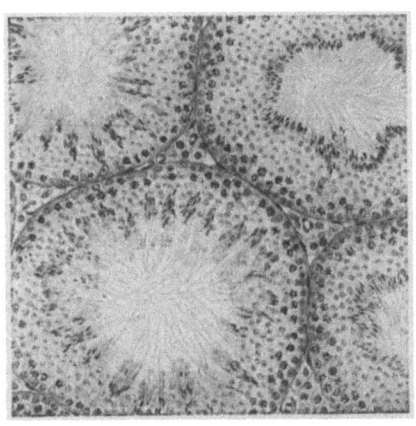 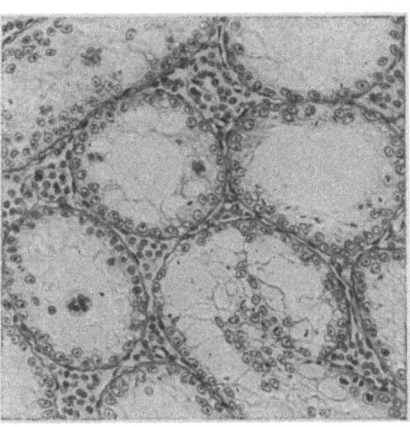

a   b

Abb. 4. a Normale Spermiogenese bei der Hausmaus. b Vernichtung der Spermiogenese durch den Aufenthalt in Temperaturen von 37°C nach Stieve.
(Aus Sellheim: Befruchtung, Unfruchtbarkeit, Unfruchtbarkeitsbehandlung. Zeitschr. f. ärztl. Fortbildung Jg. 21, 1924, Nr. 19.)

können, bringen um 10% schwerere Kinder zur Welt. Im Stadium des Neugeborenen ist vielleicht die Quantität noch nicht allenthalben in die Qualität „umgeschlagen", wenigstens nimmt man in diesem Alter mangels eines anderen Maßstabes noch gern die Quantität für die Qualität. Man spricht auch darum nicht von einem „schweren" Kinde, sondern von einem „starken" Kinde, einem „kräftigen" Kinde, ohne dafür viel andere Beweise als das gute Gewicht zu haben.

Daß die Eihüllenisolierung in der Schwangerschaft auch nicht gegen alle Schädlichkeiten vorhält, sieht man an der Möglichkeit der Infektion des Kindes von der Mutter aus durch den Fruchthalter und den Mutterkuchen hindurch. Das ist die Fruchthalter- oder Mutterkucheninfektion.

Außer dem handgreiflichen, quantitativen Einfluß und der Infektionsmöglichkeit mit spezifischen Krankheitserregern hat vor allem eine Form des Muttereinflusses in etwas phantastischer Form viel von sich reden gemacht: „Das Versehen der Schwangeren". Man muß ein großes Fragezeichen dahinter machen! Die Vorstellung ist die, daß ein starker psychischer oder auch körperlicher Eindruck, den die Frau in der Tragzeit empfangen hat, im leiblichen Aufbau des Kindes, vielleicht auch später in seinem seelischen Verhalten, sich wiederspiegelt. Um zwei einfache Beispiele zu nennen: Die Mutter sah einen Feuerschein, das Kind kommt mit einem flammenden Feuermale zur Welt. Der Mutter lief ein Hase ungeschickt zwischen die Beine, und sie gebar ein Kind mit einer Hasenscharte.

Ich habe — um mir selbst ein Urteil zu bilden — jedesmal, wenn ein Kind mit einer Mißbildung das Licht der Welt erblickte, die Mutter — ehe ich ihr das Kind zeigte — gefragt, ob sie in ihrer Schwangerschaftszeit etwas Auffallendes erlebt hätte, was im Sinne des „Versehens" in Zusammenhang mit der körperlichen Verbildung des Kindes hätte gebracht werden können. Ich ließ sie dabei natürlich nicht merken, worauf ich hinauswollte. Das Resultat war immer negativ. Erst bei der zweiten Visite, wenn die Mutter mittlerweile das Kind sich besehen und Zeit zum Nachdenken gehabt hatte, war ihr „eingefallen", daß sie sich versehen hatte.

Man glaubte, das Versehen auch experimentell nachweisen zu können. Alle paar

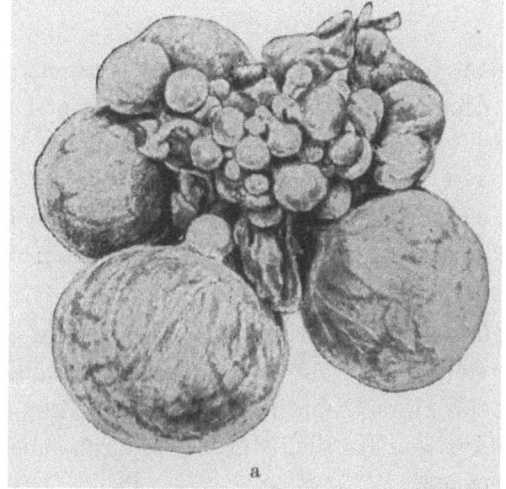
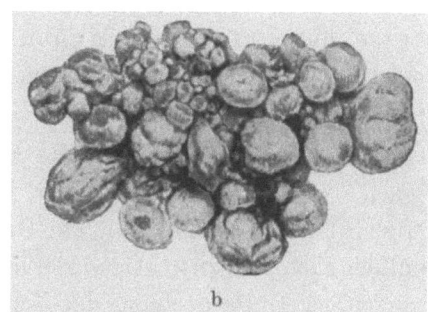

Abb. 5. a Eierstock eines Haushuhnes in der Legezeit. b Eierstock eines Haushuhnes, in der Legezeit in einen engen Käfig eingesperrt und spärlich gefüttert. Es wurden keine Eier mehr abgelegt und am gesamten Follikelapparat trat eine starke Rückbildung ein, als Folge hauptsächlich der psychischen Alteration.
(Nach H. Stieve: Archiv für Entwicklungsmechanik 1918, Bd. 45.)

Jahre wird die Sache von neuem aufgefrischt. Das Junge eines trächtigen Tieres, das einen gewaltsamen Tod erleidet, soll (mitunter nach der Herausnahme aus dem Tragsack) an der korrespondierenden Stelle der mütterlichen Verletzung eine unverkennbare „Gewebsveränderung" aufweisen. Die Beschreibung deutet in der Regel auf eine Gewebsschädigung und eine Zirkulationsänderung hin. Nach meiner Erfahrung kommt alles darauf an, wer solche Untersuchungen vornimmt. Der gemeine Mann „sieht" solche interessanten Sachen unter dem Draufdeuten mit dem Finger. Dadurch entsteht natürlich an dem äußerst zart gebildeten Embryo jedesmal eine Gewebsläsion und Zirkulationsstörung und zwar um so deutlicher, je mehr solcher voreingenommener Zeugen aufgerufen werden und „mitgesehen" haben. Ich habe manche jener „Seher" von ihrem Beobachtungsfehler überzeugen können, aber sie werden ebensowenig alle wie diejenigen, die ans Versehen glauben.

Man hat auf dieses Versehen der Frauen die Lehre von der „Puerikultur", der Erziehung des Kindes im Fruchthalter zu einem anständigen Menschen, gegründet. Die

Mutter soll die Tragzeit in einer schönen Gegend zubringen, etwa in Italien. Wenn man dort nicht hin kann, müssen schöne Gemälde einen Ersatz bieten usw.

Seitdem der Nachweis des Überganges von Stoffen aus dem Blute der Mutter in das Blut des Kindes und umgekehrt auch vom Kinde auf die Mutter gelungen ist[1], sind wir zwar berechtigt, von einer chemischen Korrelation zwischen Mutter und Kind zu sprechen, welche auf eine sehr innige Bindung zwischen beiden hinweist und zur Erklärung eines ziemlich weitgehenden Muttereinflusses verwendet werden dürfte. Trotzdem bleibt aber in der Annahme einer Wirksamkeit dieser Mutter-Kinds-Beziehungen im Sinne des Versehens alle Vorsicht geboten. Dagegen darf vor allen Dingen auch nach den Untersuchungen von Seitz[2], die unsere Ergebnisse in vollkommener Weise bestätigen, z. B. ein Einfluß des endokrinen Systems der Mutter auf das Kind als bewiesen gelten.

Wir Ärzte werden uns, entsprechend dem heutigen Stande unseres Wissens, als positives Ergebnis der Nachforschung über den Einfluß der Mutter auf das Kind in der Tragzeit darauf beschränken können, einer schwangeren Frau die allerbeste Behandlung, insbesondere Schonung vor allzuvieler „äußerer" Arbeit im Interesse des guten Vollbringens der unumgänglichen „inneren" Arbeit zu empfehlen. Zwischen beiden Leistungsgebieten scheint ja bis zu gewissem Grade eine „Konkurrenz" zu bestehen.

Schrecken und scheußliche Anblicke wirken natürlich schädlich. Wenn auch „Versehen" wohl nicht zu befürchten ist, entstehen doch auf dem Wege der gewaltigen Zirkulationsveränderungen im Bauche (Weber)[3], die jede psychische Alteration bekanntlich nach sich zieht, Gefahren in Richtung von Kreislaufstörung im Mutterkuchen und vorzeitiger Unterbrechung der Schwangerschaft.

Auf dem kleinen Wegstückchen von Station Fruchthalter zu Endstation Mutteroberfläche (Abb. 2) spielt sich die „obligate Tätigkeit des Geburtshelfers" ab.

Der Weg ist weniger beschwerlich als der Uneingeweihte denkt, der keine Vorstellung davon hat, daß vom Zeitpunkte des Samenimportes, von dem er seinen Maßstab nimmt, bis zum Export des gereiften Kindes mittlerweile der Fruchthalterausführungsgang wie das ganze Weib in der Schwangerschaft mit seinen höheren Zielen beträchtlich gewachsen ist. Daher können die Falten, die von Natur aus im Ausführungsgang zur Verfügung stehen, bequem herausgelassen werden und von der an sich vorhandenen, in der Schwangerschaft durch progressives Wachstum und Verjüngung aller Gewebe gewaltig zunehmenden Weiterverstellbarkeit kann spielend Gebrauch gemacht werden[4]. So ist Fürsorge getroffen, daß die Geburt ohne wesentliche Gewebsverletzungen der Mutter, aber auch ohne Schädigung des Kindes vor sich geht.

---

[1] Hugo Sellheim, Mutter-Kinds-Beziehungen usw. Münch. med. Wochenschr. 1924, Nr. 29.

[2] Seitz, Die biologischen Beziehungen zwischen Mutter und Kind vom Standpunkte der inneren Sekretion. Klin. Wochenschr. 1924, Nr. 51, S. 2337.

[3] Ernst Weber, Der Einfluß psychischer Vorgänge auf den Körper, insbesondere auf die Blutverteilung. Jul. Springer, Berlin 1910.

[4] Sellheim, Puerperale Weiterstellung überhaupt und am Ureter im besonderen. Monatsschr. f. Geburtsh. u. Gynäkol. 1924.

Es ist die erste Aufgabe der Geburtshilfe — im engeren Sinne — in bezug auf das Kind, es vor mechanischen Insulten zu bewahren, wenn im beschränkten Raume sich alles drängt.

Die nachteiligen Einwirkungen der Geburt, insbesondere der künstlichen Entbindung mittels Zange usw. auf das Kind sind vielfach übertrieben worden. Wenn das Keimplasma nichts taugte, war es bequem, dem Geburtshelfer die Schuld zu geben. Das Gehirn des zur Welt kommenden Kindes ist trotz seiner Masse noch verhältnismäßig unfertig und auf weiten Gebieten funktionslos. Hierin liegt nicht zuletzt der Grund, warum das Gehirn gegenüber mechanischen Einwirkungen wenigstens in den von Dislokationen am meisten getroffenen Großhirnpartien sich wenig empfindlich zeigt. Die lebenswichtigen Zentren liegen besser geschützt nach der stabileren Schädelbasis zu.

Während man sich in dieser Richtung seither einer großen Sorglosigkeit hingegeben hatte, machen neuere Untersuchungen uns auf doch recht beträchtliche Gefahren des Geborenwerdens aufmerksam. Genauere mikroskopische Untersuchungen von unter der Geburt und bald nach der Geburt verstorbenen Kindern, für deren Tod man keine rechte Erklärung wußte, ergaben regelmäßig relativ kleine Blutergüsse in die Gehirnsubstanz. Man machte sie primär für den Fruchttod und sekundär für das Auftreten von Erweichungsherden mit allen möglichen späteren Erkrankungen verantwortlich [1].

Das Zustandekommen dieser weitverbreiteten und lebensgefährlichen Blutaustritte im Gehirn bringt man nicht mit dem Gegendruck des mütterlichen Geburtskanals, sondern vielmehr mit der hydraulischen Wirkung der austreibenden Kraft durch den ganzen Kindskörper [2], somit auch durch das Gehirn hindurch, in ätiologischen Zusammenhang. So findet eine Wirkungsweise der Gebärmutterpresse und Rumpfpresse, deren Verständnis so lange Zeit bei den Geburtshelfern auf Schwierigkeiten stieß [3], von pathologisch anatomischer Seite eine höchst unwillkommene Bestätigung. Die beiden Entdecker der kleinen Gehirnblutungen mit ihren daran anschließenden Degenerationserscheinungen sprechen geradezu von „Ansaugungsschädlichkeiten" — man müßte richtiger sagen, „hydraulischen Schädlichkeiten" —, zur Bestätigung meiner immer geäußerten Ansicht, daß man sich bei der Gebärmutterpressen- und Rumpfpressenwirkung das Verhältnis des Überdruckes oben gegen den atmosphärischen Druck unten als eine Saugwirkung vorstellen darf.

Nachdem man sich der Auskultation des Fötus von Zeit zu Zeit schon lange bedient hatte, wurde erst in der fortlaufenden aufmerksamen Beobachtung der kindlichen Herztöne von der modernen Geburtshilfe ein Mittel gefunden, eine Lebensgefahr

---

[1] Schwartz, Die Ansaugungsblutungen im Gehirn Neugeborener. Zeitschr. f. Kinderheilk. Bd. 29. S. 102.

Derselbe und Lotte Fink, Morphologie und Entstehung der geburtstraumatischen Blutungen in Gehirn und Schädel der Neugeborenen. Zeitschr. f. Kinderheilk. Bd. 40, H. 5, 1925.

H. Siegmund, Geburtsschädigungen des kindlichen Gehirns und ihre Folgen. Münch. med. Wochenschr. 1923. Nr. 5. S. 137.

[2] Sellheim, Zum leichteren Verständnis des hydraulischen Druckes unter der Geburt. Monatsschr. f. Geburtsh. u. Gynäkol. Bd. 64.

[3] Sellheim, Döderleins Handbuch der Geburtshilfe. II. Aufl. Bd. I. S. 451.

Derselbe, Halban-Seitz, Die normale Geburt. Urban u. Schwarzenberg 1925.

des Kindes unter der Geburt langerhand vorauszusehen und rechtzeitig durch die künstliche Entbindung weiteren Schaden zu verhüten [1].

Neuerdings ist durch das Verhalten von zwei modernen Geburtshelfern, die allerdings von den Ansaugungsschädigungen noch nichts zu wissen scheinen, gewissermaßen die Frage aufgeworfen worden, ob man zum Schutze des Kindes und der Mutter die Geburtsarbeit durch konsequente Weichteildehnung in der Eröffnungsperiode (Aschner) [2] oder durch Dehnung der Weichteile in der Austreibungszeit, Wendung und Extraktion des Kindes (Potter) [3] abkürzen solle.

Derartige Eingriffe erscheinen in einer Zeit, in der man eine Berührung der inneren Teile schon in der schonendsten Form einer Untersuchung mit dem Finger für nicht gleichgültig hält, zum mindesten bedenklich. Wenn es soweit gekommen ist, dann erhebt sich wirklich die Frage, ob es nicht überhaupt am besten wäre, auf jegliche Geburtsarbeit zu verzichten und durch glatten Entbindungsschnitt das Kind zur Welt zu befördern. In der Tat ist es einer ausgedienten Londoner Hebamme vorbehalten geblieben, in der internationalen Zeitschrift für Psychoanalyse allen Ernstes den Vorschlag zu machen, man solle das Kind vor der „Urangst", welche die Grundlage aller möglichen Angstzustände im späteren Leben bilde, retten, indem man ihm die Geburtsbedrängnis durch die Schnittentbindung erspart! Dann hätte freilich das Kind gar nichts und die Mutter wenigstens keine mehr oder weniger brüske Gewalteinwirkung auszustehen. Aber daran denkt natürlich kein vernünftiger Geburtshelfer. Wir bleiben immer noch auf dem Standpunkt, daß der natürliche Ablauf das Beste ist.

Immerhin hat die Geburtshilfe engeren Sinnes ebenfalls auf dem Gebiete des Herausgeleitens des Kindes in die Außenwelt die größten, handgreiflichsten Fortschritte gemacht. Vor allen Dingen setzt sie an Stelle der Gewaltanwendung bei der schwierigen Trennung von Mutter und Kind mit ihren unkontrollierbaren Verletzungen beider Teile den glatten Schnitt in der dafür passendsten Gegend sowie seine exakte Wiedervereinigung, wie ich das seinerzeit anatomisch und physiologisch als das Richtige entwickelt habe [4].

Das ist natürlich erforderlichenfalls auch für das Kind das schonendste Vorgehen. Auf der anderen Seite konnten aber durch eine bessere Kenntnis des physiologischen Verlaufes einem uferlosen Anwenden des Operierens richtige Grenzen gesteckt werden. Schließlich haben wir den überall lauernden Bakterien aller Art besser die Spitze bieten

---

[1] Seitz, Über die fötale Indikation der Zange. Zentralbl. f. Gynäkol. 1916. Nr. 26.

E. Sachs, Untersuchungen über die kindlichen Herztöne. Zeitschr. f. Geburtsh. u. Gynäkol. 1920. Bd. 82.

Sellheim, Die normale Geburt in Halban-Seitz. Urban u. Schwarzenberg, Berlin u. Wien 1925.

Walter Lichtensteiger, Die klinische Bedeutung der Auskultation der kindlichen Herztöne sub partu. Inaug.-Diss. Zürich 1925.

[2] Aschner, Über Abkürzung der Geburtsdauer. Verhandl. d. dtsch. Ges. f. Gynäkol. Heidelberg 1923. S. 165.

Derselbe, Die überragende Bedeutung der Eröffnungsperiode und der Weichteilschwierigkeiten für Dauer, Schmerzhaftigkeit und Ausgang der Geburt. Zeitschr. f. Geb. u. Gyn. Bd. 89, H. 2, 1925

[3] Potter, Version. Americ. journ. of obstetr. a. gynecol. 1921. Bd. 1. Nr. 6. S. 560—573 und The place of Version in obstetr. St. Louis C. V. Mosby company 1922.

[4] Hugo Sellheim, Zur Begründung, Technik, Modifikation und Nomenklatur der Schnittentbindung mit Umgehung von Becken und Bauchhöhle. Gynäkol. Rundschau. 3. Jahrg. Nr. 16 und andere Arbeiten.

gelernt. Durch den Geburtsakt selbst entsteht somit heutzutage nur noch selten ein Schaden, der das neugeborene Mädchen in seiner Aufgabe, selbst wieder als Fortpflanzerin zu fungieren, benachteiligen könnte.

2. Beginn der Entwicklung einer guten Konstitution im Säuglingsalter.

Von der Geburt des kleinen Mädchens an besteht die Möglichkeit, die angeborene Konstitution durch Fernhaltung aller Schädlichkeiten und Herbeiführung optimaler Lebensbedingungen aufs beste zu entwickeln.

Über die allgemeine Sorgfalt hinaus, die man Neugeborenen angedeihen läßt, verdient das Mädchen in bezug auf seine **typisch weiblichen Organe** besondere Aufmerksamkeit und Pflege.

Die Hygiene der weiblichen Genitalien des Neugeborenen beginnt mit der Besichtigung nach der Geburt. **Mißbildungen** dieser Gegend werden auf diese Weise frühzeitig entdeckt, wenn ihre Heilung, wenigstens sofern sie plastische Korrekturen erfordert, freilich oft erst sehr viel später in die Wege geleitet zu werden braucht. Manchmal findet man nur leichte Verklebungen der Genitalien, die sich spielend lösen lassen und keine weitere Bedeutung haben.

Die Andeutung einer Funktion der inneren Generationsorgane macht sich bei wenigen neugeborenen Mädchen schon bald nach der Geburt bemerkbar. In höchstens $2^1/_2\%$ der Fälle tritt, wie ich von Jaschke[1] entnehme, dem ich auch weiterhin folge, am sechsten bis siebenten Tage, gelegentlich schon am vierten bis fünften Tage, selten noch früher, eine **blutig schleimige Absonderung von verschiedener Stärke und Dauer aus den weiblichen Genitalien** auf. Zu einem richtigen Abgang von flüssigem Blut kommt es in diesen Fällen nicht. Diese noch physiologische Blutung erreicht niemals bedenkliche Grade, stört das Wohlbefinden und Gedeihen des Kindes in keiner Weise und verschwindet nach ein bis zwei Tagen; gelegentlich dauert sie über drei bis vier Tage.

Es handelt sich nicht um eine eigentliche Menstruation, denn diese Blutung kehrt nicht wieder. Immerhin ist sie als ein Analogon zur Menstruationsblutung der erwachsenen Frau aufzufassen. Sie wird allerdings nicht von einer Ovulation ausgelöst, der Eierstock ist völlig in Ruhe. Man nimmt an, daß irgendwelche auf dem Wege des Mutterkuchens von der Mutter oder von der Plazenta selbst auf das Kind übergehende Hormone in gleicher Weise wie später die Eierstocksekretion der geschlechtsreifen Frau zur Schwellung und Hyperämie der Uterusschleimhaut und gelegentlich zur Blutung daraus führen. Die Richtigkeit dieser Anschauung bestätigen die Befunde an den Uteri auch solcher neugeborener Mädchen, bei welchen es nicht bis zur Blutung gekommen ist (Halban)[2]. In der Gebärmutter findet sich ein Zustand, wie er der prämenstruellen Kongestion des späteren Lebens entspricht.

Im Laufe der drei nächsten Lebenswochen bilden sich diese eigenartigen Erscheinungen zurück, und der zur Zeit der Geburt angeschwollene Uterus wird auch im ganzen kleiner (Bayer).

An eine von der Plazenta ausgehende Hormonwirkung ist um so mehr zu denken,

---

[1] v. Jaschke, Physiologie, Pflege und Ernährung des Neugeborenen. J. F. Bergmann, Wiesbaden 1917.

[2] Literatur vergleiche bei v. Jaschke. l. c.

als auch bei neugeborenen Knaben sich gelegentlich Blutabgänge in Form von feinen, mit dem Harn entleerten Gerinnseln zeigen und in der Prostata ganz analoge Veränderungen wie am Uterus sich finden.

Solche Genitalblutung neugeborener Mädchen bedarf außer der üblichen Reinhaltung keiner besonderen Aufmerksamkeit.

Die Besiedelung der weiblichen Genitalien mit Bakterien beginnt alsbald nach der Geburt. An der Vulva finden sich im steigenden Maße, wie sie in der Mundhöhle und auch im Darm auftreten: Bacterium coli, Staphylokokken, Streptokokken und nahezu alle im Stuhle der Kinder vorkommenden Arten.

Wenige Stunden nach dem Erscheinen der Vulvakeime ist auch die Scheide keimhaltig. Hier treten zunächst die Keime auf, die in der Vulva beobachtet wurden. Dazu gesellt sich bald ein besonderer Keim, der Döderleinsche Scheidenbazillus. Diese Bakterienart macht sich heimisch, überwuchert und verdrängt bald die anderen Sorten. Der charakteristische Florawechsel beginnt etwa am dritten Tage und ist gegen Ende der ersten Woche meist beendet. Es zeigt also schon bei Neugeborenen die Scheide die Fähigkeit der „Selbstreinigung", die über das ganze Leben eine so große Rolle spielt. Die Reaktion des Vaginalsekretes ist unmittelbar nach der Geburt gelegentlich amphoter, im übrigen — wie Döderlein nachgewiesen hat — stets sauer.

Bei regelmäßiger Beobachtung findet man sehr häufig an den äußeren Genitalien neugeborener Mädchen eine mehr oder minder deutliche Schwellung.

v. Jaschke entwirft davon eine charakteristische Schilderung. Die großen Labien treten infolge der Schwellung deutlicher wulstartig hervor als in späteren Lebenswochen. Sie fühlen sich sukkulenter an und sind oftmals durch kleisterartige Sekrete leicht verklebt. Entfaltet man sie, so bemerkt man dieselbe Schwellung an den kleinen Labien und an der Klitoris. Manchmal ist die Schwellung an diesen Teilen sogar stärker, so daß sie zwischen den großen Schamlippen sich vordrängen. Auch hier findet man deren äußere Flächen mit kleisterartiger Absonderung verklebt, zwischen ihnen glasiges, schleimiges, nach einigen Tagen dünner werdendes Sekret. Aus der Hymenalöffnung ragt oft ein kleiner Schleimpfropf hervor. Diese Erscheinungen berechtigen wohl, von einer Vulvo-vaginitis desquamativa neonatorum zu sprechen, wenn man sich dabei nur vor Augen hält, daß es sich um einen durchaus physiologischen Vorgang handelt. Er stellt nur eine Teilerscheinung der auch an den verschiedensten anderen Stellen der Körperoberfläche zu beobachtenden Desquamation dar. Möglicherweise sind in dieser Übergangszeit vom Mutterleibe in die Außenwelt auch noch hormonale Wirkungen im Spiele. Die Erscheinung wäre dann in Parallele zu setzen mit der bei neugeborenen Knaben auftretenden Schwellung des Skrotum. Andere bringen diese Reizerscheinungen an den weiblichen Genitalien mit der Bakterienansiedlung in Zusammenhang.

Der desquamative Katarrh der Haut, der an sich eine physiologische Erscheinung bei Neugeborenen ist, führt an der Vulva, begünstigt durch die Benetzung mit Urin, zuweilen zu einer stärkeren Rötung und Schwellung — dem Beginne einer richtigen Vulvitis — die aber keiner anderen Behandlung als der regelmäßigen Säuberung der Genitalien bedarf (Baisch)[1].

---

[1] Baisch, Hygiene und Diätetik des Weibes in Halban-Seitz, Handbuch der Biologie und Pathologie des Weibes.

Schon die zarten Genitalien der neugeborenen Mädchen sind von einer Infektion mit Gonokokken bedroht. Die Vulvo-Vaginitis gonorrhoica tritt nur selten vor dem Ende der ersten Lebenswoche in Erscheinung. Es ist das ein Zeichen dafür, daß die Ansteckung meist nicht während der Geburt, sondern erst später erfolgt. Daher dürften hier vorbeugende Maßnahmen, wie Einträufeln von Argentum-nitricum-Lösung, die analog der Prophylaxe der Augenentzündung empfohlen wurden, kaum angebracht sein. Die Übertragung der Krankheit kann durch Zusammenschlafen des Säuglings mit der Mutter im gleichen Bett, durch Benutzung gleicher Mittel zum Reinigen der mütterlichen und kindlichen Genitalien, durch die Hände der Wöchnerin usw. erfolgen.

Im Gegensatz zum Erwachsenen aszendiert die Erkrankung beim Neugeborenen nur selten. Das hängt mit der Funktionslosigkeit des Geschlechtsapparates in diesem Lebensalter zusammen. Es ist daher das Zustandekommen einer Sterilität durch Eileiterverschluß im Gefolge der Erkrankung kaum zu erwarten. Dagegen können durch die Erkrankung von Vulva und Vagina Verklebungen und Verwachsungen mit der Folge von Verengerung und Verschlußbildung der Kopulationsorgane eintreten, die später zur Zurückhaltung des Menstrualblutes und zur Unmöglichkeit des sexuellen Verkehrs führen. Die Prophylaxe dieser Übelstände besteht in der Trennung des Kindes von der Mutter, außer zum Stillen, in der Benutzung eines besonderen Waschapparates sowie in peinlicher Sauberkeit.

Die Diagnose wird durch den Nachweis der charakteristischen Gonokokken gestellt. Bei ausgebrochener Gonorrhöe ist zwar mittels äußerer Waschungen mit 1%iger Kaliumpermanganatlösung klinische Heilung in wenigen Wochen zu erzielen. Doch lassen sich die Erreger nach dem Aufhören aller lokaler Reizerscheinungen oft noch monatelang nachweisen.

Auch die Brustdrüsen geraten schon kaum nach der Geburt in eine gewisse Funktion und damit in eine Gefahr. Bei 80 bis 90% aller Neugeborenen weiblichen und männlichen Geschlechtes vergrößert sich die kaum erbsengroße Brustdrüsenanlage bis auf Haselnußgröße und darüber. Das Fehlen eines Geschlechtunterschiedes in bezug auf die Häufigkeit der Erscheinung beruht darauf, daß neugeborene Knaben und Mädchen hinsichtlich der Ausbildung der Brustdrüse noch auf der gleichen Entwicklungsstufe stehen.

Auf Druck entleert sich aus der angeschwollenen Brustdrüse die sogenannte Hexenmilch, eine kolostrum- oder milchartige Flüssigkeit, die auch eine ähnliche chemische Zusammensetzung aufweist. Die Schwellung verschwindet in der Regel nach wenigen Tagen.

Die Veränderung verdankt ihr Auftreten ebenso wie die Reizerscheinungen an den Genitalien wahrscheinlich einer von der Plazenta ausgehenden oder sie von der Mutter her vermittelnden Hormonwirkung. Die Pflege der Affektion besteht in Ruhe und Schonung.

Man hüte sich vor jeder Malträtierung der empfindlichen Brüste, insbesondere verbiete man das vielbeliebte Ausdrücken des Sekretes. Bei höherem Grade der Schwellung vermindert man die Reizung durch Bedeckung mittels eines weichen Verbandes. Nur bei ganz starker Anschwellung empfehlen sich feuchte Umschläge mit essigsaurer Tonerde. Beim Hinzutreten einer Infektion kommt es zu einer echten Mastitis. Im Falle der Vereiterung bleibt nur die Inzision übrig, wodurch natürlich die Entwicklung und spätere Leistungsfähigkeit der Brustdrüse mehr oder weniger gestört werden kann.

Das Kindesalter ist die richtige Zeitspanne, um die angeborene Gesundheit und damit die Leistungsfähigkeit überhaupt, sowie die weiblichen Anlagen im besonderen durch gute Behandlung zu entwickeln oder durch schlechte verkümmern zu lassen. Das, was sich im allgemeinen über das weibliche Kind sagen läßt, gilt ja auch für den Knaben, nur besteht der Kardinalunterschied, daß alle Schädlichkeiten das weibliche Wesen härter treffen. Das hängt damit zusammen, daß beim Mädchen in seiner Eigenschaft als Fortpflanzungswesen vom ganzen Organismus, seinen einzelnen lebenswichtigen Organen und schließlichen Endes seinen Geschlechtsorganen und ihrer Umgebung viel höhere, mittelbar und unmittelbar auf die Fortpflanzung gerichtete Leistungen verlangt werden. Darüber

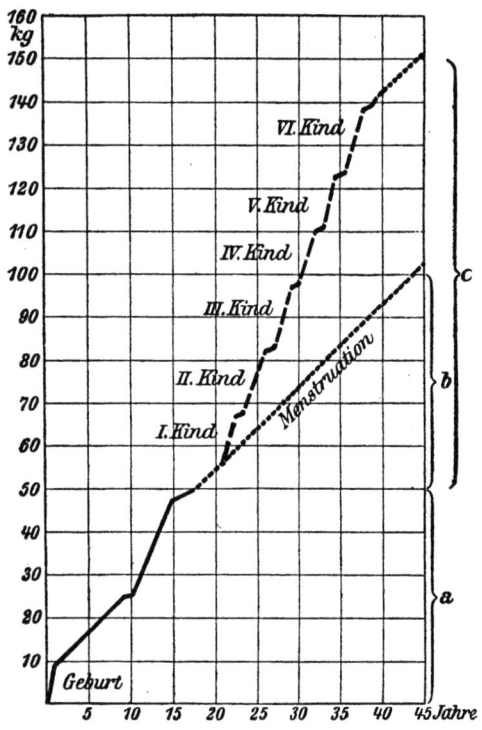

Abb. 6. Übersicht über das Eigenwachstum der Frau und ihr Wachstum im Dienste der Fortpflanzung.

Der Übersicht zugrunde liegende Berechnung:

Anfangsgewicht bei der Geburt	3 kg
Gewicht mit 18 Jahren	50 kg
Wachstum durch Erzeugung des verloren gehenden Menstrualsekretes je etwa 170 g zwölfmal im Jahre	2 kg
Zunahme in Schwangerschaft und Verluste durch die Geburt:	
Kind . . . . 3 kg	
Nachgeburtsteile . . . . . . 1 kg	
Reduktion des Uterus . . . . 1 kg	
Blutverlust usw. im Wochenbett 1 kg	6 kg
Ernährung an der Brust schafft Nährmittel für die Zunahme des Kindes im ersten Jahre	6 kg
Die Frau verdoppelt ihr Eigengewicht (a) vom 18. bis 45. Jahre durch Erzeugung des verloren gegangenen Menstrualsekretes (b) je 2 kg pro Jahr, also in 27 Jahren	54 kg
Die Frau verdreifacht ihr Gewicht vom 18. bis 45. Jahre durch sechs Geburten, sechsmalige Ernährung des Kindes an der Brust, sechsmal je 12 kg (sechs Geburten à 6 kg und sechs Stillperioden à 6 kg)	72 kg
Dazu noch dazwischen liegende Verluste an Menstrualsekret . . Gibt zusammen (c) etwa	100 kg

(Aus Sellheim: Das Geheimnis vom Ewig-Weiblichen. 2. Aufl., Verlag Ferd. Enke, Stuttgart.)

nur einige Andeutungen, die unsere Blicke für das Erfassen dieses Unterschiedes schärfen sollen.

Die Erhaltung der fortwährenden „Fortpflanzungsbereitschaft", wie man die Blütezeit der Frau mit ihren regelmäßigen „unfruchtbaren Funktionsgängen" und immer wieder begonnenen Nestbereitungen für die Aufnahme eines befruchteten Eies mit allen gleichlaufenden Zurüstungen des Gesamtorganismus bezeichnen kann, kostet viel Kraft. Es werden an diesen Teil des „Wachstums über die Grenzen des Organismus hinaus" schon ungefähr die gleichen Anforderungen gestellt, wie an das Eigenwachstum in den Jugendjahren. Der wiederholte Aufbau von Kindern, die Bestreitung ihres Lebensunterhaltes für das erste Lebensjahr durch das Stillgeschäft sind geeignet, die gekennzeichnete organische Leistung mindestens noch einmal zu verdoppeln. So ist die Frau, die Mutter wird, gehalten, die Kraftanstrengung, die der Aufbau ihres eigenen Körpers in den Jugendjahren gekostet hat, lediglich im Interesse der Fortpflanzung etwa zu verdreifachen (Abb. 6)[1].

---

[1] Hugo Sellheim, Geheimnis vom Ewig-Weiblichen. 2. Aufl. 1924. Enke, Stuttgart S. 311.

Sich auf solchen Beruf vorzubereiten, heißt die Jahre der Körperausbildung — vom Säuglingsalter angefangen — zur festen Grundsteinlegung ausnutzen.

Zum Vollbringen der skizzierten Leistung gehört vor allen Dingen ein gut ausgereifter Gesamtorganismus. Unfertigkeiten im Sinne des Stehenbleibens auf einer normalerweise zu durchlaufenden Entwicklungsstufe bedeuten Verkürzung der Leistungsfähigkeit. Aus diesem Grunde ist die Konstitutionsanomalie, die wir als Fötalismus und Infantilismus bezeichnen, für das weibliche Fortpflanzungsleben ganz besonders verheerend. Es fallen hier nicht nur die Allgemeinerscheinungen wie Kraftlosigkeit (Asthenie), mangelhafte Ausbildung des Herzens und des Zirkulationsapparates, schlechte Verpackung der Eingeweide in einem Schlotterbauch, dürftige Ausbildung des Skelettes mit Bewahrung der kindlichen Beckenform usw. in die Wagschale. Infantilismus des Uterus und seiner Umgebung verursachen schwere Störungen im Ablaufe der Menstruation (Dysmenorrhöe). Mangelhafte Entwicklung der äußeren Genitalien und der Scheide erschweren den Sexualverkehr oder lassen ihn geradezu zur Qual werden (Vaginismus). Infantilismus des Uterus, der Tuben und Eierstöcke verhindert die Konzeption. Kindlichbleiben des Uterus gefährdet Schwangerschaft und Geburt. Das infantile Becken führt zu Geburtsstörungen. Ein kindlich gebliebener Damm läßt keinen ordentlichen Geburtskanal sich entwickeln und hat leicht Störungen des Beckenbodenzusammenhaltes im Gefolge. Verkümmerung der Brüste und Brustwarzen entzieht dem neugeborenen Kinde die ihm zustehende optimale Nahrung. Das sind Gründe genug, gerade beim heranwachsenden Mädchen alles zu tun, um das Stehenbleiben auf einer unzeitigen Entwicklungsstufe zu vermeiden, denn den Schaden einer solchen Verkümmerung haben Mutter und Kind zu tragen.

Die Aufmerksamkeit muß verdoppelt werden, weil das Mädchen aus seiner Naturanlage heraus zu Infantilismus viel mehr geneigt ist als der Knabe. Das Wesen aller Weiblichkeit besteht — wie ich auf der ganzen Linie nachgewiesen habe[1] — in einer „protrahierten Jugendlichkeit". Die Frau bleibt dem Kinde und seiner Entwicklungsmöglichkeit zuliebe jugendlich. Dieser Wesenszug bringt natürlich die erhöhte Gefahr mit sich, daß durch eine hinzukommende Störung in der Entwicklung ein zu durchlaufendes Stadium längere Zeit konserviert wird als angebracht ist.

Wir ersehen hieraus die große Wichtigkeit der Pflicht, speziell bei dem Mädchen als der hauptsächlichen Trägerin der Fortpflanzung für eine gute Ausbildung des Gesamtorganismus in der Wachstumszeit zu sorgen, um es vor der großen Gefahr des Infantilismus als eines verhängnisvollen Unfertigbleibens für die es erwartenden Mutteraufgaben zu bewahren. Auch im Berufsleben, das heutzutage nur allzuoft allzu schwere Anforderungen an die Frau stellt, wird sie durch mangelhafte Ausbildung ihrer lebenswichtigen Organe stark geschädigt.

Prophylaxe des Infantilismus durch beste Pflege und Ernährung lautet also die erste Forderung der Hygiene und Diätetik der Frau im Kindesalter!

Von schwerer Störung des Skelettbaues infolge der Rachitis werden Knaben und Mädchen befallen. Nur hat auch die Rachitis für das weibliche Geschlecht wieder viel schwerere Folgen als für den Knaben. Bleibende Knochendeformitäten betreffen vor allen Dingen das Becken. Seine Stützfunktion kann es trotzdem leidlich vollziehen. In seiner Rolle als Durchlaß für das Kind bei der Geburt versagt es dagegen infolge der

---

[1] Hugo Sellheim, Geheimnis vom Ewig-Weiblichen. l. c. S. 57.

Verunstaltung und Verengung sehr häufig. Daher gewinnt die Prophylaxe der Rachitis für das Mädchen eine ganz andere Bedeutung als für den Knaben.

Wie bei diesen beiden eklatanten Störungen des späteren Fortpflanzungslebens — deren Grund im Jugendalter gelegt wird — verhält es sich mehr oder weniger mit allen Schädlichkeiten, welche die Entwicklung des weiblichen Organismus nachteilig beeinflussen können.

Das gilt für die Prophylaxe der Tuberkulose, welche ihrerseits nicht nur eine Hauptursache für den Infantilismus abgibt, sondern auch bei ihrer Entwicklung zur Lungenkrankheit ein Veto für die Fortpflanzung in allen ihren Teilen — Heirat, Schwangerschaft, Säugen — einlegt. Das gilt nicht weniger für den Gelenkrheumatismus, der — wenn er z. B. zum Herzfehler führt — ein Eheverbot usw. veranlassen kann. Dieselbe Wichtigkeit kommt akuten Infektionskrankheiten zu, die das Kind nicht nur in seiner Gesamtentwicklung zurückwerfen und zurückhalten, sondern auch zu dauernden Nierenschädigungen führen können. Die Nieren gehören aber ganz besonders zu den Organen, welche in der Schwangerschaft für Mutter und Kind — also für zwei — arbeiten müssen. An sie werden die größten Anforderungen gestellt. Sie versagen bei mangelhafter Konstitution zuerst und können rasch den Bankrott des mütterlichen Organismus herbeiführen.

Eine zielbewußte Prophylaxe und Diätetik der Frau muß — sofern sie auf eine gute, die Entwicklung fördernde und allen Schädlichkeiten die Spitze bietende Ernährung hinaus will — schon gleich nach der Geburt beginnen. Man möchte fast sagen, das Säuglingsalter ist in dieser Beziehung die wichtigste Periode, weil alles darauf ankommt, das Kind — das von Natur aus noch in den Stoffwechselkreis der Mutter eingeschaltet bleiben soll — auch dieses „Naturschutzes" im weitesten Umfange teilhaftig werden zu lassen.

Über die Rachitisgefahr eines Brustkindes kann man beruhigt sein. Gut genährte Brustkinder bekommen keine oder — wenn überhaupt — nur eine leichte Form von Rachitis. Dauernde Schädigungen am Skelett gibt es daher nicht.

Die Muttermilch scheint aber auch das beste Vorbeugungsmittel zu sein gegen alle anderen Erkrankungen, welche die regelmäßige Entwicklung in diesem zarten Lebensalter hintanhalten können. Man denke nur an die verderblichen Verdauungsstörungen. Es ist gar keinem Zweifel unterworfen, daß durch die Ausübung der Mutterfunktion des Stillens in hohem Grade der Grund für die Übertragung einer guten Fortpflanzungsfähigkeit für die nächste Generation gelegt wird.

Im Interesse der Fortpflanzung und Fortentwicklung des Menschengeschlechtes muß also die Forderung erhoben werden, daß jede Frau ihr Kind stillt. Bei gutem Willen kann auch bei mangelhafter Anlage die Brustdrüse zum Funktionieren gebracht werden. Anleitung ist freilich notwendig, vor allem um die Gefahr der Mastitis zu bannen.

Wo schlechte Brustwarzen oder gar das Fehlen derselben einen Strich durch die Rechnung zu machen drohen, ist der Versuch angebracht, durch Brustwarzenplastik[1] dem Kinde zu der ihm zustehenden Nahrung zu verhelfen (Abb. 7). Freilich muß dieser Fortpflanzungsfehler zur rechten Zeit entdeckt werden. Eine Beachtung der Stillorgane gehört aber zu jeder Körperuntersuchung einer Frau. Sie gibt uns — wie das Beispiel zeigt — nicht nur einen willkommenen Anhalt, ihre Konstitution im allge-

---

[1] Hugo Sellheim, Brustwarzenplastik bei Hohlwarzen. Zentralbl. f. Gynäkol. 1917. Nr. 13.

meinen abzuschätzen, sie bietet uns sogar noch Gelegenheit, wenn wir zeitig genug dazu kommen, etwas daran zu verbessern.

Solche gänzlich unbedenkliche Operation ist zum mindesten ebenso indiziert, wie

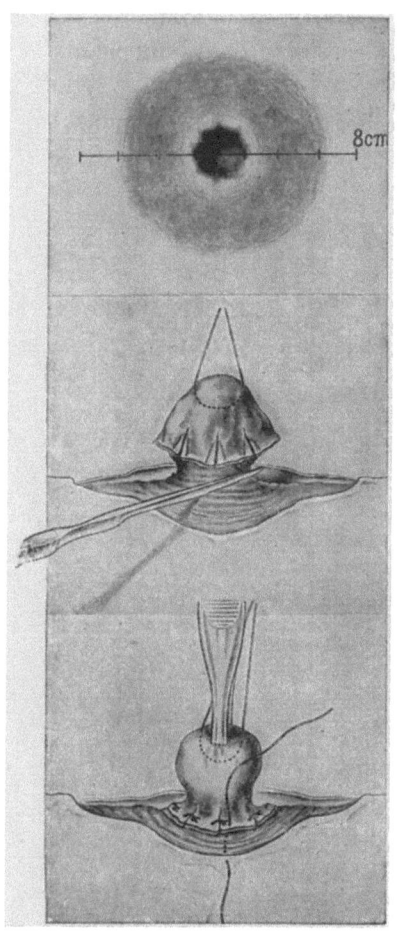
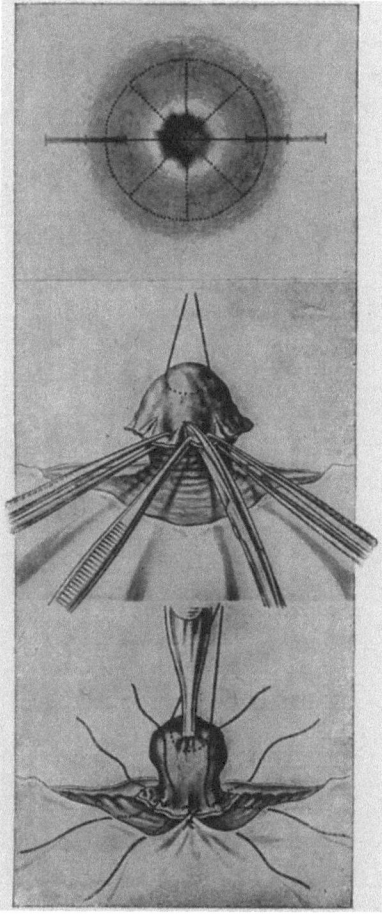
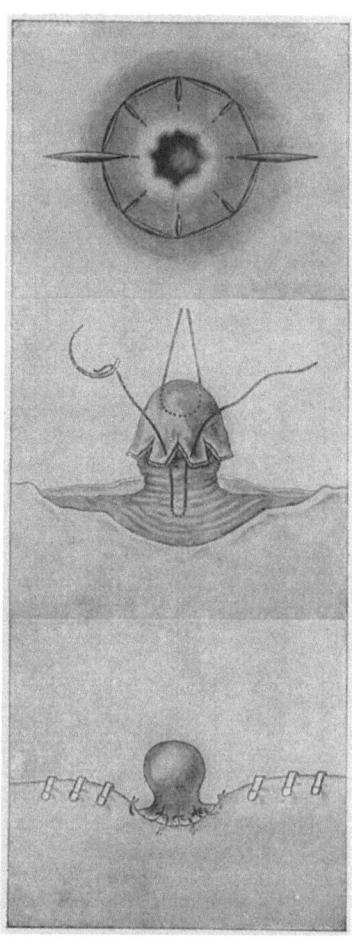

Abb. 7. Brustwarzenplastik bei Hohlwarzen.
(Nach Sellheim: Brustwarzenplastik bei Hohlwarzen. Zentralbl. f. Gynäkol. 1917, Nr. 13.)

die z. B. je nach der gewählten Technik mehr oder weniger lebensgefährliche Scheidenplastik, bei der in der Regel nicht einmal die Aussicht auf die Erzeugung eines Kindes besteht.

Wo sich die ersten Zeichen der Rachitis einstellen, ist sofort energisch dagegen vorzugehen. Eine oft vorhandene Überfütterung ist abzustellen. Zufuhr von vitaminhaltigen Gemüsen ab sechsten Monat, Luft, Licht, Sonne, Phosphorlebertran usw. sind zu verordnen. Hier grenzt unser Gebiet an das der Kinderheilkunde.

3. Der normale Entwicklungsgang des weiblichen Organismus im allgemeinen.

Der zuverlässigste Gradmesser für das Gedeihen des Kindes ist außer der regelmäßigen Zunahme seiner Körperfunktionen und des Erwachens der geistigen Fähigkeiten die Gewichtskurve. Unter stetiger Zunahme verdoppelt sich das Gewicht bis zum

Beginn des zweiten Lebensjahres. Den Verlauf zeigt am besten die Darstellung der normalen Gewichtskurve im Bilde (Abb. 8)[1]. Die Individualkurve zeigt von dieser „Idealkurve" mancherlei Abweichungen, ohne daß man sich darüber zu beunruhigen braucht. Wenn nur das Endresultat befriedigend ist. Will man nicht in eine öde Gleichmacherei in der Entwicklung beider Geschlechter mit allen ihren Nachteilen verfallen, so muß man sich stets, aber ganz besonders in den Wachstumsjahren, des Unterschiedes zwischen weiblichem und männlichem Geschlecht bewußt bleiben.

Bei Stratz finden wir die beste Übersicht über das Kindesalter in bezug auf die

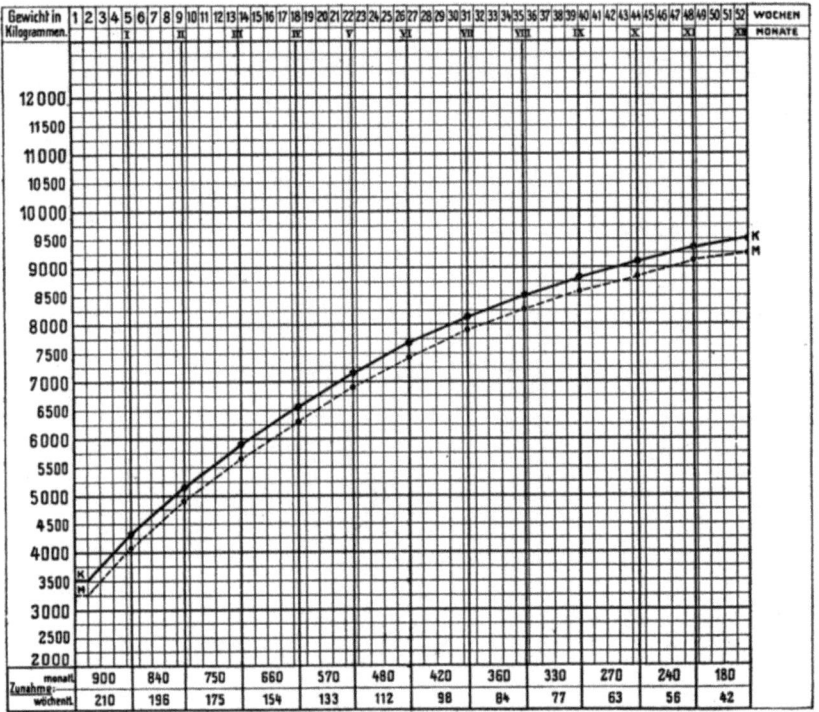

Abb. 8. Gewichtszunahme des Säuglings.
(Aus Stratz: Der Körper des Kindes und seine Pflege. 3. Aufl. 1909. Enke, Stuttgart.)

körperliche Entwicklung und eine darauf gegründete Einteilung, die ich etwas modifiziert habe (Tabelle S. 21). Hier sind die Hauptmomente der Abzweigung nach der männlichen und weiblichen Seite hin herausgehoben. Die uns hier interessierenden Epochen, die erste neutrale Fülle und die erste neutrale Streckung werden im Schema nach Geyer (Abb. 9) beim Knaben, die zweite bisexuelle Fülle und die zweite bisexuelle Streckung beim Mädchen dargestellt. Im natürlichen Bilde sind die erste (Abb. 10) und die zweite Füllung (Abb. 11) und die erste und die zweite Streckung (Abb. 12) uns vor Augen geführt.

Die folgende Kurve (Abb. 13) vereinigt sämtliche Anhaltspunkte für das Gedeihen des Kindes in einer Normalkurve. Oben sind die verschiedenen Lebensalter mit ihren Unterabteilungen, darunter die Lebensjahre eingetragen. Von den Kurven beziehen sich die

---

[1] Stratz, Der Körper des Kindes und seine Pflege. Ferd. Enke, Stuttgart 1909.

zwei höchsten mit Zentimeterskala (links) auf die Höhenzunahme, die beiden mittleren mit Kilogrammskala (rechts) auf die Gewichtszunahme, die unterste, der Zentimeterskala entsprechend, auf die jeweilige Kopfhöhe mit absoluten Werten.

Jahr	Altersstufen		
	Erstes Kindesalter.		
1.	Säuglingsalter.		
2. 3. 4.	Erste (neutrale) Fülle.		
5. 6. 7.	Erste (neutrale) Streckung.		
	Zweites Kindesalter.		
	Knaben	Jahr	Mädchen
8. 9. 10.	Zweite (bisexuelle) Fülle	8. 9. 10.	Zweite (bisexuelle) Fülle (Rundung der Hüften und Beine)
11. 12.		11. 12.	Zweite (bisexuelle) Streckung
13. 14.	Zweite (bisexuelle) Streckung	13. 14.	(Höhenantrieb) (Knospenbrust) (Gewichtsantrieb) (monatl. Reinigung)
15.	(Höhenantrieb) (Stimmwechsel)	15.	Dritte (reife) Fülle
16.	(Gewichtsantrieb)	16.	Zunehmende Reife
17. 18.	Dritte (reife) Fülle	17. 18.	Reife
19. 20. 21. 22. 23. 24.	Zunehmende Reife	19. 20.	Reife
25.	Reife		

Bei den Höhen- und Gewichtskurven gilt die ausgezogene Linie für das männliche, die punktierte für das weibliche Geschlecht. Die jährlichen Zunahmen sind nach Zentimeter bzw. Kilogramm in Zahlen dazugeschrieben. Unter den Kurven sind für jedes Jahr Höhe, Gewicht und Kopfhöhenverhältnis in Zahlen beigefügt und darunter endlich noch eine Rubrik für das erste Hervorbrechen der Zähne, wobei zu bemerken ist, daß ⊓ = Schneidezahn, ∧ = Eckzahn und M = Mahlzahn bedeutet, und daß die Zeichen für die bleibenden Zähne unterstrichen sind.

Zur praktischen Verwertung in einem gegebenen Falle braucht man nur die jeweiligen Individualkurven in dieses Schema einzutragen und dann den Vergleich zu ziehen.

„Streckung" und „Fülle" sind natürlich nicht so zu verstehen, daß die Kinder in dem Zustand der Streckung klapperdürr und in den Perioden der Fülle kugelrund

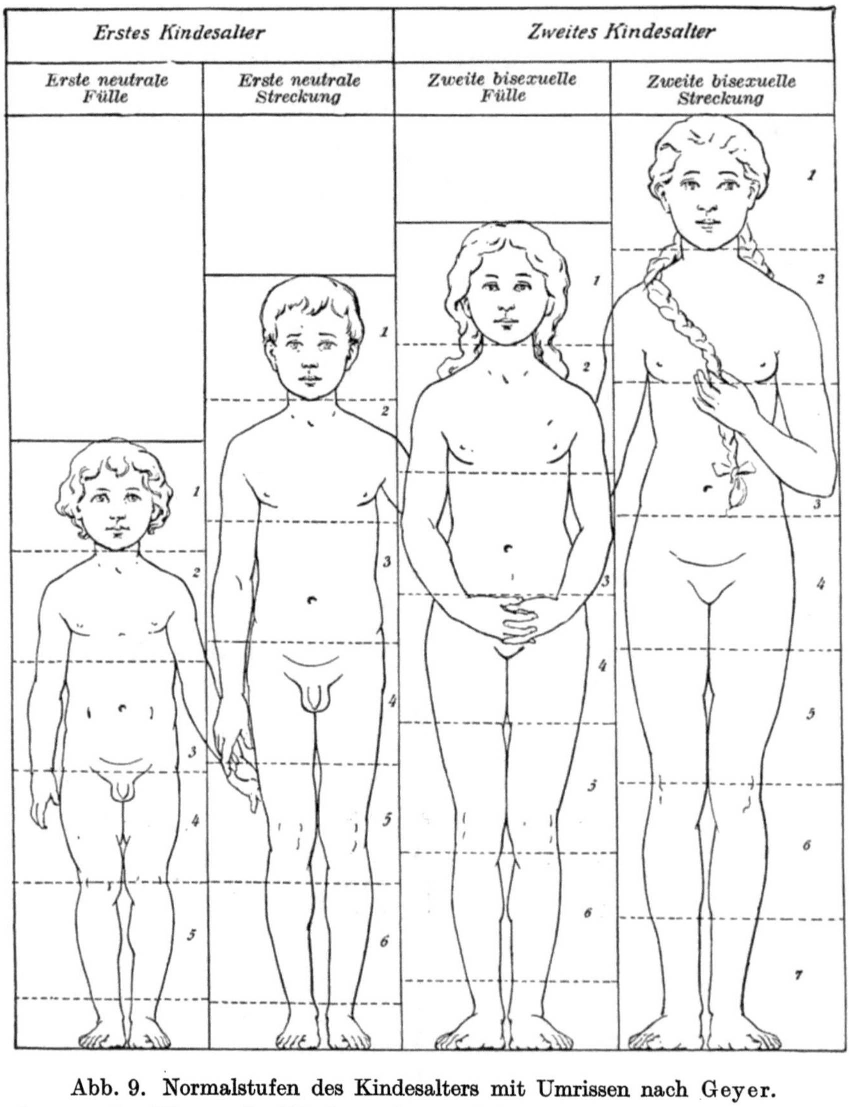

Abb. 9. Normalstufen des Kindesalters mit Umrissen nach Geyer.
(Aus Stratz: Der Körper des Kindes und seine Pflege. 3. Aufl. 1909. Enke, Stuttgart.)

sein müßten. Die bezeichnenden Ausdrücke wollen nicht mehr besagen, als daß die Kinder in der Zeit der Streckung mehr in die Länge und in der Zeit der Fülle mehr in die Breite wachsen.

Bis zum siebenten Lebensjahre treten bei Knaben und Mädchen noch keine wesentlichen sexuellen Unterschiede zutage. Diese Zeit stellt das neutrale Kindesalter dar. Vom achten Lebensjahr an machen sich Geschlechtsunterschiede geltend. Man rechnet vom 8. zum 15. Lebensjahre, in dem die Geschlechtsorgane ihre Funktion beginnen,

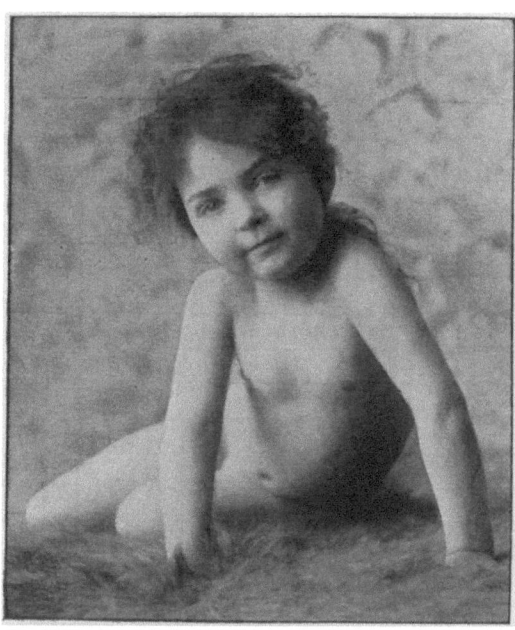

Abb. 10. Mädchen in der ersten Fülle.
(Nach Stratz: Der Körper des Kindes und seine Pflege. 3. Aufl. 1909. Enke, Stuttgart.)

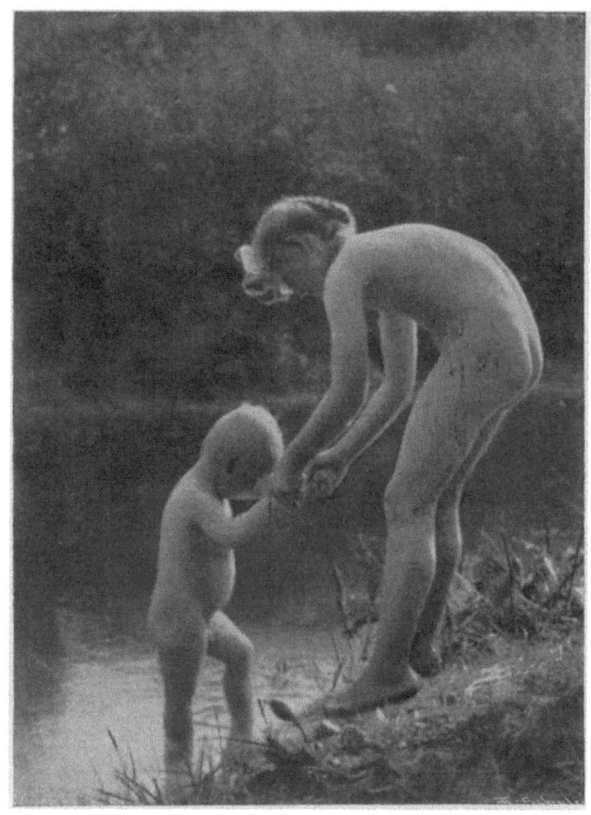 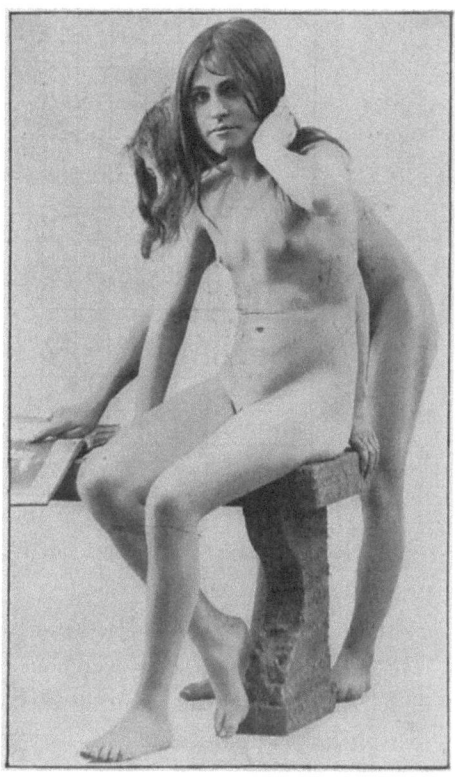

Abb. 11. Knabe in erster, Mädchen in zweiter Fülle.   Abb. 12. Zwei Mädchen in erster und zweiter Streckung.

(Nach Stratz: Der Körper des Kindes und seine Pflege. 3. Aufl. 1909. Enke, Stuttgart.)

das bisexuelle Kindesalter. Vom 16. Jahre an beginnt die Geschlechtsreife, die beim Mädchen mit 18 Jahren, beim Knaben mit 24 Jahren ihren Abschluß findet. Vom 11. bis 16. Lebensjahre übertrifft das weibliche Kind das männliche vorüber-

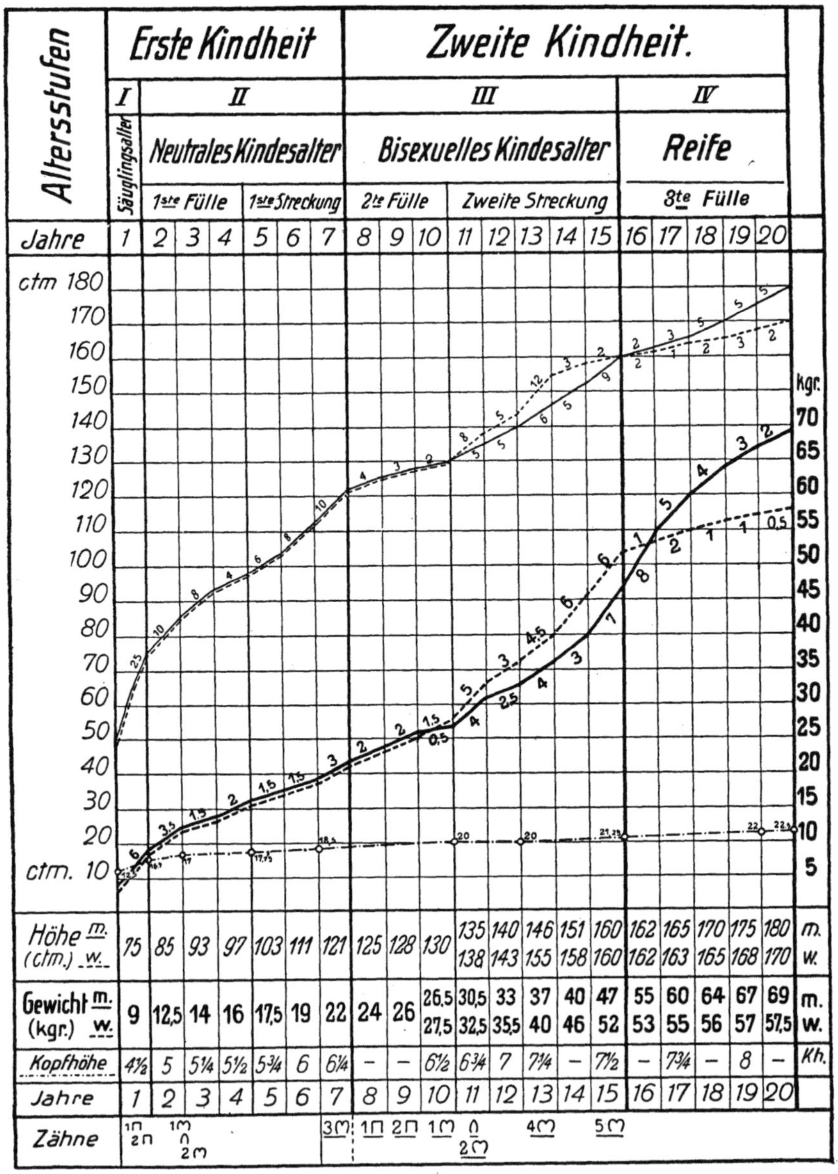

Abb. 13. Übersicht des Wachstums des Kindes.
(Nach Stratz: Der Körper des Kindes und seine Pflege. 3. Aufl. 1909. Enke, Stuttgart.)

gehend in der Schnelligkeit des Längenwachstums und im Tempo der Gewichtszunahme. Der weibliche Körper eilt früher der Geschlechtsreife und damit dem Abschlusse des Körperwachstums zu, um mit diesem Abschluß hinter dem männlichen Organismus an Körperlänge und Körpergewicht zurückzubleiben. Doch macht sich hierbei ein bemerkenswerter Unterschied zwischen Körperlänge und Körpergewicht geltend. Man sieht auf Abb. 14, daß die ausgezogene Körpergrößenkurve der Frau von 20 Jahren ab ungefähr der des Mannes parallel läuft, während die Körpergewichtskurve, wie durch das dazwischen liegende weiße Feld dargestellt wird, vom 20. bis 60. Jahre hinter einem solchen Parallelismus bedeutend zurückbleibt. Es ist also gewissermaßen im Körpergewicht der Frau im Verhältnis zur Körpergröße ein Raum für die Jahre der Fortpflanzung ausgespart. Für die Ausfüllung dieses Komplementärraumes bleibt dem weiblichen Körper die Fähigkeit des später jederzeit zu erweckenden Wachstumes über die Grenzen des Organismus hinaus bewahrt. Diese

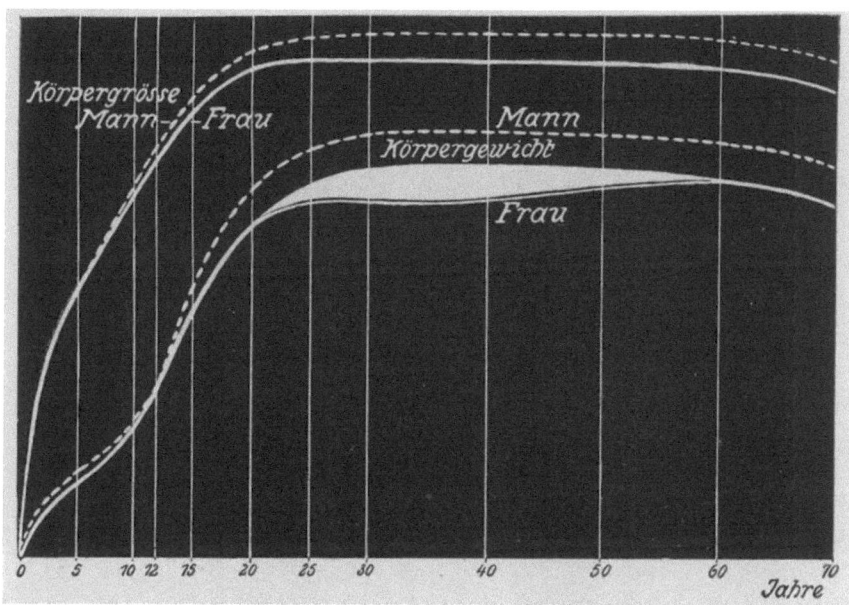

Abb. 14. Zurückhaltung des Körpergewichtes gegenüber der Körperlänge der Frau im Verhältnis zum Manne als eine langerhand vorbereitete räumliche Ergänzungsmöglichkeit des Frauenkörpers in Sachen der Fortpflanzung.

Man sieht, daß die ausgezogene Körpergrößenkurve der Frau, von der Geburt bis zum 70. Jahre gezeichnet, vom 20. Jahre ab ungefähr der des Mannes parallel läuft, während die Körpergewichtskurve, wie durch das dazwischenliegende weiße Feld dargestellt ist, vom 20. bis zum 60. Jahre hinter einem solchen Parallelismus bedeutend zurückbleibt. Es ist also gewissermaßen im Körpergewicht der Frau ein Raum für die Besetzung durch das Kind für die Jahre der Fortpflanzung ausgespart.
(Aus Sellheim: Das Geheimnis vom Ewig-Weiblichen. 2. Aufl. Verlag Ferd. Enke, Stuttgart.)

Unterschiede in der weiblichen und männlichen Entwicklung sich stets gegenwärtig zu halten, ist wichtig, weil ihnen bei der Pflege und Erziehung des Kindes beiderlei Geschlechts Rechnung getragen werden muß, wenn man jedem von ihnen optimale Entwicklungsbedingungen bieten will.

Nach dem so gewonnenen Überblick versuchen wir, uns an Hand von einigen dem Buche von Stratz entlehnten Bildern und Beschreibungen das Wesentlichste der Entwicklung im Kindesalter im einzelnen vor Augen zu führen.

Der Vergleich eines $3^1/_2$ jährigen Knaben mit einem gleichalterigen Mädchen (Abb. 15 und Abb. 16) zeigt außer der Haartracht und den äußeren Genitalien keinen Unterschied der Geschlechter. Das sind zwei Vertreter des neutralen Kindesalters und zugleich der neutralen ersten Fülle.

Im siebenten Lebensjahre bemerken wir die stärkere Rundung der Beine im allgemeinen, der Oberschenkel und Hüften im besonderen beim Mädchen als das erste Zeichen der beginnenden geschlechtlichen Differenzierung (Abb. 17 und 18). Mit Ausnahme des Geschlechtsteiles ist aber dies das einzige Merkmal, wodurch das Mädchen in diesem Alter sich vom Knaben zu unterscheiden anfängt. Im übrigen zeigen die beiden siebenjährigen Kinder die erste noch neutrale Streckung. In Abb. 19 und 20 beginnen die geschlechtlichen Unterschiede im Körperbau. Es handelt sich um das bisexuelle Kindesalter und zwar in der Zeit der zweiten Fülle. Es ist ein 9 jähriger Knabe mit einem 10 jährigen Mädchen zum

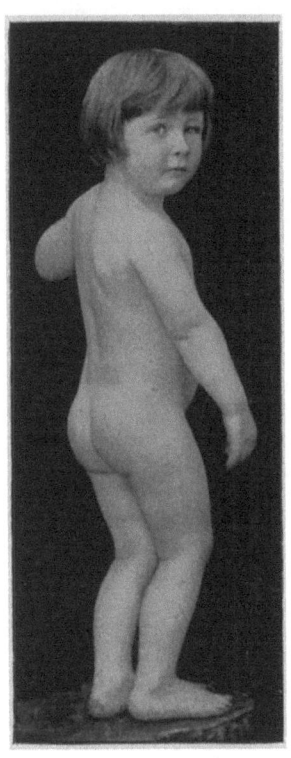
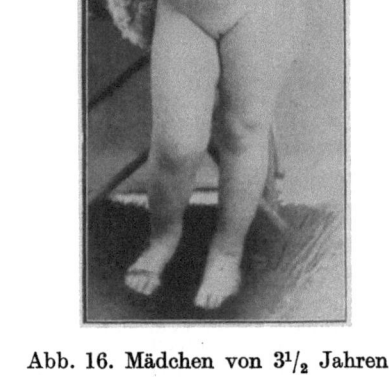

Abb. 15. Knabe von 3½ Jahren. Abb. 16. Mädchen von 3½ Jahren.
(Nach Stratz: Der Körper des Kindes und seine Pflege.)

Vergleich gebracht. Das Mädchen zeigt eine sehr viel stärker ausgesprochene Rundung der Formen und zwar nicht nur an den Beinen und am Gesäß, sondern auch an den Schultern und Armen. Die Brustdrüsen sind sogar schon etwas vorgewölbt. Die Form des Knaben läßt das Spiel der Muskeln erkennen, während das Mädchen weicher und abgerundeter erscheint. Auch ein gewisses Überwiegen des Unterleibes beginnt sich schon bei ihm bemerkbar zu machen. Die größere Breite des Beckens ist deutlich.

Die immer stärker hervortretenden Geschlechtsunterschiede in dem bisexuellen Kindesalter in der Epoche der zweiten Streckung zeigt Abb. 21. Die weichere Form des weiblichen Körpers, das breitere Becken beim Mädchen, der breitere Brustkorb und die stärkere Muskulatur beim Knaben treten hervor. Die weibliche Brustknospe erhebt sich schon ziemlich deutlich. Bei all diesen aufkommenden Geschlechtsmerkmalen bewahren aber die beiden Körper ebenso wie der Gesichtsausdruck etwas durchaus Kindliches.

Übergang zur Reife.

Den Übergang zur Reife gegen Ende der zweiten Streckung zeigt ein 14jähriges Mädchen (Abb. 22). Ihr zarter Körper besitzt alle Vorzüge des Geschlechtes im Keime: das runde Gesicht zeigt den verschämten Ausdruck der erblühten Jungfrau, die sich ihrer Nacktheit bewußt ist und den Blick des Beschauers scheut. Trotz seiner Kindlichkeit hat der Körper schon die weiche Rundung des Weibes an Armen und Beinen. Die Brüste sind in ihrer Bereitschaftsstellung fertig gebildet, die Hüften sind breit.

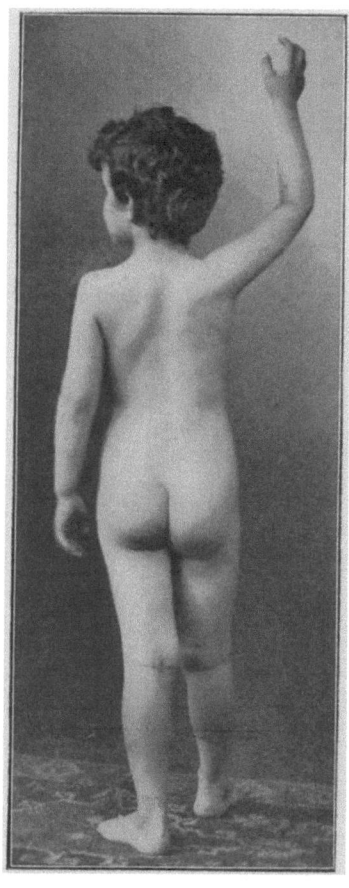 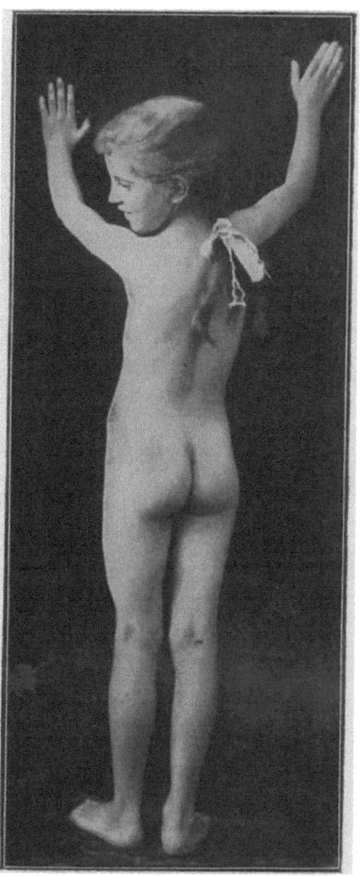

Abb. 17. Siebenjähriger Knabe von hinten.   Abb. 18. Siebenjähriges Mädchen von hinten.
(Nach Stratz: Der Körper des Kindes und seine Pflege.)

Die Reife im physiologischen Sinne hat der Körper dann erreicht, wenn er zur Fortpflanzung fähig ist. Das wichtigste Reifezeichen ist beim Mädchen die erste monatliche Blutung. Sie fällt bei uns zu Lande durchschnittlich auf das 14. Lebensjahr. Die eigentliche Geschlechtsreife stellt sich 4 Jahre später — im 18. Lebensjahre — ein.

Nach der Ansicht von Stratz richtet sich das Ausgewachsensein des Körpers weniger nach der absoluten Körperlänge als vielmehr nach dem Verhältnis der Kopfhöhe zur Körperlänge. Das Neugeborene ist vier Kopfhöhen lang. Im Laufe der Entwicklung verschiebt sich das Verhältnis derart, daß der ausgewachsene Mensch acht Kopfhöhen mißt. Dementsprechend gilt z. B. ein Mensch von 8 vollen Kopfhöhen als besser entwickelt als einer von $7^3/_4$, selbst wenn der letztere eine absolut größere Körperlänge aufweist.

Je länger ein Individuum Kind bleibt, je später das Geschlecht sich ausprägt, desto vollendeter wird nach Stratz seine Entwicklung. Das ist der Fall bei der höchststehenden weißen Rasse, bei der ja bekanntlich die Reife viel später eintritt als bei den niederen Rassen. Außer durch ihre längere Kindheit unterscheidet sich aber die weiße Rasse noch dadurch von den übrigen, daß bei ihr der Unterschied zwischen Mann und Weib viel schärfer ausgeprägt ist, mit anderen Worten, daß der sekundäre Geschlechtscharakter bei der weißen Rasse seine höchste Entwicklung erreicht.

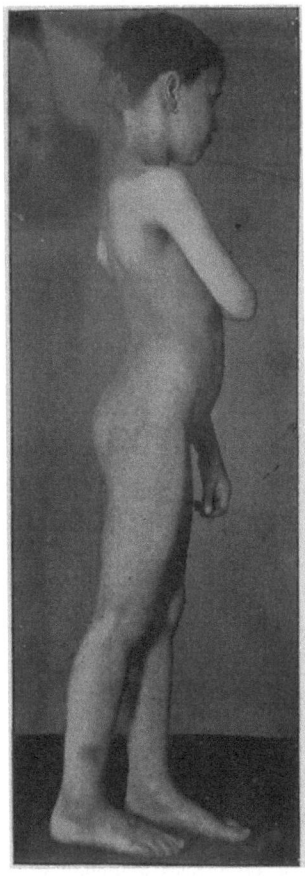 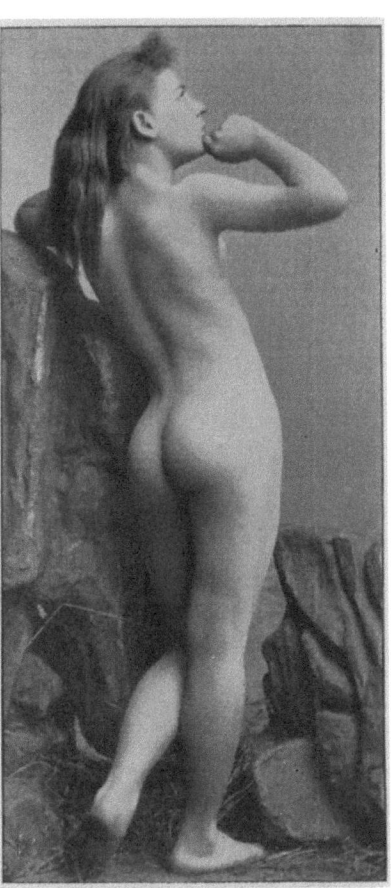

Abb. 19. Neunjähriger Knabe im Profil.   Abb. 20. Zehnjähriges Mädchen im Profil.
(Nach Stratz: Der Körper des Kindes und seine Pflege.)

Die Frauen der weißen Rasse haben die breitesten Hüften, die schmalste Körpermitte, die bestgebildeten Brüste und die längsten Haare; die Männer haben die breitesten Schultern, die kräftigsten Beine, die größten Bärte und die bestgeschnittenen Gesichtszüge.

Wenn also die weiße Rasse von den niedrigeren durch eine längere Kindheit und eine darauf folgende stärkere Ausprägung des Geschlechtscharakters sich auszeichnet, so müssen folgerichtig innerhalb der weißen Rasse diejenigen Individuen am höchsten stehen, die am längsten Kinder geblieben sind und sich zu den vollendetsten Frauen und Männern entwickelt haben.

Im allgemeinen sind die Mädchen den Knaben in der geschlechtlichen Entwicklung voraus. v. Lange nennt die im bisexuellen Alter einsetzende Zunahme des Körpers den

Pubertätsantrieb, der sich zweckmäßig in den Gewichtsantrieb und den Höhenantrieb teilen läßt (Stratz).

Als wichtigste Normalzahlen für die Unterschiede in der Entwicklung des Geschlechtes ergeben sich:

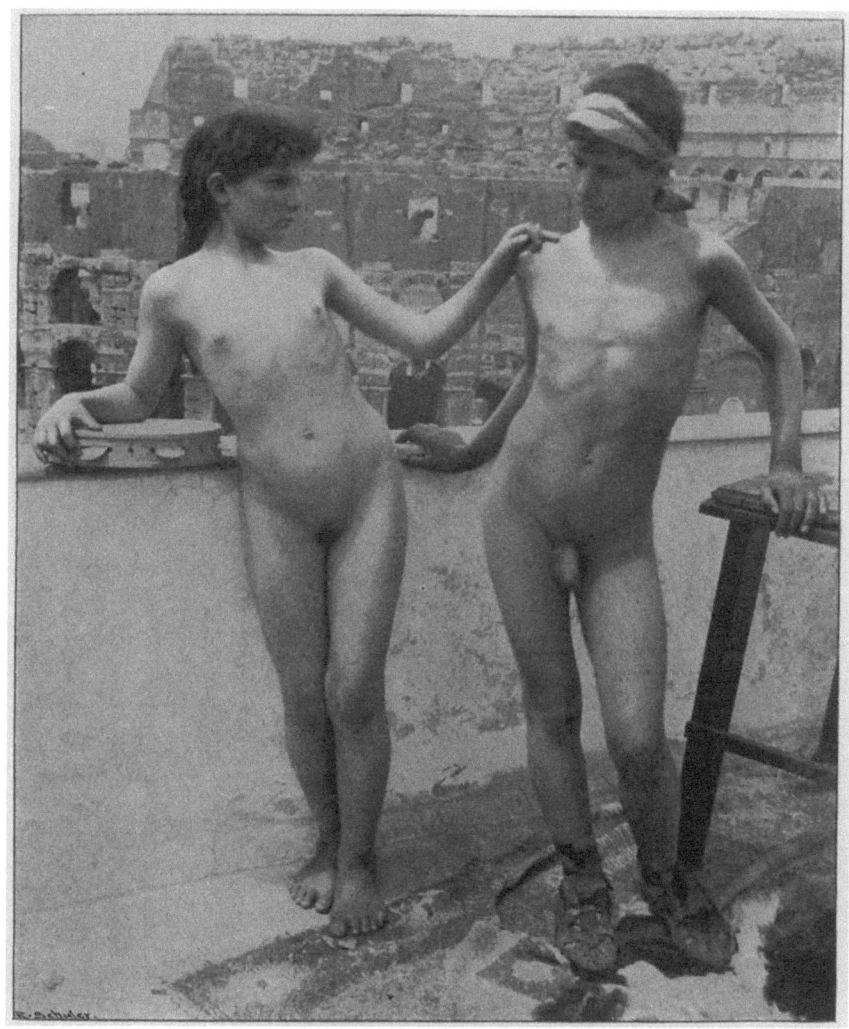

Abb. 21. Elfjähriges Mädchen und zwölfjähriger Knabe aus Rom.
(Nach Stratz: Der Körper des Kindes und seine Pflege.)

	Weibliches Geschlecht	Männliches Geschlecht
Höhenantrieb	13 Jahre	15 Jahre
Gewichtsantrieb und deutliche geschlechtliche Umbildung	14 Jahre	16 Jahre
Ende des Pubertätsantriebs	15 Jahre	17 Jahre
Geschlechtsreife	18 Jahre	24 Jahre
Höhepunkt der Geschlechtskraft	24 Jahre	30 Jahre

Im 16. Jahre folgt bei beiden Geschlechtern auf die bisher stürmische Höhenzunahme ein langsamer ansteigendes Längenwachstum. Im 17. Jahre lenkt die Gewichtszunahme auch beim Knaben in ruhigere Bahnen ein und rundet den vorher lang aufgeschossenen, überschlanken Körper. Es läßt sich somit auch für die Reife ebenso wie für das neutrale und bisexuelle Kindesalter ein Zustand stärkerer Rundung, eine **dritte Fülle** unterscheiden, die beim Mädchen vom 14. bis 16., beim Knaben vom 16. bis 18. Jahre dauert, und von da ab in das

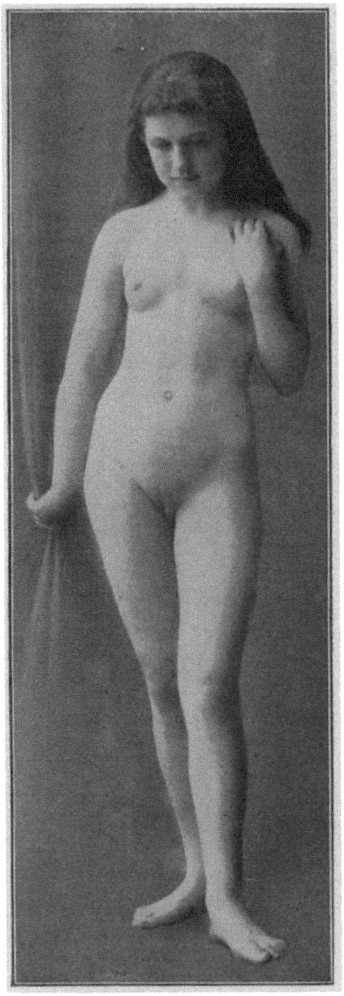

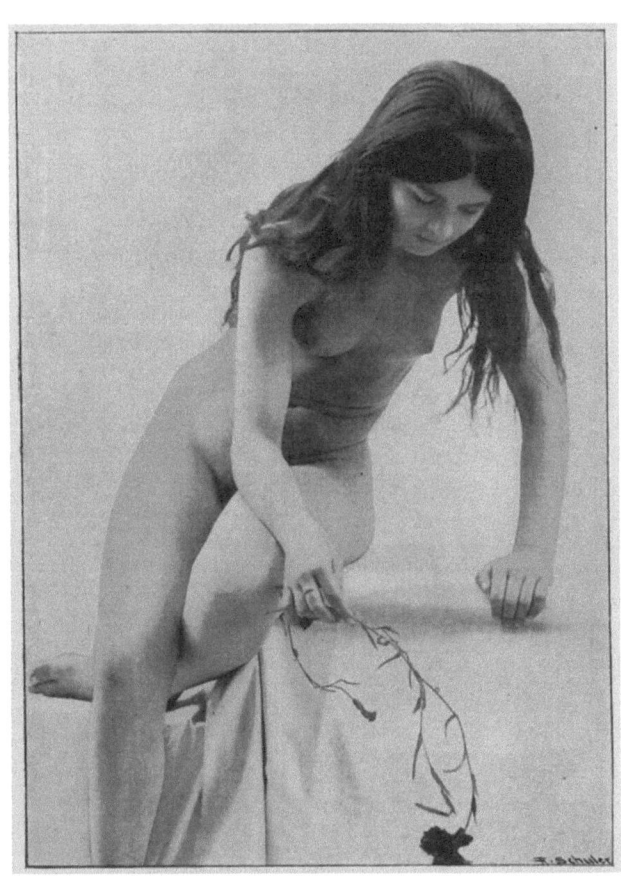

Abb. 22. Vierzehnjähriges gereiftes Mädchen.

Abb. 23. Sechzehnjähriges Mädchen nach Stratz.

(Nach Stratz: Der Körper des Kindes und seine Pflege.)

letzte, durch sehr allmähliche Höhen- und Gewichtszunahme gekennzeichnete Alter der völligen Reifung übergeht.

Als Schlußbild setzen wir hierher ein Mädchen aus dem Alter der Vollendung mit 16 Jahren (Abb. 23). Es besitzt die Reife in jugendlich frischer Form. Die Brüste sind ausgebildet, die Hüften breit, die Unterschenkel und Waden voll. Das Gesicht trägt die weichen Mädchenzüge, aus denen das Kind noch nicht ganz verschwunden ist. Die Achsen der Gliedmaßen sind gerade, die Gelenke schmal, von krankhaften Spuren ist nichts nachzuweisen. Die Reize des Körpers versprechen seine Leistungsfähigkeit in bezug auf Fortpflanzung und Fortentwicklung.

Wir haben damit das Mädchen von der Geburt bis zur Jungfrau in Wort und Bild verfolgt, um uns ein anschauliches Bild von dem zu machen, was sich in dieser Zeit zu entwickeln strebt und was es gilt, in seiner Entwicklung zu unterstützen.

4. Die Ertüchtigung des Mädchens zum Mutterberuf.

a) Ernährung.

In der körperlichen Ertüchtigung steht die Ernährung des Kindes obenan. Wenn man ein Kind rationell füttern will, so muß man zunächst über seine Bedürfnisse orientiert sein. Stratz[1], dem ich auch in dem Kapitel der Versorgung des heranwachsenden Kindes

Nahrungsmenge für Kinder von verschiedenem Lebensalter im ganzen.

Lebensjahr	Körpergewicht kg	Eiweißstoffe g	Fette g	Zuckerstoffe g	Wasser g
1	9	40	35	75	1000
2	12	45	35	125	1000
3	14	47	35	135	1000
4	16	50	30	170	1200
5	17	60	34	190	1200
6	19	62	35	210	1200
7	22	65	36	230	1300
8	24	66	38	235	1300
9	26	67	40	240	1300
10	27	68	40	245	1400
11	31	70	42	250	1400
12	34	75	44	260	1500
13	38	80	46	275	1500
14	43	85	48	290	1600
15	49	96	52	300	1600
16	54	98	54	320	1700
17	57	100	56	335	1800
18	60	100	60	350	1900

folge, hat eine Tabelle berechnet, in welcher der jeweilige Bedarf an Nahrungsmitteln für jedes einzelne Lebensjahr eingetragen ist.

Wird das Nahrungsbedürfnis auf das Körpergewicht bezogen, so kommt auf je 1 Kilogramm Körpergewicht:

---

[1] C. H. Stratz, Der Körper des Kindes, Enke, Stuttgart. 3. Aufl. 1909. Vergleiche auch die wichtigen Aufsätze von J. R. Mayer, Die organische Bewegung in ihrem Zusammenhang mit dem Stoffwechsel usw. Heilbronn 1845.

Nahrungsbedürfnis von Kindern in verschiedenem Lebensalter auf ein Kilogramm Körpergewicht berechnet.

Lebensjahr	Eiweiß	Fett	Zuckerstoffe	Wasser
1	4,5	4	8,3	110
2	3,7	3	10	90
3	3,3	2,5	10	70
4	3,1	2	10	70
5	3,5	2	11	70
6	3,3	1,8	11	60
7	3	1,6	11	60
8	2,8	1,6	10	55
9	2,6	1,5	9	50
10	2,5	1,5	9	50
11	2,3	1,4	8	45
12	2,2	1,3	7,5	45
13	2,1	1,2	7	40
14	2	1,1	7	40
15	2	1	6	30
16	1,8	1	6	30
17	1,7	1	6	30
18	1,6	1	6	30

Aus dieser Tabelle ergibt sich der sehr wichtige Satz, daß das Nahrungsbedürfnis im Verhältnis zum Wachstum im allgemeinen stetig abnimmt. Im einzelnen verringert sich das Bedürfnis an Eiweiß, Fett und Wasser im zweiten bis vierten Lebensjahre (erste Fülle) gleichmäßig, während das Bedürfnis an Zuckerstoffen steigt.

In der ersten Streckung (5. bis 7. Jahr) wird wieder eine größere Menge Eiweiß und Zuckerstoffe verlangt, dagegen weniger Fett und Wasser.

Vom 7. Jahre an tritt eine gleichmäßige Abnahme sämtlicher Nahrungsstoffe ein, bei der jedoch die Zuckerstoffe nicht so stark betroffen werden wie die übrigen.

Ein einjähriges Kind hat somit pro Kilogramm Körpergewicht beinahe viermal so viel Eiweiß, Fett und Wasser nötig, wie ein 18jähriger Jüngling, aber ebensoviel Zuckerstoffe.

Auf drei gewöhnliche Fehler, die bei der Kinderernährung gewöhnlich unterlaufen, muß besonders aufmerksam gemacht werden.

Der erste Fehler besteht darin, daß kleine Kinder auch nach dem Abstillen zu lange ausschließlich mit Milch gefüttert werden. Wenn nicht schon vom 7. oder 8. Monat ab Gemüse (Spinat, gelbe Rüben, Apfelmus u. dgl.) sowie Fleischsuppen beigefüttert werden, so entfallen auf der einen Seite die sogenannten Vitamine, die für die Belebung des Stoffwechsels so förderlich sind und auf der anderen Seite die Phosphate, die für die Knochenbildung unentbehrlich sich erweisen. Die Kinder werden bei reiner Milchnahrung zwar aufgeschwemmt, aber nicht kräftig.

Der zweite Fehler besteht in der ausschließlich vegetarischen Diät für Kinder jeden Alters. Ohne tierisches Eiweiß leidet die körperliche und geistige Entwicklung. Stratz hat eine sehr interessante Zusammenstellung gemacht. Unter 300 Kindern zeigten alle, die nur mit Milch genährt waren, deutliche Zeichen von Rachitis und alle, die noch niemals Fleisch genossen hatten, waren unterernährt. Was aber Rachitis und Unterernährung für die Ausgestaltung des weiblichen Kindes zur Gebärerin bedeutet, liegt auf der Hand.

Ein dritter Fehler, der auf den ersten Blick nicht leicht verständlich wird, ist die Überfütterung des Kindes. Man kann deutlich nachweisen, daß ein Zuviel an Nahrung ebenso vom Übel ist, wie ein Zuwenig.

Im übrigen gilt für das Kind wie für den Erwachsenen, daß das Geheimnis aller Kochkunst die richtige Abwechslung ist.

Dem größeren Nahrungsbedürfnis des Kindes entsprechend soll auch die Zahl der Mahlzeiten auf fünf am Tage festgesetzt werden: Frühstück, Zehnuhrbrot, Mittagessen, Vesperbrot und Abendessen. Vor allen Dingen muß man dem Kinde die nötige Zeit und Ruhe für die Mahlzeiten lassen.

b) Kleidung.

Ein weiteres wichtiges Kapitel der Pflege des heranwachsenden Kindes ist die Kleidung.

Die Regel für die Kleidung des Kindes ist sehr einfach. Die Kleidung soll während der Entwicklungsjahre so leicht wie möglich, durchlässig und reinlich sein und keinerlei Druck auf den zarten, wachsenden Körper ausüben.

Baumwolle und Leinwand halten zwar nicht so warm wie Wolle, sind aber dafür leichter rein zu halten und reizen die Haut nicht. Die beste und zweckmäßigste Unterkleidung für Kinder sind deshalb Baumwolle und Leinwand und poröse, weitmaschige, nicht gestärkte Trikotstoffe. Für die Oberkleider eignet sich in unserem Klima Wolle und Halbwolle in den kälteren Jahreszeiten. Das Kind hat Wärme nötig, und zwar viel mehr als Erwachsene, weil es wegen seiner im Verhältnis viel größeren Hautoberfläche eine größere Wärmemenge abgibt.

Bei dem Zuschnitt der Kleider ist darauf zu achten, daß nirgends ein Druck auf den zarten Körper ausgeübt und daß er in seinen Bewegungen so wenig wie möglich gehemmt wird. Was Kleidung zur Degeneration der Haut und Muskulatur beitragen kann, sieht man an dem Versagen dieser Gebilde bei der physiologischen Weiterstellung in der Schwangerschaft bei dem Kulturweib im Vergleich zum Naturweib. Das Korsett, wie jeglicher Druck in der Region zwischen Schultergürtel und Beckengürtel überhaupt, ist natürlich beim Kinde in noch höherem Grade verpönt wie bei den erwachsenen Mädchen. Hier gelten schon die allgemeinen Grundsätze, die in dem Kapitel VI — Frauenkörper und Frauenkleidung — entwickelt werden. Vor allen Dingen ist zu beherzigen, daß jede Wachstumszunahme eine fortschreitende Weiterstellung der Kleidung erfordert. In dieser Richtung sündigen die Volkstrachten[1] vielfach. Das mit der Konfirmation angeschaffte, oft kostbar gestickte Mieder muß auch für die Pubertät mit ihrer starken Brustdrüsenentwicklung vorhalten. Kein Wunder, wenn diese für das Frauenleben so wichtigen Organe bei solcher Einzwängung verkümmern. Schnürende Strumpfbänder sind zu verwerfen. Sie hindern die freie Blutzirkulation und verderben die Form und das Wachstum der unteren Gliedmaßen. Die Strümpfe sind durch elastische Strumpfträger vorn und seitlich an das Tragleibchen zu befestigen. Schuhe können gar nicht bequem genug sein. (Vergleiche über diesen Punkt auch das Kapitel Schuhwerk in Abschnitt VI — Frauenkleidung.)

---

[1] Kretschmer, Deutsche Volkstrachten. Leipzig, J. G. Bachs Verlag.
Derselbe und Rohrbach, Die Trachten der Völker. 3. Aufl. Leipzig 1906.

Über der Zweckmäßigkeit der Kleidung soll ihre Schönheit auch beim Kinde nicht vernachlässigt werden. Es wirkt nichts betrüblicher, als wenn die Harmonie zwischen Kind und Kleidung durch Geschmacklosigkeit gestört wird. Je älter das Mädchen wird, desto mehr soll die Mutter auch die Selbständigkeit im Geschmack des Kindes entfalten helfen. Denn geschmackvoll sich anziehen können gehört nun einmal zum Reize der Frau.

c) Lebensweise.

Die heranwachsenden Kinder verlangen nach Luft, Licht, Sonne. Das Kinderzimmer kann gar nicht groß und luftig genug sein. Strenge Regelmäßigkeit in der Lebensweise ist für die leibliche und geistige Entwicklung des Kindes von allergrößter Bedeutung. Das bezieht sich außer auf die Regelmäßigkeit im Einnehmen der Mahlzeiten und, was ebenso wichtig ist, das regelmäßige Aufsuchen des Klosettes, vor allen Dingen auch auf die Abwechslung zwischen Tätigkeit und Ruhe. Aufstehen und Schlafengehen sollen jeden Tag zur selben Stunde um 7 Uhr früh und spätestens um 7 Uhr abends erfolgen. Bis zum 3. bis 4. Lebensjahre kommt noch ein Tagesschlaf von 1 bis 2 Stunden hinzu. Erst nach dem 7. Lebensjahre dürfte die Stunde des Zubettgehens etwas später angesetzt werden.

Unter den Leibesübungen sind diejenigen zu bevorzugen, welche alle Muskeln gleichmäßig in Tätigkeit setzen. Vor allen Dingen ist beim Mädchen die Rumpfmuskulatur zu üben. Eine vorzügliche Gelegenheit für die naturgemäße Ausbildung des weiblichen Körpers bietet die moderne Gymnastik mit ihren Entspannungs-, Auflockerungs- und Entkrampfungsübungen in Abwechslung mit Ruhe und Spannen der Muskeln (wie dies in dem Kapitel IX ausgeführt ist). Der nach männlichem Zuschnitt getriebene Sport, der in der Hauptsache auf starke Kontraktionen gerichtete Muskeln züchten will, taugt für die Entwicklung des Mädchens nicht. Schwimmen und Bewegungsspiele in frischer Luft sind empfehlenswert.

Sich selbst überlassen, wird das Kind sich herumräkeln, sich lang auf dem Boden ausstrecken, gerne liegen, aber ungern sitzen. Ein Kenner wie Stratz sieht darin den unwillkürlichen Ausdruck des Richtigen und Zuträglichen. Es ist ihm unbedingt zuzugeben, daß das Sitzen, insbesondere auf schlechter Schulbank und auf Stühlen, eine recht ungesunde Erfindung ist.

Aus einer vernünftigen Lebensweise ergibt sich von selbst die Pflege der Muskeln, der Haut, der Lungen, des Blutkreislaufes. Dazu gehört eine regelmäßige Arbeit, die der Leistungsfähigkeit des Kindes angepaßt sein muß.

d) Körperpflege.

Bei der eigentlichen Körperpflege ist die tägliche Reinigung und die damit verbundene Pflege der Haut die Hauptsache. Im Haushalt des Körpers spielt die Hauttätigkeit eine große Rolle. Von der Bauchhaut und Brusthaut des Mädchens wird später eine gewaltige Nachgiebigkeit und Elastizität verlangt. Sie versagt meist in diesem Punkte wegen Unzulänglichkeit der Übung. Es treten in Gestalt der Schwangerschaftsstreifen Risse auf. Es ist gar keinem Zweifel unterworfen, daß etwas mehr Hautgymnastik diesen Bankrott in hohem Grade verhüten könnte.

Abwaschungen, Schwammbäder, Bäder, Abreibungen wirken im Sinne der Hautpflege günstig.

Mit der sogenannten Abhärtung wird viel Unfug getrieben und meist das Gegenteil von dem erreicht, was man beabsichtigt. Eine richtige Abhärtung erzielt man durch milde und sehr kurz dauernde Kältereize, durch geeignete Kleidung und Gewöhnung der Haut an die Luft.

Ganz besondere Pflege erfordern Hände, Zähne und Füße. Atemübungen kräftigen die Lungen.

Die äußeren Geschlechtsteile, Brustdrüsen und Warzen sind in Anbetracht ihrer späteren Leistungsfähigkeit sorgfältig zu behandeln, ohne aber die Aufmerksamkeit der Kinder besonders auf diese Teile zu ziehen. Die Hauptsache ist, daß Pflege der äußeren Geschlechtsteile, insbesondere ihre Reinigung, als etwas Selbstverständliches in frühester Jugend beginnen und aus dem neutralen Kindesalter in das bisexuelle und sexuelle mit hinüber genommen werden. Dann erübrigt sich ganz von selbst eine sonst notwendige Auseinandersetzung über die Reinhaltung dieser Teile in all den Lebenslagen, die eine besondere Sauberkeit verlangen.

Die Brüste und Brustwarzen sind bei der Hautpflege ganz besonders zu berücksichtigen. Der Malträtierung, welche der Brustwarzen durch den Kindermund wartet, wird man am besten gerecht, wenn man sie nicht durch das Tragen zu feiner Wäsche allzu sehr verzärtelt.

e) Vermeidung und Behandlung von Krankheiten.

Während man durch zweckmäßige Ernährung und Lebensweise in der Lage ist, der Rachitis weitgehend vorzubeugen und man der Tuberkulose durch Kräftigung der Konstitution und Vermeidung offensichtlicher Ansteckungsgefahr in hohem Grade aus dem Wege gehen kann, ist man den akuten Infektionskrankheiten gegenüber, die das Kind befallen, ziemlich machtlos. Auch hier ist eine gute Konstitution im allgemeinen das beste Mittel, um die Krankheit zu überwinden. Es kommt alles darauf an, Nachkrankheiten des Herzens, der Nieren usw. vorzubeugen und neben einer gründlichen Ausheilung eine vollkommene Wiederherstellung des allgemeinen Kräftezustandes zu erzielen. Dann gehen diese Attacken im Kindesleben spielend vorüber und wir verhüten, daß die Kinder in ihrer Entwicklung zurückgeworfen und dauernd zurückgehalten werden. Damit wird eine der Hauptquellen des Infantilismus verstopft.

f) Pflege der weiblichen Eigentümlichkeiten.

Die weiblichen Eigentümlichkeiten in bezug auf Körper sowohl als auch Geist reichen im Kindesalter viel weiter zurück, als man im allgemeinen annimmt. Vom 7. bis 8. Lebensjahre an sehen wir in dem kindlichen Körper sich weibliche Züge ausprägen und auch nach und nach eine mehr weibliche Lebensauffassung sich ausbilden. Man ist überrascht, mit welcher Sicherheit bei unbefangenen Kindern von 12 Jahren oft recht schwierige Lebensfragen ohne alle Hintergedanken — man möchte fast sagen instinktiv — im weiblichen Sinne entschieden werden. Ein Beispiel: Ein Mädchen von 12 Jahren soll sich in einem Aufsatze mit der Heimkehr des Odysseus befassen. Sie meinte, die Penelope hätte längst einen anderen Freier genommen, wenn sie die Bindung an ihr Kind Telemach nicht davon zurückgehalten hätte. Solche Stimmungen des Körpers und der Seele gilt es zu beachten und ihr zartes Aufblühen besonders zu pflegen.

Derartigen Forderungen kann man aber nur gerecht werden, wenn man Knaben und Mädchen — abgesehen davon, daß man ihnen den gleichen Bildungsgrad zugänglich machen kann — für sich erzieht. Der Koedukationsgedanke ist ja auch wohl allenthalben im Abflauen begriffen [1]. In der Familie findet schon genug Gemeinschaftserziehung statt (vgl. auch Abschnitt V, Kapitel 3).

g) Körperliche und geistige Bildung im allgemeinen.

Um ein Kind vollkommen zu entwickeln, hat zur Pflege, die nur optimale Bedingungen für die Selbstentwicklung schaffen will, die Erziehung als das bewußte Lenken an ein bestimmtes Ziel hinzuzukommen.

Man muß als Ziel weiblicher Erziehung ins Auge fassen, das Mädchen zu vervollkommnen für die Fortpflanzung und Fortentwicklung des Menschen.

Die allgemeine Grundlage der Tauglichkeit zur Fortpflanzung ist die Gesundheit. Dieser Satz gilt beim Weibe nicht nur aus dem Grunde wie beim Manne, nämlich um gesunde Nachkommen zu erzeugen, sondern er gewinnt für die Frau noch die besondere Bedeutung, daß sie ihre Gesundheit braucht, um den an sie herantretenden speziell weiblichen Aufgaben und Zugaben der Fortpflanzung gerecht zu werden. Für sie kommt die Zeit, in der alle Organe viele Monate hintereinander für zwei arbeiten, also für eine zeitweise Verdoppelung ihrer Aufgaben gerüstet sein müssen. Die Schwangerschaft ist eine Zeit, in welcher in bezug auf Wachstum über die Grenzen des Organismus hinaus die Anstrengung in der Zeit des Eigenaufbaues noch einmal und bei Mehrgeburten einige Male wiederholt wird. Das Gebären stellt eine körperliche und seelische Anstrengung dar, die ihresgleichen sucht. Im Wochenbett muß das ganze, gewaltig erweiterte Körpergebäude wieder auf seinen gewöhnlichen Bestand umgebaut werden, dabei wird der Lebensunterhalt des Säuglings über lange Monate hinaus vollkommen von dem mütterlichen Körperhaushalt aus mit bestritten. Wahrlich Aufgaben, denen nur ein durch und durch an Leib und Seele gesunder Organismus gewachsen ist! Alles das sollte man sich vor Augen halten, wenn man als Eltern und Lehrer die Pflicht übernimmt, Mädchen groß zu ziehen.

Von der körperlichen Erziehung ist bei der Ertüchtigung des kindlichen Organismus schon die Rede gewesen. Die geistige Leistung darf darüber nicht vernachlässigt werden. Man suche zu entwickeln, was in der Kinderseele im Keime verborgen steckt. Ein Kind fragt niemals dumm, es fragt aus seiner eigenen Gedankenwelt heraus. Der Erwachsene hat die Pflicht, um dem Kinde richtig antworten zu können, sich in die Auffassungsweise des Kindes hineinzuversetzen. Ein Kind fragt viel; je aufgeweckter es ist, um so mehr.

---

[1] Wer sich über diese Frage unterrichten will, findet reichlich Gelegenheit in:

B. Friemel, Trennung der Geschlechter oder gemeinsame Beschulung, 1908.

L. Mittenzweig, Frauenfrage und Schule mit besonderer Berücksichtigung der Gemeinschaftserziehung — Koedukation — beider Geschlechter. 1909.

Dr. Hanna Gräfin v. Pestalozza, Der Streit um die Koedukation in den letzten 30 Jahren in Deutschland. 1922.

Dr. Rudolf Lochner, Geschlechtstrennung und Geschlechtsvereinigung im deutschen Schulwesen der Vergangenheit. 1923.

Alle im Verlag von Hermann Beyer & Söhne, Langensalza erschienen.

Alle Fragen des Kindes soll man so gut und — was die Hauptsache ist — so wahr man kann, beantworten. Das gilt auch für alle Fragen, welche die aufkeimende Sexualität mit sich bringt. Es hat keinen Zweck mehr, das Märchen vom Storch aufzutischen, wenn diese Vorstellung durch die Erfahrung des Kindes überholt ist. Man züchtet nur Mißtrauen und entfremdet sich sein eigenes Kind, das nun eigenmächtig auf die Suche nach Befriedigung seines Wissenstriebes geht. Im Grunde genommen ist es so leicht, ein Kind zufrieden zu stellen, wenn man es nur als einen gleichberechtigten Menschen und nicht als ein inferiores Wesen ansieht. Ja das Kind ist noch mehr als gleichberechtigt. Es hat vor uns den Vorzug, daß es das Rückgrat der nächsten Generation bildet, in der wir nichts mehr mitzureden haben. Wenn wir uns dort noch eine Rolle sichern wollen, können wir uns gar nicht Mühe genug geben, alles Wissenswerte ungeschmälert auf unsere Kinder zu übertragen. Wir haben bisher nur von dem Beitrage des Mädchens zur Fortpflanzung und der Art und Weise, wie wir es darauf vorbereiten sollen, gesprochen. Es hieße aber nicht nur unvollständig bleiben, sondern die Aufgabe der Frau in der Fortsetzung des Menschen unterschätzen, wenn wir ihr nicht die gebührende Rolle in der Fortentwicklung zugestehen und sie darauf durch entsprechende, möglichst weitreichende geistige Bildung in würdiger Weise präparieren wollten. Dieser Gedanke ist weiter ausgeführt in Kapitel II, Abschnitt 4: „Entwicklung und Pflege der weiblichen Reize." Die Bestrebungen, das Kind körperlich und geistig aufs beste vorwärts zu bringen, sollen aber ja keine Voreiligkeit in der Entwicklung des Kindes bedeuten. Je länger die Kindheit dauert, desto vollkommener gestaltet sich die Entwicklung. Je langsamer sich die Knospe entfaltet, desto schöner wird die Blüte, desto köstlicher wird die Frucht sein, sagt Stratz. Deshalb sollen nach seinem Rate die Eltern dem Kinde, solange sie können, seine geistige Unschuld lassen und sich selbst und dem Kinde die Kindlichkeit bewahren, die auch der Wissende besitzt, wenn er sich rein zu erhalten weiß und alles Schmutzige von sich abschüttelt; denn alles Natürliche ist schön, wenn man es mit reinen Augen betrachtet.

II. Infunktiontreten der weiblichen Organisation.

1. Pubertätsalter im allgemeinen.

Die sogenannten Entwicklungsjahre des Mädchens, d. h. die Jahre, in denen sich neben dem ohne weiteres fortgesetzten, allgemeinen Heranreifen des Körpers die spezifisch weibliche Funktion mit der nach außen sichtbaren, vierwöchentlichen Periode entwickelt, dürfen mit Recht als eine Zeit gelten, in welcher der weibliche Organismus ganz besonderer Aufmerksamkeit und Pflege bedarf.

Es handelt sich dabei um die immer wiederholte Präsentation eines befruchtungsfähigen Eies von seiten des Eierstockes, die Eiablieferung (Ovulation) und die Ansätze einer dazu gehörigen Nestbildung im Fruchthalter, die dann unter einer Blutung nach außen immer wieder zugrunde geht — die menstruelle Blutung.

Diese Funktion, welche die eintretende Fortpflanzungsbereitschaft anzeigt, kostet, wie wir unten weiter erörtern werden, als Permanenterhaltung der Fortpflanzungsbereitschaft schon Kraft. Es bleibt die Zeit der nach außen erfolgenden Blutung die ganze Blüte der Jahre über eine Zeit der Anstrengung, der Schonungsbedürftigkeit und der besonderen Pflege. Um wieviel mehr treten diese Forderungen auf in der Zeit, in welcher das erstmalige Erscheinen der Periode erwartet wird und wirklich erfolgt.

Alle hygienischen Maßnahmen, die einer Kräftigung und Übung des in seinen weiblichen Pflichtenkreis hineinwachsenden Körpers dienen, müssen mit erhöhter Sorgfalt und verdoppeltem Eifer betrieben werden. Der wichtigste Erziehungsgrundsatz für diese Zeit ist, alle Anstrengungen oder gar Überanstrengungen des Körpers und Geistes abzustellen.

Die Reinlichkeit des Körpers im ganzen und der Geschlechtsteile im besonderen, die als Gewohnheit von der frühesten Kindheit her als etwas Selbstverständliches mit herüber genommen worden ist, tritt jetzt als eine dem Sichverderben bei der Periode vorbeugende Maßregel automatisch in Kraft. Die Begründung findet sich in dem nächsten Kapitel: „Unfruchtbare Funktionsgänge des weiblichen Organismus, ihre Gefahren und ihre Diätetik." Hier sollen nur einige ganz allgemeine Bemerkungen über diese Epoche Platz finden.

Besteht aus irgendeinem Grunde die Unmöglichkeit, Vollbäder zu nehmen, so ist zu empfehlen, daß von der Kindheit an durch das ganze Leben tägliche Waschungen, womöglich des ganzen Leibes, jedenfalls aber der Brust, des Unterleibes und der äußeren Geschlechtsteile stattfinden. Dazu ist für gewöhnlich kühles Wasser zu verwenden.

Mädchen, die an solche kühle Abwaschungen und Bäder gewöhnt sind, sollten diese also in der menstruationsfreien Zeit fortsetzen. Zwei bis drei Tage vor der Monatsregel und über die Zeit der Blutung sind aber die kühlen Wasserprozeduren zu unterlassen und durch lauwarme Waschungen zu ersetzen. Nach dem Aufhören der Menstruation folgt ein laues, 27 Grad R warmes Reinigungsbad. Dann erst kann mit den kalten oder kühlen Wasseranwendungen wieder begonnen werden. Diese Vorsicht ist geboten, weil durch Anwendung kalten Wassers um die Menstruationszeit leicht die nach dem Unterleib bestehende Blutwallung gestört und unterdrückt wird. Ausbleiben der Periode und Leibschmerzen könnten die Folge sein.

Gymnastische Übungen, die wir für das heranwachsende Kind empfohlen haben, sind auch über die Entwicklungsjahre und womöglich im ganzen Leben fortzusetzen. Nur sollten auch sie während der Periode und kurz davor wegfallen.

Die Ernährung muß, dem energischen Stoffverbrauch und Wachstum in den Entwicklungsjahren entsprechend, reichlich sein. Dazu kommt von nun an der Zwang zum Ersatz der vierwöchentlichen Säfteverluste. Dem hohen Schlafbedürfnis ist ausgiebig Rechnung zu tragen. Bei den Mädchen droht sich leicht eine Stuhlverstopfung und gewohnheitsgemäße Harnverhaltung einzuschleichen. Bei ihnen besteht im Gegensatz zum Knaben im Unterleib ein Komplementärraum, ausgespart für die Besetzung mit der Leibesfrucht. Wenn nicht auf regelmäßige Entleerung von Harnblase und Darm geachtet wird, erfolgt leicht eine mißbräuchliche Besetzung dieses Raumvorbehalts durch den überfüllten Darm und die überfüllte Harnblase (Abb. 24). Verlagerungen der Geschlechtsorgane mit unangenehmer Rückwirkung auf ihre Funktion und auf den ganzen Körper sind leicht die Folge (Abb. 25).

Besonders in den der zu erwartenden Regel vorangehenden Tagen ist auf eine regelmäßige Entleerung von Harnblase und Mastdarm zu achten. Verstopfung und Harnverhaltung führen sonst leicht zu Menstruationsstörungen.

Die Periode ist keine Zeit der Krankheit, wenn sie auch mit Symptomen, die sonst Krankheit bedeuten, wie Blutung, Verletzung, leichtem Übelbefinden, Reizbarkeit usw. einhergeht. Sie ist aber eine Zeit der Angrifflichkeit, bei der sich leicht ein Verderben, also ein wirkliches Krankwerden, einschleichen kann. Dabei ist Nichtbeachtung des Vorganges ebenso verkehrt wie übertriebene Schonung. Man muß die Gefahr kennen, um ihr ruhig ins Auge sehen zu können. In diesem Sinne hat sich die Aufklärung des vor dem erstmaligen Eintritt der Regel stehenden Mädchens zu richten, und danach ist auch weiterhin zu verfahren.

Vor der Vollentwicklung und während der Vollentwicklung der Weiblichkeit müssen die Mädchen körperlich und geistig geschont werden. Schon aus diesem Grunde empfiehlt sich nicht eine gleichzeitige und gleichmäßige Erziehung mit den Knaben zusammen, wie sie das Schlagwort Koedukation vorsieht. Man soll den Mädchen eine gleiche Aus-

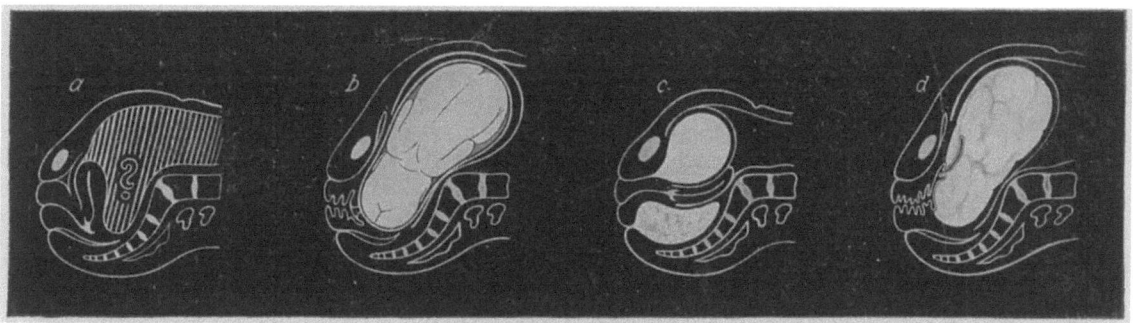

Abb. 24. Leichte Besetzbarkeit des fürs Früchtebringen reservierten Bauchraumes (b), richtiger gesagt, des dazu spielend zur Verfügung gestellten Komplementärraumes (a) durch gewohnheitsmäßige Überfüllung von Blase und Mastdarm (c) sowie durch oft längere Zeit sich ohne Beschwerden entwickelnde Unterleibsgeschwülste (d).
(Aus Sellheim: Die Befestigung der Eingeweide im Bauche überhaupt, sowie bei Mann und Frau im besonderen. Zeitschr. f. Geburtsh. u. Gynäk. Bd. 80.)

bildung zuteil werden lassen wie den Jungen. Doch müßte das, was bei den Knaben unter Hochdruck in einer relativ kurzen Frist erreicht wird, bei den Mädchen unter Einfügung einiger Schonjahre zustande gebracht werden. Dieses Beginnen hätte den Vorteil vor der Koedukation, daß nicht alle Frauen samt und sonders durch eine zu energische Berufsbildung fürs Fortpflanzungsleben mehr oder weniger verdorben würden (vgl. Abb. 38).

Die Gründe für diese Auffassung habe ich andernorts ausführlich entwickelt (Abschnitt V, Kap. 3, „Die Ausbildung für einen erwerbenden Beruf").

Theoretisch kann man sich alles hübsch zurechtlegen; so ist das Ideal der Frauenbildung, wie es z. B. die Amerikaner empfehlen, ganz klar: Ernste wissenschaftliche Bildung, die zum Lebensunterhalt befähigt, die Ausbildung der psychischen, der physischen, der moralischen und der religiösen Natur; die Ausbildung einer vollkommenen Weiblichkeit[1]. Nur ist die reale Durchführung nicht so leicht, zumal Berufsausbildung und optimale Ausbildung der Weiblichkeit schon in Konkurrenz treten.

---

[1] Mallina Hansell, zitiert bei E. Fraenkel, Hygiene des Weibes. II. Aufl. S. 74 u. 75. Berlin, Oskar Coblentz, 1912.

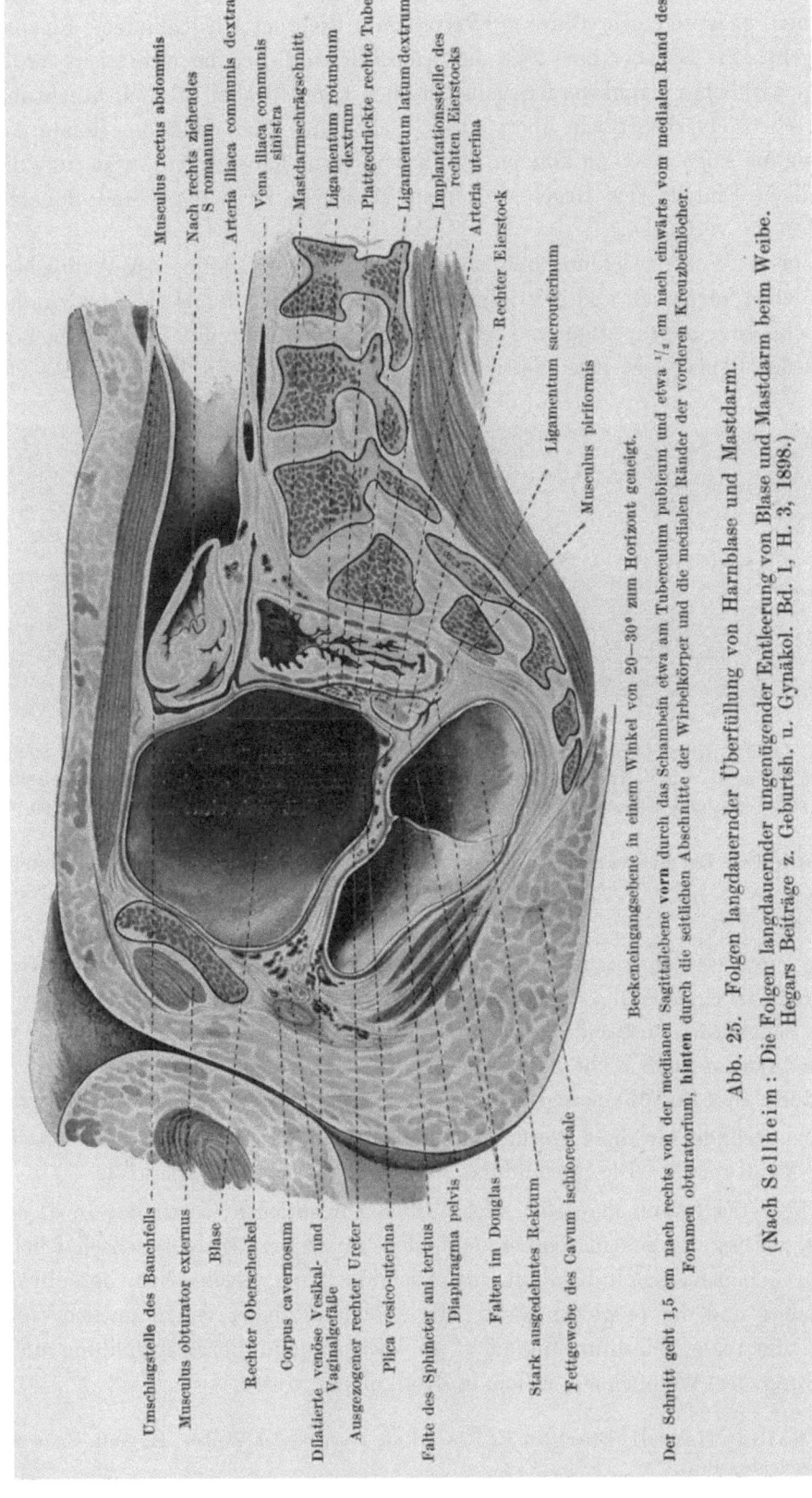

Abb. 25. Folgen langdauernder Überfüllung von Harnblase und Mastdarm.

Der Schnitt geht 1,5 cm nach rechts von der medianen Sagittalebene in einem Winkel von 20—30° zum Horizont geneigt. Beckeneingangsebene vorn durch das Schambein etwa am Tuberculum pubicum und etwa ¹/₄ cm nach einwärts vom medialen Rand des Foramen obturatorium, hinten durch die seitlichen Abschnitte der Wirbelkörper und die medialen Ränder der vorderen Kreuzbeinlöcher.

(Nach Sellheim: Die Folgen langdauernder ungenügender Entleerung von Blase und Mastdarm beim Weibe. Hegars Beiträge z. Geburtsh. u. Gynäkol. Bd. I, H. 3, 1898.)

2. Unfruchtbare Funktionsgänge des weiblichen Organismus, ihre Gefahren und ihre Diätetik.

Die wahre Bedeutung der Periode als eines Vorganges, während dessen, als einer reellen Kraftanstrengung und einer Zeit der Gefährdung, die Frau einer Schonung und besonderen Aufmerksamkeit bedarf, wird uns nur klar, wenn wir diese Erscheinungen als einen „unfruchtbaren Funktionsgang" der weiblichen Fortpflanzungsorgane dem „fruchtbaren" gegenüberstellen. Wir konstatieren bei dem unfruchtbaren Verlauf eines Funktionsganges im Prinzip die gleichen Leistungen und Gefahren, wenn auch in hochgradig verminderter Weise, wie bei dem in Schwangerschaft, Geburt und Wochenbett auslaufenden Funktionsgange. Die Zurüstung zu dem kleinen Funktionsgang entspricht vollständig dem Schwangerschaftsanfang: Aufkommen von Ei- und Eilagerwachstum, Erstarkungsmoment des Eifollikels und, was für unsere Betrachtung die Hauptsache ist, Bildung einer ganzen Garnitur von lokalen und allgemeinen Zurüstungen für die Entwicklung eines Eies im Befruchtungsfalle. Daß diese Arbeit vom Frauenorganismus vergeblich getan und unermüdlich immer wieder von vorne angefangen wird, nachdem die Herrschaft des nächstaufkommenden Follikels alles, was an die Regierung seines Vorgängers gemahnt, wieder zerstört, tut der Tatsache keinen Abtrag: Es handelt sich jedesmal um eine, wenn auch nur im Interesse der Erhaltung permanenter Fortpflanzungsbereitschaft in Szene gesetzte Anstrengung des Frauenorganismus. Die Vergeblichkeit der Anstrengung macht sie dem Organismus gewiß nicht leichter. Wieviel Kraft dabei im inneren Getriebe des Körpers verpufft wird, ist nicht genau zu berechnen. Nach außen gehen Teile des für den Empfang des Eies im Fruchthalter gebauten Nestes samt einer erheblichen Menge wieder zu ersetzenden Schleimes und Blutes ab. Jedenfalls ist der den weiblichen Organismus durch und durch, körperlich und seelisch, treffende Kraftverlust viel größer, als wir ihn nach den nach außen abgehenden Trümmern einer stolzen, hoffnungsvollen Zurüstung anzunehmen geneigt sein dürften. Die Periode ist ein tief in den Stoffwechsel und Kraftwechsel einschneidender, die ganze Frau in Mitleidenschaft ziehender Vorgang. In dieser Beziehung sind in der Tat die Reise des unbefruchtet bleibenden Eies und die Reise des zur Befruchtung gelangenden in gewissem Grade einander ähnlich.

Die Vergleichbarkeit zwischen Periode und Geburt geht aber noch in einem Punkte, der unsere größte Aufmerksamkeit erregen muß, weiter. Ein Beispiel wird uns das am besten klarmachen.

Ich beobachtete ein Mädchen, das ein einziges Mal mit 18 Jahren seine Periode gehabt hatte und schon im darauffolgenden Monat Mai in die Hoffnung kam. Wäre das Mädchen vier Wochen früher geschwängert worden und nach Ablauf von Schwangerschaft, Geburt und ausgiebiger Stillzeit wieder in andere Umstände gekommen und in seinem Leben immer so fort bis zu dem im 45. Lebensjahre einsetzenden Wechsel, so hätte sie ungefähr alle zwei Jahre ein Kind, im ganzen vielleicht 15 Kinder, haben können, ohne ein einziges Mal menstruiert gewesen zu sein. Diese Möglichkeit, an die man sonst so leicht nicht denkt, mußte zuerst herausgesetzt werden.

Es erhebt sich nun die Frage: Wäre ein solches Verhalten im Fortpflanzungsleben der Frau als natürlich oder unnatürlich anzusprechen gewesen? Die Antwort lautet: Es wäre so gewesen, wie es in der ungebundenen Natur sonst auch noch ist, in der so gut wie kein einmal begonnener Funktionsgang des weiblichen Fortpflanzungsapparates unfruchtbar ausläuft. Beim Menschen läßt man aber nicht nur den ersten, sondern auch alle darauffolgenden fruchtbar beginnenden Funktionsgänge mehr oder weniger unfruchtbar verlaufen. Nur selten einmal, wenn überhaupt, darf es zum fruchtbaren Auslauf eines Funktionsganges kommen. Das nennt man dann, gewissermaßen um die dadurch in den natürlichen Lauf der Dinge künstlich hineingebrachte Unordnung mit Hohn zu überschütten, „die Regel".

Den Naturforscher muß diese „Regel", die wir solange innegehalten haben, daß sie uns gar nicht mehr unnatürlich erscheint, vielmehr in der Tat zur zweiten Natur geworden ist, als eine Kulturerwerbung, als eine Kulturkrankheit, zum mindesten als eine auf der Grenze zwischen Physiologischem und Pathologischem stehende Erscheinung anmuten.

Auch alles, was wir dabei von Begleiterscheinungen auftreten sehen, wie Gewebszertrümmerung, Körperverletzung, Blutung, allgemeines Unbehagen sind Dinge, die sonst nur unter krankhaften Bedingungen vorkommen. Zum Ausdruck dessen ja der Volksmund auch von „Unwohlsein" spricht.

Man mag vielleicht erstaunt sein, daß etwas Derartiges bei einem an sich natürlichen Vorgange notwendig erscheint. Die Gründe dafür sind in Bedingungen zu suchen, durch die sich der Mensch vom Tiere unterscheidet und in Verhältnissen, welche die Entfernung von der Natur und die Erwerbung der Kultur mit sich gebracht haben.

Beim Menschen sehen wir im Gegensatz zum Tiere, bei dem eine mehr oberflächliche Verankerung der kindlichen Chorionzotten mit dem Muttergewebe im Mutterkuchen stattfindet, ein Eindringen dieser Gebilde der kindlichen Ernährung bis tief in die Blutgefäße der Mutter. Dementsprechend ist die Verwundung bei der Nachgeburtslösung beim Menschen viel energischer als beim Tiere.

In ähnlicher Weise erscheint auch die Uterusschleimhautverletzung bei der menschlichen Menstruation tiefgreifender als bei der tierischen Brunst. Das ergibt sich schon aus der Qualität des abgehenden Sekretes. In der Brunst handelt es sich bloß um einen blutig gefärbten Schleim, bei der Menstruation ist die Blutbeimischung so stark, daß die Absonderung als reines Blut imponiert.

Im übrigen zeigen die Begleiterscheinungen der Reise des unbefruchtet zugrundegehenden Eies und des im Fruchthalter gereiften Kindes, wenn auch keine graduelle, so doch eine weitgehende prinzipielle Übereinstimmung. Die Ausstoßung wird beide Male begleitet von Weiterstellung und Eröffnung des Fruchthalterausführungsganges, Verlust seines pilzdichten Abschlusses nach außen infolge Verflüssigung des zervikalen Schleimpfropfes und in der Uterushöhle Verwundung und Blutung — also im übrigen Leben krankhaften Vorgängen. Im Grade besteht natürlich eine Verschiedenheit. Das Wesentliche für unsere Betrachtungen ist die Gelegenheit zum Krankwerden infolge der immer wiederkehrenden Verletzungen, ist das über mehrere Tage fortgesetzte Offenstehen der Uteruswunde gegen die mit mehr oder weniger krankmachenden Bakterien geschwängerte Umwelt und die direkte Verbindung des Wundbodens mit der Infektionsquelle der Außenwelt durch eine mehr oder weniger stagnierende und selbst in Zersetzung begriffene Säule von allerbestem, krankmachenden Bakterien am meisten zusagendem alkalischem Nährboden von Blut (Abb. 26 a, b, c).

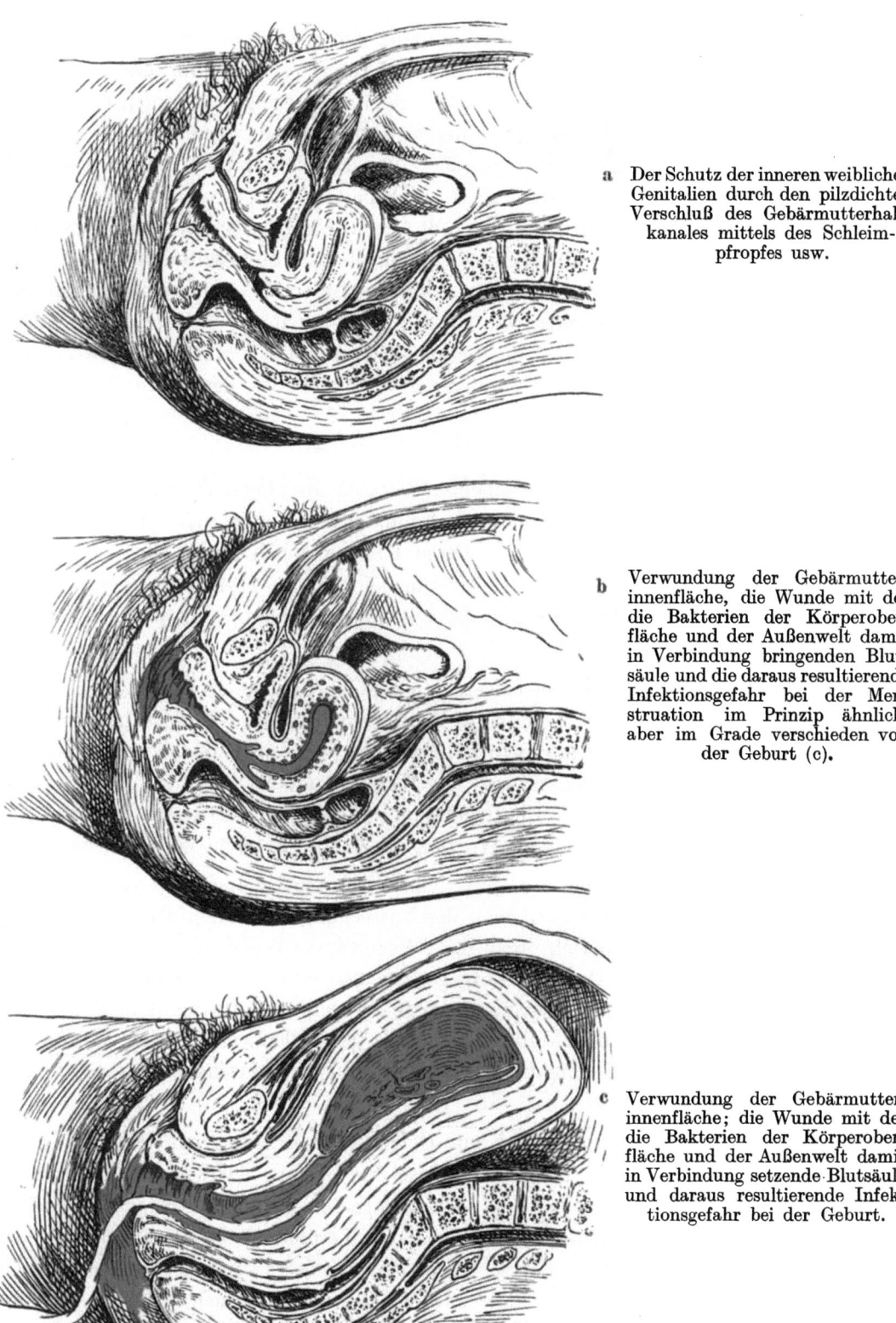

a Der Schutz der inneren weiblichen Genitalien durch den pilzdichten Verschluß des Gebärmutterhalskanales mittels des Schleimpfropfes usw.

b Verwundung der Gebärmutterinnenfläche, die Wunde mit der die Bakterien der Körperoberfläche und der Außenwelt damit in Verbindung bringenden Blutsäule und die daraus resultierende Infektionsgefahr bei der Menstruation im Prinzip ähnlich, aber im Grade verschieden von der Geburt (c).

c Verwundung der Gebärmutterinnenfläche; die Wunde mit der die Bakterien der Körperoberfläche und der Außenwelt damit in Verbindung setzende Blutsäule und daraus resultierende Infektionsgefahr bei der Geburt.

Abb. 26. Infektionsschutz und Infektionsmöglichkeit der weiblichen inneren Genitalien bei der Menstruation in analoger Weise wie bei der Geburt.

Kein Wunder, daß nächst der Geburt und der Frühgeburt die Periode eine Quelle der Infektion der inneren weiblichen Genitalien und ihrer weiteren Umgebung darstellt. Wenn auch die Infektion dabei nicht so sehr in die Augen springt, und auch die Gefahr dieser Infektion bei der Periode gegenüber der Geburt vermindert erscheint, so darf sie deshalb doch nicht gering angeschlagen werden. Bei der Menstruation ist im Vergleich zur Geburt die Eröffnung des Zuganges zum Fruchthalter geringer und die Verwundung kleiner. Sie findet sich nur in der Uterushöhle und nicht am Uterushals. Den etwa hochkommenden Bakterien ist das Eindringen und Vordringen in Lymphspalten und Blutgefäße infolge Fehlens der hochgradigen puerperalen Auflockerung und Vorhandenseins nur des Beginnes einer solchen Auflockerung, wie sie die Periodenzeit mit sich bringt, weniger leicht gemacht als bei der enormen puerperalen Gewebsauflockerung und Erweiterung des Lymphgefäßsystems und Blutgefäßsystems insbesondere an der Stelle des Mutterkuchensitzes.

Wenn bei der Menstruation die Bedingungen des Krankwerdens auch gegenüber dem Zustande der Geburt erschwert erscheinen, so tritt die Möglichkeit dazu öfter, alle vier Wochen, auf und die Bedingungen dafür sind immer noch günstiger als bei einer anderen beliebigen Wunde. Die Menstruationsverletzung bleibt nämlich lange offen stehen, sie bleibt feucht und geht mit Gewebszertrümmerung einher, drei Bedingungen, welche für das Zustandekommen einer Infektion als ganz besonders günstig angesprochen werden müssen.

Die Infektionsgelegenheit bei der Menstruation ist aber größer als bei einer beliebigen Verletzung auch noch deswegen, weil jeder Mensch eine zufällige Verletzung als etwas Krankhaftes und von der Infektion Bedrohtes ansieht und dabei unwillkürlich Vorkehrungen gegen eine Infektion zu treffen sucht, die Wunde rein hält, sorgfältig verbindet und womöglich ärztlichen Rat einholt. Die Regel dagegen sieht man als etwas Normales an, das als Naturvorgang einer besonderen Wartung vielleicht gar nicht einmal bedarf.

Die Infektionsgelegenheit bei der monatlichen Blutung ist auch aus einem anderen Grunde größer als bei der Geburt, weil man der Ansteckungsgefahr bei der Geburt durch eine gut ausgebaute, sogar staatlich organisierte Vorbeugung begegnet, während man bei der Regel der Infektion etwa Ähnliches entgegenzusetzen sich nicht bemüßigt fühlt. Zur Geburt und zur Keimfreihaltung der Geburt werden besonders dafür berufene und ausgebildete Personen, Hebammen und Ärzte, aufgeboten. Sie befleißigen sich nach bewährten Vorschriften der Abwehr der Infektion. Es wird eine wohldurchdachte Asepsis aufgemacht.

Ganz anders bei dem Parallelstück zur Geburt, der Menstruation. Hier kümmert sich so gut wie niemand darum, in welcher Weise der Vorgang der Verletzung mit ihrer Infektionsgefahr versorgt wird. Es sind noch allenthalben, wenn überhaupt von einer Behandlung der Periode die Rede ist, Methoden und Verfahren im Gebrauche, die einer Keimfernhaltung geradezu ins Gesicht schlagen, zum mindesten sie eher begünstigen als verhindern. „Die Mutter hat gesagt, während der Regel darf man sich nicht waschen, die beschmutzte Wäsche soll nicht gewechselt werden." So wird künstlich einer Infektion oft durch eine rasch fortschreitende Fäulnis und Zersetzung der Weg geebnet. Die Giftigkeit der Keime wird nach neueren Untersuchungen durch das Zusammentreffen mit Fäulnis gesteigert[1]. Verkühlung und Durchnässung schaffen eine Disposition für das leichtere Vordringen der Bakterien.

Wir sehen viele rätselhafte Entzündungen und Reizerscheinungen an der Gebärmutterschleimhaut, Abnormitäten in der Absonderung von Scheide, Gebärmutterhals und Körperhöhle, schmerzhafte Verdickungen der Gebärmutter, entzündliche Anschwellungen, Verdickungen, Spannung der Gebärmutterbänder, besonders der Ligamenta sacro-uterina, und des angrenzenden Beckenbindegewebes, die wie ein Gradmesser jeden Entzündungszustand in der Umgebung der Gebärmutter auch sonst begleitend, „konkomittierend" anzuschwellen pflegen[2]. Auch in ihrer Entstehung sonst dunkle Reizzustände des Beckenbauchfelles, ja auch der Gebärmutteranhänge — Eierstöcke, Eileiter — kommen vor. Begleiterscheinungen sind oft: unregelmäßige Periode, Schmerzen, Ausfluß usw.

Das Rätsel läßt sich leicht lösen. Es handelt sich um eine Infektion infolge unzweckmäßigen Verhaltens bei der Regel. Weil die Infektionen nicht foudroyant, sondern schleichend erfolgen, stechen sie nicht so sehr ins Auge und sind als der Regel entspringend auch nicht ohne weiteres leicht nachweisbar. Wir erkennen sie weniger an einem auffallenden bakteriologischen Befund, denn an ihren Folgeerscheinungen, die wir als Reizzustände der Gewebe und Funktionsstörungen auch sonst als mehr chronische Folgen von Bakterieninvasion und immer wiederholter Bakterieninvasion, vielleicht auch mehr chemischer Reize, zu sehen gewohnt sind.

Da aber durch die Entfernung von der Natur im allgemeinen (wo eine stärkere Verletzung der Gebärmutterschleimhaut im Dienste der Permanenterhaltung der Fortpflanzungsbereitschaft fehlt), eine Befruchtungsgelegenheit ungenutzt vorübergeht und dies zur sogenannten Regel mit der Infektionsgelegenheit im Menschenleben und in unseren heutigen Kulturverhältnissen zur Gefahr für die Frauenwelt geworden ist, muß die Hygiene als getreue Begleiterin der Kultur dafür sorgen, daß dieser unvermeidlichen Gefahr klar ins Auge gesehen und mit wirksamen Mitteln begegnet wird. In dieser Richtung ist die historische Entwicklung der Hilfe bei der Geburt unser Beispiel, unser Wegweiser.

Das Hilfsmittel heißt statt der seitherigen weitverbreiteten Schmutzerei strengste Reinlichkeit. Der Gefahr der septischen Infektion muß durch eine wohldurchdachte, lückenlose Keimfernhaltung, eine Asepsis, begegnet werden, und das ganz besonders, weil es von den dem menschlichen Körper feindlichen Bakterien bei unserem engen Beisammenwohnen allenthalben wimmelt. Keimfernhaltung bei der Menstruation ist eine den Kulturbedingungen entsprungene Notwendigkeit unserer Kulturbetätigung. Es kann eine Begleiterscheinung der Kultur, die Menstruation, durch eine Errungenschaft der Kultur, durch die Asepsis, ihrer Gefahr entkleidet werden. Der Mensch bringt es immer wieder fertig, einen Kulturschaden durch einen Kulturgewinn wettzumachen, und sich seine Existenz auch unter noch so gekünstelten und von der natürlichen Ursprünglichkeit abgekehrten Verhältnissen zu sichern.

An Stelle der über die ganze Periodenzeit sich erstreckenden Unreinlichkeit gehören folgende Maßnahmen: Täglich mehrmalige Waschungen der äußeren Teile, um der

---

[1] H. Küstner, Wird die Virulenz der Streptokokken im faulenden Gewebe gesteigert. Zentralbl. f. Gynäkol. 1924. Nr. 5.

[2] Sellheim, Die diagnostische Bedeutung der Ligamenta sacrouterina. Hegars Beiträge Bd. 8.

Zersetzung des Blutes Einhalt zu tun. Ferner Verwahrung der Mündung der Wundhöhle nach außen mittels eines sauberen, womöglich sterilen Verbandes. Wechsel der beschmutzten Wäsche mit Ausschaltung der Gefahr, die eine Erkältung bringen könnte. Es muß daher das Waschwasser warm sein, die Wäsche vorgewärmt. Waschungen und Wäschewechsel sind in einem temperierten Raume vorzunehmen.

Ausspülungen der Scheide, in denen als Vorbeugemittel und Reinigungsmittel oft alles Heil gesucht wird, sind durchaus zu widerraten. Sie vermöchten die drohende Ansteckung mit den von außen an die Genitalien gelangten Keimen erst recht künstlich in die Tiefe zu verbreiten.

Die Reinhaltung des Körpers, das Warmhalten und die Wahrung der Asepsis wird durch das Tragen von Menstruationsbinden erleichtert. Es eignen sich dazu am besten längliche Gazehüllen mit einem leicht aufsaugenden Stoff gefüllt, welche vorn und hinten an einem auf den Hüften ruhenden, weichen Stoffgürtel angeknöpft und so oft wie nötig gewechselt werden.

Über der Menstruationsbinde müssen, wenn irgend möglich, geschlossene Beinkleider getragen werden. Sie verhindern den Zutritt von Keimen von außen, vollenden somit den aseptischen Verband der durch die physiologischen Vorgänge verwundeten Genitalien und schützen zugleich vor Verkühlung. Es ist das ein sehr wichtiger Punkt, denn gar nicht selten sieht man im Anschluß an unzweckmäßiges Verhalten in Form plötzlicher Abkühlung oder Durchnässung an eine Periode eine Unterleibserkrankung sich anschließen.

Alle anstrengenden Körperbewegungen, auch geistige Überanstrengung, sollten während der Periode unterbleiben. Frauen, die einen Beruf ausüben, der keine Schonung zuläßt, sehen wir sehr häufig im Laufe der Zeit unterleibskrank werden, ohne daß irgend ein anderer Grund ersichtlich wäre, als daß sie sich unentwegt nach des Dienstes immer gleichgestellter Uhr haben richten müssen. Eine elastischere Anordnung des Frauendienstes unter Berücksichtigung der Menstruationstage wäre sehr zu begrüßen. Es ist kurzsichtig, immer zu behaupten, das ginge in einem geordneten Betrieb nicht. Auch der Mann schont sich, wenn er einen Katzenjammer hat, vorübergehend und bringt das etwa an einem Tag Versäumte bald wieder ein, oder er arbeitet voraus, ohne daß die Gesamtheit der Leistung zu leiden brauchte, und ohne daß es die Umgebung oder vorgesetzte Behörde überhaupt gewahr wird.

Während eine Vernachlässigung zur Zeit der Periode die Frau leicht erkranken lassen kann, drohen aus einer Übertreibung der Vorsicht andere Nachteile. Die Verzärtelung stört das ganze weibliche Leben, hindert einigermaßen ordnungsgemäße Berufserfüllung und züchtet geradezu eine Insuffizienz, die sich in allen möglichen, mehr oder weniger mit dem Sexualleben in Zusammenhang zu bringenden, nervösen Störungen ausspricht und für das Alltagsleben untauglich macht.

Viele Frauen empfinden es peinlich, daß die Umgebung auf ihre Menstruation aufmerksam wird. Sie fürchten, daß diese durch den Vorgang an sich und durch damit nicht selten verbundene Nebenwirkungen, wie durch üblen Geruch — der sich übrigens durch Reinlichkeit auf ein unauffälliges Mindestmaß beschränken läßt — sich abgestoßen fühlt. Dem unverheirateten Mädchen läßt man den Vorzug, die Angelegenheit mit sich abzumachen. Die verheiratete Frau wird durch das eheliche Zusammenleben in einer

Schlafstube dazu gezwungen, ihren Mann an dem Vorgange mehr oder weniger teilnehmen zu lassen. Man wird unwillkürlich an Balzacs Ausspruch erinnert: „Die Ehe ist bei Tage ein Austausch der schlechten Meinungen und bei Nacht ein Austausch der schlechten Ausdünstungen". Getrennte Schlafzimmer haben viel für sich: sie lassen jedem Ehegatten das Recht, allein zu sein, wenn er es für gut findet. Die Anziehungskraft der beiden Geschlechter wird dadurch ganz gewiß nicht leiden, sie kann nur gewinnen.

Daß Frauen während der Menstruation übrigens manchmal wirklich Schaden in ihrer Umgebung anrichten können, ist durch die Untersuchungen über die Giftigkeit des Menstrualblutes und die Giftigkeit des Frauenorganismus [1] während der Ausscheidung immer wahrscheinlicher geworden. So wie Blumen in der Hand einer menstruierenden Frau prompt verwelken, so können auch, wie das ja allgemein bekannt ist, zersetzungsfähige Dinge, wie z. B. eingemachte Früchte, dem Verderben preisgegeben werden. Die Frauen im Haushalt und die Konservenfabrikanten wissen davon zu erzählen und ziehen ihre praktischen Folgerungen daraus. Dagegen dürfte der wissenschaftliche Nachweis eines wirklichen Menstruationsgiftes nach der neuesten Mitteilung von Schubert und Steuding nicht geglückt sein [2].

Der Schluß scheint nicht gerechtfertigt, daß Frauen nach der Herausnahme der kranken Gebärmutter durch die Unterdrückung der Periode im Sinne der Zurückhaltung schlechter Säfte im Körper leiden, obwohl es nicht an Stimmen fehlt, die dafür eintreten [3]. Die Kranken haben, besonders wenn sie durch ein Gebärmutterleiden mit starken Blutungen sehr heruntergekommen sind, nur einen Vorteil: Nach der Operation verwenden sie ihr Blut für ihren Körper und sind zu einem allmonatlichen Ersatz nicht mehr verpflichtet. Wenn kein Stoff mehr gebraucht wird, braucht er auch nicht mehr ersetzt zu werden. Nachteile sind nicht überzeugend nachgewiesen. Diese Zustände nach der Gebärmutterexstirpation dürfen nicht verwechselt werden — was beim Publikum immer und immer wieder geschieht — mit den Folgen der Herausnahme oder Vernichtung der Eierstöcke. Dort stellen sich im Alter der Geschlechtsreife wirklich unangenehme Ausfallserscheinungen ein.

3. Bewußte Einführung des jungen Mädchens in den hohen Gedanken der Fortpflanzung.

Die spezielle Grundlage der Tauglichkeit zur Fortpflanzung ist die gute Ausbildung der eigentlichen Fortpflanzungsorgane. Man kann dazu nicht mehr beitragen, als ihnen ihre spontane Entwicklung zu gönnen, alles zu tun, um ihre Verkümmerung zu vermeiden und alles zu unterlassen, um ihre Entwicklung besonders zu betreiben. Wichtiger als dieser Grundsatz ist der Geist, der darüber steht.

Vom natürlichen Standpunkte muß man eine gesunde Sinnlichkeit, einen normal entwickelten Geschlechtstrieb auch als etwas Natürliches, Selbstverständliches ansehen

---

[1] v. Schick, Das Menstruationsgift. Wien. klin. Wochenschr. H. 19. S. 396. Vgl. Jul. Hirsch, Zur Frage nach der Giftigkeit des Menstrualblutes. Arch. f. Frauenkunde u. Eugenetik. 1922. Bd. 8. S. 24.

[2] Schubert und Steuding, Die Menstrualgiftfrage. Monatsschr. f. Geburtsh. u. Gynäkol. Bd. 72. S. 201. 1926.

[3] Aschner, Über schädliche Spätfolgen nach Uterusexstirpation sowie operativer und radiotherapeutischer Kastration. Arch. f. Gynäkol. Bd. 124.

und darf nur verlangen, daß er sich den Gesetzen der Vernunft fügt, in gesunden Grenzen sich bewegt, und die Forderungen respektiert, auf denen unser Beisammenleben bestehen muß.

Im schroffen Gegensatz zu dieser natürlichen Moral steht die künstliche Moral, welche in allen Äußerungen des Geschlechtslebens etwas Unanständiges, Gemeines oder Sündhaftes sieht. Nicht schämen soll sich der Mensch seiner geschlechtlichen Gefühle, er soll sie wie ein köstliches Kleinod geheim halten und nicht der Öffentlichkeit preisgeben. So verlangt es die natürliche Keuschheit. Das natürliche, gesunde Kind steht aber diesen Gefühlen auch dann noch unbewußt gegenüber, wenn sich an seinem Körper schon die Zeichen der geschlechtlichen Umbildung bemerkbar gemacht haben.

Über die Aufgabe der Erziehung in diesem Punkte kann ich nichts Besseres tun, als hierher setzen, was darüber Stratz[1] als Gewährsmann zu sagen weiß. **Es ist die erste und wichtigste Aufgabe der Erziehung, das geschlechtliche Bewußtsein solange wie möglich zurückzuhalten.**

Man erreicht diesen Zweck, indem man durch gesteigerte Muskel- und Gehirntätigkeit, durch Körperstählung die jugendlich überschäumenden Kräfte beschäftigt, indem man durch regelmäßige Lebensweise und milde Kost das Gleichgewicht der inneren Organe erhält; indem man das Kind vor allen Einflüssen behütet, die ein frühzeitiges Erwachen des Geschlechtstriebes zur Folge haben könnten, wie das schlechte Beispiel von Altersgenossen und Dienstboten, auf Sinnesreiz berechnete Bücher und Bilder, aufregende Schaustellungen und Theaterstücke; indem man seine natürliche Unbefangenheit vor dem nackten Körper zum künstlerischen Verstehen unverhüllter Schönheit emporhebt, statt sie zur grobsinnlichen Auffassung zu erniedrigen.

Zu diesen, in der Hauptsache hemmend wirkenden Bestrebungen, die Reife möglichst weit hinauszuschieben, tritt an den Erzieher als zweite Aufgabe die Frage heran, wann und wie er dem anvertrauten Kinde eine aus eigener Erfahrung geschöpfte geschlechtliche Aufklärung zuteil werden lassen soll.

Die Fragen der Kinder und das Auftreten der Reifeerscheinungen bezeichnen den Zeitpunkt, an dem die Aufklärung einzusetzen hat.

Die Tatsache allein, daß ein Kind fragt, ist ein Beweis, daß es nicht mehr glaubt, was ihm früher gesagt wurde, und wenn ihm die Eltern darauf keine befriedigende Antwort geben, wendet es sich an Dritte, an Dienstmädchen, an Schulkameraden und andere, bekommt Schmutz statt Gold und hat zugleich das Vertrauen zu den Eltern verloren.

Wohl kann man ein Kind, das zu früh eine schwierig zu beantwortende Frage stellt, auf später vertrösten, es aber kurz abfertigen oder betrügen darf man nicht; es kommt dann niemals wieder, und man hat für immer den Augenblick verpaßt, wo man dem Kinde am Scheidewege helfen konnte.

Über das Auftreten der Reifeerscheinungen sollen namentlich junge Mädchen, **auch wenn sie nicht fragen**, rechtzeitig unterrichtet werden, weil ein Nichtbeachten und Verheimlichen hier die ernstesten Folgen, wie Bleichsucht, Blutarmut, Infektion und Hysterie nach sich ziehen kann. Wie schwer wird ein Kind geängstigt, das unvor-

---

[1] l. c.

bereitet von einer Blutung, die es als Zeichen einer Verletzung anzusehen und zu fürchten gewohnt ist, überrascht wird!

Derartig ungefragte Ratschläge sind aber immer mehr hygienischer Art und erfordern in der Regel kein näheres Eingehen auf das individuelle Geschlechtsleben.

Die Pflicht der Eltern ist es, daß sie sich das volle Vertrauen des Kindes erwerben und erhalten, damit es mit allen seinen Fragen und Gemütsbeschwerden nur zu ihnen kommt, und daß sie alle Fragen wahrheitsgemäß beantworten, alle Gemütsbeschwerden zu verstehen und zu lindern suchen, daß sie nicht nur die Eltern, sondern auch die Freunde ihrer Kinder sind und bleiben.

Dem Kinde wird ein oft recht schweres Geständnis sehr erleichtert, wenn ihm der Vater oder die Mutter auf halbem Wege begreifend entgegenkommt.

Im übrigen darf man ruhig darauf bauen, daß das angeborene feine Gefühl und die anerzogene herbe, stolze Jungfräulichkeit dem Mädchen die stärkste Waffe und der beste Schutz sind.

Der Begriff der **sexuellen Aufklärung** wird für gewöhnlich viel zu eng gefaßt[1]. Es wird durch dieses Schlagwort zu leicht der Gedanke wachgerufen, als ob der Geschlechtsverkehr die Hauptsache, ja sogar Selbstzweck wäre. Das ist eine niedrige Auffassung, die dadurch nicht besser wird, daß sie weit verbreitet ist. Der Geschlechtsverkehr — und so soll es das heranwachsende Mädchen auffassen — ist nichts anderes als ein Mittel, den hohen Zweck der Fortpflanzung und Fortentwicklung der Menschheit zu erreichen. Deshalb täten wir gut, bei dem Verewigungsprozeß in der Bindung der Geschlechter aneinander gleich mit einer Änderung der Nomenklatur anzufangen und statt von der engen sexuellen Aufklärung von der viel weiteren Einführung der jungen Mädchen in den hohen Gedanken der Fortpflanzung zu reden und danach zu handeln. Eine solche Auffassung läßt sich dem Auffassungskreis und Pflichtenkreis des weiblichen Kindes und des jungen Mädchens viel besser anpassen und damit sein ungeteiltes Interesse erregen, ohne es auf unerwünschte Gedankengänge kommen zu lassen.

Die sexuelle Hygiene, mit deren Richtlinien wir das in Entwicklung begriffene Mädchen vertraut machen wollen, wird zu einer Teilerscheinung einer klugen Sexualpolitik. Sie muß sich der Schäden, die unserem Kulturleben anhaften, bewußt bleiben und von vornherein Gegengewichte zu schaffen suchen. Alle Kräfte und Möglichkeiten sind zu erschließen, welche die Entwicklung und Erhaltung der sexuellen Vollfunktion im Interesse der sich zur Paarung Anschickenden und erst recht im Interesse der daraus entspringenden Generation gewährleisten.

Ich folge bei meinen Ausführungen zunächst den vorzüglichen Darstellungen F. Bettmanns[2].

Das Leben erfordert eine Zügelung und eine Regelung der Sexualbeziehungen. Der reife Mensch ist aber dazu nur befähigt, wenn er mit einem Fond von Kenntnissen in diesen

---

[1] Timerding, H. F., Sexualethik und Sexualreform. Handwörterbuch der Sexualwissenschaften von Max Marcuse. 2. Aufl. S. 710. A. Marcus und E. Webers Verlag, Bonn 1926.
[2] Bettmann, Geschlechtsleben und Hygiene, im Handbuch der Hygiene von Rubner, v. Gruber und Ficker. 3. Abt. Bd. 3. Leipzig, Hirzel, 1923.

Verantwortungskreis hineingewachsen ist. Er muß eine diese wichtige Seite des praktischen Lebens hinlänglich berücksichtigende, vollwertige Erziehung genossen haben.

Bei dem Kinde macht sich schon frühzeitig der Wunsch nach einer gewissen sachlichen Erklärung aller Dinge, so auch der sexuellen, die um es vorgehen, geltend, z. B. fragt es, woher die Neugeborenen kommen.

Das Kind gibt sich mit einer ablehnenden oder abschweifenden Antwort nicht zufrieden. Es wird mißtrauisch und dazu gedrängt, Geheimnisse zu ahnen, die mit irgend etwas Schmutzigem verknüpft sein müßten, an dem gerade die Eltern beteiligt seien.

Die Hauptsache ist, dem Kinde einen gesunden Sinn im allgemeinen anzuerziehen. Auf dieser Grundlage gedeiht dann auch ganz von selbst eine richtige Sexualerziehung, ohne daß diese während der weiteren Entwicklung besonders betont zu werden brauchte. Schulung des Willens, Zügelung der Phantasie, Selbstbeherrschung und Festigung des Charakters sollen gesichert werden. Pflichtbewußtsein und Widerwillen gegen das Häßliche müssen großgezogen, würdige Vorbilder vor Augen gestellt, Verweichlichung und Schlaffheit vermieden werden.

Von solcher Erziehung, anfangend schon in den frühesten Jugendjahren, darf erwartet werden, daß sie gewissermaßen automatisch vorzeitiger Erregung sexueller Neugier und Triebhaftigkeit entgegenwirkt.

Im Anschluß daran ergibt sich im schulpflichtigen Alter die Forderung einer allgemeinen, körperlichen sowie seelischen Diätetik, die ohne besondere Hervorhebung auch die Grundlagen jeder vernünftigen Sexualerziehung einschließt. Einfachheit der ganzen Lebenshaltung, Hygiene der Wohnung, Kleidung, Ernährung, richtiger Ausgleich zwischen Ruhe, körperlicher Betätigung und geistiger Inanspruchnahme, Fernhaltung von Kaffee, Alkohol und anderen Reizmitteln, Bekämpfung der Verzärtelung, Abhärtung und Straffung des Leibes, Turnen und Sport, Erweckung und Förderung wichtiger Interessen und Beschäftigungen, Harmonie der körperlichen und geistigen Entwicklung nützen der körperlichen Ausbildung und halten zugleich auch die ganze seelische Atmosphäre rein.

Für die Stadtkinder ist es wichtig, sie in Wald und Flur hinauszuführen und sie zur naturwissenschaftlichen Beobachtung anzuleiten. Es ist das etwas, dessen die Landkinder ohne weiteres teilhaftig werden; gibt es doch dort die besten Anhaltspunkte, die Fortsetzung des Lebens von einer Generation auf die andere als etwas ganz Natürliches zu explizieren, nämlich am Pflanzen- und Tierleben. Die Koedukation dagegen bringt auch in dieser Richtung wohl mehr Nachteil als Vorteil.

Soweit eine indirekte, d. h. an gelegentliche, von selbst eingetretene oder absichtlich herbeigeführte Erlebnisse anknüpfende Sexualpädagogik ausreicht, sollte man auf eine besondere Beeinflussung der heranwachsenden Kinder verzichten. Man nimmt so der ganzen Einführung etwas Gezwungenes.

Da aber diese indirekte Sexualpädagogik auf den Zufall und die Gelegenheit angewiesen ist, läßt es sich nicht umgehen, wenn man alle Kinder erfassen will, auch eine direkte Sexualpädagogik vorzubereiten und in Anwendung zu bringen, d. h. das Sexuelle in bestimmten Formen und Erörterungen in den Horizont des Kindes bewußt hinein-

---

[1] Timerding, H. F., Sexualpädagogik. Handwörterbuch der Sexualwissenschaft von Max Marcuse. 2. Aufl. S. 272. A. Marcus und E. Webers Verlag, Bonn 1926.

zuziehen und damit den Zweck der Aufklärung zu erreichen[1]. Dabei können gewisse Ereignisse, wie Vermehrung von Haustieren, aber auch im Familienleben selbst, z. B. die Geburt eines Geschwisterchens, nicht nur die Gelegenheit, sondern auch die direkte Notwendigkeit zur Aussprache bilden. Daß solche beim Auftreten der Menstruation, bzw. vor dem Auftreten der ersten Regel, stattzufinden hat, ist selbstverständlich und von uns auch an anderer Stelle erwähnt.

Die Aufgabe, jedesmal zur rechten Zeit das rechte Wort zu finden, ist sehr schwer. Man braucht die Gelegenheit zur Aussprache nicht ohne weiteres zu suchen, aber man sollte sie noch weniger verlegen umgehen. Man stelle sich nach dem Rate Bettmanns auf den Standpunkt, das Sexuelle nicht wegzuleugnen, sondern als selbstverständlich vorauszusetzen. Ich stimme auch mit den von Iwan Bloch[1] vertretenen Ansichten über sexuelle Erziehung überein. Von Tieren, Pflanzen, Steinen erhält der junge Mensch heutzutage genaueste Kenntnis, aber man verweigert ihm bisher noch das Recht auf das Verständnis des eigenen Körpers, auf die Kenntnis seiner lebenswichtigen Funktionen. Ich habe andernorts eindringlich auf die Notwendigkeit der Einführung der Menschheit in die Frauenkunde[2] hingewiesen. Es kann nach Iwan Bloch auch gar kein Zweifel darüber bestehen, daß der moderne Mensch, sei er nun Mann oder Frau, der sich so sehr als soziales Wesen fühlen soll, ein höheres, natürliches Recht auf dieses Wissen von sich selbst hat.

Die richtige sexuelle Erziehung bildet die Grundlage für die Veredelung und Sanierung des gesamten Geschlechtslebens. Nur das Wissen und der Wille können hier Heil bringen. Die sexuelle Pädagogik gliedert sich demnach in zwei Teile: die geschlechtliche Aufklärung und die Erziehung des Willens.

Die Notwendigkeit der geschlechtlichen Aufklärung wird jetzt von allen einsichtigen Sexualhygienikern und Pädagogen anerkannt. Eine Meinungsverschiedenheit besteht nur über das Wann und das Wie. Hier gilt das Wort von Oker Blom, das Bloch als Motto seinen Ausführungen vorausgestellt hat: „Besser ein Jahr zu früh als eine Stunde zu spät." [1] In Großstädten mit all ihren Scheußlichkeiten auf sexuellem Gebiete können die Kinder gar nicht früh genug aufgeklärt werden.

Es ist für einen so erfahrenen Sexologen wie Bloch keine Frage, daß schon das reifere Schulkind, etwa vom 10. Jahre ab, ohne Befürchtung nachteiliger Folgen von Eltern und Erziehern über geschlechtliche Dinge aufgeklärt werden muß, um Gefahren zu entgehen. Es sollte diese Unterweisung ganz allgemein als eine naturgeschichtliche Erkenntnis vorgetragen werden. Nur ein Blick in die Wahrheit ermöglicht eine wirklich ernste und natürliche Auffassung der geschlechtlichen Verhältnisse. Erst diese erzeugt das Bewußtsein der Verantwortlichkeit, das nicht früher zu wecken ist. Man kann sehr wohl, ohne den Unterschied zwischen Mensch und Tier zu verwischen, die erste Aufklärung etwa vom 10. Jahre an im Anschluß an die im naturwissenschaftlichen Unterricht mitgeteilten Tatsachen über Fortpflanzung von Tieren und Pflanzen geben und dann ganz allmählich bis zum 14. Jahre alle wichtigen Punkte des Menschlichen auf diesem Gebiete, einschließlich der Geschlechtskrankheiten, erörtern.

---

[1] Iwan Bloch, Das Sexualleben unserer Zeit. 10. bis 12. Aufl. S. 705, Berlin, Louis Marcus, 1919.
[2] Hugo Sellheim, Geheimnis vom Ewig-Weiblichen. l. c. 2. Aufl. Stuttgart, Enke, 1924.

Es läßt sich zwar hören, daß Förster sich gegen die Anknüpfung der geschlechtlichen Aufklärung an die Fortpflanzungsvorgänge von Pflanzen und Tieren ausspricht, „da dadurch der Mensch zu nahe mit dem vegetarischen und animalischen Leben zusammengerückt werde" und der heiligende Gedanke der Erhebung des Menschen über das Tierische zu kurz käme. Doch würde man sich gerade heute, wo der naturwissenschaftliche Unterricht so weit gediehen ist, einer ganz vorzüglichen Handhabe, das Kind in den großen Gedanken des Weltalls einzuführen, berauben. Der Mensch läßt sich, wenigstens für die Naturwissenschaft, und dazu gehört auch die Menschenkenntnis, nicht von der übrigen Natur loslösen, doch soll damit der Veredlung aller tierischen Triebe im Menschen keineswegs ein neues Hindernis in den Weg gelegt werden. Alle Aufklärung nützt aber nichts, wenn nicht eine Erziehung des Charakters und Willens mit ihr Hand in Hand geht.

Der Lehrer der Naturgeschichte kann unendlich viel tun. Im wesentlichen darf es sich für ihn nicht darum handeln, ausführliche, sachliche Kenntnisse auf sexuellem Gebiete zu vermitteln, sondern er soll, um mit Bettmann zu reden, eine nüchterne und doch ehrfurchtsvolle Anschauung des Natürlichen sichern, verstärken und damit im guten Sinne aufklärend wirken. Er kann hauptsächlich dazu beitragen, daß das heranwachsende Mädchen das Bewußtsein einer Verpflichtung zur möglichst schönen und gesunden Entwicklung seiner leiblichen und seelischen Kräfte gewinnt. Dazu braucht ihm gar nicht ins klare Bewußtsein zu kommen, daß das alles zum Besten der Fortpflanzung geschieht; wenn bloß ein Gefühl dafür aufsteigt, so genügt das. Es bleibt also im großen ganzen sexuelle Diätetik wichtiger als sexuelle Aufklärung[1].

Schließlich noch eine trübe Seite der Entwicklungsjahre, die an dieser Stelle berührt werden muß. Die Onanie ist ein auch bei Mädchen weitverbreitetes Laster. Die Hauptveranlassung, das schlechte Beispiel, kann man nur unvollkommen zurückdämmen. Reize aller Art sind durch vernünftige Einrichtung der Lebensweise auszuschalten. Belehrung hilft oft. Ein Mißbrauch kann aber nur eingesehen werden, wenn ein richtiges Empfinden für den wahren Gebrauch im Aufkeimen begriffen ist. Das beliebte Abschrecken durch Übertreibung der Folgen schadet oft mehr als es nützt.

Dringlicher noch als die Entwicklung einer guten Konstitution und eines guten Sexualcharakters ist die Vermeidung seiner Verderbnis durch geschlechtliche Erkrankungen, denen unter unseren heutigen, verrohten Zuständen auch das Kind oder das kaum der Kindheit entwachsene Mädchen schon ausgesetzt ist. Es ist freilich eine heikle Sache zu entscheiden, wann dem heranwachsenden Mädchen speziell ein Hinweis auf die Geschlechtskrankheiten und die Warnung vor der Ansteckung nahegelegt werden soll. Wie bedauerliche Tatsachen zeigen, kann leider ein Abwarten bis zur Schulentlassung den richtigen Zeitpunkt bereits verpaßt haben. Jedenfalls ist es wünschenswert, daß die Schule in nachdrücklichster, selbst feierlichster Betonung auf die jungen Menschen einzuwirken versucht, ehe sie ins Leben entlassen werden. Der Arzt muß den beteiligten Instanzen Berater sein. In den Familien hat er Interesse und Verständnis der Eltern für ihre Aufgaben zu erwecken; er muß aber auch die Belehrung Heranwachsender selbst übernehmen, sei es in vertraulicher Aussprache, sei es in öffentlichen Vorträgen.

---

[1] Fürbringer, P., Sexualhygiene. Handwörterbuch der Sexualwissenschaft von Max Marcuse. 2. Aufl. S. 718. A. Marcus und E. Webers Verlag, Bonn 1926.

Die Ausgabe von Lehrbüchern der Sexuallehre ist von diesem Gesichtspunkte aus zu begrüßen[1].

Über das Programm solcher Unterweisungen hören wir noch gern Jessner, den Dozenten für Sexuallehre an der Universität Königsberg. Man kann nach ihm die Grundzüge des pädagogischen Handelns unter zwei Stichworte zusammenfassen: Belehrung und Sublimierung. Belehrung zunächst durch Erörterung der Fortpflanzungsbiologie, speziell der Naturvorgänge beim Säugetier, mit allmählichem Übergang auf die Vermehrung des Menschen. Über die Begattungsvorgänge und ihre Methodik huscht man hinweg, um desto eingehender die Entwicklungsgeschichte des Embryo bis zur Lebensreife zu illustrieren. Das alles interessiert das jugendliche Lebensalter ungeheuer.

Dann die Geburt! Kurz, aber nicht zu prüde, mit klarem Hinweis auf das opferreiche Leiden und opferwillige Dulden der Mutter als Gebärerin, als Nährerin, als Pflegerin und Beschützerin des in den ersten zwei Jahren ganz oder größtenteils hilflosen, kleinen Menschenwesens. Das alles weckt Gefühle, innige, weiche Gefühle der Liebe und Dankbarkeit gegen die Mutter. Es ruft herzliches, warmes Interesse für den Säugling hervor, erschließt Quellen der Liebe aller Art, die sich später über alle Lebensgebiete ergießen. Man nimmt durch solch wissenschaftliche Behandlung dem Stoff seinen erotischen Charakter, lenkt die erotische Erregung, die wachwerdende erotische Energie in ein abkühlendes, wissenschaftliches Fahrwasser, spannt das ernste Forscherinteresse an und bringt das Liebesinteresse so zum Abklingen. Gefühle werden den jugendlichen Forschergeist binden und seinen Forschereifer leicht neutralisieren. Durch Schweigen, durch geheimnisvolles Ignorieren hingegen werden die phantastischen Gedanken angefacht und auf einen unheilvoll hohen Grad gebracht. Also der Biologie kommt in dieser Zeit eine bedeutungsvolle Rolle zu.

Eigentlich bildet diese wissenschaftliche Belehrung schon einen Teil der in dem zweiten oben genannten Stichwort der Sublimierung gekennzeichneten Bestrebungen. Ihre besondere Aufgabe ist es, die Energien des Geschlechtstriebes in solche, die anderen Zwecken dienen, umzuwechseln, eine Umschaltung in andere Interessensphären zu vollziehen, die Weichen umzustellen und den Trieb auf ein anderes Gleis zu bringen; auf ein Gleis, das hinführt zur physischen und psychischen Förderung mannigfacher Art, Sport, Kunst usw.

In den weiblichen Schulen liegt die Lösung der in Rede stehenden Fragen der Aufklärung über die Gefahren des Sexuallebens noch ganz im argen. Da geschieht wohl kaum etwas; deshalb darf die Schule die Schülerinnen nicht entlassen, ohne ihnen die Augen über so manche Gefahren zu öffnen. Ein Arzt oder eine Ärztin, die sich dieser Pflicht gewachsen zeigt, sollte sich leicht finden; vielleicht kommt auch einmal die Zeit, in der die Lehrer bzw. Lehrerinnen die Ärzte ersetzen können. Die Neutralität des Arztes muß sein kostbarster ethischer Besitz sein und über alle Schwierigkeiten der hier zu behandelnden Fragen als selbstverständlich hinweghelfen.

Wenn man sich bei der Aufklärung der Töchter auf die Mütter verläßt, so tut man selten gut. Versagen doch diese schon oft bei der Belehrung über physiologische Vorgänge. Sie füttern selbst die reifen Kinder noch mit Märchen. Bei der Verhütung von krankheitbringenden Gefahren ist meist schon gar nicht mehr mit ihnen zu rechnen.

---

[1] S. Jessner, Körperliche und seelische Liebe. Leipzig, Curt Kabitzsch, 1924.

Eine Hauptaufgabe fällt den Hochschulen zu. An diese höchste Bildungsinstanz muß man appellieren, wenn man die Schrecken des Sexuallebens beseitigen will. Die Sache steht doch so: Man ist einig darüber, daß die richtige Sexualpädagogik schon in der Kindheit einsetzen muß; dabei liegt die pädagogische Aufgabe in erster Linie den Eltern ob; sie versagten bisher ganz. Man muß erst den entsprechenden Elternstamm herangebildet haben, um in dem Elternhaus den Ausgangspunkt der Sexualpädagogik erwarten und finden zu können.

In der zweiten Instanz, der Schule, ging es bislang nicht viel besser. An der Möglichkeit der Unterweisung und ihrer Notwendigkeit zweifelt niemand, doch ist seither ihre Ausführung an dem Mangel sachgemäß gebildeter Lehrer gescheitert. Es muß also auch in diesem Punkte die dritte und höchste Instanz angerufen werden, daß sie die Lehrer ausbilde und ausrüste mit dem vielgestaltigen Wissen, das den Komplex der Sexuallehre ausmacht. Nur wer ganz unterrichtet ist, kann im Sexuallehrfach seinen Zweck voll erfüllen. Eine solche Lehrmöglichkeit zu schaffen und möglichst ebenbürtig den anderen anzureihen, ist eine hohe, edle Aufgabe aller Hochschulen. Sind sie doch berufen, alle geistigen Gaben auszubilden, aber auch alle körperlichen Triebe des Menschen zu vergeistigen, zu beseelen, zu versittlichen. Diese Hochschulbestrebungen müssen und werden erst die volle Anzahl Pädagogen schaffen, die dann auch mit den in gleicher Richtung tätigen Eltern Hand in Hand arbeiten können.

Noch manch andere Hoffnung muß und kann man an den Hochschulunterricht der gesamten Sexuallehre knüpfen. Er wird nicht nur Sexualpädagogen schaffen, er wird auch einen Stamm von akademisch gebildeten Menschen großziehen, der in dem nicht hoch genug in seiner Auswirkung einzuschätzenden Sexualleben beispielgebend wirken kann. Es ist eine Ehrenpflicht für den civis academicus jeder Fakultät, der aus dem tiefsten und reinsten Wissensborn zu schöpfen das Glück hatte, den Dank dafür der Menschengemeinschaft abzutragen dadurch, daß er durch sein Tun und sein Verhalten auf allen Lebenswegen ein gutes, nachahmenswertes Beispiel gibt, vor allem auch sein Liebesleben zu einem reinen, idealisierten ausgestaltet. Das vermögen die Hochschulen nur dadurch zu erzielen, daß sie allen ihren Hörern und Hörerinnen das Lehrgebiet der Sexualwissenschaft erschließen, nicht nur als Antrieb zum Forschen, sondern auch als Anregung zu bewußtem normalhygienischem Leben.

Für die Absicht, das zur Jungfrau erblühte Mädchen in den hohen Gedanken der Fortpflanzung einzuführen, finden wir auch bei einem der besten Kenner des Geschlechtslebens unserer Zeit, Iwan Bloch[1], brauchbare Gedankengänge.

Das Zentralproblem der Fortpflanzungshygiene ist dasjenige der Liebeswahl, der sexuellen Auslese. Nach Bloch sind, trotz vieler dahingehender Untersuchungen, die Gesetze einer verfeinerten, differenzierten Gattenwahl noch nicht gefunden. Zunächst geht alles auf Gesundheit. Leider pflegt die Rassenbiologie, was ihr u. a. Max Gruber[2] zum Vorwurf gemacht hat, die Begriffe der „Degeneration" und „erblichen Belastung" über Gebühr in den Vordergrund zu stellen, während sie die mehr erhebenden Momente, die „Regeneration" und „Entlastung auf dem Wege der Vererbung" allzusehr vernach-

---

[1] Iwan Bloch, l. c. S. 733.

[2] Max Gruber, Führt die Hygiene zur Entartung der Rasse? Münch. med. Wochenschr. vom 6. u. 13. Okt. 1903.

lässigt hat. Auf ähnlichem Standpunkt steht Kruse [1]. Es ist doch sicher, daß die Einführung neuen, gesunden Blutes auch in entarteten Familien eine Auffrischung herbeizuführen vermag. Das ist der Punkt, an den die freudigen Hoffnungen des in die Ehe tretenden jungen Menschen anknüpfen müßten. Der Blick sollte nicht nur für die vermeidbaren Krankheiten, sondern vor allen Dingen für die zu erstrebenden guten Qualitäten geschärft werden. Solch ein Hinweis auf die Tatsachen der Vererbung darf nicht versäumt werden. Das Mädchen, das einem jungen Manne die Hand reicht, muß wissen, daß nur durch die Wahl eines durch und durch gesunden Partners gesunden Kindern das Leben gegeben werden kann, und auch die größte Liebe über diese unerbittliche Vorbedingung nicht hinweghelfen kann. In diesem Punkte ist vor allen Dingen W. Schallmayer [2] zu loben, der die große Bedeutung der Nachkommenschaft der Begabten für die Verbesserung der Rasse erörtert hat. Durch derartige, nützliche Gedankengänge ist vielleicht doch die Gattenwahl in günstiger Richtung zu beeinflussen.

Wenn auch in dem Pubertätsalter eine Art automatischer geschlechtlicher Aufklärung erfolgt, so wäre es im Sinne unserer Ausführungen doch falsch, das heranwachsende Mädchen den spontanen Richtungen, die ihre Gedanken über die Fortpflanzung einschlagen, zu überlassen. Die Beeinflussung kann, wie wir gesehen haben, ganz unmerklich vor sich gehen und doch nachhaltig wirken. Von der Tatsache als solcher ist auszugehen und dem Mädchen das Gefühl der Hochachtung vor der Rolle, die es dereinst selbst dabei spielen soll, zu erwecken. Sie muß, ebenso wie der Knabe, zu einem stolzen Gefühle dafür erzogen werden, daß jeder Mensch verpflichtet ist, in Sachen der Fortpflanzung sein Ehrenschild in sexueller Beziehung rein zu erhalten. Ebenso wie das Ehrgefühl wachgerufen werden kann, auf Stand, Ehre und guten Namen der Familie etwas zu halten, die das Kind in diesem unverdorbenen Zustand von seinen Vorfahren übernommen hat, so soll das Pflichtbewußtsein auftauchen, das, was man als Grundlage der Fortpflanzung in Form des Keimplasmas von seinen Vorfahren rein überkommen hat, auch rein zu bewahren und nur mit reinen Linien gepaart fortzusetzen.

So gut es der Religion gelingt, den Glauben ans ewige Leben zu erwecken, so muß es die elterliche und schulmäßige Erziehung fertigbringen, als höchstes menschliches Streben ein Fortleben nach dem Tode in Form seiner Nachkommen als eine greifbare Art der Verewigung einzuführen. Wo das Verständnis des Geschlechtslebens einen derartig sittlich hohen Schwung nimmt, flieht von selbst alles Gemeine und wird der reine Mensch auch gegen sittliche und körperliche Gefahren gesichert. Solche Gesinnung wirkt mehr als eine in alle Einzelheiten eintretende Aufklärung. Nur auf den Geist, in welchem sich der Gedankengang bewegt, kommt es an, wenn man eine reine und hehre Empfindung gegenüber dem Problem bei den zukünftigen verantwortlichen Trägern und Trägerinnen der Fortpflanzung erzielen will.

Soweit unsere Wünsche und Bestrebungen. In der Wirklichkeit müssen wir uns oft genug mit viel weniger zufrieden geben.

Die jungen Mädchen sind im allgemeinen weniger in der Lage, sich eine gewisse geschlechtliche Aufklärung zu verschaffen als die jungen Männer. Ihre Erziehung arbeitet dem

---

[1] Kruse, Deutsche Rassenhygiene und Volkshygiene. Verhandl. d. deutsch. Ges. f. öffentliche Gesundheitspflege, Bonn 1925. Deutsche Zeitschrift für öffentliche Gesundheitspflege 1925/26. Heft 3/8.

[2] W. Schallmayer, Archiv für Rassen- und Gesellschaftsbiologie. Bd. 2. S. 36—71. 1905.

sogar direkt entgegen; sie müssen jede Gelegenheit hierzu grundsätzlich vermeiden, ja es wird ihnen die Vorstellung direkt oder indirekt beigebracht, das Geschlechtliche sei etwas Niedriges, Gemeines; es sei für ein junges Mädchen unpassend, sich mit dieser Materie irgendwie zu befassen. So kommt es, daß sie mitunter mit fast vollständiger Unkenntnis über alles, was dem sexuellen Gebiet angehört, in die Ehe treten. Sie haben ebensowenig eine Vorstellung von der Beschaffenheit, der Lage und den Verrichtungen ihrer Unterleibsorgane, wie von den die Fortpflanzung bedingenden Vorgängen. Diese Unwissenheit erhält sich zum Teil auch noch in der Ehe. Die Mutter mag sich auf den Standpunkt stellen: Wozu die sexuelle Aufklärung? Wir sind ohne solche in die Ehe getreten, und es hat uns nichts geschadet. Der Fall, daß so etwas das eine oder andere Mal gut abgeht, beweist noch keineswegs die Entbehrlichkeit gewisser Kenntnisse sexueller Dinge für die in die Ehe eintretenden Frauen. Die ärztliche Erfahrung zeigt, daß gänzliche Unwissenheit auf sexuellem Gebiete, namentlich in der ersten Zeit der Ehe, zu recht unliebsamen Folgen führen kann.

Dazu kommt noch, daß bei einem ausgewachsenen Menschen, der doch sonst für voll genommen werden will, eine solche Unkenntnis der natürlichen Vorgänge geradezu als allgemeiner Bildungsdefekt angesehen werden muß. Das Mädchen, das sich verheiratet, übernimmt mit diesem Schritt eine Reihe von Pflichten schwerwiegender Natur; darüber dürfte sie doch vernünftiger- und billigerweise nicht ganz im unklaren gelassen werden. Sie erwartet in der Ehe die Verpflichtung zur sexuellen Hingabe an den Mann mit ihren natürlichen Folgen, Schwangerschaft, Geburt, Ernährung, Pflege des Kindes usw.; es wird ihr also nichts weniger als die Verantwortung für einen neuen Menschen aufgebürdet.

4. Entwicklung und Pflege der weiblichen Reize.

Die Pflege der Reize der Frau wird oft als etwas Überflüssiges, ja eines ernsten Menschen Unwürdiges angesehen. Diese Meinung ist berechtigt, sofern sie sich aus der Putzsucht und Eitelkeit der Frauen und dem Behängen mit Tand, sowie einem unberechtigten Glänzenwollen herleitet. Im Grunde genommen hat die Pflege der Reize der Frau aber nicht nur ihre Berechtigung, sie wird sogar zur höchsten Pflicht. Nur muß klar herausgesetzt werden, was man unter den weiblichen Reizen zu verstehen hat. In diesem Punkte haben leider sehr viele Frauen sich noch nicht selbst verstanden. Ich habe mir Mühe gegeben, die Reize der Frau und ihre Bedeutung für den Kulturfortschritt in besonderer Arbeit ausführlich zu behandeln [1]. In einer Hygiene und Diätetik der Frau kann nur eine Andeutung dieses an sich so wichtigen Kapitels Platz finden.

Der Naturforscher betrachtet die Reize der Frau vom Standpunkte der Zweckmäßigkeit. Das erste, objektive Moment in der Wirkung der weiblichen Reize auf den Mann ist die architektonische weibliche Schönheit als die Verbindung von Gesundheit und weiblichen Merkmalen zur funktionellen Eignung der Frau für ihren natürlichen Beruf.

Soll eine schöne Frau wirklich schön sein, so muß sich eine schöne Seele durch die Anmut ausdrücken. Anmut ist der Beweis einer Erziehung für die Betätigung mit Maß und Ziel, vergesellschaftet mit echt weiblichem Empfinden, das Kriterium, daß in einem zweckmäßig organisierten Körper eine weibliche, schöne Seele wohnt. Anmut wirkt auf

---

[1] Hugo Sellheim, Geheimnis vom Ewig-Weiblichen, l. c. S. 13.

den Mann anziehend, weil sie die beiden Grundelemente der Attraktion, die wir schon bei der architektonischen Schönheit erkannt hatten, Gesundheit und Weiblichkeit, vereinigt. Sie wirkt auf den Mann fesselnd, weil sie im Gegensatz zur schönen Naturgabe ein bleibendes, persönliches, der Steigerung fähiges Verdienst darstellt. Anmut ist ein Versprechen der Glückseligkeit mit einem Garantieschein für die Dauer.

Der zweite objektive Gesichtspunkt in den Reizen der Frau ist also für den Mann die Zutat des geistigen Lebens im Inneren, welches sich bis in die äußeren Formen fortpflanzt und eindringt: die weibliche Anmut.

Beim Übergang des Menschen vom Zustand der Unkultur zur Kultur bedurften die weiblichen Reize einer weiteren Zulage. Die Kultur des Geistes vervielfältigt die natürliche Anmut und macht sie dauerhafter. Das Hauptmittel, die Anmut einer Persönlichkeit künstlich zu erhöhen, ist die Erziehung. Bildung des Körpers und des Geistes gehen dabei Hand in Hand.

Die Aneignung der Quintessenz bewährter Kultur und Bildung ist das dritte objektive Moment in der Wirkung der weiblichen Reize auf den Mann. Während architektonische weibliche Schönheit und weibliche Anmut dem Manne die funktionelle Eignung der Frau für die Fortpflanzung versprechen, läßt die Beherrschung von Bildung und Kultur sie als die geeignetste Erzieherin der Nachkommenschaft erscheinen.

Aus weiblicher Schönheit und Anmut wird durch die Zutat der Kultur und Bildung der Begriff der schönen Weiblichkeit.

Zur Vermehrung der Merkmale der Schönheit und Weiblichkeit durch die geistige Zutat kommt noch eine durch den Fortschritt in der Kultur gezeitigte Verfeinerung, eine weitere Differenzierung der Geschlechtsunterschiede an Körper und Seele. Unterkultur und Überkultur machen beide Geschlechter einander ähnlich. Wo wahre Kultur herrscht, entfernen sich beide Geschlechter voneinander und treiben ihre Unterscheidungsmerkmale auf die Spitze. Annäherung und häufige Begegnung stumpft die Wirkung der Reize ab. Die Verhüllung durch die Kleidung erhöht die Reize. Schon die Kleidung, die nicht lügt, trägt mehr auf, als da ist. Im Wesen einer mit Andeutungen versehenen Verhüllung liegt die Spekulation auf die Phantasie des Beschauers; alles, was halb verhüllt ist, erscheint größer, begehrenswerter, reizender. Mit dem Reiz verbindet sich unwillkürlich eine übertriebene Vorstellung. Die Kleidung steigert also den Reiz, trotzdem sie den Blick des Mannes entfernt hält.

Die Tatsachen, daß Annäherung den Reiz abzuschwächen und Entfernung den Reiz zu steigern vermögen, zeigen, daß beim Kulturmenschen die Wirkung der Weiblichkeit recht kompliziert geworden ist. Die Beeinflussung des Mannes nimmt ihren Ausgang von der Aufnahme elementarer Sinnesempfindungen und verliert sich nach oben in die reiche Tätigkeit der Psyche.

Es wäre aber ganz verkehrt und könnte nur einer höchst oberflächlichen Betrachtung entspringen anzunehmen, die Reize der Frau seien nur dazu da, den Mann einzufangen. Es wäre auch von der Frau viel zu gering gedacht, ihr eine solche Absicht unterschieben zu wollen. Sie hat den mehr oder weniger bewußten Drang nach etwas Höherem, wenn sie dabei die Zwischenstation des Mannes auch nicht entbehren kann und auch gewiß nicht entbehren will.

Warum hat sich der Anziehungsmechanismus der Geschlechter so verfänglich und dauerhaft gestaltet? Weil der Übergang vom Tier zum Menschen und vom Wilden zum Kulturmenschen die Steigerung der Anforderungen an die Brutpflege mit sich gebracht hat. Kein anderes, neugeborenes Geschöpf ist so hilflos und bedarf solange des Beistandes seiner beiden Eltern als der Mensch. Je höher die Kultur, um so mehr ist bei der Erziehung zu übertragen, um der zukünftigen Generation für die Fortsetzung der Kultur die Basis zu geben. Beim Tier verläßt der Vater meist unmittelbar nach der Erzeugung, die Mutter bald nach der Geburt das Junge. Beim Menschen teilen sich die Eltern noch Jahre und Jahrzehnte lang in die Pflege, Ernährung und Erziehung des Kindes, sofern sie es mit ihrer Pflicht, ein brauchbares und nützliches Mitglied der Gesellschaft in die Welt zu setzen, ernst nehmen und die auf tierischer Grundlage angefangene Arbeit menschenwürdig zu Ende führen wollen.

Da der Mann nach der von der Natur vorgenommenen Arbeitsteilung eher davongehen kann als die Frau, so mußten im wesentlichen die Reize der Frau erhöht und beständiger gemacht werden.

Entsprechend der Verlängerung und Erschwerung der Brutpflege bei dem Sprung vom Tier auf den Menschen wurden die Reize der Frau vermehrt durch die Benutzung des Punktes, in welchem sich Mensch und Tier unterscheiden, also durch die Entwicklung der Seele. Die weitere Zulage an Erziehungsarbeit, welche die Kultur den Eltern auflädt, wird wesentlich durch die Ausgestaltung der seelischen Reize der Frau wettgemacht. Aus der Entwicklung der Reize der Frau beim Übergang vom Tier zum Menschen und beim Übergang vom Urzustand zum Kulturmenschen, immer durch Zutaten, welche die funktionelle Eignung der Frau an die veränderten Fortpflanzungsbedingungen anpaßten, ergibt sich für jeden, der an Zweckmäßigkeit in den Gesetzen der Natur glaubt, ohne weiteres der Schluß auf den natürlichen Beruf der Frau.

Damit ist in einen vernünftigen Zusammenhang gebracht, was instinktiv jeder Mensch empfindet, oder wonach wenigstens gehandelt wird. Die Frau trägt die Reize zur Schau, der Mann genießt sie und dem Kinde kommen sie zugute. Wenn eine Frau von diesem Gesichtspunkte aus ihre Reize weitsichtig entwickelt, sorgsam pflegt und richtig anzuwenden sucht, so folgt sie dabei ihrem feinen, biologischen Gewissen.

5. Brautstand.

Der Brautstand bietet eine der wichtigsten Gelegenheiten, Leiden und Unstimmigkeiten in der Ehe vorzubeugen. Daher gehört schon von diesem Gesichtspunkte aus seine Besprechung in den Rahmen der Diätetik und Hygiene der Frau[1].

Das Verlobtsein, praktischer noch die Zeit vor dem Sichverloben, sollte eine Gelegenheit der Prüfung für das Gegenseitigzueinanderpassen sein. Zur Ausführung dieses Programmes gehört natürlich eine Kenntnis von dem, worauf es ankommt.

Sehr gute Ratschläge darin gibt L. Löwenfeld in seinem famosen Buche über das eheliche Glück[2]. Nach ihm stellt eine Gattenwahl, welche auf Grund eingehender beiderseitiger Kenntnis der Persönlichkeit des Partners erfolgt, eine dauernde günstige

---
[1] Traumann, F. E., Verlöbnis. Handwörterbuch der Sexualwissenschaft von Max Marcuse. 2. Aufl. S. 792. A. Marcus und E. Webers Verlag, Bonn 1926.
[2] 3. Aufl. S. 333. Wiesbaden, J. F. Bergmann, 1912.

Gestaltung des ehelichen Lebens in Aussicht, was nicht ausschließt, daß jemand auch einmal bei kurzer Bekanntschaft einen Zufallstreffer machen kann.

Der in den ärmlichsten Verhältnissen lebende Arbeiter befindet sich in dieser Beziehung in weit günstigerer Lage als die Angehörigen der oberen Zehntausend. Er kann mit einer Arbeiterin oder einem Dienstmädchen jahrelang ein Verhältnis unterhalten, ohne daß ihm von irgendeiner Seite Schwierigkeiten in den Weg gelegt werden, oder daß er in irgendeiner Weise gedrängt wird. Er kann sich so in jeder Richtung vergewissern, ob die von ihm Ausersehene seinen Wünschen und Erwartungen entspricht. Auch das Umgekehrte ist der Fall; das Mädchen bleibt alleiniger Herr seiner Entschließungen.

Ganz anders in den sogenannten besseren Kreisen. Der gesellschaftliche Verkehr während des Brautstandes hat dabei, wie Löwenfeld ganz richtig bemerkt, zumeist nur den Charakter eines Liebesturniers, in welchem beide Teile sich von der vorteilhaftesten Seite zu präsentieren suchen, der wahre Gehalt des Menschen jedoch nicht zum Vorschein zu kommen braucht. Erst in der Ehe erfahren dann beide Teile, wes Geistes Kind ihr Partner ist, und die Entdeckung ist dann nicht immer erfreulich.

Hier kann nur der Hinweis darauf helfen, daß das Eingehen einer Ehe eine Angelegenheit ist, die ernsteste Erwägung erheischt und nur auf Grund längerer persönlicher Bekanntschaft erfolgen sollte. Vor allen Dingen wäre es Pflicht des Staates, im Interesse seiner zukünftigen Bürger sich angelegen sein zu lassen, daß nur gesunde Ehen zustandekommen.

Der Brautstand soll außer der Aufklärungszeit, in der sich das junge Mädchen mit dem, was es im Gegensatz zu seiner seitherigen Erziehung erwartet, abfinden muß, auch eine Zeit der Vorbereitung in mancherlei anderer Richtung sein. Die Jungfrau hätte sich in die allerbeste Form und in den allerbesten Gesundheits- und Kräftezustand zu bringen für alles das, was ihr in der zu beginnenden Ehe blüht.

Die gesetzlichen Bestimmungen zum Schutze der Ehegatten sind unzulänglich; es ist meist nur von der Anfechtbarkeit der Ehe die Rede. Einer Frau ist durch die Lösung der Ehe wenig gedient, wenn sie durch Syphilis bereits angesteckt, oder wenn sie infolge von Epilepsie oder Trunksucht ihres Gatten kranke Kinder trägt oder zur Welt gebracht hat. Derartige traurige Vorkommnisse könnten durch gesetzliche Maßnahmen, zu denen der Staat sich aufzuraffen ja den guten Willen zeigt, wenn auch nicht absolut verhindert, so doch bedeutend eingeschränkt werden, wie in dem Abschn. III „Die Ehe usw." des weiteren ausgeführt ist. Die Vorsichtsmaßregel kommt immer wieder auf den Austausch von Gesundheitszeugnissen hinaus; nur sollte das nicht vor der Heirat, sondern vor der Verlobung geschehen. Doch hat zweifellos Havelock Ellis[1] recht, wenn er meint, das, was uns am meisten nottut, wäre nicht ein neuer Gesetzesparagraph, sondern die Bildung des Gefühles individueller Verantwortlichkeit der Gesellschaft gegenüber.

Es ist ebenso falsch, die Brautzeit als die einfache Fortsetzung des Jungfrauenlebens, wie als den Beginn des Ehelebens zu betrachten. Das erstere ist eine nicht seltene Auffassung mehr als naiver Eltern; das letztere mehr oder weniger eine Errungenschaft der Neuzeit, die von den an keine Norm sich mehr gebunden fühlenden jungen Männern ausgeht. Die Brautzeit ist eine Übergangszeit mit einem ganz eigenartigen Gepräge und mit

---

[1] Havelock Ellis, Geschlecht und Gesellschaft, Grundzüge der Soziologie des Geschlechtslebens. Deutsch von Hans Kurella. 1. Teil. Würzburg, Curt Kabitzsch, 1910.

ihren besonderen gesundheitlichen Gefahren, so daß sie auch aus diesem Grunde einer besonderen Besprechung im Rahmen der Hygiene und Diätetik der Frau bedarf.

Wenn die Aufklärung über das Wesen der Ehe noch nicht erfolgt ist, so wird es die höchste Zeit, damit anzufangen. Es ist Pflicht der Eltern, die Tochter auf das vorzubereiten, was sie in der Ehe erwartet, soweit sie sich davon aus dem sich in der Öffentlichkeit abspielenden Stück des Ehelebens der eigenen Eltern noch keinen Begriff hat machen können. In welchen Gefühlskonflikt müßte das Mädchen geraten, wenn ohne alle Vorbereitung das, was ihm in seiner seitherigen Erziehung als unaussprechlich galt, über das es geflissentlich in Unkenntnis erhalten wurde, ja was von der Religion als Sünde des Fleisches gebrandmarkt wurde, auf einmal über Nacht für es eheliche, heilige Pflicht werden soll. Den Eltern fällt es freilich oft schwer, die rechten Worte zu finden, weil sie sich erst in diesem Augenblick der ganzen, nicht ungefährlichen Inkonsequenz unserer moralischen Erziehung bewußt werden. Es ist aber immer noch besser, mehr oder weniger deutlich dieses immerhin etwas blamable Eingeständnis zu machen, als es der Frau selbst zu überlassen, sich in diesen krassen Widersprüchen zurechtzufinden. Bei so mancher unvorbereitet ins Ehebett kommenden Frau ist ein das ganze Eheleben vergiftender Rückstand geblieben, der durch eine einigermaßen vernünftige Vorbereitung von seiten der Eltern wohl hätte vermieden werden können.

Zum Unterschied von der geschlechtlichen Aufklärung des Mädchens, z. B. vor dem Eintritt der ersten Periode, kann man sich jetzt nicht mehr mit Andeutungen begnügen, sondern muß das Mädchen den unausweichlichen Tatsachen ins Gesicht sehen lehren, wenn man mit dem Zwecke der Aufklärung nicht doch noch schließlichen Endes ein Fiasko erleben will. Es ist für die junge Frau immerhin schwer genug, sich mit den sie erwartenden Tatsachen, die sie je nach der Behandlung von seiten des Mannes und ihrem Vorleben mehr oder weniger brutal anmuten müssen, abzufinden.

Da außer der persönlichen Vorbereitung auch eine sachliche Instandsetzung des Hausstandes der Braut obliegt, so pflegt die Brautzeit nicht selten statt zu einer Ausruhzeit zu einer Zeit der Überanstrengung zu werden, was tunlichst vermieden werden sollte. Sonst tritt die junge Frau nicht, wie es wünschenswert wäre, mit vollen Kräften, sondern müde und abgerackert in den neuen Pflichtenkreis ein.

Wenn auch eine allzu innige Annäherung in der Brautzeit verpönt ist, und das letzte, was die Frau zu vergeben hat, für die Hochzeitsnacht reserviert werden soll, so darf die Brautzeit doch eine Zeit der größeren Annäherung sein. Die Braut muß sich der Grenzen ihrer Liebe und Zuneigung zum Bräutigam bewußt sein; Braut und Bräutigam soll man gewiß Wohlgefallen aneinander finden lassen, aber jede Entheiligung der weiblichen Würde und Unschuld im Brautstande rächt sich bitter. Entweder verliert der Bräutigam schon vor der Ehe alle Achtung vor dem Mädchen, das sich die Antizipation von Eherechten gefallen läßt, oder er läßt sie das später fühlen. Wie kann er trauen, daß sie ihm die Treue in der Ehe halten werde, die sie ihm gegenüber gewissermaßen schon vor der Ehe gebrochen hat? Denn es gibt ja auch eine Treue vor der Ehe! Auf diese Anschauung sind unsere Gebräuche, wenigstens im allgemeinen, zugeschnitten. Daran ändert auch nichts die Verrohung unserer Sitten.

Wenn auch die Gebräuche, die sich hie und da im Volke finden, von dieser strengen Anschauung abweichen, so ist in jenen Kreisen ein Gegengewicht in der ehrenhaften

Auffassung gegeben, daß es niemand wagen kann, ein Mädchen, das in andere Umstände geraten ist, sitzen zu lassen, sondern daß es dort geheiligte und im Falle der Übertretung von den Volksgenossen schwer gerächte Sitte ist, daß, wie der sexuelle Verkehr von selbst verlobt, die eintretende Schwangerschaft konsequenterweise verheiratet[1]. Leider sind aber in dieser Richtung nicht allenthalben Garantien gegeben, und unsere Geschlechtsmoral weicht nur allzuoft von dieser natürlichen Auffassung ab, daher ein Maulkorbparagraph sehr wohl am Platze ist.

Es ist kein Zweifel, daß auch noch so zurückhaltende Liebesbezeugungen, wie Küssen und Umarmen, anfangen, durch Fernwirkung den Sexualapparat nach und nach in Gang zu setzen und durch Vermehrung des Blutzuflusses Steigerung der Absonderung und durch eine gewisse Weiterstellung auf das, was zu erwarten ist, mehr oder weniger gut präparieren. Die Festung wird unmerklich für den Sturm reif geschossen, ohne daß das den beiden Partnern irgendwie zum Bewußtsein zu kommen braucht. Dadurch wird in den Angriff doch unmerklich etwas Allmähliches eingeführt, was den brüsken Übergang zur Inbesitznahme für die Frau sehr wesentlich erleichtert.

Was dieses tatsächliche Näherkommen nicht fertig bringt, besorgt weiterhin die Phantasie, von der ja bekannt ist, daß sie schon durch entferntere Reize in Gang gesetzt wird. So ist z. B. bekannt, daß Schaustellungen und Lektüre ein gewisses Leben und eine Empfangsbereitschaft in die weiblichen Genitalien bringen. Die Brautzeit vermag bei allem dezenten Verhalten von Braut und Bräutigam auch in bezug auf den diffizilsten Punkt wie angedeutet ganz unmerklich, und das ist gerade das Lobenswerte daran, zu einer Vorbereitung zu werden, die in der Stunde der schwierigsten Entscheidung für das Mädchen ihre Früchte bringt.

Mit der Anspannung der Phantasie und der direkten körperlichen Anregung zum Denken an noch innigere Annäherung darf kein Mißbrauch getrieben werden. Das, was zur nützlichen Vorbereitung werden kann, wenn die Entspannung bald auf dem Fuße folgt, birgt die Gefahr von gesundheitlichen Nachteilen, wenn an eine Entspannung nicht zu denken ist. Es gibt geradezu „Unterleibsstörungen der Verlobten". Danach müßte die Hygiene einer langen Brautzeit, insbesondere in bezug auf das Tempo und die Stürmischkeit der gegenseitigen Annäherung, ganz anders, d. h. viel zurückhaltender, ausfallen, als die einer kurzen Brautzeit. Jedenfalls genügt unter allen Umständen eine kurze Brautzeit, und eine lange ist als unnatürlich und für den Gesundheitszustand nicht zuträglich zu verwerfen. Das Jungfrauenleben mag lange dauern, wenn dabei nur die beste jugendliche Altersgrenze nicht überschritten wird; das Eheleben mag auch lange dauern. Die Brautzeit sollte ihrer Natur nach aber kurz sein. Vorbereitung ist gut, aber man darf sie auch nicht zu lange gestalten, sonst büßt sie ihren Zweck ein und wirkt auf die Dauer nachteilig, wie alles Stehenbleiben auf halbem Wege. Das gilt besonders für eine Angelegenheit, die Leib und Seele stark in Mitleidenschaft zieht.

Daß ein Mädchen, das sich gesundheitlich in irgendeiner Richtung nicht taktfest fühlt, den Brautstand dazu benutzt, sich in beste Ordnung bringen zu lassen, statt defekt in die Ehe zu treten, ist selbstverständlich. In dieser Richtung müssen alle Unklarheiten aus dem Wege geschafft werden, doch sollte alles das womöglich schon vorher geschehen sein, ehe die Ehe versprochen wird.

---

[1] Pfister, Die Liebe vor der Ehe und ihre Fehlentwicklung. Verlag E. Bircher, Bern 1925.

III. Die Ehe als der von der Gesellschaft gebotene Rahmen für das normale Sichausleben des weiblichen Organismus.

1. Eintritt in die Ehe.

Die Ehe ist der Versuch zur Herstellung und Erhaltung der Harmonie der Geschlechter. Es fällt der Hygiene und Diätetik des Frauenlebens die Aufgabe zu, die Ursachen des Zusammenpassens auf der einen Seite und die Ursachen der Disharmonie auf der anderen Seite zu ergründen, um beim Eingehen der Ehe sich im Einzelfalle, soweit es geht, an die

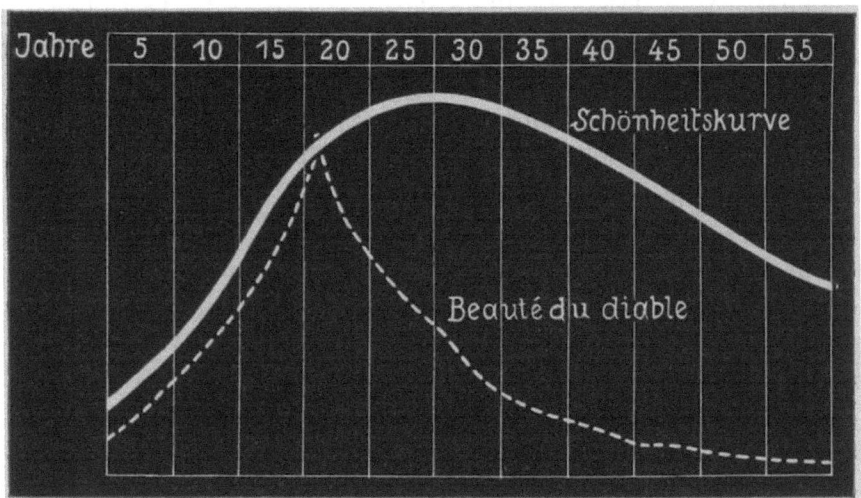

Abb. 27. Schönheitskurve nach Stratz.

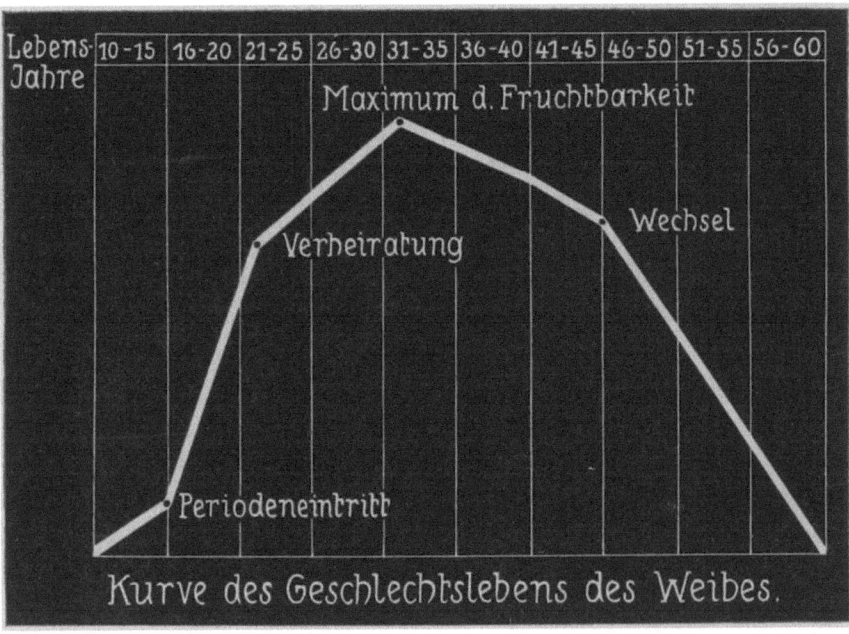

Abb. 28. Kurve des Geschlechtslebens des Weibes vom 10. bis 60. Lebensjahre nach Kisch.

optimalen Bedingungen halten zu können. Die Ehe soll ein gegenseitig befriedigendes Gemeinwesen sein, bei dessen Geraten sich die Frau ebenso wohl fühlt, als sie beim Mißraten darunter leidet. Eine wichtige Rolle spielt das Altersverhältnis der Ehegatten.

Die nach dem Lebensalter gerechnete Schönheitskurve (Abb. 27) darf als Ausdruck der Frauenkraft gelten. Die Kurve des Geschlechtslebens (Abb. 28) zeigt ihre zeitliche Ausnützung durch die Fortpflanzung.

Das natürliche, von der Kultur unterstützte Bestreben ist, jüngere weibliche und ältere männliche Lebensalter zu geschlechtlicher Ergänzung zu bringen und so weibliche Jugendlichkeit und männliche Reife in harmonischem Bunde zu vermählen.

Mit der prinzipiellen Richtigkeit dieses Strebens erklärt der Volksmund sich einverstanden in dem landläufigen Rate, daß die Frau einige Jahre jünger sein soll als ihr Mann. Dieser Forderung kann in den einzelnen Stufen des Lebens durch Gegenüberstellen verschiedener männlicher und weiblicher Lebensalter graduell vielleicht noch vollkommener Genüge geleistet werden. Im Optimum sexueller Harmonie dürften sich ungefähr entsprechen die Lebensalter:

bei der Frau:	bei dem Mann:
14	18
$17^1/_2$	$22^1/_2$
21	27
$24^1/_2$	$31^1/_2$
28	35
31	39
35	45
$37^1/_2$	$49^1/_2$
42	54
$45^1/_2$	$58^1/_2$
49	63

In diesen Stufen wächst die zur geschlechtlichen Harmonie führende Altersdifferenz nur sehr allmählich. Selbstredend sind das die auf unser Klima bezogenen Durchschnittswerte [1].

Beim normalen Eheschluß, das heißt etwa im 21. Jahre von seiten der Frau und im 27. Jahre von seiten des Mannes (im Interesse optimaler Fortpflanzungsbefähigung der soeben reif gewordenen Frau vielleicht weiblicherseits etwas zeitiger), entsprechen sich die beiden Gatten in einem Lebensalter, welches geeignet ist, ihrer Geschlechtsliebe das solide Band gegenseitiger Freundschaft anzufügen [2].

Das dem Manne physisch sich unterordnende Weib verbirgt dabei zum eigenen Vorteile seine Unterordnung unter die vollkommenere Reife ihres Mannes im Gattungsleben. Liegen jedoch die infolge Eingehens der Ehe real gleichgestellten Geschlechtsjahre

---

[1] Butte, W., Die Biotomie des Menschen. Bonn 1829.

[2] Außer der Ehe gibt es eine Freundschaft zwischen Mann und Frau ohne sexuelle Neigung nicht, es sei denn bei abnorm veranlagten Wesen! Vergleiche auch Placzek, Freundschaft und Sexualität. 5. Aufl. Verlag Marcus und Weber, Bonn 1920.

weiter auseinander als im Optimum, so läuft das Weib Gefahr, zu leicht in Abhängigkeit herabzusinken. Rücken diese Jahre einander näher, so erleidet die Frau in ihrer physischen Unterordnung entweder leicht eine Art Zurücksetzung, oder sie reagiert durch den für ihre Weiblichkeit nachteiligen Versuch, sich auf einem von der Natur nun einmal anders verteilten Gebiete dem Manne gleichzustellen.

Bei den nach natürlichen Prinzipien geregelten Altersverhältnissen der Geschlechter konkurrieren in der Ehe von seiten der Frau Jugendlichkeit, ihre angeborene Domäne, und von seiten des Mannes Reife, zu welcher er früher veranlagt ist, auf eine höchst vorteilhafte Weise, sowohl im Verhältnis der Gatten, als auch im ganzen Milieu des Familienlebens, welches die Wiege der Menschheit und ihrer Ausbildung ist[1].

Das Schicksal der Frau im späteren Zusammenleben mit ihrem Manne hängt in der Hauptsache davon ab, ob in dem Bunde das richtige Verständnis für die Natur der Frau Eingang fand oder unterdrückt ward. Das Streben nach gegenseitigem Verständnis sollte dem Manne nicht weniger am Herzen liegen als der Frau.

Die gewöhnlichste Ursache häufiger Disharmonie besteht in einer falschen Einschätzung weiblicher Leistungsfähigkeit. An diesem falschen Maßstabe tragen alle diejenigen Männer und Frauen schuld, welche sich von der natürlichen Basis entfernen.

Bemißt der Mann das weibliche Maß äußerer fakultativer Arbeit nach seiner Leistungsfähigkeit, so liegt die Ursache davon in seiner Unkenntnis und Unterschätzung der inneren obligaten Arbeit der Frau im Dienste der Fortpflanzung.

Wenn aber Frauen, welche das vollgerüttelte Maß obligater innerer Arbeit im Dienste der Fortpflanzung zu tragen nicht Lust, Befähigung oder nicht das Glück hatten und zur Abwendung dieses unbefriedigenden Zustandes nach fakultativer Außenarbeit geradezu lechzen und in dieser verzweifelten Stimmung tatsächlich viel, vielleicht Außergewöhnliches leisten, oder wenn Frauen in wirtschaftlich freiem Dasein durch geschicktes Hin- und Herpendeln zwischen gelegentlicher Betätigung auf dem Gebiet der obligaten inneren Arbeit und fakultativer anderer Beschäftigung den Anschein großer Leistungen erwecken, wenn schließlich ausnahmsweise herkulische Frauengestalten wirklich einmal große obligate Leistungen mit phänomenalen fakultativen zu vereinigen imstande sind, so bilden doch alle diese Ausnahmen nur eine Gefahr für die Frauen. Nach ihrer in die Öffentlichkeit dringenden Darstellung weiblicher Leistung wird der Maßstab geschnitzt, mit welchem der Mann allgemein das Gros bewertet. Und wehe, wenn dieses nicht hält, was das übertriebene Maß versprach. Des Mannes Unmut über das unausbleibliche, unbefriedigende Resultat weiblicher Leistung hält nicht hinterm Berge. Widerstrebt dann die Frau offenkundig der Zumutung weiterer Arbeitslast, dann schwindet auch der letzte Schimmer der bis dahin mit Ach und Krach betätigten fadenscheinigen Harmonie. Übernimmt sie die ungebührliche Bürde, so geht die Eintracht allmählich in die Brüche, da die Frau infolge der übermäßigen Zumutung physisch sich zugrunde richtet. Infolgedessen muß sie an ihrer vornehmsten Bestimmung des Früchtebringens einbüßen, und, Hand in Hand damit,

---

[1] Vergleiche auch:

Bluhm, Agnes, Frühehe und Spätehe. Handwörterbuch für Sexualwissenschaften von Max Marcuse. 2. Aufl. S. 201. A. Marcus und E. Webers Verlag, Bonn 1926 und

Kuhn, Philalethes: Ehevermittlung. Handwörterbuch der Sexualwissenschaft von Max Marcuse. 2. Aufl. S. 146. A. Marcus und E. Webers Verlag, Bonn 1926.

auch des Fundamentalcharakters ihrer Weiblichkeit, der Jugendlichkeit, beraubt werden. Damit fällt dann das wohltätige Gegengewicht der Frau, d. i. der Kitt, welcher den Bund geschlossen und fürderhin zusammenhalten sollte, der Zerstörung anheim.

Daß in der Sahara die arabischen Mädchen nur bis zum sechszehnten Jahre jene jugendliche Frische bewahren, während die Frauen des Nordens den Frühling ihres Lebens länger genießen, liegt zum großen Teile an der unabänderlichen Bedingung, am Klima. Läßt die Statistik unsere ärmeren Frauen ihre geschlechtliche Funktionsfähigkeit in früherem Lebensjahre einstellen als die wohlhabenden Klassen, so ist dieser Ausdruck vorzeitigen Verblühens die Folge eines willkürlich veränderlichen Faktors, nämlich der Überbürdung der Frau. Dabei darf nicht übersehen werden, daß die Zumutung der obligaten Fortpflanzungsarbeit bei einer für diese Leistung ungenügenden Ernährung eine ebenso schädliche Überanstrengung darstellt, wie die Zumutung von übermäßiger fakultativer Arbeit bei ausreichender Ernährung. Hier wirkt geistige Überlastung nicht anders als körperliche.

Merkwürdigerweise wird von den meisten in die Ehe tretenden Personen bei einem Voranschlage über den zu gewärtigenden Aufwand im Verhältnisse zur persönlichen Leistungsfähigkeit die zu erwartende Hauptbelastung, nämlich mit Kindern, wenig respektiert und so die Rechnung ohne den Wirt gemacht.

Der erste Sprößling bedeutet für den gerade noch balancierten Etat eine unvorhergesehene und häufig schlecht kompensierbare Mehrbelastung. Der Grund dieses Rechenfehlers wird mit einem Schlage klar. Der Frau Leistungsfähigkeit war zwar mit einem gehörigen Quantum Haushaltungsarbeit, obendrein mit noch anderer gewinnbringender Beschäftigung in die vorläufige Rechnung gebührend eingestellt worden, aber an die unausbleibliche obligate Mehrbelastung im Fortpflanzungsleben wurde nicht gedacht.

Zur Entlastung der Frau können Reservekräfte des Mannes wegen des Einsetzens seiner gesamten Leistungsfähigkeit in die erste Rechnung bei der Verehelichung nicht mobil gemacht werden. Diesen faux pas büßt die Frau durch Verdoppelung der Zumutungen an ihre Leistungsfähigkeit. Zu allem Unglücke bleibt es vielleicht nicht bei der bisherigen, gerade ausreichenden Lebenshaltung, weil vom Momente an, wo Sorgen um die Zukunft den Mann zu drücken beginnen, die Familie nach der Decke sich zu strecken gehalten wird. Gespart wird in der Hauptsache auf Kosten der weiblichen Gesundheit. Das sind die traurigen Konsequenzen eines Rechenfehlers beim Eheschlusse, welcher auf Mißachtung des Wesens und Wertes der Frau basiert und infolgedessen viele Frauen ihres Lebens nicht froh werden läßt oder ihnen mit Vernichtung droht, sofern nicht eine derbe Konstitution dieser ungerechtfertigten Überbürdung sich entgegenzustemmen vermag [1].

Derartige allgemeine Überlegungen sind beim Eintritt in die Ehe durchaus am Platze, um die Frau vor Enttäuschungen und Schaden zu bewahren.

Hier konnten nur einige Richtlinien gezogen werden. Wer sich für die Grundlagen des ehelichen Glückes im einzelnen interessiert, sei auf die vorzüglichen Bücher von L. Löwenfeld[2], Havelock Ellis[3] und meine Ausführungen im Geheimnis vom Ewig-

---

[1] Vgl. Sellheim, Geheimnis vom Ewig-Weiblichen S. 75 u. folg.

[2] Löwenfeld, L., Über das Eheliche Glück. Erfahrungen, Reflexionen und Ratschläge eines Arztes. 3. Aufl. Wiesbaden, J. F. Bergmann, 1912.

[3] Ellis, Havelock, Gattenwahl. Deutsch von Hans Kurella. Leipzig. Kabitzsch.

Weiblichen S. 75 ff. hingewiesen. Für solche, die auf dem gewöhnlichen Wege nicht zur Ehe gelangen, bleiben die Ausführungen von Philaletes Kuhn[1] über die Ehevermittlung wegen ihrer prinzipiellen Bedeutung höchst beachtenswert. (Vgl. auch Abschnitt V, Kapitel 1: „Die Vorbereitung der Frau auf das Eheleben als den Hauptberuf.")

2. Geschlechtsverkehr.

Da die Ehe den obligaten, von der Gesellschaft konzessionierten Platz für die Ausübung des Geschlechtsverkehrs darstellt, sei dieser Funktion eine besonderes Kapitel, das auf die Hygiene und Diätetik der Frau gebührend Rücksicht nimmt, gewidmet. Ich folge dabei zumeist Gedankengängen, wie sie in den trefflichen Büchern und Schriften von Jessner[2], Fürbringer[3] und Bettmann[4] des weiteren ausgeführt sind.

Jeder geschlechtsreife Mensch hat das Recht und auch die Pflicht, dem Geschlechtstrieb Genüge zu tun unter Berücksichtigung unserer ethisch-sozialen Forderungen.

Das Naturgesetz sagt, daß der Mensch in den Dienst der Fortpflanzung erst treten soll, wenn er aus den zugeführten und in erster Reihe für sein Eigenwachstum und seinen Verbrauch nötigen Ernährungsstoffen nach Beendigung des Wachstumes einen Überschuß hat, dessen Energie für andere Zwecke, vor allem auch für die Vermehrung, verwendet werden kann; d. h. je mehr Kraft für Wachstum und Selbsterhaltung verbraucht wird, um so weniger steht für andere Zwecke zur Verfügung. In Mitteldeutschland tritt in der Regel dieser Überschuß zwischen 20 und 25 Jahren ein, bei Frauen früher, bei Männern später. Dann kann das Liebesspiel also beginnen, aber es muß nicht. Die Gesichtspunkte für die Aufnahme des Sexualverkehrs sind: erstens nicht zu früh, zweitens nicht zu spät, drittens nicht zu oft. Die Begierde stellt sich bei gesunden, nicht schon geschwächten Menschen, zumal wenn sich die Gelegenheit zur Befriedigung bietet, ganz von selbst ein.

Eine Hygiene des Sexuallebens ist erst durch das Zuwenden zur Kultur, insofern dies Abwendung von der Natur bedeutet, notwendig geworden. Sie erscheint also nur beim Menschen als ein Erfordernis. Mit der ungebundenen Natur und ihren automatischen Regelungen hat sie nichts zu tun. Sie ist insbesondere bedingt durch die Möglichkeit eines uferlosen und hemmungslosen sexuellen Verkehrs, den der Mensch als eine Art Vorrecht ausübt. Wir vermögen das Unhygienische gegenüber dem Hygienischen nur schwer abzugrenzen. Wir müssen versuchen, aus dem mittlerweile eingerissenen Wirrwarr heraus mühsam künstlich zu rekonstruieren, was in der sich selbst überlassenen Natur wohl in klaren Linien vorgezeichnet war. Dabei erscheint so manches vor dem unbestechlichen Richterstuhl der Natur als Abweichung, für das bei uns heutzutage gar nicht einmal das Gefühl des Mißbrauches aufkommt.

---

[1] Kuhn, Ph., Ehevermittlung. Handwörterbuch der Sexualwissenschaft von Max Marcuse. 2. Aufl. S. 147. A. Marcus und E. Webers Verlag, Bonn 1926.

[2] Jessner, Körperliche und Seelische Liebe. Leipzig, Curt Kabitzsch, 1924.

[3] Fürbringer, Sexuelle Hygiene in der Ehe, aus von Noorden und Kamina, Krankheiten und Ehe. 2. Aufl. Leipzig, Georg Thieme, 1916.

Derselbe, Koitus. Handwörterbuch der Sexualwissenschaft von Max Marcuse. 2. Aufl. S. 376. A. Marcus und E. Webers Verlag, Bonn 1926.

[4] Bettmann, Geschlechtsleben und Hygiene. Im Handbuch der Hygiene von Rubner, v. Gruber und Ficker. 4. Bd. 3. Abt. Leipzig, Hirzel, 1923.

Der Mensch hat sich vom Einhalten einer bestimmten Paarungssaison, wie sie bei allen anderen Lebewesen besteht, freimachen und emanzipieren zu dürfen geglaubt. Demgegenüber sind wir aber imstande, nachzuweisen, daß vielleicht gerade durch das unausgesetzte sexuelle Verkehren das Gegenteil von Befruchtung, welche doch den natürlichen Endzweck der Geschlechtsvermischung darstellt, erreicht zu werden droht, nämlich die Unfruchtbarkeit. Das weibliche Wesen wird — wie wenigstens Tierexperimente nahelegen — durch fortgesetzten Samenimport, der zur Samenresorption (Abb. 29) und Antikörperbildung im mütterlichen Blute führt, geradezu in die Samenabwehr gedrängt [1]. Diese merkwürdige Erscheinung kann doch nur so aufgefaßt werden, daß sich auch der Mensch eigentlich naturgemäß an einen geregelten Geschlechtsverkehr mit bestimmten Pausen halten müßte, wenigstens wenn Befruchtung erreicht werden soll. Jedenfalls ist es also nicht leicht, zu bestimmen, was richtig, was naturgemäß ist, und wie sich das Geschlechtsleben mit unseren heutigen sozialen und kulturellen Bedingungen sowie seinem natürlichen Endzweck abfinden soll.

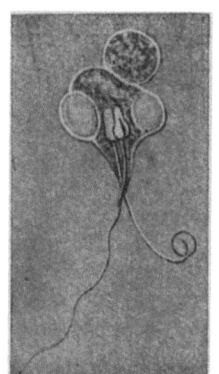

Abb. 29. Vernichtung und Aufsaugung der in die freie Bauchhöhle gelangten Spermatozoen durch Phagozytose. Zwei Samenfäden sind mit ihrem Kopfe verschluckt, der eine mit seinem geringelten Schwanz ist bereits abgestorben. Der Schwanz des anderen, der vom Protoplasma umflossen wird, macht noch verzweifelte Bewegungen nach Höhne u. Behne. (Aus Sellheim: Befruchtung, Unfruchtbarkeit und Unfruchtbarkeitsbehandlung. Zeitschr. f. ärztl. Fortbildung 21. Jg. 1924. Nr. 19.)

Wir wagen uns auf schwankenden Boden, auf dem uns eine Fülle ungelöster und auch, wie man zugestehen muß, zum Teil schwerer und unlösbarer Probleme begegnet.

Die Grundlage des geregelten Sexuallebens bildet jedenfalls die Ehe. Die monogame Dauerehe wird nicht nur in ihrer offiziellen und gesellschaftlichen Anerkennung, sondern auch ihrer tiefsten Bedeutung nach als die erstrebenswerte Form sexueller Gemeinschaft angesehen, die innerhalb unserer Kulturbedingungen die Befriedigung des Geschlechtstriebes und die Produktion und Aufzucht einer vollwertigen Nachkommenschaft gewährleistet.

Schwierigkeiten entstehen daraus, daß die natürliche Grundlage der Monogamie des Geschlechtsverhältnisses 1:1 durch einen Frauenüberschuß zur Zeit erheblich gestört scheint. Dadurch wird ein gewisser Prozentsatz der Frauen offiziell gehindert, sich in der Ehe auszuleben. Es wächst auf diesem Boden der Zwang zur Erwerbs- und Berufsarbeit der Frau und die Konkurrenz mit dem Mann auf dem Arbeitsmarkt. Diese Umstände bedingen weiterhin die relativ späte Möglichkeit des Mannes zu heiraten, mit all den Nachteilen, die dadurch in die Ehe eingeschleppt werden.

Doch soll hier nicht verschwiegen werden, daß eine etwas einseitige Benützung der Statistik in dieser Richtung vielleicht zu einem falschen Resultate führen kann. So hat Walter Borgius [2] in der Besprechung des Buches von Timerding über das Problem

---

[1] Waldstein und Erkler, Der Nachweis des resorbierten Spermas im weiblichen Organismus. Wien. klin. Wochenschr. 42. Jahrg. 1913.

[2] Borgius, Walter, Das Problem der ledigen Frau. Zeitschr. f. Sexualwissenschaft Bd. 12. H. 7. S. 214. 1925.

der ledigen Frau herausgerechnet, daß die Gruppe derjenigen Frauen, die, obwohl an sich geeignete Ehekandidatinnen, infolge widriger Umstände keinen Ehepartner finden, nur ein ganz geringfügiger Bruchteil der erwachsenen Frauen sein kann, in maximo 3%. Aber diese bedauerlichen Opfer ungünstiger Verhältnisse konzentrieren sich, wie auch Timerding richtig hervorhebt, fast ausschließlich auf die „sozial gehobenen Bevölkerungskreise", man kann sogar sagen auf das kleine Grüppchen des städtischen intellektuellen Mittelstandes. Und da nun diejenigen, welche sich wissenschaftlich oder kulturpolitisch mit dem Gegenstand beschäftigen, ebenfalls dieser Gruppe angehören, somit in ihrer engsten Umwelt die Gesamtheit der ledigen Frauen um sich sehen, so erscheint ihnen die ledige Frau als ein soziales Problem von beachtenswerter Bedeutung, während es in Wirklichkeit ein Übelstand engsten Ausmaßes sein und als Faktor des sozialen Lebens überhaupt keine Rolle spielen dürfte.

Eine Anweisung über den Geschlechtsverkehr in der Ehe hat die Art und Weise der Ausführung des Beischlafes, seine Häufigkeit, die Einschränkung durch Menstruation, Schwangerschaft und Wochenbett, die freiwillige Abstinenz und ihr Gegenstück, den Präventivverkehr, sowie alle allgemein hygienischen Maßnahmen zu berücksichtigen, sofern der Ehebund seinen Zweck, die Gesundheit der Ehegatten zu erhalten und der Erzielung eines gesunden Nachwuchses zu dienen, erfüllen soll.

Die horizontale Lage, Leib an Leib, die Frau unten, der Mann oben, darf für den Menschen als die normale Begattungsstellung gelten, weil sie die geringste Muskelanstrengung erfordert. Es gibt aber kaum eine mögliche Kombination von Liegen, Sitzen, Knien, Knieellenbogenlage, Beinverschränkung, Stehen des einen oder anderen der Beteiligten, welche nicht gelegentlich einmal in Anwendung gebracht würde. Der Arzt hat mit derartigen Abweichungen nichts zu tun, insofern diese Modifikationen, die wohl keinem anderen Sinn, als Abwechslung und Luststeigerung in die Eintönigkeit des Verkehrs zu bringen, entspringen, zum mindesten entbehrlich sind.

Immerhin findet der Arzt als Eheberater Gelegenheit, eine bewußte Abweichung von dem normalen Begattungstyp gut zu heißen oder geradezu zu empfehlen. So kann ein Wechsel von oben und unten rätlich werden, um eine zarte und empfindliche Frau von der beschwerdevollen und schädlichen Belastung durch einen korpulenten Gatten zu bewahren. Beiderseits sehr hochgradig entwickeltes Fettpolster an Bauch, Oberschenkel, Nates und äußeren Genitalien kann das Zusammentreffen auf normalem Wege rein mechanisch unmöglich machen, so daß zur Wahl des Aktes a posteriori oder anderen Künsteleien Zuflucht genommen werden muß.

Der weitverbreiteten Klage über den Abfluß des Samens unmittelbar nach dem Koitus kann durch die Benutzung der Steißrückenlage mit gesenktem Becken und hocherhobenen Beinen abgeholfen und auf diese Weise eine sonst ausbleibende Empfängnis zustande gebracht werden.

Schwierigkeiten beim Einspielen des Verkehres können aus einer mangelhaften Übereinstimmung von Gliedrichtung und Scheidenrichtung entstehen. Hier hilft oft eine kleine Änderung der Lagerung des weiblichen Beckens, der Haltung der Beine usw.

Beim Beginne des Sexualverkehres sollte sich der Ehemann, der ja die Führung übernimmt, bewußt bleiben, daß die Hindernisse nicht mit roher Gewalt überwunden werden dürfen. Beim Hymenalsaum ist allmähliche Dehnung besser als Zerreißung, obwohl der Volksmund und viele volkstümliche Heiratsgebräuche nicht ganz auf den blutigen Beweis der Virginität verzichten wollen [1]. Die Brautnacht soll nach Scheuer [2] erotische Verführung, nicht Notzucht bringen. Das Ziel muß sein, daß die junge Frau bei ihrer ersten Hingabe Lustgefühl empfindet. Es bestätigt sich immer von neuem, daß das Weib dem Mann, der es mit Genuß die Defloration erleben läßt, treue Anhänglichkeit zeitlebens bewahrt. Aber wenn der Mann sich ungeschickt benimmt, roh vorgeht oder gar impotent ist, stellt, worauf schon Breuer und Freud in ihren Studien über die Hysterie aufmerksam gemacht haben, die Brautnacht für die junge Frau ein psychosexuelles Trauma dar, das nicht selten zu Angstneurosen führt. Man spricht geradezu von einer Hochzeitsnachtpsychose. Die Defloration kann außer psychischen auch sehr große körperliche Schäden stiften. Viel häufiger als man ahnt, kommt es zu Verletzungen des Scheidenvorhofes oder der Scheide, die vielfach zu nachfolgenden schweren Unterleibserkrankungen führen oder eine Blutung zur Folge haben können, die unter Umständen das Leben der verletzten Frau gefährdet. Um die Defloration schmerzlos zu gestalten, hat Kafemann den Frauen vorgeschlagen, die in neuerer Zeit zu großer Bedeutung gelangten, völlig ungefährlichen, jedermann sofort zugänglichen Anästhetika zu verwenden, die, in einer bestimmten Konzentration in Salbenform gebracht, geeignet erscheinen, die Schmerzentstehung unmöglich zu machen, ohne die Wollust zu beeinträchtigen. Nur wenn die Genitalien bei einer alten Jungfrau zu lange brachgelegen haben oder von vornherein ein wenig dehnbarer, unentwickelter Zustand vorhanden ist, besteht ein anatomischer und funktioneller Anlaß zur mangelhaften, aktiven Weiterstellbarkeit und passiven Dehnbarkeit, aus welchen beiden Faktoren sich in der Hauptsache die tatsächliche Weiterstellung des weiblichen Genitales bei der Einführung des männlichen Gliedes (ebenso wie bei der Geburt!) zusammensetzt. Manchmal bleibt der Hymenalsaum ein wirklich unüberwindliches Hindernis, und ärztliche Nachhilfe wird notwendig. Ob ganz große Verletzungen am Damm, an der Harnröhre, an der Klitoris, an der Scheide und im Scheidengewölbe, die bis an den Mastdarm und bis in die Bauchhöhle gehen können, lediglich der ungestümen Einführung des Penis ihre Entstehung verdanken, oder ob dabei auch noch Manipulationen mehr oder weniger roher Art mitspielen, ist im Einzelfalle meistens schwer festzustellen, da die anamnestischen Angaben oft absichtlich ungenau oder unrichtig gemacht werden.

Jedenfalls kann Schonung und Vermeidung von roher Gewalt gar nicht eindringlich genug empfohlen werden. Bei Außerachtlassen dieser Vorsichtsmaßregel mag in der Tat in der Auffassung der jungen Frau der erste Verkehr unter Umständen einer Notzucht gleichen (Kisch) [3] und für das gesamte Leben eine unharmonische Erinnerung hinterlassen (Moll).

Als beste Zeit für den Verkehr ist der Abend zu wählen. Die Entkleidung und die Möglichkeit des Ausruhens nach vollzogenem Akte bilden zwei wichtige hygienische Faktoren. Die Neigung zur Ruhe nach dem Verkehr ist bei dem Manne als dem im allgemeinen

---

[1] v. Reitzenstein, Eheschließung und Hochzeitsgebräuche. Handwörterbuch der Sexualwissenschaft von Max Marcuse. 2. Aufl. S. 133. A. Marcus und E. Webers Verlag, Bonn 1926.

[2] Scheuer, O. F.: Brautnacht und Defloration. Handwörterbuch der Sexualwissenschaft von Max Marcuse. 2. Aufl. S. 73. A. Marcus und E. Webers Verlag, Bonn 1926.

[3] Kisch, E. H., Das Geschlechtsleben des Weibes in physiologischer, pathologischer und hygienischer Beziehung. Wien, Urban & Schwarzenberg, 1904.

aktiveren Teile größer. Er will gemeinhin nach dem Koitus seine Ruhe haben, während bei der Frau oft noch ein zum mindesten eine Zeitlang dauerndes Anschmiegbedürfnis besteht.

Bei den Frauen kann man hinsichtlich ihres Verhaltens zum Verkehr drei Arten unterscheiden: Die erste bringt die Neigung und die Lust dazu von vornherein mit. Das ist diejenige Kategorie, bei welcher der Mann naturgemäß im wesentlichen seine Vorstudien macht, daher er für diesen Teil auch in der Regel einzig und allein Verständnis mitbringt. Der zweiten Art fehlt die primäre Neigung, aber sie bringt Anpassungsfähigkeit mit; der Trieb wird geweckt. Bei der dritten Sorte bleibt zeitlebens eine mehr oder weniger große Gefühlskälte (Frigidität) bestehen. Sie wählt oft den Weg über den Mann, weil er der einzige ist, der zum Kinde führt. Manchmal tritt eine heftige Neigung vorher ganz kalter Frauen erst sehr spät, gelegentlich erst nach dem zweiten oder dritten Kinde ein. Die Tatsache, daß bei einer lange frigid gebliebenen Frau bei der Gelegenheit einer neuen Ehe mit einem anderen Mann der Trieb doch noch geweckt werden kann, weist darauf hin, daß für die Stimmung und Unstimmung der Frau vieles auf den Mann und sein Gebaren ankommt.

In Fällen, in denen am Abend kein befriedigender Koitus erzielt wird, ist er oft noch zu anderen Zeiten, z. B. am frühen Morgen, in anderen Fällen nach dem Essen zu erreichen.

Manche Frauen kennen ganz bestimmte Tage im Menstruationsintervall, an welchen sie Neigung zum Manne empfinden, während sie sich sonst derartigen Regungen wenig zugänglich zeigen. Eine Frau meiner Klientel empfand jedesmal in der Schwangerschaft jegliche Annäherung ihres Mannes als widerlich. Ein solches Verhalten läßt sich in Parallele setzen mit dem Benehmen von Säugetieren (Pferd, Kaninchen), bei welchen mit dem „Aufnehmen" das Männchen nicht mehr zugelassen wird, so daß man diese Abwehrerscheinung geradezu als erstes Schwangerschaftszeichen aufzufassen sich gewöhnt hat.

Eine Sexualperiodizität, abgesehen von einer vermehrten Neigung der Frau vor und nach der Periode, ist beim Menschen kaum zu beobachten. Man darf die beim Manne um die Periodezeit vermehrte Zuneigung zur Frau, die oft nichts anderem als der notwendigen Abstinenz in dieser Zeit entspringt, nicht ohne weiteres mit einem gesteigerten Geschlechtstrieb an sich verwechseln.

Der Mann soll, um mit Ribbing[1] zu reden, für die geschlechtliche Vereinigung die Gunst seines Weibes erbitten, nicht fordern. Aber, wie Fürbringer[2] so richtig hinzusetzt, unter der billigen Voraussetzung, daß die Lebensgefährtin, die sich mehr begehren läßt und beim Akte die mehr passive Rolle spielen soll (Kisch), eine auch dem sittlichen und hygienischen Rechte des Mannes Rechnung tragende und entgegenkommende Haltung bewahrt. So soll eine auf gegenseitiger Liebe und Achtung im Verein mit dem gesunden Geschlechtstrieb gegründete Ehezusammengehörigkeit zum harmonischen Ausklang gebracht werden.

Die Forderung der sexuellen Abstinenz erhebt sich nicht nur generell für die Ehelosen, sondern auch unter bestimmten Bedingungen für das Eheleben. Vom ärztlichen Standpunkt bedeutet das Verlangen einer sexuellen Enthaltsamkeit nicht etwa ein

---

[1] Ribbing, Ehe und Geschlechtsleben. Stuttgart 1919.
[2] Fürbringer, l. c.

unerfüllbares Ideal. Für uns kann nicht maßgebend sein, daß jene Forderung nur in bescheidenem Umfange wirklich in die Tat umgesetzt wird und vielfach auf höhnende Ablehnung stößt. Man darf die Abstinenzfrage nicht einfach mit dem Hinweis erledigen, daß der sexuelle Verkehr des geschlechtsreif gewordenen Menschen von einem bestimmten Alter ab ein natürliches Bedürfnis erfülle, und daß der Mensch ein Anrecht auf die Befriedigung seines Geschlechtstriebes schlechthin besitze. Damit sind wohl gewisse Schwierigkeiten für die Abstinenz hervorgehoben, sie beweisen aber nichts gegen höhere Verpflichtungen, die uns aus den komplizierten Bedingungen unserer kulturellen und sozialen Situation erwachsen und dem Einzelnen Opfer und Entsagungen auferlegen wollen und müssen. Die Spermaabwehr des permanent mit Sperma beschickten Weibchens bedeutet für unsere Frage doch so viel, daß von der Natur wenigstens die temporäre Abstinenz keine unbillige Forderung darstellt.

Wir haben aber unter den obwaltenden Umständen gar nicht zu fragen, ob sexuelle Abstinenz nötig sei, sondern unter welchen Voraussetzungen sie nötig ist und tatsächlich durchgeführt wird. Hier kann nicht mehr gegeben werden als der Versuch einer Regelung des sexuellen Verkehres in der Ehe, während die Besprechung der Frage der Fortpflanzungsregulierung einem besonderen Kapitel (III, 4,) vorbehalten bleibt.

Leitlinien für die Regelung des Geschlechtsverkehres können sich auch für die gesunde Ehe nicht nur als wünschenswert, sondern als nötig erweisen. Im allgemeinen ist die Lenkung des Sexualverkehres in der Ehe weit mehr eine Frage des Mannes als der Frau. Sie stellt den passiven und zumeist anpassungsfähigeren Teil dar, allerdings nicht bis zu dem Grade, daß ihre individuelle Struktur mißachtet werden dürfte. Die Frau hat das Recht, zu beanspruchen, innerhalb der ehelichen Gemeinschaft als vollwertige Partnerin geachtet zu werden.

Es ist nicht möglich, bestimmte Zahlen für das zuträgliche Maß des Sexualverkehres anzugeben. Abgesehen von allen möglichen individuellen Unterschieden und Differenzen des Milieus verlangt die Rücksicht auf die physiologischen Vorgänge im Bereich der Sexualsphäre der Frau vom Manne Einschränkung und Verschiebung seiner Wünsche. Außerdem ist die männliche Libido und Potenz selbst vielen Schwankungen unterworfen. Während der Mann sich in den meisten Fällen auf Grund seiner früheren, persönlichen Erfahrungen über sein sexuelles Wollen und Können im klaren ist, lehrt in der Regel erst die Ehe das Weib selbst, ob es zum Verkehr Neigung hat, oder ob es unter mehr oder weniger schwer bekämpfbaren oder gar unüberwindlichen Einstellungen gegen die geschlechtliche Vereinigung leidet.

Vieles mag an den Sexualeigentümlichkeiten der Frau ihre ganze Erziehung verschuldet haben. Gerade die offizielle Zurückdrängung des Sinnlichen und Sexuellen bringt die Gefahr, daß unter der Decke einer scheinbar geschlechtlichen Indifferenz Aversion und Perversion der Gefühle aufkommen, zur zweiten Natur werden und eine Rückkehr zur wahren Natur erschweren oder unmöglich machen.

Besondere Rücksicht verlangt die Hygiene des Ehebeginnes. Die sogenannten Flitterwochen bedeuten in der Regel eine völlige Umgewöhnung und werden für das seither dem Sexualleben abgewandte und prüde erzogene junge Mädchen eine Epoche mannigfacher Überwindungen. Die geschlechtlich unerfahrene Jungfrau ist der Führung und dem

Taktgefühl des Mannes ausgeliefert. Mißgriffe können unter Umständen für das ganze weitere, eheliche Zusammenleben bedenklich werden.

Die Hochzeitsreisen bilden, wie sie wenigstens gewöhnlich gemacht werden, neben dem Einlaufen der ungewohnten Sexualfunktion, das an sich Ruhe und Sammlung verlangt, eine Anstrengung und Überanstrengung. Kommt die notwendige Schonung zu ihrem Recht, so ist nichts dagegen einzuwenden, wenn die jungen Ehegatten für den Übergang zu einer ganz neuen Zeit ihres Lebens eine ungebundene und für beide Teile interessante und abwechslungsreiche Gelegenheit wählen.

Während der Menstruation unterbleibt der Geschlechtsverkehr. Das gleiche gilt für den Anfang der Gravidität. Im übrigen richtet sich das Zusammentreffen bis zu gewissem Grade nach den Absichten, die damit verbunden werden. Ergeben sich die Ehegatten dem Verkehr, ohne irgendwelche Pläne daran zu knüpfen, so ist eine besondere Regel überflüssig. Soll Empfängnis erzielt werden, dann verdient die Zeit vor und nach der Periode den Vorzug. Will man die Empfängnis vermeiden, so scheint für den Verkehr die Zeit in der Mitte zwischen zwei Perioden geeignet, ohne daß aber nach der einen oder anderen Seite auch nur einigermaßen Sicherheit zu geben wäre.

Wichtig kann in dieser Beziehung werden die schon mehrfach erwähnte Beobachtung, daß fortgesetzte Kohabitation nach zwei Richtungen für die Fortpflanzung schädlich zu wirken vermag. Einmal wird die Frau durch die fortgesetzte Spermaimprägnation und die Spermaresorption in eine Art spermafeindlichen Zustand gedrängt; es soll infolge einer Art Spermareaktion des Mutterblutes eine Sterilität eintreten. Ferner scheint bei Frauen, die leicht zum Abortieren neigen, der fortgesetzte Sexualverkehr Anlaß zu ganz frühzeitigen, regelmäßigen Aborten geben zu können [1].

Den Gradmesser, ob das Tempo des Sexualverkehres das richtige ist, gibt das Allgemeinbefinden. Ehelicher Zusammenschluß soll eine Erhebung, Erholung, eine Art Kraftquelle für beide Teile bilden. Sobald sich im geringsten Grade Erschöpfung geltend macht, geschieht des Guten zu viel.

Um eine eheliche Abstinenz durchzuhalten, ist eine besondere Diätetik notwendig, deren allererste Forderung getrennte Schlafzimmer sind. Ganz abgesehen davon, daß es im Leben jedes Menschen, insbesondere der Frau, Zeiten gibt, in denen man gerne allein ist, gilt auch hier, wie bei allen Reizen, daß, um sie abzustumpfen, wir kein besseres Mittel als die Gewohnheit kennen.

Jeder Mensch — der nicht durch ein verkehrtes Milieu ganz verdreht geworden ist — hat den natürlichen Drang, sich fortzupflanzen. Das ist das mehr oder weniger unbewußte oder bewußte Gefühl, sich im Kampfe ums Dasein zu verewigen. Bei der Fortpflanzung braucht das Weiterleben nach dem Tode in einem Stück von sich selbst nicht nur geglaubt zu werden, es wird ohne weiteres erfüllt.

Der Wille zur Beschränkung der Kinderzahl entspringt komplizierten Motiven. Herbeigeführt wird diese Kleinhaltung des Nachwuchses in den wenigsten Fällen durch sexuelle Abstinenz. Den Ausweg bildet der Präventivverkehr [2]. Dem Selbstbewußt-

---

[1] Menge, Über Hygiene und Diätetik des Weibes. In Menge-Opitz, Handbuch der Frauenheilkunde, J. F. Bergmann 1913 und
Nürnberger, Sterilität. In Halban-Seitz, Handbuch der Biologie und Pathologie des Weibes 1925.
[2] Fürbringer, P.: Präventivverkehr. Handwörterbuch der Sexualwissenschaft von Max Marcuse. 2. Aufl. S. 587. A. Marcus und E. Webers Verlag, Bonn 1926.

sein des modernen Menschen ist es fremd, daß er sich als Sexualwesen etwa nur als Bindeglied zwischen zwei Generationen empfinden sollte. Er verlangt, wie schon andernorts angedeutet, noch die Erfüllung des Anspruches des Sexualtriebes an sich.

Der Arzt muß zur Frage des Präventivverkehres Stellung nehmen. Es gibt ärztliche Anzeigen genug, welche uns die üblen Folgen der Unterlassung einer Konzeptionsverhinderung vor Augen führen. Doch treten diese medizinischen Anzeigen weit zurück hinter die Fälle, in welchen der mögliche, gesundheitliche Schaden einer erneuten Schwangerschaft im Zusammenhang mit den Gesamtverhältnissen der Familie zu werten ist. Wenn der Arzt mit diesen sogenannten sozialen Indikationen auch nicht direkt zu tun hat, so bleibt ihm doch nichts übrig, als „im Sinne der Verhütung von Krankheiten" sich damit zu befassen. Empfängnisverhütung ist heutzutage oft das einzige Vorbeugungsmittel des kriminellen Abortes mit seinen Folgen, seinen Nachkrankheiten, seinem Schaden für Leben und Gesundheit.

Die gleiche Frage wird in verschärfter Form bei der Entscheidung zur künstlichen Schwangerschaftsunterbrechung aufgerollt.

Dazu kommt noch, daß Fälle, in denen der Eintritt einer Gravidität unerwünscht ist, häufig genug zeigen, welche bedenklichen Wirkungen bei psychisch labilen Frauen — und Männern — schon die Angst vor dem befruchtenden Ereignis zeitigen kann. So wird das, was im Eheleben zur Quelle des Genusses, zur Befriedigung und zur Verinnerlichung des gegenseitigen Bundes werden sollte, zur Quelle der Aufregung, Angst, Sorge und des Zerwürfnisses.

Ist gänzlich unerwünschte Schwangerschaft tatsächlich eingetreten, so bedeutet das unter Umständen für den Gemütszustand der Frau, die den Rechenfehler zunächst durch Herhalten ihrer Kräfte zu begleichen hat, oft ein katastrophales Ereignis. In solchen Fällen muß der Arzt gelegentlich den Standpunkt vertreten, daß zwar die Konzeption besser unterblieben wäre, daß er sich aber nicht für berechtigt erachtet, hinterher einzugreifen. Hier rollt sich also eine Frage der Diätetik und Hygiene des Frauenlebens von weittragender Bedeutung auf, deren richtige ärztliche Beantwortung außerordentlich schwer ist, weil sie mit allen möglichen sozialen und strafrechtlichen Einrichtungen in Kollision gerät. (Weiteres darüber siehe im 4. Kap. dieses Abschnittes, Fortpflanzungsregulierung.)

Ein gewisser Geschmack des Widerlichen kann schließlich allen Präventivmaßnahmen nicht abgesprochen werden; wie weit die Delikatesse dabei mitspricht, entscheiden aber schließlich Gewohnheit und Abstumpfung.

Der Congressus interruptus löst bei der Frau dauernde Hyperämien, Neigung zu chronischen Entzündungen im Bereich der inneren Genitalien, Menorrhagien, Endometritis, ja vielleicht auch eine gewisse Beziehung zur Entstehung von Geschwülsten aus[1]. Dabei ist auch die Rückwirkung auf die Psyche zu berücksichtigen. Angstneurosen und sonst nervöse Abnormitäten kommen vor; immerhin erscheint es nicht angängig, diese Formen des Präventivverkehres zum allgemeinen Schreckgespenst herauszuputzen. Maßgebend für die unangenehme Nebenwirkung ist nicht die Methode an sich, sondern die Ansprechbarkeit der Frau, ihre sexuelle Erregbarkeit, ihr Wille zur Sache. Hier ist, wie bei allen

---

[1] Kehrer, Zur Reform operativer und konservativer Indikation. Verhandl. d. dtsch. Ges. f. Gynäkol. Innsbruck 1922 und
Sellheim, Hugo, Metroendometritis u. Metropathie. Dtsch. med. Wochenschr. 1923. Nr. 22 u. 23.

Arten des Präventivverkehres, neben der somatischen vor allen Dingen die psychische Toleranz der Frau entscheidend.

Das gilt in ähnlichem Maße für die Anwendung von antiseptischen und spermatoziden Mitteln beim Verkehr und für die Anwendung von Scheidenspülungen unmittelbar nach dem Akte usw. Über die Wirksamkeit gehen die Meinungen um so mehr auseinander, als dabei sehr viel auf die Technik und den Zeitpunkt des Verfahrens ankommt. Örtliche Reizerscheinungen lassen sich oft nicht umgehen; Sublimatspülungen oder die noch besseren, weil schonenderen Sublaminspülungen unmittelbar nach dem Verkehr gewähren zweifellos einen hohen Grad von Schutz.

Mechanische Barrieren, wie Okklusivpessare, in ihren verschiedenen Gestalten und Abarten, sind ähnlich zu beurteilen; das ständige Tragen sowie das Einführen und Wiederherausnehmen können leicht peinlich werden. Schlecht sitzende Instrumente, aber auch Verschiebungen während der Kohabitation verhindern die Konzeption nicht. Auch hier können örtliche Reizzustände die Folge sein. In die Gebärmutter eingeführte Stifte leisten — abgesehen von ihrer erhöhten Gefährlichkeit — unter Umständen der Befruchtung eher Vorschub, als daß sie diese verhindern.

Das Kondom bedeutet für die Frau das schonendste und zugleich sicherste Mittel, soweit es sich um zuverlässige Fabrikate und geschickte Handhabung von seiten des Mannes handelt. Die Männer lehnen das Mittel oft ab. Sie fühlen sich dadurch in ihrem Genuß beeinträchtigt. Eine ungünstige Beeinflussung der Potenz kann tatsächlich eintreten, sofern sich psychische Hemmungen geltend machen. Im übrigen aber würde über die Gesundheitsschädlichkeit gerade dieses Mittels auch für den Mann nicht viel zu erinnern sein.

Da bei allen Unnatürlichkeiten im Sexualverkehr damit zu rechnen ist, daß sie doch vor allen Dingen eine unangenehme, nervöse Nachwirkung haben können, kommt der Methode der künstlichen Sterilisierung — soweit sich jemand nicht durch das Bewußtsein, nunmehr dauernd zeugungsunfähig zu sein, seelisch bedrückt fühlt — nicht nur der Vorteil absoluter Sicherheit, sondern auch der völliger Unschädlichkeit zu. Der Arzt hat damit zu rechnen, daß man in vielen Fällen Bedenken tragen muß, einen definitiven Dauerzustand zu schaffen, an dem trotz aller darauf gerichteten, seitherigen Bestrebungen — im Sinne einer nur temporären Sterilisierung — nicht allzuviel zu ändern ist, und daß es sich immerhin um einen operativen Eingriff handelt, wenn damit auch bei der heutigen Technik keine berechenbare Gefahr verbunden ist. Ärztlicherseits ist das Verlangen nach operativer Sterilisierung jedenfalls abzuweisen, wenn nicht ganz ernste medizinische Anzeigen bestehen [1].

Der Arzt kann die künstliche Sterilisierung aus therapeutischen Gründen nur mit Zustimmung von Frau und Mann vornehmen. Die Sterilisierung aus sozialer Indikation, selbst unter Einwilligung beider Ehegatten, bedeutet in juristischem Sinne eine schwere Körperverletzung.

Man braucht nur die Frage zu stellen, ob denn der Mann sich lediglich aus Bequemlichkeitsgründen durch Vas deferens-Durchschneidung oder Röntgenbestrahlung seiner

---

[1] Eugen Wilhelm, Beseitigung der Zeugungsfähigkeit und Körperverletzung de lege lata et de lege ferenda. Halle, Marhold, 1911.

Hoden sterilisieren lassen wolle, um aus der regelmäßigen Verneinung den richtigen Standpunkt zu gewinnen, den man als Arzt auch der Frau gegenüber einzunehmen hat.

Bei der Besprechung aller Fragen antikonzeptioneller Mittel wird man zu dem Standpunkte gedrängt, daß heutzutage in der Praxis die Empfängnisverhütung das kleinere Übel als der kriminelle Abort ist. Für den rein medizinischen Standpunkt fällt in die Wagschale, daß mit der letzteren Alternative geradezu eine Lebensgefahr für die Frau verknüpft wird.

Schließlich sind alle empfängnisverhütenden Mittel mehr oder weniger schädlich. Das ist doch auch gar nicht zu verwundern. Die Natur ist eine strenge Gesetzgeberin, die unbarmherzig straft. Sie verlangt, daß man zur Erzielung der geschlechtlichen Spannung und Entspannung zu keiner Ersatzmaßnahme irgendwelcher Art greift, daß man zur Vollziehung des Liebesaktes die von ihr geschaffenen Mittel und Wege anwendet, und schließlich, daß man die nervöse Anspannung in regelrechter Weise zum Abklingen bringt. In allen diesen Beziehungen ist sie eine aufmerksame Wächterin, Richterin und Strafvollstreckerin. Das Nervensystem ist in erster Richtung das Organ, in dem der Strafvollzug stattfindet. Auf dem Wege der Störung der Nerven können alle möglichen Organe indirekt irgendwie geschädigt werden. Die normale geschlechtliche Erregung zieht alle Organe in den körperlich-seelischen Strudel mit hinein, und alle Organe müssen demgemäß auch mitleiden, wenn naturwidrige und deshalb auch meist gesundheitsschädliche Prozeduren zur Glättung der hochgehenden Wogen herangezogen werden.

Zum Schluß sei noch auf einige hervorstechende Abnormitäten der Frau im Geschlechtsleben kurz hingewiesen.

Der Ausfall der Wollustempfindung beim Weibe wird als Dyspareunie[1] bezeichnet. Der Zustand ist nicht zu verwechseln mit der Anaesthesia sexualis und dem Vaginismus. Die sexuelle Anästhesie besteht in einem Mangel des Geschlechtstriebes. Die Frau mit Dyspareunie hat aber Geschlechtstrieb, sogar sehr lebhaften, zuweilen abnorm gesteigerten. Sie findet jedoch durch die ihr gebotene Kohabitation keine Befriedigung. Bei Vaginismus wird der Vollzug des Koitus durch einen schmerzhaften Krampf des Constrictor cunni und der Muskulatur des Beckenbodens bei Annäherung des Mannes unmöglich.

Ein konstantes Zeichen der Dyspareunie ist nach Kisch der Ausfall der weiblichen Ejakulation beim Koitus; durch den Reiz des Verkehres werden nämlich normalerweise mehrere reflektorische Vorgänge im Geschlechtskanale hervorgerufen, unter denen die Erektion der Klitoris und die Ejakulation des Sekretes der Bartholinischen Drüsen, des Uteruskörpersekretes und der Absonderung der Zervikaldrüsen besonders hervortreten. Dabei sollen auch Weiterstellung von Scheidengewölbe und Uterus sowie peristaltische Bewegungen der Eileiter usw. eine Rolle spielen.

Als wichtigste Ursachen des unbefriedigenden Koitus werden der durch Erektionsschwäche und Ejaculatio praecox des Mannes des genügenden Reizes entbehrende Verkehr, sowie auch der in irgendwelcher Weise ausgeübte Coitus reservatus, interruptus und condomatus bezeichnet. Viel liegt natürlich auch an der Anlage und Erziehung der Frau. Man kann sich gut denken, daß da, wo die gute Erziehung mit der Verabscheuung von

---

[1] Vgl. die Ausführungen von Kisch „Das Geschlechtsleben des Weibes in physiologischer, pathologischer und hygienischer Beziehung. Wien, Urban & Schwarzenberg, 1904.

allem, was mit der Sexualität zu tun hat, zur zweiten Natur geworden ist, es Schwierigkeiten bereitet, die wahre Natur wieder durchschlagen zu lassen.

Die Folgen unbefriedigten Sexualverkehres können eine Neurasthenia sexualis, eine Neurasthenie überhaupt und alle möglichen, örtlichen Reizerscheinungen, vielleicht sogar Geschwulstbildungen (Kisch[1] Kehrer[2] und Sellheim[3]) sein.

Wenn also gegen diese Störungen des Sexualverkehres etwas getan werden kann, so wird damit eine Forderung der Hygiene und Diätetik der Frau erfüllt. Von seiten der Frau dürften vernünftige Erziehung und von seiten des Mannes gehörige Potenz als Vorbedingungen für ein befriedigendes Eheleben aufgestellt werden. Manches läßt sich bei vernünftiger Aussprache dazu lernen, wenn die Anleitung auch nicht leicht zu geben ist.

3. Prophylaxe der gesundheitlichen Gefährdung im Eheleben.

Die Ehe ist, wie wir in Kapitel 5 „Grundzüge des Ehelebens und der Ehegestaltung im übrigen" näher sehen werden, bei weitem nicht nur eine sexuelle Gemeinschaft. Die geschlechtliche Zusammenstimmung in der Ehe ist, wie im Kapitel 1 dieses Abschnittes „Eintritt in die Ehe" ausgeführt wurde, nicht zum wenigsten abhängig von dem richtigen Verheiratungsalter und dem richtigen Altersverhältnis der Gatten. Unsere sozialen und ökonomischen Bedingungen ergeben für den Mann ein Sinken des Willens zur Ehe und ein unerwünschtes Ansteigen des durchschnittlichen Heiratsalters. Für die Frau ist eine frühe Verheiratung günstig. Spätheirat bringt ihr leicht schwere gesundheitliche Schädigungen durch den späten Eintritt in die Fortpflanzungsmöglichkeit.

Die Ehe wird von vielen als Heilmittel angesehen. Zweifellos können geregelte Lebensweise und bessere gegenseitige Pflege Mann und Frau nützen. Von der direkten Heilung von Krankheiten ist aber nichts zu halten. Daß bleichsüchtige Mädchen in der Ehe oft aufblühen, dürfte vielleicht in der innersekretorischen Beeinflussung durch die Spermaeinwirkung aufs Blut, die nunmehr bei Tieren wenigstens direkt nachgewiesen ist, seinen Grund haben.

Unter allen Umständen ist Krankheit und Abnormität zunächst als Heiratshindernis[4] und als eine mehr oder weniger schwere Belastung der ehelichen Gemeinschaft einzuschätzen. In diesem Kapitel richte ich mich in der Hauptsache nach der feinsinnigen Auffassung von Bettmann[5]. Schwere körperliche Allgemeinleiden und sexuelle Lokalleiden brauchen gar nicht vorhanden zu sein. Schon kosmetische Fehler in weiterem Sinne und Mängel körperlicher Eigenschaften, die bis zur Verheiratung dem gesunden Partner verborgen blieben, oder von ihm nicht genügend eingeschätzt wurden, können eine schwere Enttäuschung bereiten. So gewinnen an sich harmlose Hautanomalien, Hauterkrankungen, Muttermäler, Behaarungsanomalien, Schweißabsonderungen, Gerüche je nach Sitz, Art

---

[1] Kisch, E. H., Das Geschlechtsleben des Weibes in physiologischer, pathologischer und hygienischer Beziehung. Wien, Urban & Schwarzenberg, 1904.

[2] Kehrer, Zur Reform operativer und konservativer Indikation. Verhandl. d. dtsch. Ges. f. Gynäkol. Innsbruck 1922.

[3] Sellheim, Metroendometritis und Metropathie. Deutsche med. Wochenschr. 1923. Nr. 22 u. 23.

[4] Kuhn, Philalethes, Ehehindernisse. Handwörterbuch der Sexualwissenschaft von Max Marcuse. 2. Aufl. S. 107. A. Marcus und E. Webers Verlag, Bonn 1926.

[5] Bettmann, Geschlechtsleben und Hygiene, im Handbuch der Hygiene von Rubner, v. Gruber und Ficker. 3. Abt. Bd. 3. Leipzig, Hirzel, 1923.

und Ausdehnung, die Bedeutung eines bis zum unüberwindlichen Widerwillen gesteigerten Nachteiles. Sie stoßen nicht nur den Nichtbefallenen ab, sondern gehen nicht selten mit einer psychischen Eigenart des Befallenen selbst einher, die ihm Scheu vor der sexuellen Berührung erweckt.

Geringe Libido, Ausbleiben des Orgasmus, Frigidität, Anaphrodisie, sexuelle Anästhesie, Dyspareunie, Nervosität, Hysterie und wie die nervösen Anomalien alle heißen mögen, hindern an sich nicht den sexuellen Verkehr. Aber alle diese Zustände können für die ganze sexuelle Harmonie in der Ehe verhängnisvoll werden. Der Arzt muß sich der schematischen populären Vorstellung ernstlich widersetzen, daß die Ehe hier etwa regelmäßig heilend und regulierend wirken könne, obwohl wir der Annahme huldigen, daß Art und Tempo der Annäherung des Mannes beim Einspielen des Sexualverkehres eine entscheidende Bedeutung für die Resonanz der Frau zukommt.

Keine Krankheitsgruppe kommt nach Häufigkeit und Bedeutung so sehr als Heiratshindernis und Heiratsverderbnis in Betracht, wie die ansteckenden Geschlechtskrankheiten. Darum soll gerade darüber noch eine besondere Bemerkung gemacht werden.

Die Bekämpfung der Geschlechtskrankheiten im engeren Sinne und die Regelung der Prostitution sind zwei Kapitel, die zwar in bezug auf das Vorleben des Mannes eine wichtige Beziehung zur Hygiene des Ehelebens haben, deren eingehende Erörterung aber hier zu weit führen würde. Es sei in dieser Richtung auf die vorzüglichen Ausführungen von Bettmann im „Handbuch der Hygiene" von Rubner, von Gruber und Ficker verwiesen. Ich werde mich hier darauf beschränken, nur im Anklang an Bettmann eine kurze Andeutung zu machen, in welcher Weise der Verschleppung der Geschlechtskrankheiten in die Ehe vorgebeugt werden kann.

Für die Beurteilung, ob die Ansteckungsfähigkeit eines Syphilitikers als erloschen gelten darf, suchen wir nach einer Formel, die das Alter der Krankheit, ihren Verlauf, die Art und Stärke der Behandlung und spezielle Krankheitsäußerung in Rechnung setzt.

Die frühere klinische Erfahrung hatte gelehrt, daß nach gehöriger Behandlung die Ansteckungsfähigkeit meist im fünften Jahre erloschen ist. Es gibt aber doch Fälle, die sich noch später als infektiös erweisen. In der Wassermannschen Reaktion haben wir eine Untersuchungsmethode gewonnen, die bei positivem Ausfall beweist, daß die Syphilis noch nicht völlig ausgeheilt ist. Damit ist aber noch nicht ganz erwiesen, daß die Krankheit noch infektiös sein könne. Umgekehrt wäre es unzulässig, den negativen Ausfall der Wassermannschen Reaktion für sich allein im Sinne einer Heiratserlaubnis entscheiden zu lassen, denn er ist bei weitem kein vollwertiger Beweis für das Erloschensein der Infektiosität.

Wir können dieses Untersuchungsmittel nur im Zusammenhang mit anderen Anhaltspunkten verwerten. Die Ungefährlichkeit der Kranken ist um so gewisser anzunehmen, je früher im Verlauf des Leidens die Wassermannsche Reaktion negativ geworden ist und bei klinischer Symptomfreiheit und ausgiebiger Behandlung in zahlreichen, längere Zeit fortgesetzten Untersuchungen sich dauernd negativ erwiesen hat. Wir besitzen somit nur relative, nicht absolute Maßstäbe für die Beurteilung der Ansteckungsgefährlichkeit eines Syphilitikers.

Bei der Gonorrhöe stößt die Feststellung, ob die Ansteckungsfähigkeit eines Ehekandidaten erloschen ist, erst recht auf allergrößte Schwierigkeiten. Wohl kann die Infektion so weit zurückliegen, der Verlauf der Erkrankung so leicht und unkompliziert gewesen sein, daß alle Resterscheinungen fehlen und eine genügende Beobachtung ein so einwandfreies Ergebnis geliefert hat, daß ärztlicherseits unbedenklich eine vollkommene Heilung angenommen werden darf; aber mehr wie eine nur einigermaßen zuverlässige Beurteilung ergibt sich daraus doch nicht. Auf keinen Fall ist ein negatives Ergebnis der Gonokokkenuntersuchung uneingeschränkt im günstigen Sinne verwertbar oder gar beweisend. Es zeigt sich gar häufig der Mann hinterher doch noch als infektiös. Diese traurige und der Frau verhängnisvolle Tatsache wird vielleicht erst geraume Zeit nach der Eheschließung, unter Umständen unter Ausbreitung des Leidens auf die inneren Genitalien, nach der Geburt eines Kindes, offenkundig, obwohl die Ansteckung der Frau bereits kurze Zeit nach der Verheiratung erfolgt war. Gelegentlich kommen die Tripperkeime beim Manne von versteckten und verkapselten Herden aus tatsächlich erst nach langer Zeit, vielleicht erst nach Jahren, wieder zum Vorschein, und zwar so, daß keineswegs aufdringliche Symptome auf diese erneute Gefährlichkeit aufmerksam machen. Die chronisch gewordene Gonorrhöe des Mannes bleibt also für die Verheiratung eine unheimliche Erkrankung.

Umgekehrt geht es nicht an, wie es so oft geschieht, lediglich aus der Tatsache, daß der Mann einmal Gonorrhöe gehabt hat, den Schluß zu ziehen, die Frau müsse auch angesteckt sein. Das trifft nicht einmal zu, wenn bei der Frau entzündliche Erscheinungen nachgewiesen werden können. Entzündungen können bei Frauen doch auch in vielen Fällen eine andere Quelle haben.

Die Einschleppung der Gonorrhöe in die Ehe bleibt um so bedenklicher, als damit gerechnet werden muß, daß durch den sexuellen Verkehr die Infektion immer wieder zwischen den beiden Gatten hin- und herpendelt, solange nicht die schwer zu erreichende Heilung gelungen ist.

Die Gonorrhöe steht obenan unter den Erkrankungen, welche der Quantität der Nachkommen im Wege sind, sei es infolge von Komplikationen beim Manne, welche die Zeugungsfähigkeit ausschließen, sei es durch Lokalisation bei der Frau, die eine Konzeption und das Austragen der Frucht hindert.

Die ärztliche Eheberatung ist also, wie man sieht, nicht nur sehr verantwortungsvoll, sie wird oft geradezu zu einer diplomatischen Aufgabe, zumal heutzutage auch das Gesetz sich hinter die ganze Frage zu stellen bestrebt. § 5 des Gesetzes zur Bekämpfung der Geschlechtskrankheiten soll bestimmen:

„Wer weiß oder den Umständen nach annehmen muß, daß er an einer mit Ansteckungsgefahr verbundenen Geschlechtskrankheit leidet und trotzdem eine Ehe eingeht, ohne dem anderen Teil vor Eingehung der Ehe über seine Krankheit Mitteilung gemacht zu haben, wird mit Gefängnis bis zu drei Jahren bestraft. Die Verfolgung tritt nur auf Antrag ein."

Der Infizierte wird also sachverständigen Rat darüber einholen, ob er sich als nicht mehr ansteckungsfähig betrachten kann. Man darf wohl der Meinung sein, daß das Urteil eines anerkannten Sachverständigen, das keine Einwände gegen die Heirat ergibt, dem Ehekandidaten weitgehende Offenbarungen ersparen sollte, wenn sie nicht ausdrücklich von der Gegenseite eingefordert werden. Es erscheint keineswegs nötig oder auch nur erwünscht, daß diese etwas von der früheren Geschlechtskrankheit des Ehekandidaten erfährt, wenn sie nur darüber beruhigt sein kann, daß die Verbindung mit ihm keine Gefahr bedeutet.

Der alte Hausarzt der Familie war früher auch in den Fragen der Gattenwahl der jungen Generation der zuständige Berater. Diese Aufgabe ist nach den Angaben von Kuhn[1] in der Neuzeit sehr in den Hintergrund getreten, einmal deshalb, weil die Hausärzte immer seltener geworden sind und der überwiegende Teil des deutschen Volkes auf die Kassenärzte angewiesen ist, bei denen die vorwiegend hausärztliche Tätigkeit völlig unterdrückt ist und nur die Behandlung von Krankheitszuständen gelohnt wird. Sehr wichtig ist die Einrichtung amtlicher Eheberatungsstellen, wie sie sich in Dresden, Wien, Berlin und Hamburg befinden. Einen besonderen Fortschritt bedeutet es, daß z. B. die Dresdener Ortskrankenkasse die Kosten der Eheberatung für ihre Mitglieder übernommen hat.

Der Arzt kann die Interessen von Mann und Frau wahren, wenn sich die Ehekandidaten ganz allgemein die gegenseitige Vergewisserung verschaffen wollen, daß bei ihnen keine krankhaften Voraussetzungen bestehen, die bei richtiger Würdigung des Wesens der Ehe sie von der Verbindung Abstand nehmen ließen. Solche generelle Ausdrucksweise betrifft also keineswegs allein die Geschlechtskrankheiten, und gerade dadurch, daß es sich um eine allgemeine Bestätigung handelt, wird ja auch bei vielen die Frage der geschlechtlichen Erkrankung überhaupt zurücktreten können und der Berücksichtigung der Geschlechtskrankheit das Vordringliche gegenüber dem Ehepartner genommen werden, ohne daß in bezug auf Aufmerksamkeit diesem wichtigsten Punkte gegenüber von seiten des Arztes etwas zu fehlen brauchte.

Von seiten des Staates sollte der Einführung gegenseitiger Übergabe solcher Heiratszeugnisse[2] zwischen den Brautleuten die größte Förderung zuteil werden, was spätestens bei der standesamtlichen Meldung der Brautpaare seinen Ausdruck durch die Übergabe eines geeigneten Merkblattes finden könnte und heutzutage auch schon in der Tat geschieht.

Ich lasse hier den Wortlaut eines Merkblattes folgen, wie es z. B. den beim Standesamt Halle sich Meldenden in die Hand gedrückt wird.

Dieses Merkblatt soll der Standesbeamte gemäß § 45 Abs. 5 des Personenstandsgesetzes den Verlobten und denjenigen, deren Einwilligung zu der Verehelichung nach dem Gesetze erforderlich ist, vor Anordnung des Aufgebots aushändigen.

Wer willens ist, sich zu verehelichen, möge nachstehendes beachten und beherzigen.

Gesundheit von Mann und Frau ist ein Grundpfeiler für das Glück der Ehe. Im gesunden Menschen wohnen gesunder Sinn, Kraft und Schaffensfreude, kurz, alle diejenigen Körper- und Geisteskräfte, die Zufriedenheit im ehelichen Leben und eine gesunde Nachkommenschaft verbürgen.

Krankheit des einen wirkt schädigend auf den anderen, macht ihm vermehrte Arbeit, drückt auf die Lebensfreude, bringt Kummer und Sorge ins Haus.

Krankheiten können bei dem Zusammenleben in der Ehe auf den anderen Gatten übertragen werden. Ganz besonders hart aber werden die Kinder von gewissen Krankheiten der Eltern getroffen. Schon wenn Krankheit von Vater oder Mutter nur ungünstige wirtschaftliche Verhältnisse in der Ehe zur Folge hat, leiden darunter Gedeihen und Erziehung der Kinder. Noch schlimmer aber ist, daß gewisse Krankheiten oder die Veranlagung hierfür auf die Kinder übergehen und ihre körperliche und geistige Entwickelung schwer schädigen. Auch erzeugen kranke Eltern meist schwächliche, leicht zur Erkrankung neigende Kinder. Bleibt die Ehe kinderlos, so ist nicht selten elterliche Krankheit daran schuld.

---

[1] Kuhn, Philalethes, Eheberatung. Handwörterbuch der Sexualwissenschaft von Max Marcuse. 2. Aufl. S. 103. A. Marcus und E. Webers Verlag, Bonn 1926.

[2] Derselbe, Ehezeugnisse. Handwörterbuch der Sexualwissenschaft von Max Marcuse. 2. Aufl. S. 147. A. Marcus und E. Webers Verlag, Bonn 1926.

Besonders unheilvoll sind für die Eltern wie Kinder die Tuberkulose (Schwindsucht) sowie die Geschlechts- und Geisteskrankheiten; nicht minder verderblich wirken Trunksucht und Morphium- oder Kokainmißbrauch.

Deshalb ist es für jeden, der heiraten will, heilige Pflicht — gegen sich selbst, gegenüber seinem künftigen Ehegatten und den erhofften Kindern sowie gegenüber dem Vaterland, das dringend einen gesunden Nachwuchs braucht — daß er sich vorher vergewissert, ob der wichtige Schritt zur Verehelichung mit seinem Gesundheitszustand sich vereinbaren läßt.

Die Brautleute müssen ernstlich prüfen, ob nicht nur die gegenseitige Liebe und die wirtschaftlichen Verhältnisse, sondern auch die beiderseitige Gesundheit Gewähr für ein glückliches und befriedigendes Eheleben bieten. Dafür, daß diese Prüfung geschieht, tragen die Verantwortung auch die Eltern der Brautleute sowie die Vormundschaftspersonen und sonstige Elternvertreter, die rechtlich und sittlich jederzeit für das Wohl ihrer Pflegebefohlenen zu sorgen verpflichtet sind.

Nur der Arzt kann sagen, ob eine Krankheit vorliegt, welche zurzeit die Heirat nicht ratsam erscheinen läßt. Gar mancher ist krank, ohne es überhaupt zu wissen.

Verlobter und Verlobte, jeder von beiden, sollen zu einem Arzt, der ihr Vertrauen genießt, gehen und ihn um sein sachverständiges Urteil bitten. Frei und offen soll ihm die volle Wahrheit gesagt werden. Zu Besorgnis liegt kein Grund vor, denn der Arzt muß Verschwiegenheit wahren, setzt sich sogar strafrechtlicher Verfolgung aus, wenn er diese Pflicht verletzt. Widerrät der Arzt angesichts des augenblicklichen Gesundheitszustandes die Ehe, so sollen die Verlobten auf Vernunft und Gewissen hören und von der Eheschließung bis auf weiteres Abstand nehmen. Viel größer ist der Schmerz und ungleich bitterer ist die Enttäuschung, wenn sie diesem Rat nicht folgen, mit seligen Erwartungen in die Ehe eintreten, hinterher aber mit ihren Hoffnungen Schiffbruch leiden. In der Regel wird übrigens die ärztliche Untersuchung nur die Bestätigung der Heiratsfähigkeit bringen. Schon oft ist die bange Sorge, untauglich für die Ehe zu sein, durch ärztliche Untersuchung behoben, in vielen Fällen dem Untersuchten daneben wertvoller ärztlicher Rat zur Behebung seines der Verehelichung nicht weiter hinderlichen Leidens zuteil geworden.

Aber auch wer tatsächlich in einem zur Verheiratung nicht geeigneten Gesundheitszustande befunden werden sollte, wird oft genug vom Arzte zugleich erfahren, daß er mit ärztlicher Hilfe seine Gesundheit wieder zu erlangen vermag. Er kann dann einige Zeit später mit gutem Gewissen und mit begründeter Aussicht auf wahres Familienglück die Ehe schließen.

Von dem Ergebnis der ärztlichen Befragung sollen sich die Brautleute gegenseitig, bevor sie den endgültigen Entschluß zur Verehelichung fassen, unterrichten oder sich durch Vermittlung ihrer Eltern, Vormünder oder sonstigen Elternvertreter Kenntnis geben. Wer dies unterläßt, begeht schweres Unrecht, das sich bitter rächen kann.

Wer aber weder rein menschlichen Gefühlen, noch dem Rufe des Gewissens Gehör gibt, der sei darauf aufmerksam gemacht, daß nach dem Bürgerlichen Gesetzbuch (§§ 1333, 1334) eine Ehe für nichtig erklärt werden kann, wenn einer von beiden Teilen bei der Eheschließung nicht hinreichend über die Persönlichkeit und die entscheidenden Eigenschaften des anderen unterrichtet war. Wer den anderen schuldhaft ansteckt, macht sich auch schadenersatzpflichtig (§ 823), ja er setzt sich sogar der Gefahr strafrechtlicher Verfolgung aus.

Mögen vorstehende Darlegungen bei allen, die es angeht, Beachtung und Befolgung finden. Sie stützen sich auf ernste, in zahlreichen Fällen durch das praktische Leben der Vergangenheit und Gegenwart bestätigte Erfahrungen; sie sollen in wohlmeinender Absicht nur verhüten, daß Heiraten stattfinden, die aller Voraussicht nach unglückliche Ehepaare und Kinder schaffen und dem Staate einen minderwertigen, ja unbrauchbaren Nachwuchs bringen würden.

Dem Arzt wird in der Eheberatung ein gewaltiges Maß von Verantwortung zugeschoben. Es liegt im Interesse der Beteiligten, sich das erwünschte ärztliche Gutachten möglichst früh, also schon vor oder beim Eingehen des Verlöbnisses zu verschaffen. Der Austausch der Gesundheitszeugnisse sollte dem „Austausch der Photographien" womöglich vorausgehen; jedenfalls ist er wichtiger, denn er gibt ein Bild von dem Inneren im Gegensatz zur Photographie, die sich nur mit dem Äußeren befaßt.

Eine spätere Begutachtung hat im negativen Falle das Mißliche, daß der kranke Teil dem Gesunden sich nicht gerne offenbaren will, weil er sich beim Rückgange des Verlöbnisses vor der gesellschaftlichen Bloßstellung scheut. Die Situation ist für den Arzt in solchen Fällen nicht leicht, und ich schließe mich in bezug auf das Verhalten auch wieder den Ausführungen des erfahrenen Bettmann an:

In solchen Zusammenhängen kann der bereits angeführte § 5 des Gesetzes zur Bekämpfung der Geschlechtskrankheiten wesentliche Bedeutung gewinnen, welche durch die Bestimmungen über Gesundheitsgefährdung und über die nachträgliche Anfechtbarkeit der Ehe verstärkt wird. Es ist alles daran gelegen, gerade in diesen Fällen dafür zu sorgen, daß es überhaupt nicht zu einer Verheiratung käme, oder daß die Gegenseite mindestens noch rechtzeitig Kenntnis von der Sachlage erhielte. Es scheint unbedingt geboten, daß ein Arzt, der auf irgendeine Weise davon unterrichtet ist, daß sein Patient mit einer noch ansteckenden Geschlechtskrankheit vor der Verheiratung steht, sich darum bemüht, den Kranken zurückzuhalten und ihn zu den notwendigen Offenbarungen und Schritten zu veranlassen.

Widersetzt sich der Kranke dem Verlangen, oder bleibt es zweifelhaft, ob der Patient der Verpflichtung nachgekommen ist, wie sie ihm der § 5 des Gesetzes zur Bekämpfung der Geschlechtskrankheiten auferlegen will, so muß es dem Ermessen des Arztes anheimgestellt bleiben, ob er es für richtig hält, im Sinne einer höheren Pflicht das Berufsgeheimnis hintanzusetzen und die Aufklärung der Gegenseite herbeizuführen, um frevelhaftes Unheil zu verhüten. Bettmann ist der Ansicht, daß gerade in solchen Fällen das Verbot der unbefugten Offenbarung nicht allzu starr und ängstlich ausgelegt werden darf. Ob der Arzt den Ausweg wählen kann, die Vermittlung einer Beratungsstelle in Anspruch zu nehmen, ist zweifelhaft. Der § 8 des Gesetzes zur Bekämpfung der Geschlechtskrankheiten verlangt die Meldung an der Beratungsstelle, wenn der Kranke nach seinen persönlichen Verhältnissen andere gefährdet. Der Grad der Gefährdung bleibt aber ungewiß, wenn der Verheiratungstermin etwa noch nicht endgültig feststeht, und wenn zum Beginne der Ehe die Ansteckungsfähigkeit noch wesentlich beschränkt oder gar gänzlich beseitigt werden kann. Die Weiterbehandlung Geschlechtskranker in der Ehe ist ferner imstande, die Gefahr der Übertragung einer Geschlechtskrankheit herabzusetzen oder zu beseitigen.

Alles in allem ergeben sich immerhin weitgehende Möglichkeiten, die Verheiratung von Personen zu hintertreiben, die einem Ehepartner die naheliegende Gefahr einer geschlechtlichen Ansteckung brächten. Eine vollkommene Unterbindung könnten auch die strengsten Verbote und Zwangsmaßnahmen nicht herbeiführen. Die besten Garantien sind schließlich immer wieder in der persönlichen Gewissenhaftigkeit der Erkrankten und in der nachdrücklichen Betonung ihrer Verpflichtung gegen sich, den Ehepartner und vor allen Dingen die Nachkommenschaft beim Eingehen einer Ehe zu finden.

Die sinngemäße und ausgiebige Anwendung strafrechtlicher Bestimmungen über Gesundheitsgefährdung und Körperverletzung kann durch die Abschreckung, die sie mit sich bringt, einen gewissen Schutz gegen die Einschleppung von Krankheiten in die Ehe begründen. Da aber gerade bei den Geschlechtskrankheiten weitgehende, persönliche Hemmungen gegen das Anrufen der Gerichte bestehen, und die Strafverfolgung nur auf Antrag des bedrohten oder bereits geschädigten Ehegatten erfolgt, bleibt die praktische Wirkung des Strafgesetzes meist illusorisch.

Wenn auch die zivilrechtlichen Bestimmungen über Eheanfechtung und Ehescheidung herangeholt werden können, so bringen sie dem durch die Geschlechtskrankheit Geschädigten, auch wenn er obsiegt, meist nur eine unvollkommene und fragwürdige

Remedur. Die Hauptaufgabe, eine Einschleppung der Geschlechtskrankheiten überhaupt zu verhüten, wird somit durch die Rechtsbestimmungen wohl gestützt, aber keineswegs gesichert.

Der Vollständigkeit halber sei erwähnt, daß nicht nur Geschlechtskrankheiten, sondern auch andere Leiden, die aus der sexuellen Gemeinschaft eine Gefahr für die andere Ehehälfte bringen, oder solche, welche die sexuelle Gemeinschaft unmöglich machen, zu erfolgreicher Klage führen können.

Was von den Geschlechtskrankheiten als Gefährdung des Ehelebens gilt, trifft natürlich für alle übrigen, vor allen Dingen die ansteckenden Krankheiten, insbesondere die Tuberkulose zu.

4. Fortpflanzungsregulierung[1].

Prädestiniert zum Herrn des Instinktes und aller äußeren Bedingungen, erhält der Mensch die Freiheit, seine Fortpflanzungsbetätigung in weiten Grenzen nach Belieben auszudehnen oder einzuschränken, das heißt selbständig zu regulieren. Dadurch unterscheidet sich der Mensch von der Natur aus von Pflanze und Tier.

Von dieser Menschenwürde ist uns heute in Deutschland viel genommen. Wir können in dem diffizilsten Punkte menschlicher Freiheit nicht mehr tun und lassen, was wir wollen. Wir müssen bis zu gewissem Grade uns danach richten, was ein gemeinsamer Zwingherr uns aufdrängt.

Früher durfte die Einrichtung unserer Fortpflanzung nach hohen Zielen streben. Heute sehen wir uns gezwungen, Minimalforderungen gerecht zu werden. Kinderreichtum[2] ist in dieser Zeit des Niederganges die einzige wertbeständige Lebensversicherung unseres Volkes. Wir brauchen nur die Gegenfrage zu stellen: Wo kämen wir hin, wenn der Kindersegen aufhörte?

Der Schwerpunkt und der schwierigste Punkt der Frage liegt für uns nicht in dem Prinzip, dessen Bejahung unumstößlich ist, sondern in dem Grade, in welchem dem Naturgesetz von der Fortpflanzung entsprochen werden darf und muß.

In diesem Punkte sind wir leider genötigt, von dem von uns früher geäußerten Idealismus[3] ein gut Teil zurückzustecken. Für das deutsche Frauenleben ist das eine herbe Sache.

Für uns kann es sich heute nicht mehr darum handeln, einem hohen, aber unerfüllbarem Ideal nachzuhängen, sondern wir müssen uns auf den Boden der Tatsachen stellen. Bei der unvermeidlichen Nachwirkung ideeller Forderungen in der Nachkommenfrage, wie sie für die Menschheit im allgemeinen bestehen und für uns auch früher bestanden haben, hoffentlich auch wiederkehren werden, ist es dringend nötig, auf die dazu in einem gewissen Widerspruch sich befindlichen Realitäten unserer Zeiten und unseres Volkes nachdrücklichst hinzuweisen. Nur so kann die richtige Mischung zwischen Wollen und Können in dieser akuten Lebensfrage in unserem heutigen Deutschland zustande gebracht werden.

---

[1] Vgl. meine Ausführungen im Geheimnis vom Ewig-Weiblichen. l. c.

[2] Kober, Der Kinderreichtum, eine Lebensnotwendigkeit für unser Volk. Verein der Ärzte Halle a. S. am 14. Nov. 1923. Münch. med. Wochenschr. 1924. Nr. 1.

[3] Vortrag 13, Produktionsgrenze und Geburtenrückgang und Vortrag 14, Fortpflanzungspflege im Geheimnis vom Ewig-Weiblichen. 2. Aufl. Stuttgart, Enke.

Der Kardinalpunkt der brennenden Tagesfrage ist: Die richtige Form einer Fortpflanzungsregulierung, um die wir nicht mehr herumkommen, muß gefunden werden.

Es besteht auf diesem Gebiete ein energetischer Zusammenhang, dem man durch richtige und sparsame Kräfteverteilung gerecht werden muß. Wir haben einen Wettbewerb zwischen Selbsterhaltung und Fortpflanzung, der sich seit dem unverhohlenen Vernichtungswillen unserer Feinde zu einer unausweichlichen Notwendigkeit (dira necessitas!) zugespitzt hat. Es geht jetzt hart auf hart. Hunger ringt unmittelbar mit Fortpflanzung.

Die Bedrückung wirkt schon verderblich nicht nur auf die tatsächliche Fortpflanzungsbetätigung, sondern auch lediglich auf die Erhaltung der Fortpflanzungsbereitschaft der deutschen Frau zurück. Das ersieht man am besten daraus, daß unser ärztliches Handeln bereits in dieser Richtung weitgehendst Rücksicht nehmen muß. Ich will darauf mit wenig Worten eingehen, weil dadurch die Fortpflanzungsnot unserer Zeit am besten ins rechte Licht gesetzt wird.

Da, wo eine Konkurrenz von Fortpflanzungswachstum und Reparaturbedürfnis für den von einer auszehrenden Krankheit befallenen weiblichen Organismus eintritt, machen wir Ärzte gelegentlich mit gutem Erfolg den Versuch, analog den natürlichen Verschiebungen der Wachstumsmöglichkeiten durch eine künstliche Beschränkung des Fortpflanzungswachstums die ganze Kraft des Organismus auf die Ausheilung der Krankheit zu konzentrieren. Hierher gehört die allgemein anerkannte, künstliche Schwangerschaftsunterbrechung bei Lungenkranken usw., um Schwangerschaftswachstum, Kinderstillen usw. zu ersparen. Weniger anerkannt und empfehlenswert — wenn auch folgerichtig — ist der Gedanke, durch Herausnahme des Fruchthalters den Zwang zu monatlich wiederholtem Blutersatz zu vermeiden und den dadurch freiwerdenden Kraftüberschuß der Ausheilung der Tuberkulose zugute kommen zu lassen.

Unumgängliche Voraussetzung für das Gelingen solcher energetischer Spekulationen ist aber die Möglichkeit einer ausreichenden Ernährung und womöglich die Steigerung der Ernährung.

Bei der heutigen, immer noch vielfach verbreiteten Unterernährung wird die Grenze der Leistungsfähigkeit viel rascher als früher erreicht. Das gilt für alle Anstrengungen, ganz besonders aber beim Weibe für den Tribut, den es der Fortpflanzung zu leisten hat. Hierher rechnen wir außer der tatsächlichen Fortpflanzungsbetätigung in Form von Schwangerschaft, Geburt, Wochenbett, Kindersäugen, Kinderaufzucht usw. auch schon die organische Aufgabe des Wiederersatzes von verlorengegangenen Körperkräften bei der monatlichen Regel im Sinne der Erhaltung der Fortpflanzungsbereitschaft.

Wie wir als Folge jener durch die Unterernährung bedingten Kräfteverschiebung und Kräftebeschränkung jede krankhafte Verstärkung der Periodenblutung viel ernster als früher nehmen, so liegt es nahe, auch heute schon von einem zehrenden Einfluß der normalen Periode, der normalen Schwangerschaft, des normalen Stillens, der normalen Kinderaufzucht auf den unterernährten Frauenkörper zu sprechen und ihn in Anschlag zu bringen. Alle Zumutungen an den Körper und seine Kräftebilanz finden unter unseren heutigen Lebensverhältnissen viel mehr als zu anderen Zeiten ihre Resonanz in der wirtschaftlichen Lage des einzelnen Menschen.

Um diesen innigen Zusammenhang und die dabei in Betracht kommenden Werte zu beleuchten, eine kleine Berechnung: Man mache nur einmal einen Überschlag, was uns die Unterhaltung der ständigen Fortpflanzungsbereitschaft bei unseren Frauen in Deutschland allein kostet. Gering angeschlagen etwa 100 Gramm Körpersäfte, in der Hauptsache das kostbare Blut, gehen pro Regel verloren. Nur zehnmal im Jahre gerechnet macht das ungefähr 1 Liter. Multipliziert mit der Zahl der menstruierenden Frauen, vervielfältigt mit dem Kraftaufwande (der Kalorienzahl), der zum Wiederersatz des Blutes notwendig ist, gemessen an den Marktpreisen der Nahrungsmittel, ergibt das einen ganz ungeheuren Wert, den wir bei unseren sonstigen Entbehrungen nur mit Mühe und Not aufbringen. Eigentlich sind wir so arm geworden, daß wir uns den biologischen Luxus der Erhaltung steter Fortpflanzungsbereitschaft durch die normale Periode kaum mehr leisten können!

Jedenfalls bedingt die Erschwerung des Blutersatzes infolge der allgemeinen chronischen Unterernährung automatisch eine nicht unbeträchtliche Anzeigeverschiebung bei der Behandlung krankhaft gesteigerter Blutungen. Wie mit dem Ersatz verlorenen Blutes geht es aber mit der Zumutung aller organischen Leistungen auf dem Gebiete der Fortpflanzung. Wir erleben eine große Umwälzung, an der nicht ohne weiteres achtlos vorübergegangen werden darf.

Gesellt sich jetzt zur Belastung durch Schwangerschaft noch eine zehrende Erkrankung, so vermag der unterernährte Organismus dieser doppelten Belastung, statt einer normalen, nur eine verminderte Leistungsfähigkeit entgegenzusetzen. Es kommt rascher und überraschender als bei guter Ernährung oder gar Ernährungssteigerung zur gefährlichen, ja lebensgefährlichen Anstrengung, welche die Schwangerschaftsunterbrechung dringend erheischt. Ein solch wichtiger, wenn auch noch wenig exakt bestimmter Faktor in der Körperbilanz, die chronische Unterernährung, ist geeignet, die an sich nicht leichte Entscheidung des Arztes in Sachen der Entlastung der werdenden Mutter in hohem Grade zu komplizieren. Das war der Grund, warum ich auf diesen Punkt etwas mehr eingegangen bin.

Für die Anzeigestellung zur Schwangerschaftsunterbrechung besteht schon an sich oft genug eine große Unsicherheit und Schwierigkeit. Die Entscheidung, daß eine Lebensgefahr, der man auf andere Weise als durch künstliche Entlastung nicht aus dem Wege gehen kann, vorliegt, gilt nicht immer für die Gegenwart, sondern muß oft längere oder kürzere Zeit vorausgenommen werden. Wir sollen uns womöglich ganz im Anfange der Tragzeit dahin aussprechen, ob eine akute Lebensgefahr im weiteren Verlaufe der Schwangerschaft, bei der Geburt oder gar erst im Wochenbett zu erwarten sein wird. Dabei ist unter Berücksichtigung aller einschlägigen Faktoren die Lage des Arztes noch leicht, wenn er sich in einer die Entlastung ablehnenden oder bejahenden Richtung bestimmt aussprechen kann.

Nicht immer liegen aber die Verhältnisse so klar und einfach. Dem Arzt bleibt in einzelnen Fällen zweifelhaft, wie er sich entscheiden soll. Diese Zweifelsfälle sind die schwierigsten und somit für die Praxis die wichtigsten.

Was soll man aber im Zweifelsfalle tun? Manche dürften geneigt sein, auch in solchen Fällen die Ablehnung der Erleichterung von dem Kinde auszusprechen. Ich kann das nicht für gerechtfertigt halten und glaube, es geschieht der Kranken unrecht damit.

Ich neige in solchen Fällen — aber auch nur in solchen Zweifelsfällen — dazu, der Trägerin des Kindes ein gewisses Selbstbestimmungsrecht einzuräumen. Sie trägt ihre Haut zu Markte. Daher soll sie selbst entscheiden, ob sie dem Kinde oder einem weiteren Kinde zuliebe eine Lebensgefahr auf sich nehmen will, oder ob ihr die eigene Gesundheit, an deren Erhaltung außer ihr der Ehemann und die bereits vorhandenen Kinder interessiert sind, vorgeht [1].

Diese kleine Abschweifung ins therapeutische Gebiet zeigt uns, daß die besonderen Verhältnisse, unter denen wir jetzt leben müssen, geeignet sind, unsere seitherigen Auffassungen in Richtung des verschärften Wettbewerbes zwischen Selbsterhaltung und Fortpflanzung im allgemeinen nicht unbeträchtlich zu verschieben. Das, was für die ärztliche Auffassung gilt, beansprucht eine noch viel größere Wichtigkeit in volkswirtschaftlichem Sinne.

Wieviel Arbeit die Frau im Dienste der Fortpflanzung zu leisten imstande ist, ergab ein Vergleich ihres Eigenwachstumes im Aufbau des Körpers mit dem Wachstum über die Grenzen des Organismus hinaus (so kann man ihre Fortpflanzungsleistung bezeichnen). Eine Frau mit 2 Kindern hat nach 45 Jahren, bildlich gesprochen, drei ausgewachsene Menschen aufgebaut und davon die beiden letzten ungefähr im gleichen Tempo ihres ursprünglichen Eigenwachstums während der Kinderjahre [2] (Abb. 6 Seite 16).

Dieser Wettbewerb zwischen Fortpflanzung und Selbsterhaltung spitzt sich zu, sobald die Frau in so drückende wirtschaftliche Verhältnisse eingepfercht wird wie bei uns. Auf der einen Seite tritt der viel Kraft verschlingende Arbeitszwang gebieterisch als erhöhte Anforderung an die einzig und allein verfügbare Kraftquelle des Organismus heran. Auf der anderen Seite wird durch eine unzulängliche Wirtschaft der Kraftersatz des Organismus — statt, wie es zur Kompensation nötig wäre, erhöht zu werden — noch geschmälert. Zu hohe Ausgabeforderungen in Richtung der Arbeitsleistung mit zu geringen Einnahmeposten des Kräfteersatzes im Kräftehaushalt des Körpers wirken im gleichen Sinne verderblich auf den Organismus zurück. Sie beschneiden in ihrer vereinigten Rückwirkung seine Produktionsfähigkeit über die Grenzen des Organismus hinaus.

Unter einer solchen Beschränkung der Produktionsgrenze haben wir, wie ich seinerzeit in meiner Schrift über Geburtenrückgang und Produktionsgrenze [2] nachgewiesen habe, schon vor dem Kriege in mäßigem Grade gelitten (Abb. 30). Damals war es leicht, zu der Frage Stellung zu nehmen. Man konnte sich damit begnügen, Warnungen für die Zukunft auszusprechen.

Heute ist die Frage in ein viel ernsteres Stadium getreten. Sie ist zur aktuellen Lebensfrage des einzelnen Elternpaares und unseres ganzen Volkes geworden. Schon vor dem Kriege wußten wir, daß dem Menschen die Fortpflanzung an sich unter allen Lebewesen am meisten erschwert ist. Noch ein Unterschied zwischen dem Kulturmenschen und dem in ungezwungener Freiheit lebenden Wesen ist zu beachten. Dem Menschen fallen die Jungen auf die Dauer zur Last. Je älter sie werden, um so größer sind ihre Anforderungen an den Unterhalt. (Kleine Kinder, kleine Sorgen, große Kinder, große Sorgen!) Wir konnten nachweisen, daß schon in der Tierwelt einzelne Faktoren, wie Verminderung

---

[1] Sellheim, Zur ärztlichen Schwangerschaftsunterbrechung, gelegentliche Bemerkungen im Verein der Ärzte in Halle a. S. am 7. Febr. 1923. Münch. med. Wochenschr. 1923.

[2] Vortrag 13, Produktionsgrenze und Geburtenrückgang, im Geheimnis vom Ewig-Weiblichen. l. c.

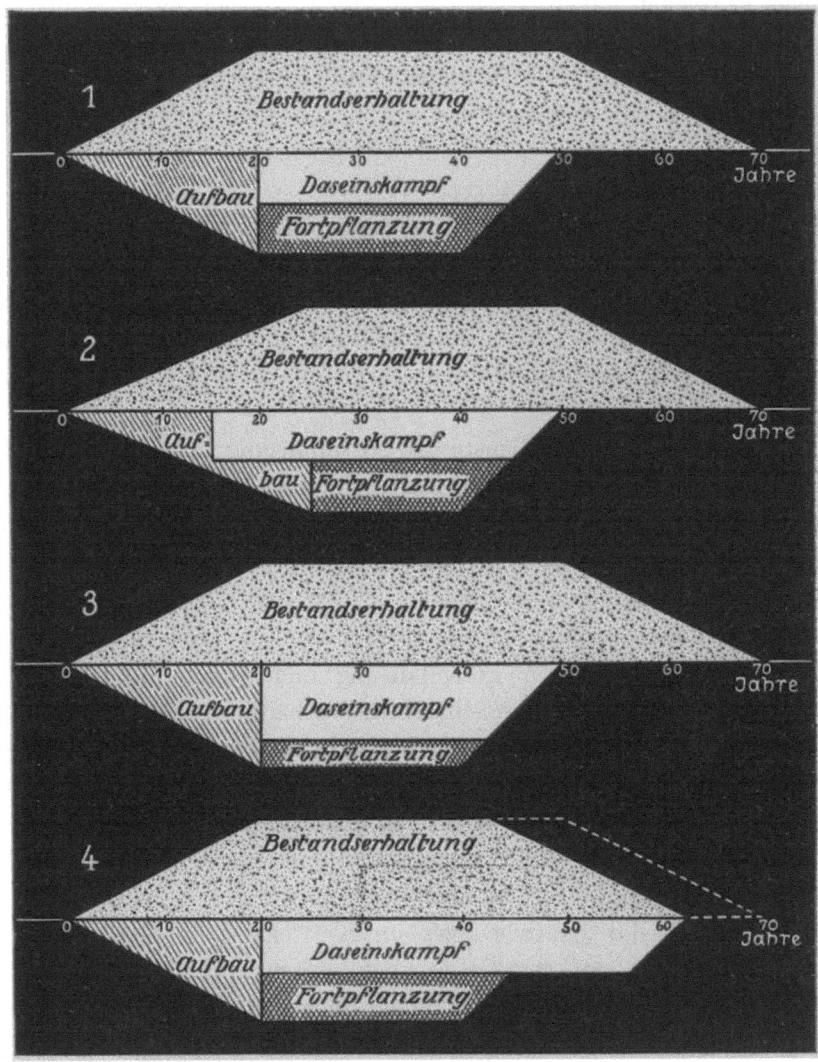

Abb. 30. Wettbewerb der Fortpflanzungsarbeit der Frau mit den übrigen Verbrauchsarten ihrer Körperkräfte.

Das Eigenwachstum des Organismus zerfällt in drei Hauptformen: den Aufbau des Körpers in den Entwicklungsjahren, die Erhaltung des Körperbestandes für das ganze Leben und die Kraftreserve für besondere außergewöhnliche Leistungen, z. B. Überwindung einer Krankheit, Vollendung eines besonders schwierigen Werkes usw. Dazu kommt die Fortpflanzung als Wachstum über die Grenzen des Organismus hinaus, deren Last fast ausschließlich der Frau aufgebürdet ist. Aufbau, Erhaltung, besondere Aufgaben, Fortpflanzung sind gegeneinander nicht scharf und ein für allemal abgegrenzt, stehen aber im Wettbewerb. Ich habe versucht, den Wettbewerb zwischen den vom Organismus zu bestreitenden Verbrauchsformen der Energie in schematischer Weise darzustellen. Wir gehen aus vom „Kampf ums Dasein" und stellen ihn in die Mitte. Er konkurriert mit dem „Aufbau" in den Entwicklungsjahren, mit der „Fortpflanzung" und mit der „Bestanderhaltung" des Organismus. Die Entwicklungszeit währt bis zum 20. Jahre, die Fortpflanzung beginnt mit 20 Jahren, sinkt vom 40. bis 50. Jahre herab. Der Daseinskampf setzt energisch ein mit 20 Jahren und dauert im höchsten Grade der Anspannung bis zum 45. Lebensjahr fort, um von da an bis zum 50. Lebensjahr an Intensität zu verlieren. Die Bestanderhaltung bleibt vom Beginne der Entwicklung bis zum Lebensende, also bis zu etwa 70 Jahren. Sie nimmt in dem Maße zu als der Körper seiner Ausbildung mit etwa 20 Jahren sich nähert und verliert sich zum Teil im Alter.

Wenn das erste Schema (1) in diesem Sinne etwa die Normalverteilung der verfügbaren Energie auf die vier Verbrauchsarten darstellt, so zeigt die zweite Abbildung (2) die Steigerung des Verbrauches durch den Daseinskampf auf Kosten des Aufbaues mit der Folge der Entwicklungsverzögerung und Fortpflanzungsverspätung und -verkürzung.

In der dritten Abbildung (3) ist die Steigerung des Verbrauches für den Daseinskampf auf Kosten der Fortpflanzungsschädigung vor Augen geführt.

Eine letzte Abbildung (4) läßt die Steigerung des Verbrauches für den Daseinskampf auf Kosten der Bestanderhaltung mit der Folge der Lebensverkürzung erkennen.

(Nach Sellheim: Geheimnis des Ewig-Weiblichen. 2. Aufl. Stuttgart, Enke 1924.)

der Ernährung, größere Ausgaben für Konstanterhaltung der Eigenwärme, körperliche Anstrengungen, größere Anstrengung für die Erwerbung des Lebensunterhaltes, erhöhte Ausgaben für den Wechsel des Federkleides beim Vogel usw. die Produktionsgrenze der Nachkommen erfahrungsgemäß herabsetzen. Dabei handelt es sich dort meistens nur um vorübergehendes und vereinzeltes Auftreten solcher Fortpflanzungsbeschränkung.

Was wir heute am eigenen Leibe erleben, ist eine Permanenterklärung des Übermaßes an Anstrengung, des Mangels an Heizmitteln, Kleidung, Nahrungsmitteln usw., also aller die Fortpflanzung erfahrungsgemäß reduzierender Faktoren auf einmal im größten Maßstabe. **Durch den Krieg und seinen unglücklichen Ausgang und den darauf folgenden wirtschaftlichen Kampf ist eine in diesem Umfange wohl noch nie dagewesene Verschärfung des Wettbewerbes zwischen Selbsterhaltung des Individuums und Fortpflanzung von einem Volke dem anderen zugemutet worden.** Das muß die Aufmerksamkeit aller, aber besonders der Ärzte in hohem Grade erregen.

Die Konkurrenz zwischen Selbsterhaltung und Fortpflanzung spitzt sich in unserem armen Deutschland immer mehr dahin zu: Eins oder das andere! In diesem Stadium überläßt der Mensch den Wettbewerb zwischen Selbsterhaltung und Fortpflanzung nicht mehr der ihn leicht an den Rand des Bankrottes bringenden Selbstregulierung — wie sie sonst in der unbewußten Natur sich einstellt — sondern greift, notgedrungen, bewußt in diese Ordnung ein.

Jeder Vernünftige läßt es für seine Person überhaupt nicht erst zum Zusammenstoße kommen, sondern vermeidet den Konflikt durch rechtzeitige Korrektur seiner Kräftebilanz.

Aus dieser Gewohnheit, sich nicht erst durch eine wirklich auftretende Verantwortung, sondern schon durch die bloße Voraussicht einer Verantwortlichkeit in seiner Handlungsweise bestimmen zu lassen, entspringt freilich die Gefahr einer Übertreibung der Vorsicht, auch bei denen, bei welchen der Wettstreit noch nicht die dringendste Form angenommen hat. Es ist also im einzelnen Falle nicht leicht zu sagen, ob die Unterlassung der Fortpflanzung überhaupt oder weiterer Fortpflanzung aus einer wirklichen oder eingebildeten Kraftlosigkeit, neben der Selbsterhaltung die Sorge für Nachkommen übernehmen zu können, sich herleitet. Die große unabsehbare Unsicherheit unseres gegenwärtigen Zustandes in Deutschland ist wohl geeignet, vielen Verheirateten und Unverheirateten den Mut zur Unterhaltung einer Familie oder wenigstens einer größeren Familie zu nehmen.

Die Frage nach der von einem Elternpaar zu fordernden Kinderzahl ist als ein in hohem Grade von der Wirtschaft abhängender Faktor nicht für alle Länder einheitlich zu beantworten. Es ist keinem Zweifel unterworfen, daß wir jetzt, durch die unendliche und maßlose Bedrückung von außen, der Aktionsfreiheit auch im Inneren beraubt, in dieser Beziehung in einem Ausnahmezustand leben. Wir dürfen deshalb nicht bei allgemein gültigen Begriffen stehen bleiben, müssen uns vielmehr unseren speziellen Verhältnissen anpassen, in der Hoffnung, daß es sich lediglich um Übergangsstadien zu besseren Zeiten handelt. Vom volkswirtschaftlichen Standpunkte kann ein Ratschlag jetzt nur das Minimum ins Auge fassen, das genügt, um uns zu erhalten, mit der Aussicht, uns wieder hochbringen zu können.

Alles biologische Geschehen läßt sich schwer in Zahlen fassen. Aber die praktische Durchführung einer Fortpflanzungsregulierung verlangt die Angabe von Zahlen. Einen ungefähren Anhaltspunkt mögen die Normen Grotjans[1] geben.

1. Jedes Elternpaar hat die Pflicht, eine Mindestzahl von drei Kindern über das fünfte Lebensjahr hinaus hochzubringen.

2. Diese Mindestzahl ist auch dann anzustreben, wenn die Beschaffenheit der Eltern eine Minderwertigkeit der Nachkommenschaft erwarten lassen dürfte, doch ist in diesem Falle die Mindestzahl in keinem Falle zu überschreiten.

3. Jedes Elternpaar, das sich durch besondere Rüstigkeit auszeichnet, hat das Recht, die Mindestzahl um das Doppelte zu überschreiten und für jedes überschreitende Kind eine materielle Gegenleistung in Empfang zu nehmen, die von allen Ledigen oder Ehepaaren, sofern diese aus irgendwelchen Gründen hinter der Mindestzahl zurückbleiben, beizusteuern ist.

In diesen weisen Vorschriften ist neben der Erhaltung der Quantität schon in gewissem Grade auf die Erhaltung der Qualität Bedacht genommen. Auch liegt in dem System der Beisteuer aller zu den Kosten ein großer Anreiz für die Fortpflanzung der einzelnen.

Schon die Einhaltung dieser Minimalforderung Grotjans aus der guten Zeit dürfte für unsere heutigen Verhältnisse eine gehörige Belastung bedeuten.

Damit sind wir bei dem zweiten und schwierigsten, dem technischen Teil der Geburtenregulierung angelangt. Er ist wichtiger als der finanzielle und volkswirtschaftliche, weil er nicht nur mit Geld abgemacht werden kann, sondern mehr oder weniger tief in die Freiheit der einzelnen Menschen, in ihr Wohlbefinden, in ihre physiologischen Funktionen und damit in ihr Körper- und Seelenleben und ihre Gesundheit eingreift. Fortpflanzungsregulierung ist ein außerordentlich wichtiges Kapitel der Gesundheitslehre, der Hygiene.

Die persönliche Beratung in der Fortpflanzungsfrage spielt in das Gebiet des Hausarztes. Ihm steht auch schon ohne Rücksicht auf die staatlichen Interessen, aus rein gesundheitlichen Gründen, in gewissem Grade die Entscheidung zu, wieviele und in welchem Tempo die Frau Kinder nach ihrer individuellen Konstitution im Optimum verträgt. Da aber heute in Deutschland im allgemeinen die Leistungsfähigkeit der Frau im hohen Grade durch die Mißwirtschaft herabgesetzt wird, ist der Arzt mehr denn je gehalten, bei der Ergründung der verträglichen Kinderzahl auch die wirtschaftliche Lage des Ehepaares in Rücksicht zu ziehen.

Bei kerngesunden Frauen freilich findet die dem Staate zuzugestehende Kinderzahl ihre Grenze erst an der eigenen wirtschaftlichen Leistungsfähigkeit plus dem staatlichen Zuschuß. Aber dann taucht auch hier das Gespenst der Regulierung auf!

Das Ehepaar darf von seinem Hausarzt erwarten, daß er, wenn er eine Regulierung der Fortpflanzungsbetätigung schon aus konstitutionellen Gründen für angezeigt hält, auch die Mittel zur Regulierung angibt.

Die dem Arzte damit aufgebürdete Aufgabe ist weder leicht noch angenehm. Die beliebte Methode, sie sich leicht zu machen, oder sich ihr einfach zu entziehen, indem man durchblicken läßt, der Arzt sei zu vornehm, um sich mit derlei Dingen zu befassen, verfängt nicht mehr. Man darf nicht auf diesem übermäßig feinen Standpunkt stehen. Er enthält eigentlich das blamable Zugeständnis, daß der Arzt nicht helfen will, weil er

---

[1] Geburtenrückgang und Geburtenregulierung. O. Koblentz, Berlin 1914.

der Situation nicht gewachsen ist. Es wird also Unfähigkeit hinter geheuchelter Vornehmheit versteckt. Dazu ist aber jetzt, wenn wir wirklich unser Volk erhalten, ihm helfen, insbesondere uns an einer vernünftigen Fortpflanzungsregulierung beteiligen wollen, keine Zeit. Von dem gesunden Sinne des Arztes darf erwartet werden, daß er das Anfeuern zur Fortpflanzung schon nicht unterlassen wird.

Es hat auch keinen Zweck mehr, sich hinter moralische Gesetze zu verschanzen und durch das Einhalten dieser Moralvorschriften die Eltern zur Verzweiflung und zu den vom Gesetze geahndeten unmoralischen Handlungen zu treiben. Es ist freilich leichter, seinen seitherigen Grundsätzen treu und der schwierigen und unangenehmen Aufgabe der Geburtenregulierung fern zu bleiben, als sich den Zeitverhältnissen entsprechend umzustellen und an ihrer Lösung tatkräftig mitzuarbeiten.

Diejenigen, die da glauben, daß sich in sexuellen Dingen alles mit der Willensstärke abmachen ließe, haben Gelegenheit, sich alltäglich vom Gegenteil zu überzeugen, obwohl nicht geleugnet werden, vielmehr aufs höchste anerkannt werden soll, daß die Erziehung in dieser Richtung nicht selten die schönsten Blüten zeitigt. Nur darf man sich von der Verallgemeinerung nicht allzuviel versprechen. Und gerade den Schwachen zu helfen ist Pflicht des Arztes.

Einer abweisenden Haltung der Ärzte und einem zu wenig liebevollen Vertiefen auch in die heikelsten Angelegenheiten der Hilfesuchenden ist es vor allen Dingen zu verdanken, daß die meisten Menschen mit der Regulierung ihrer Fortpflanzungsbetätigung Unberufenen, Kurpfuschern und Verbrechern in die Arme getrieben werden. Diese unlauteren Elemente tauchen als unerwünschte „Helfer" im Sexualleben zum guten Teile nur deshalb auf, weil von einer ärztlichen Beratung und Leitung in dieser intimsten gesundheitlichen Familienangelegenheit kaum die Rede ist. Wir wollen hoffen, daß es mit der Fortpflanzungsberatung so geht, wie wir es schon oft erlebt haben. Noch immer sind wertvolle Gebiete der praktischen Hilfeleistung zunächst an die Kurpfuscher verloren gegangen, um später als wichtige Teile in das „Zünftige" eingereiht zu werden.

Das Ehepaar weiß gar nicht mehr, daß es in seinen es am meisten bedrückenden Angelegenheiten zum Arzte kommen darf. So wird der Arzt oft nicht gefragt, wenn es noch Zeit wäre, eine prekäre Situation zu vermeiden, sondern höchstens erst dann, wenn bereits etwas verfahren ist. Meistens darf der Arzt dann nicht mehr helfen; denn auf keinem Gebiete seines Handeln kommt er so nahe an einen Konflikt mit dem Staatsanwalt heran, als auf diesem Gebiete, auf dem der Staat schließlichen Endes seine (des Fachmannes) Hilfe gar nicht entbehren kann.

Reguliert wird und reguliert muß werden, trotz aller finanziellen Staatshilfe. Es muß nur dafür gesorgt werden, daß nicht zu viel reguliert und in einer für die Elternpaare sowohl als auch den Staat unschädlichen Weise reguliert wird. Das Regulieren ist und bleibt aber letzten Endes eine ärztliche Angelegenheit. Einerlei, ob es sich um eine theoretische Besprechung der zulässigen und empfehlenswerten und der unzulänglichen und zu vermeidenden und schädlichen Methoden an sich ganz im allgemeinen oder um die praktische Anwendung im Einzelfalle handelt.

Es soll nicht geleugnet werden, daß diese Sorte ärztlicher Eheberatung oft recht undankbar ist und zwar besonders durch die doppelte Rolle, die der Staat dabei spielt. Einen Teil der Regulierungsmaßregeln, z. B. das Verhindern der Empfängnis, erlaubt er, ja muß er erlauben, man möchte sagen, muß er sogar empfehlen, in einer Lage, in der er sich heute befindet, wo seine Leistungsfähigkeit in bezug auf Kinderbeihilfen doch recht beschränkt ist. Einen anderen Teil der Regulierungsmöglichkeiten, die Entlastung der werdenden Mutter, stellt er unter hohe Strafen.

Im Sinne der Verschiebung der Fortpflanzungsregulierung von der Seite der Benutzung unerlaubter Mittel nach der Seite des Gebrauches der erlaubten Mittel könnte ohne weiteres viel mehr erreicht werden, wenn wir nicht zu kämpfen hätten mit der **mangelnden Bereitwilligkeit des Mannes, Opfer zu bringen**, während er in seinem Egoismus von der Frau jegliches Opfer verlangt. Für das ungleiche Maß, mit dem in Eheangelegenheiten gemessen wird, habe ich oben (III. 2. S. 74 u. 75) auf zwei Beispiele hingewiesen. Von den antikonzeptionellen Mitteln ist bekannt, daß das Aufrichten einer Grenze zwischen Mann und Frau in Gestalt einer feinen Gummimembran ein sicheres Vorbeugungsmittel darstellt. Von ihm wird aber kaum Gebrauch gemacht, weil der Mann behauptet, **„es sei ein Spinneweb gegen die Gefahr, aber ein Panzer gegen das Vergnügen"**. Das zweite Beispiel ist, daß Frauen mit dem Wunsche, künstlich sterilisiert zu werden, tagtäglich zu uns kommen, es einem Ehemann aber so gut wie niemals einfällt, diese Sache auf sich zu nehmen, obwohl die Gefahren des Eingriffes für ihn zum mindesten nicht größer wären.

Alle Beratung scheitert meist daran, daß nach einem Reguliermittel zur Fortpflanzungsbetätigung gesucht wird, bei dem der Mann gar keine Opfer zu bringen hat, was der Natur der Sache nach selbstverständlich nicht angeht. Wir Gynäkologen hätten viel leichteres Spiel bei der Geburtenregulierung, wenn wir nicht nur über den einen Teil, der zur Fortpflanzung beiträgt, die Frau, sondern auch bei unserer Ratserteilung über den anderen Teil, über den Mann verfügen und ihn beeinflussen könnten. Aber er entzieht sich meistens der Verantwortung und lädt in der Regel alles auf die Frau ab.

Wenn es auch gute, sichere und die Gesundheit von Mann und Frau in der Regel nicht oder wenig angreifende Mittel der Empfängnisverhütung gibt, so ist ihre Wirksamkeit an eine weitgehende Sorgfalt im Gebrauch gebunden. Wir begegnen aber bei vielen einer unverantwortlichen Nachlässigkeit in der Anwendung, so daß darunter in der Praxis die Sicherheit jener Vorsichtsmaßregeln leidet, und beim Publikum, das von seinem Genuß und seiner Bequemlichkeit gar nichts sich nehmen lassen will, in Mißkredit gerät.

Der Arzt kommt aber durch die relative, in der Hauptsache durch die Unachtsamkeit der Eheleute heraufbeschworene Unsicherheit der von ihm empfohlenen Präventivmittel und das zwiefältige Verhalten des Staates einer zu verhütenden und einer eingetretenen Schwangerschaft gegenüber, ohne die Frau auf andere Weise aus ihrer Notlage erretten zu können, leicht in eine schiefe, für ihn jedenfalls sehr unangenehme Lage.

Er sah sich aus konstitutionellen, wirtschaftlichen, gesundheitlichen oder gemischten Gründen genötigt, zum Präventivverkehr zu raten und gab die bewährten Mittel dazu an. Ein Mißgeschick kann natürlich eintreten. Das Mittel hat seinen Zweck verfehlt, die unerwünschte Schwangerschaft ist da. Nun läßt der Arzt seinen Klienten, außer wenn direkte Lebensgefahr ein konsequentes Handeln vor dem Gesetze rechtfertigt, stecken. Jedenfalls verfährt er nicht so folgerichtig, wie es der Patient von ihm nach seinem sonstigen ärztlichen Verhalten erwarten zu dürfen glaubt. Das „zweierlei Maß" liegt auf der Hand. Eine solche Handlungsweise ist auch dem Arzt an sich fremd, und das macht die Situation der Fortpflanzungsberatung so eigenartig.

Setzt man den Fall, man habe einem Patienten eine Operation vorgeschlagen, von der man annehmen zu dürfen glaubte, daß ein guter Ausgang eintritt. Niemand würde es mit seiner ärztlichen Helferpflicht vereinbaren können, ihn, im Fall es schief geht, im Stiche zu lassen. Man würde die Sache zweifellos durch alle Mittel, im Notfalle durch eine zweite Operation, wieder gutzumachen sich verpflichtet fühlen.

Beim Fehlschlagen der als einigermaßen zuverlässig hingestellten Prävention zeigen sich dagegen die Ärzte nicht bereit oder dürfen sich nicht von Staats wegen bereit zeigen, die Konsequenzen der Schwangerschaftsunterbrechung auf sich zu nehmen. Ein solches Verhalten wird im gewissen Grade und vom Standpunkte des Hilfesuchenden mit einiger Berechtigung einen unzuverlässigen und treulosen Eindruck bei dem Publikum machen. Statt Zutrauen zum Arzte in Sachen der Fortpflanzungsberatung zu fassen, wird zügellose Selbsthilfe angewandt oder die Hilfe eines Kurpfuschers, ja Verbrechers angerufen, der in bezug auf die Unterbrechung einer nicht gewollten Schwangerschaft konsequent verfährt.

So wird die ärztliche Mithilfe überhaupt und bei der in dem am Boden liegenden Deutschland erst recht notwendigen Fortpflanzungsregulierung außerordentlich schwer gemacht. Die Schwierigkeit der Aufgabe, die nun einmal dem Arzt in erster Linie zufällt, und der er sich nicht einfach entziehen kann, darf uns nicht davon abhalten, an ihrer Lösung mitzuarbeiten.

Jedenfalls müssen wir in dieser Richtung unsere Anschauungen revidieren und mit der gewonnenen Auffassung hervortreten. Die Frage ist natürlich nicht damit zu erledigen, daß man einfach eine Möglichkeit schafft, die Fortpflanzung zu unterbinden, ohne den Genuß des sexuellen Vergnügens wesentlich zu stören. Die Aufgabe ist vielmehr, unter Gewährung des sexuellen Genusses (gewissermaßen als Vorschußprämie für die Übernahme der Fortpflanzungsbeschwerden) die Kindererzeugung im richtigen Maße und Tempo in guter Qualität zu erhalten und zu garantieren.

Wir müssen das Flämmchen unserer Fortpflanzung zwar auf klein schrauben, haben aber darüber zu wachen, daß es nicht erlischt.

Daß wir durch das Traktieren und die öffentliche Erörterung des Themas von der Geburtenregulierung dem Kinderzuwachs schaden könnten, ist angesichts der uferlosen Flucht vor der Fortpflanzung eine gänzlich überflüssige Befürchtung. Es kann für die Erhaltung der Frauengesundheit und für die Erzeugung und Erhaltung von den Eltern genehmen und gesunden Kindern nur etwas gewonnen werden, wenn wir diese maßlose, wahllose, wilde Vernichtung von keimenden Leben in vernünftige Bahnen zu lenken versuchen.

Zunächst kommt es auf das Gutheißen einer Methode der Geburtenregulierung an. Ein unvernünftiges, kurzsichtiges Gebaren ist es, es erst zur Schwangerschaft kommen zu lassen und dann die Frucht während der Tragzeit oder gar nach der Geburt zu vernichten. Das bedeutet, ganz abgesehen von seiner Strafbarkeit und Unmoral, Frauenkraftverschwendung. Und die können wir uns nicht mehr leisten. Es ist gut, daß der Staat diese Versuche der Fortpflanzungsregulierung ablehnt und unter empfindliche, ja entehrende Strafe gestellt hat. Es handelt sich nicht darum, wie es darzustellen versucht wurde, als ob die Frau das Verfügungsrecht über den Inhalt ihres Fruchthalters wie über alles, was sonst an ihrem Körper vor sich geht, habe und das Wegschaffen der Leibesfrucht dem Wegmachen des Schwarzen unter dem Nagel vergleichbar wäre. Es bedeutet die Vernichtung eines keimenden Lebens, einen Mord, der dadurch nicht kleiner wird, weil er an einem wehrlosen Lebewesen begangen wird. Auch das skrupellose Indieweltsetzen von Kind auf Kind, um unter den obwaltenden Umständen die Hinzugeborenen im Wettbewerb um den unzureichenden Lebensunterhalt mit den bereits Vorhandenen wieder prompt zugrunde gehen lassen zu müssen[1] (Abb. 31), ist zu aller Verschwendung von Frauenkraft eine Kurzsichtigkeit und Grausamkeit.

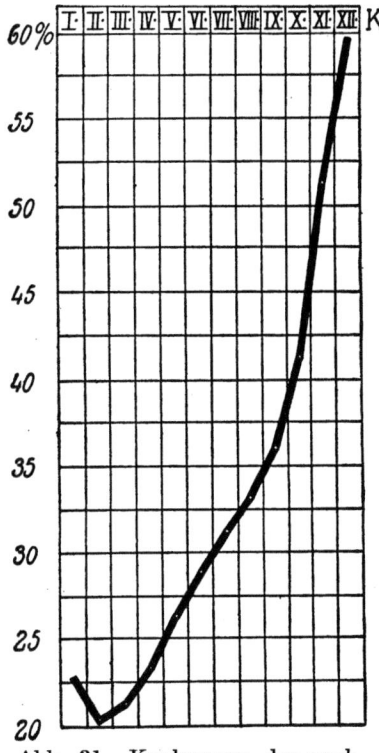

Abb. 31. Konkurrenz der nachgeborenen Kinder mit den vorgeborenen.

(Nach Sellheim: Geheimnis des Ewig-Weiblichen. 2. Aufl. Stuttgart, Enke 1924.)

Dem allen gegenüber ist dann doch die vernünftige und menschenwürdige Methode der Fortpflanzungsbeschränkung die Prävention, das Zuvorkommen einer Empfängnis.

Mit der Prävention ist das eine Mittel einer vernünftigen Geburtenregulierung gefunden. Die Regulierung ist aber erst dann eine vollkommene, wenn der Beschränkung eine Lockung zur Betätigung gegenübersteht. Die Zeugungs- und Aufzuchtmöglichkeit von Kindern muß gegeben und vom Hüter aller Ordnung, vom Staate, garantiert werden. Der Fortpflanzungstrieb und damit der Trieb, sich zu verewigen, kommt aus dem Volke ganz von selbst von unten herauf. Er wird beschnitten durch Druck von oben. Wenn Deutschland früher verhältnismäßig mehr Kinder hatte als andere Länder, so lag das zum guten Teile daran, daß der Staat uns von Gegendruck von oben her mehr freigelassen hatte, oder, wie wir gerechterweise sagen müssen, mehr freilassen konnte. Wenn wir heute und in nächster Zukunft verhältnismäßig weniger Kinder haben werden, so liegt das daran, daß unsere Feinde, insbesondere Frankreich, auf uns bewußt einen verstümmelnden Druck ausüben. Nach einem berühmten Ausspruch „gibt es zwanzig Millionen Deutsche zuviel"![2]. Mit der Einsparung und Vernichtung soll schon im Mutterleibe angefangen werden. Unsere Regierung gibt diesen absichtlichen Druck von außen mehr oder weniger unbewußt nach innen weiter. Wo es mit rechten Dingen zugeht, sollten sich die vitalen Interessen des Individuums mit den Interessen des Staates decken oder wenigstens nach dem Standpunkte des augenblicklichen Könnens im Einklang stehen.

---

[1] Vgl. in Vortrag 13 Produktionsgrenze und Geburtenrückgang, S. 294 im Geheimnis vom Ewig-Weiblichen. l. c.

[2] Clemenceau.

Auf die Fortpflanzung angewendet, sollte der Staat — wenn er auch noch so sehr bedrängt wird — sich wehren, indem er alles dazu tut, den Bevölkerungsauftrieb zu begünstigen.

Die Durchführung irgendwelcher Richtlinien für die Fortpflanzung erfordert freilich viel staatsbürgerliche Einsicht in das Elternlos. Die sozialen Motive der Eltern müßten durch den Staat gestärkt werden, und zwar dadurch, daß die Last der Kindererziehung mehr zur Sache der Gemeinschaft würde, statt daß, wie es heute immer noch viel zu viel geschieht, die „Produzenten des Volkes" von allen Seiten belastet werden, schier als sollten ihnen die Schwierigkeiten des Werkes ganz besonders erhöht werden. Die greifbaren Ansätze, die unsere Gesetzgebung in dieser Richtung zeigt und immer mehr zeigt, lassen aber noch Besseres erhoffen[1].

Erst wenn der Staat zur durchgreifenden gerechten Verteilung der für viele einzelne unerträglich gewordenen wirtschaftlichen Lasten der Fortpflanzung oder wenigstens der für die Erhaltung eines kräftigen Volksstammes ausreichenden Fortpflanzung auf die Schultern aller sich aufrafft, kann ihm sein Fortbestand durch die Elternpaare, die sich zur Kindererzeugung heute noch herbeilassen, garantiert werden.

Der Trieb, sich fortzupflanzen, ist ja an sich mächtig, doch reicht er allein nicht aus. Gegendruck unüberwindlicher Schwierigkeiten läßt ihn erlahmen. Das erste Erfordernis einer vernünftigen und unseren gegenwärtigen desolaten Verhältnissen in Deutschland angepaßten Geburtenregulierung ist also die **materielle Entlastung der Elternpaare nach Maßgabe ihrer Kinderzahl**. Die Kosten müssen von der Allgemeinheit getragen werden. Ein solches Verfahren würde das sinkende Interesse an der Fortpflanzung mächtig beleben. So mündet die persönliche Frage immer wieder in die materielle ein.

Wenn wir Geld genug hätten, könnten wir dem Fortpflanzungstrieb völlig freien Lauf lassen. Da bestenfalls aber doch nur beschränkte Mittel vom Staate flüssig gemacht werden und werden können, so kommen wir keinesfalls um die **Beschränkung der Kinderzahl** herum.

Wenn das Gemeinwesen von seiner Macht als Regulator der Fortpflanzung Gebrauch machen will, so kann es nicht dabei stehen bleiben, daß es die Reduktion des Fortpflanzungstriebes mit allen Mitteln duldet und so sich die Aufgabe möglichst bequem macht. Es hat auch dafür zu sorgen, daß der Trieb wenigstens in seinem dringend notwendigen Mindestmaß sich auslebt.

Wenn wir Ärzte eine Kur mit Aussicht auf Erfolg unternehmen, müssen wir immer erst fragen, ob denn der Patient noch weiter leben will und kann. Dem Staat geht es schlecht, er mutet wie ein schwerkranker Patient an. Er verhält sich heute zu seiner Lebensfrage reichlich inkonsequent und kommt dadurch seinen Bürgern gegenüber, die ihm gerne das Fortleben ermöglichen möchten, in eine böse Lage. Er versagt glatt, sobald einer seiner Angehörigen bei ihm um Hilfe in der Frage der Fortpflanzungsregulierung nachsucht. Das Verbot der künstlichen Schwangerschaftsunterbrechung, an dem nie gerüttelt werden darf, läßt sich aber nur konsequent durchführen, wenn als Gegenstück stillschweigend vorausgesetzt werden kann, daß dem Kinde, für dessen Aufzucht die Eltern

---

[1] Eine gute Zusammenstellung der einschlägigen Gesetze findet man in dem vortrefflichen Aufsatz von Kuhn, Philalethes, Die Zukunft unserer Rasse. Monatsschr. f. öffentl. Gesundheitspflege 1921.

wirtschaftlich nicht mehr einstehen können, der Staat im Notfalle das Erforderliche gewährt.

Der heutige Standpunkt des Gemeinwesens, in bezug auf die Gewährung des Lebensspielraumes für Kinder keine bindenden, wenigstens keine weitgehend bindenden Verpflichtungen zu haben, sondern sie einfach den Eltern aufzubürden, ist für jeden, der sehen will, durch die Tatsachen längst überholt. Die bedrückten Eltern treiben eben Selbsthilfe ohne Rücksicht auf sich oder den Staat. Gesundheitsschädliche Verhütungsmittel, skrupellose Vernichtung keimenden Lebens sind an der Tagesordnung. Verzweifelte Frauen sind bereit, neben der angedrohten gerichtlichen Bestrafung Schaden für Gesundheit und Leben auf sich zu nehmen, nur um das Kind, das sie nicht mehr hochbringen können, für das der Staat nicht genügend Interesse an den Tag legt und für das er keinen Platz gewähren will, loszuwerden.

Folgerichtig dürfte der „Staatsanwalt", zu dem eine Frau mit der Klage kommt, daß sie ein oder mehr Kinder nicht mehr versorgen kann, sich nicht damit begnügen, sie auf das Strafbare der von ihm vielleicht gewitterten künstlichen Schwangerschaftsunterbrechung hinzuweisen, im übrigen aber ihr den Rücken zu drehen und sie ihrer Verzweiflung zu überlassen. Er müßte vielmehr als Beauftragter des Staates Frau und Kind in sorgfältigste Obhut nehmen[1].

Die immer wieder in die Diskussion geworfene Kostenfrage tritt hinter dem Willen, zu leben, zurück. Über einige Anfänge guten Willens ist der Staat noch nicht hinausgekommen. Er geht, wie der verzweifelte Patient, mit dem wir ihn in seiner jetzigen, schwierigen Situation vergleichen müssen, noch viel zu viel mit Selbstmordgedanken um und zeigt wenig ermutigende Ohnmachtsanwandlungen.

Ein Selbstmordgedanke, mit dem z. B. gespielt wurde, war der Versuch, die Entlastung der werdenden Mutter freizugeben[2], zum mindesten ohne das Gegengewicht einer uneingeschränkten Übernahme der Kosten der Kinderaufzucht durch den Staat, wie es im heutigen Rußland sein soll[3].

Eine Ohnmachtsanwandlung ist es, zu unterlassen, jetzt im entscheidenden Moment prinzipiell mit starker Hand die Lasten der Fortpflanzung, die von den bedrückten Eltern allein nicht mehr getragen werden können, auf die Schultern aller gerecht zu verteilen. Das sich Aufraffen zu einem solchen Gebaren würde an sich schon belebend auf die Fortpflanzung wirken; denn für anderer Leute Kinder bezahlen zu müssen, ist das beste Reizmittel, sich einen eigenen Hausstand zu gründen. Ein energisches Vorgehen auf dem Gebiete der Fortpflanzungsregulierung würde wirklichen Lebenswillen des Staates dokumentieren, die Garantie der Genesung des schwerkranken Volkes in sich tragen. Es würde sich dadurch als bestes Gegengewicht und kräftigste Gegenwehr gegen die Bedrückung von außen erweisen, in einer Zeit, in der uns eine andere Art der Auflehnung im Sinne der Selbsterhaltung nicht mehr gegeben ist. Es würde aber ein solches Verhalten auch bei den Eltern als den eigentlichen Produzenten des Volkes eine Hoffnungsfreude an Stelle der überall einziehenden Verzweiflung erwecken.

---

[1] Sellheim, Unglücksfall, Fahrlässigkeit und Unfähigkeit in der Geburtshilfe. Zentralbl. f. Gynäkol. 1926. Nr. 1.

[2] Vortrag 15. Schutz dem keimenden Leben! Im Geheimnis vom Ewig-Weiblichen l. c.

[3] Ruben-Wolf: Geburtenregelung im Sowjet-Rußland. Vierteljahreszeitschr. d. deutsch. Ärztinnen. Verlag F. A. Herbig, G. m. b. H., Berlin.

Für den Auftrieb ist an sich gesorgt. Das sexuelle Vergnügen mag für den Oberflächlichen ein Zugmittel darstellen. Die untrügliche Empfindung, daß die Fortpflanzung die einzig greifbare Gelegenheit sich zu verewigen ist, läßt das Kindererzeugen dem Tiefgründigen als eine heilige Sache erscheinen. Moral und Religion unterstützen diesen natürlichen Sinn. Dieser Gedanke wirkt um so mächtiger, als er im Unterbewußtsein aller eine entscheidende Rolle spielt. Auch diejenigen, die an der Fortpflanzung sich persönlich nicht beteiligen wollen oder können, müssen doch dem Streben leben, daß die Menschheit als solche, insbesondere die engere Gemeinschaft, der sie entsprungen sind, die Rasse, das Deutschtum, das deutsche Vaterland fortbesteht.

Somit steht hinter der Kostenfrage und damit der Frage einer vernünftigen Geburtenregulierung im unglücklichen Deutschland überhaupt in der Tat die Verpflichtung aller. Diese Ehrenschuld der Substanzerhaltung des Volkes geht vor den anderen Lebensfragen, selbst vor der Ernährungsfrage. Einschränkung der Ernährung kann einige Zeit ertragen werden. Substanzverlust des Volkes ist sinnlos, bedeutet Selbstvernichtung.

Schließlich gibt es noch ein Mittel, das der Lähmung unserer Volkskraft entgegenwirken kann: Das Bannen der vielfach eingerissenen Hoffnungslosigkeit, die durch den Untergang prophezeiende, hochtönende Reden und Schriften bewußt und unbewußt, auf eigene Verantwortung oder vom Feinde bezahlt, lebensbedrohlich einherschreitet. Aus eigener Überzeugung können so etwas nur naturfremde, theoretische Schriftsteller fertig bringen. Arzt und Naturforscher denken anders. Den Arzt verläßt die Hoffnung nicht, den von einer vorübergehenden Krankheit ergriffenen oder von seinen Gegnern noch so schwer verwundeten Patienten, also den im Augenblick Leidenden, wieder zur Gesundung, das heißt zur Vollfunktion zu bringen. Dafür hat alles Organische seine natürliche Regenerationskraft.

Der Naturforscher, soweit er Vererblichkeitsforscher ist [1], weiß, daß die Natur und auch die Menschennatur in der Volkssubstanz stark beschnitten werden kann, ohne aber an der Fähigkeit, sich nach jeder Richtung wieder zur höchsten Blüte auszuwachsen, einzubüßen.

Jede „Miesmacherei" sollte ohne Rücksicht auf ihre Herkunft als gemeingefährlich von einem Staat, der das Bestreben hat, wieder hochzukommen, mit Gewalt unterdrückt und bestraft werden. Stimmung macht alles. Für die Zukunft muß die „gute Hoffnung" sorgen, nicht nur bei der Frau, sondern auch bei dem Mann, der sich an der ohne weitere Reflexionen angefangenen Aufbauarbeit der Mutter ein Beispiel nehmen muß.

5. Grundzüge des Ehelebens und der Ehegestaltung im übrigen.

Um dem Eheleben im allgemeinen eine gesundheitsgemäße Wendung zu geben, empfiehlt es sich, das eigenartige Gebiet von einer höheren Warte aus zu betrachten. Hier scheinen Reflexionen über die natürliche Entwicklung der Geschlechtsbeziehungen und ihre künstliche Regulierung beim Menschen, wie ich sie schon andernorts ausgeführt habe [2], als Grundlage für die gesundheitsgemäße Durchführung eines Planes im Eheleben durchaus angebracht.

---

[1] Vgl. Kuhn, Philalethes, l. c.
[2] Sellheim, Hugo, Geheimnis vom Ewig-Weiblichen, die natürliche Entwicklung der Geschlechtsbeziehungen und ihre künstliche Regulierung beim Menschen.

Im menschlichen Leben gipfelt die Vereinigung der getrennten Geschlechter in der Ehe. Es ist unmöglich, dieses Gebiet kurz erschöpfend zu behandeln. Ich möchte deshalb auf das Thema nur zwei Lichter fallen lassen, die es in möglichst objektive Beleuchtung setzen wollen [1].

Wir werden zunächst einmal das Zustandekommen der Geschlechtsbeziehungen von der naturwissenschaftlichen Seite ins Auge fassen, einen Blick in die Naturgeschichte der Ehe tun. Im Anschluß daran soll auch noch ein Blick auf die Entwicklung der Ehe im Rahmen des Gemeinwesens geworfen werden. Auf dieser Grundlage wollen wir die richtige Auffassung im Einzelfalle zu gewinnen suchen.

Die naturgeschichtliche Behandlung des ehelichen Verhältnisses knüpft an die Anfänge der Beziehungen zwischen männlichem und weiblichem Geschlecht in der aufsteigenden Tierreihe an. In der Natur entwickelt sich die Annäherung der Geschlechter nach einer bestimmten Regel. Ein innerer Drang, ein Gesetz sorgt dafür, daß ein Teil der Sexualbeziehungen sich von selbst zu dem anderen hinzugesellt. Die Beziehungen beginnen in der Regel damit, daß die Geschlechter Gefallen aneinander finden. Sie ziehen sich gegenseitig an. Die Auslösung des sexuellen Vergnügens bindet sie vorläufig.

Mit der Vereinigung wird die Ehe automatisch geschlossen. Die Befruchtung „verheiratet" die beiden Geschlechter miteinander.

Bald stellt sich als natürliche Folge die Sorge für die zur Welt kommenden Jungen ein. Je mehr die Mithilfe beider Eltern zur Aufzucht notwendig ist, um so mehr werden auch beide Eltern instinktiv aneinander gebunden. Die Zusammenarbeit bei der Brutpflege unterliegt einer Selbststeuerung. Der Drang, zum Wohle der Nachkommenschaft zusammenzuwirken, macht sich um so mächtiger geltend, je größer die durch die Aufzucht der Jungen bereiteten Schwierigkeiten sind. Die Vereinigung zur gemeinsamen Brutpflege wird zu einem Mittel, die beiden Geschlechter längere Zeit zusammenzuhalten. Die gegenseitige Verpflichtung der Eltern kommt im Tierreiche in allen möglichen Abstufungen vor und führt zu allen möglichen Graden und Arten des Zusammenschlusses von lockerer Bindung über das Abwechseln einer Saison sexueller Beziehung mit einer Saison sexueller Beziehungslosigkeit bis zum Dauerverhältnis.

Müssen sich die Eltern kraft eines Naturtriebes in die Arbeit der Brutgeschäfte und in die Arbeit der Jungenaufzucht teilen, so ergeben sich aus dieser gemeinsamen Beschäftigung in einer Richtung auch bald noch manch andere Gebiete, auf denen es naheliegt, die Arbeit zu teilen, und in denen dann die Arbeit in der Tat auch geteilt wird. Auf dem Wege fortschreitender Ausbreitung geht die Arbeitsteilung bereits im Tierreiche über die unmittelbare Besorgung der Fortpflanzungsgeschäfte hinaus und ins übrige praktische Leben hinein. Man denke nur an das Zusammenleben von Bienen und Ameisen.

Als ein weiterer Teil dieser fortgesetzten Arbeitsteilung entsteht auch schon im Tierleben eine Kameradschaft zwischen dem männlichen und weiblichen Individuum, welche die Epoche der unmittelbaren sexuellen Beziehung überdauert.

---

[1] Vgl. auch Vierkandt, Alfred, Ehe, Geschichte und Soziologie. Handwörterbuch der Sexualwissenschaft von Max Marcuse. 2. Aufl. S. 89. A. Marcus und E. Webers Verlag, Bonn 1926 und
Wiese, L. v., Ehe, Kultur-Psychologie. Handwörterbuch der Sexualwissenschaft von Max Marcuse. 2. Aufl. S. 97. A. Marcus und E. Webers Verlag, Bonn 1926.

Bei einzelnen Exemplaren entwickelt sich sogar eine Art Ehe, und sei es auch bloß im Sinne einer Saisonehe.

Zu guter Letzt kommt zu all dem noch — wenigstens in ihren Anfängen erkenntlich — eine besondere Beziehung zwischen den beiden Elterntieren, welche über allen den genannten Beziehungen steht und ihnen gewissermaßen die Krone aufsetzt. Es ist das eine gegenseitige Zuneigung, die man als die beide Geschlechter verbindende Liebe bezeichnen kann.

Liebe der beiden Geschlechter über die unmittelbare Sexualbeziehung hinaus ist also nicht, wie meist angenommen zu werden pflegt, dem Sexualtrieb direkt entsprungen, ein verfeinerter Sexualtrieb, wie man meint. Sie entwickelt sich vielmehr, was man durch die vergleichende Betrachtung nachweisen kann, als ein Seitenast aus der gemeinsamen Brutpflege. Liebe der Elterntiere untereinander entsteht entwicklungsgeschichtlich aus der Liebe der Eltern zu den Kindern. Sie ist nur der Schlußstein einer ganzen Entwicklungsgeschichte von Beziehungsmöglichkeiten [1].

Beim Menschen im Urzustande dürfte sich die Entstehung der Liebe der Geschlechter zueinander in gleicher Weise abgespielt haben.

Auch hier ist es wohl nichts anderes als die sexuelle Anziehung gewesen, welche Mann und Frau zunächst zusammengeführt hat. Fortgesetzte Wiederholung der anziehenden Reize mit der Möglichkeit, dem Hange zueinander jeden Augenblick nachzugeben, hat dann die Menschen an sich wohl schon länger zusammengehalten als andere Wesen, bei welchen es nur eine auf eine bestimmte Jahreszeit beschränkte Paarungssaison gibt.

Dazu kommt, genau wie in der Entwicklung in der aufsteigenden Tierreihe, daß sexuelle Verbindung das Paar „verheiratet". Automatischer Schluß der Ehe, wenigstens nach eingetretener Befruchtung, entspricht auch heute noch unserem natürlichen Empfinden. Sehr treffenderweise bezeichnet in diesem Sinne der Naturphilosoph Eduard v. Hartmann [2] schon den Vorsatz zur unehelichen vorübergehenden Liebschaft als etwas Instinktwidriges, welches durch den bewußten Egoismus des Menschen hervorgerufen wird. Unser naturwissenschaftlicher Standpunkt beharrt jedenfalls auf dem Grundsatz, daß das Kind unter allen Umständen die beiden Eltern, die es erzeugt haben, zu einer gemeinsamen Aufzucht und als weitere Konsequenz daraus auch zur Fortdauer der Beziehungen untereinander verpflichtet. Jede natürliche Sexualethik beruht darauf, daß sich niemand dieser Verpflichtung entziehen darf, wenn auch in unserem modernen Leben recht oft dagegen verstoßen wird.

Auf dem Boden gemeinsamer Brutpflege, die ja beim Menschen die allergrößten Anforderungen an beide Eltern zugleich stellt, entwickelt sich dann eine Arbeitsteilung, die sachlich weit über die direkten sexuellen Beziehungen hinausgeht und diese zeitlich überdauert.

Auf solchem Boden gedeiht die Kameradschaft fürs ganze Leben. Das Ende ist die Einehe, und zwar die dauernde Einehe.

Einehe ist schon deshalb für den Menschen das natürliche Verhältnis, weil die Zahl der beiden Geschlechter, die sich einander angehören können, ungefähr die

---

[1] Ziegler, Die Phylogenie der Liebe. Neue Weltanschauung 1913. Heft 11.
[2] v. Hartmann, Das Unbewußte in der geschlechtlichen Liebe in seiner Philosophie des Unbewußten. Bd. 1, S. 190. 11. Aufl. Leipzig 1904.

gleiche bleibt oder wenigstens bleiben sollte, was sie aber in Wirklichkeit zur Zeit nicht tut. Es ist vielleicht doch ein die Grundlage unseres sozialen Beisammenlebens empfindlich störender Frauenüberschuß eingetreten.

Wenn auch etwas mehr Knaben als Mädchen geboren werden (105:100), so sehen wir doch, daß der Überschuß durch eine größere Angrifflichkeit der Knaben, sowie durch ein tatsächlich leichter und in höherem Grade Angegriffenwerden des männlichen Geschlechtes durch die Schädlichkeiten des Lebens vom Zeitpunkte der Erzeugung an allmählich sich ausgleicht.

Es soll an dieser Stelle nicht unerwähnt bleiben, daß man Versuche gemacht hat, das Geschlechtsverhältnis künstlich zu verschieben.

Man weiß aus der Statistik, daß, je jünger der Vater ist und je älter die Mutter, um so größer die Chancen werden, daß ein Knabe zur Welt kommt. Ebenso gilt das Umgekehrte, je älter der Vater und je jünger die Mutter, um so eher ist auf die Geburt eines Mädchens zu rechnen.

Ferner wollen neuere Untersuchungen herausgebracht haben, daß je näher der sexuelle Verkehr dem Menstruationstermin liegt, um so eher ein Knabe zu erwarten ist und umgekehrt.

Wenn sich diese Feststellungen als richtig erweisen, könnte man schon daran denken, für die Praxis daraus gewisse praktische Schlußfolgerungen zu ziehen. Wenn wirklich ein Mittel, das Geschlechtsverhältnis zuverlässig zu regulieren, gefunden würde, so müßte das durchaus nicht ein so großes Unglück für die Menschheit bedeuten, wie man bei der ersten Überlegung gemeinhin anzunehmen geneigt ist.

Gedanken an die willkürliche Auswahl des Geschlechtes der Neugeborenen sind wieder erwacht als phantasievolle Spekulationen, die andere an die von meinen Mitarbeitern Lüttge und v. Mertz gefundene Geschlechtsbestimmung im Mutterleibe zu knüpfen beliebten.

Es verspricht einen gewissen Nutzen, diesen kühnen Hoffnungen einen Augenblick zu folgen, nicht als ob man sie für realisierbar halten dürfte, sondern weil durch den Gedanken an die Möglichkeit einer solchen Regelung gewisse Fragen der Hygiene und Diätetik grell beleuchtet werden.

Wenn ein Mittel gefunden würde, das Geschlecht seiner Nachkommen willkürlich zu bestimmen, so würde wohl zunächst der Wunsch maßgebend sein, möglichst viel Knaben in die Welt zu setzen. Das würde aber nicht lange dauern.

Die Eltern selbst müßten bald zur Einsicht kommen, daß es weder gerechtfertigt, noch auf die Dauer durchführbar ist, den Wert der Mädchen hinter dem der Knaben zurückzusetzen. Der Versuch wäre sogar insofern heilsam, als er den wahren Wert der Frau allen Menschen einmal in eklatanter Weise vor Augen führen würde. Sehr schnell müßte eine Selbstregulierung einsetzen, weil die weiblichen Kinder bei dem bald auftretenden Mädchenmangel sehr begehrt sein würden. Die Fortpflanzung, also auch die Realisierung des Wunsches nach Knaben ist doch immer nur auf dem Umwege über das weibliche Geschlecht möglich. Den selbsterhaltenden Gang der Natur kann der Mensch nicht stören, wenn er nicht gerade Geschlechtstod und damit Selbstvernichtung beabsichtigt.

---

[1] Lüttge und v. Mertz, Junge oder Mädchen? Geschlechtsbestimmung des Kindes im Mutterleibe. Zentralbl. f. Gynäkol. 1924. Nr. 21.

Es wird ja heute schon in der Fortpflanzung genug rationiert, aber es fehlt die richtige Ratio, der Verstand dabei. Wir verwehren **wahllos** Menschen den Eintritt ins Leben und lassen andere Menschen **wahllos** zur Welt kommen. Die Rationierung geschieht also in ganz falscher Richtung. Jedenfalls haben wir damit etwas ganz Verkehrtes erreicht. Wir haben es fertig gebracht, einen gewissen Frauenüberschuß zu produzieren, und haben dadurch alle Grundlagen unseres sozialen Zusammenlebens auf den Kopf gestellt. Nehmen wir nur die vielgepriesene Monogamie. Die Grundlage der Einehe ist ein Geschlechtsverhältnis 1:1. Und heute muß infolge des Frauenüberschusses ein gewisser Prozentsatz der Frauen unverheiratet bleiben. Auf die daraus entstehenden Nachteile ist oben hingewiesen.

Am meisten leidet die Frau selbst darunter. Und dieser auch den Frauen lästige Frauenüberschuß und damit das unermeßliche Frauenelend wäre mit einem Schlage aus der Welt zu schaffen, wenn wir nicht mehr aufs Geratewohl die Nachkommenschaft rationierten, sondern uns die vernünftige Regulierung des Geschlechtsverhältnisses mit einem erlaubten Mittel angelegen lassen sein **könnten**. Wir würden die Grundfesten unseres sozialen und wirtschaftlichen Lebens, die Arbeitsteilung zwischen Mann und Frau, und zwar jedem Manne und jeder Frau, nämlich die Ehe und alle sich daranschließende Arbeitsteilung, die, wenn sie vernünftig sein soll, immer an den Geschlechtsunterschied anknüpfen muß[1], nur befestigen, ja die durch das verschobene Geschlechtsmißverhältnis verloren gegangenen Voraussetzungen wieder herstellen.

So ergeben neue Fragestellungen eine neue, oft aufklärende Beleuchtung, und es ist vielleicht gar kein unfruchtbarer Gedanke, von diesem Gesichtspunkte aus einmal das Geschlechtsverhältnis in unserem ganzen heute so ins Arge geratenen Beisammenleben zu untersuchen.

Wir leiden, ohne es eigentlich recht inne zu werden, weil wir mitten in diesen Verhältnissen drin stecken und den Wald vor Bäumen nicht sehen, an dem Kardinalübel der „Überfrauung" oder, wie wir auch sagen können, um ja nicht den Gedanken an etwas Frauenfeindliches aufkommen zu lassen, was das empfindliche Frauengemüt so leicht wittert, an einer „Untermannung". Es kommt ja nur auf den Beobachtungsstandpunkt bei diesem relativen Verhältnis an.

Das unglückselige Geschlechtsverhältnis mit dem unnatürlichen Frauenüberschuß und Frauenübrigbleiben bei der Eheschließung hat zu einer völligen Verkennung und Unterschätzung des Wesens und des Wertes der Frau geführt. Es mußte naturnotwendig dazu führen, weil die Frau durch dieses zahlenmäßige Mißverhältnis auf dem Gebiete ihrer natürlichen Leistungsfähigkeit an der Betätigung verhindert und auf andere Leistungsgebiete, lediglich um das nackte Leben zu fristen, verdrängt werden mußte.

Durch eine allseitig befriedigende Regulierung des Geschlechtsverhältnisses auf 1:1 würde die Harmonie im Menschenleben, welche durch den ungerechtfertigten Frauenüberschuß empfindlich gestört wird, erst wieder hergestellt, und zwar in erster Linie zum Wohle der Frau. Wir werden später sehen, daß man die heutige Statistik auch in einer für das Geschlechtsverhältnis weniger ungünstigen Weise lesen kann.

---

[1] Sellheim, Geheimnis vom Ewig-Weiblichen. S. 247. Natürliche Arbeitsteilung.

Alle spontanen und künstlichen Verschiebungen ändern nichts daran, daß die gleichbleibende Zahl der Geschlechter als natürliche Grundlage der Einehe angesehen werden darf.

Beständiges Beisammenleben in dieser Einehe wird beim Menschen zur Notwendigkeit, weil durchs Hinzukommen schon eines Kindes die Aufgaben sich derart steigern, daß dadurch beide Eltern lange zusammengehalten werden. Gar die eigentlich nie endenden Ansprüche einer ganzen Kinderschar sind geeignet, der Einehe unbegrenzte Dauer zu verleihen.

In dem Maße, wie für das Kind in der Kultur die Verpflichtungen zunehmen, sollte auch die Ehe der Kulturmenschen, weil ja bei ihnen sehr viel mehr auf die Nachkommenschaft zu übertragen ist, als im Urzustande, viel inniger werden als die der Naturmenschen.

Damit habe ich wohl die hauptsächlichsten Beweggründe für die Entstehung der dauernden Einehe als das von der Natur gegebene und durch die Kultur in seiner Haltbarkeit verstärkte Verhältnis zwischen Mann und Frau ausgeführt.

In der aufsteigenden Tierreihe finden sich die Beziehungen zu den Geschlechtern nirgends in dem hohen Grade der Ausbildung und in der Vollzähligkeit der Vereinigung ausgedrückt wie beim Menschen. Bei ihm ist das Verhältnis zwischen den Geschlechtern in der Tat zur höchsten Vollkommenheit gediehen. Das hindert nicht, daß von den einzelnen Beziehungen, welche das Verhältnis im Idealzustande ausmachen, auch beim Menschen, ebenso wie in der natürlichen Entwicklungsreihe beim Tiere, die eine oder andere fehlen kann.

Diese einzelnen Beziehungsteile stehen untereinander in einem gegenseitigen organischen Zusammenhang, derart, daß sie sich ganz von selbst eines aus dem anderen in der angegebenen Reihe entwickeln. Doch schließt diese Regel nicht aus, daß das Verhältnis der Geschlechter, wenn es ausnahmsweise auch einmal an einem anderen Punkte als an dem Sexualtrieb anfängt, sich doch zur Totalität der in der Ehe und Liebe gipfelnden Beziehungen entwickeln kann. So mag z. B. das erste Inbeziehungtreten zwischen Mann und Weib eine Arbeitsteilung sein, zu der sich gegenseitige Anziehung gesellt, die schließlich das Verhältnis aufs sexuelle Gebiet hinüberspielt[1]. Die Möglichkeit, daß das System unbeschadet der nachträglichen Ergänzung zur Vollkommenheit an beliebiger Stelle seinen Anfang nehmen kann, ist der beste Beweis für die organische Zusammengehörigkeit aller seiner Teile. Sie illustriert die Zwangsläufigkeit der Entwicklung aufs Ganze.

In der Natur geht, wie beim Tiere, so auch beim Menschen der Geschlechtstrieb eines Paares vom weiblichen Teile aus. Beim Säugetier wird ohne Zweifel der Termin der Brunst durch die Vorgänge im weiblichen Tiere bestimmt. Der männliche Teil folgt nach. Wenn auch beim menschlichen Weibe in dieser Richtung viel von dem natürlichen Empfinden im Aufkommen einer Neigung zum anderen Geschlecht durch die Erziehung verdrängt sein mag, so verschafft sich die von der Frau ausgehende Anregung doch immer wieder Geltung, mag ihre Verfänglichkeit für das männliche Geschlecht sich auch zum guten Teil im Unterbewußtsein abspielen.

---

[1] In welchem Maße sowohl die Arbeitsgemeinschaft als auch schon der Gedanke an die Arbeitsgemeinschaft zum Liebesbund zusammenführt, beweist das Beispiel des Studiums. Aus einer Zusammenstellung von Max Hirsch (Über das Frauenstudium, S. 94/95, Würzburg, Kabitzsch 1920) ergab sich, daß der größte Teil der Medizinerinnen und nahezu die Hälfte der Juristinnen und auch noch von den Philologinnen ein sehr großer Teil mit Männern derselben Berufe verheiratet sind.

Wir nehmen an, daß in der Ursprünglichkeit der Geschlechtstrieb der Frau, ebenso wie alles im weiblichen Organismus, seinen periodischen Charakter hat. Die Zeit, in der eine Befruchtungsgelegenheit unbenützt vorübergegangen ist und eine neue Gelegenheit zur Durchführung eines vollkommenen Entwicklungsganges winkt, also die Zeit des Erstarkungsmomentes eines neuen Eifollikels[1], besonders unmittelbar nach der Periode, scheint diejenige zu sein, in welcher der dem Innern der Frau selbst entspringende Trieb zur Vereinigung mit dem anderen Geschlecht am stärksten wird.

Man darf mit diesem natürlichen Trieb nicht die künstlich anerzogene Gewohnheit verwechseln. So ist z. B. bei dem Versuche der Feststellung durch Umfrage, wann die größte Neigung der Frauen zum Manne vorhanden sei, angegeben worden, „am Samstag oder Sonntag Abend". Das hat doch offenbar gar keinen anderen Grund, als daß sich an diesem Termin das Zusammentreffen aus irgendwelchen Rücksichten am besten hat einrichten lassen und so wie jede Gewohnheit schließlich zur zweiten Natur geworden ist.

Bei der Beurteilung der Anziehungskraft der Frau ist zu berücksichtigen, daß mit der Menschwerdung ganz von selbst eine **Umgestaltung in der Wirkung ihrer Reize auf den Mann eingetreten ist**[2]. Im Gegensatz zum Säugetier, bei dem die Geschlechter sich wittern, werden beim Menschen die ersten Reize statt durch den Geruchsinn durch den Gesichtssinn vermittelt. Dadurch wird Zeit für die Überlegung gewonnen. Das Auge hat die Möglichkeit, seine Entscheidungen auf weitere Distanzen zu treffen als die Nase. Auch für die Reize in der Nähe hat der Geruchsinn beim Menschen viel eingebüßt. Gefährlich werden erst die durch den Tastsinn vermittelten Reize. Ist erst einmal eine gewisse Anziehung ausgelöst und durch den Tastsinn in die Tat umgesetzt, dann reißt sie die beiden Geschlechter unaufhaltsam aneinander. Durch die Übertragung der ersten Anziehungswirkung von dem Geruchsinn auf den auf weitere Distanz wirkenden Gesichtssinn erhält beim Menschen der Verstand Gelegenheit, mitzusprechen. Von nun an lassen sich die Geschlechter nicht mehr wahllos aneinanderreißen, es steht ihnen vielmehr frei, sich gegenseitig zu wählen. Beim Menschen ist also zu dem ursprünglichen Instinkt, der die beiden Geschlechter in Form wilden Geschlechtstriebes zueinander zog, die Möglichkeit hinzugekommen, eine vorläufige Entscheidung zu treffen. Das gilt nicht nur für die Gewährung der sexuellen Annäherung, sondern auch für die Inszenierung aller anderen oben aufgeführten Beziehungsteile, die zwischen Mann und Frau überhaupt in Betracht kommen können.

Das von Natur aus sich entwickelnde Übersichtgewinnen in Sachen des Sexualverhältnisses erfährt durch die **Erziehung** eine wesentliche Verstärkung.

Das **unbewußte** Sichüberlegenkönnen in Sachen des Zueinanderpassens ist zu einem mehr oder weniger **bewußten** Sichüberlegenwollen geworden.

Dieser Gedankengang arbeitet, auch wenn er nicht immer einem naturwissenschaftlichen völligen Aufgeklärtsein entspringt, doch mit großer Verläßlichkeit.

Wir brauchen nur einmal den Versuch zu machen, **das, wodurch uns die Frau anzieht, zu analysieren**[3]. Unsere Bewunderung des Weibes, das Vorstadium der Liebe, ist im

---

[1] Sellheim, Weibliches Fortpflanzungsleben usw. im Geheimnis vom Ewig-Weiblichen. l. c.

[2] Sellheim, Reize der Frau usw., im Geheimnis vom Ewig-Weiblichen. l. c.

[3] Sellheim, Reize der Frau und ihre Bedeutung für den Kulturfortschritt, Geheimnis vom Ewig-Weiblichen. l. c. und Abschnitt II. Kapitel 4 dieses Buches, Entwicklung und Pflege der weiblichen Reize.

Grunde nichts anderes als eine bewußte Zweckbeziehung auf das zu zeugende Kind. Die sogenannte architektonische Schönheit der Frau erschien uns unter diesem Gesichtswinkel als der Ausdruck der Verbindung von Gesundheit im allgemeinen mit weiblichen Merkmalen zur funktionellen Eignung der Frau für ihren natürlichen Beruf im besonderen. Der Reiz einer Frau für den Mann kann z. B. schon dadurch erreicht werden, daß zu gesundem Wuchs, zu gesunden Farben auch noch ein spezifisch weibliches, sexuelles Merkmal, sagen wir ein schwellender Busen, hinzukommt. Damit dürfte unsere naturwissenschaftliche Definition von der architektonischen Schönheit gerechtfertigt erscheinen.

Zu den körperlichen Reizen ist mit dem Fortschritt der Kultur eine geistige Zulage hinzugekommen. Die Frau, welche sich die Quintessenz bewährter Kultur anzueignen verstand, übt einen vermehrten Reiz auf den Mann aus. Diese Errungenschaft macht die Frau in den Augen des Mannes mehr oder weniger bewußt zu derjenigen Persönlichkeit, die am besten geeignet erscheint, die Kinder auf sein Lebensniveau zu heben, oder sie noch darüber hinaus zu fördern. Durch die geistige Komponente gewinnt der Anziehungsmechanismus zwischen den beiden Geschlechtern an Feinheit, aber auch an Verfänglichkeit und Dauerhaftigkeit, und zwar um so mehr, als die geistigen Reize ihre Wirksamkeit in noch höherem Grade als die körperlichen im Unterbewußtsein zu entfalten pflegen.

Im geschilderten Zusammenhang erscheinen die Reize der Frau jedenfalls als ein Teil ihrer auf den Bedarf des Kindes abgestimmten Sondereinrichtungen. Helfen sie doch der Kinder Erscheinen herbeiführen und kommen sie ihnen zugute.

Die Erziehung zur Zurückhaltung der Triebe bis der Verstand gesprochen, zusammen mit dem Umschwung in der Wirkung der Reize, der das erleichtert hat, macht den Menschen dazu geeignet, alle Konsequenzen, die das Eingehen eines Sexualverhältnisses mit sich bringt, von vornherein zu übersehen, ehe überhaupt an die Realisierung der gegenseitigen Beziehungen, von denen sich dann die eine aus der anderen von selbst ergibt, gedacht zu werden braucht.

Jedenfalls hat das Gefühl, welches die Paarung von zwei Kulturmenschen einleitet, einen mehr oder weniger starken verstandesmäßigen Einschlag. Wenn die primäre Liebe natürlich auch nicht von der Beimischung von Sexualtrieb ganz freigesprochen werden kann, so hat die Erziehung es doch fertig gebracht und es den Menschen als vorteilhaft einsehen gelehrt, erst den Verstand zu Worte kommen zu lassen, ehe er sich von seinen sexuellen Instinkten weitertreiben lassen will.

Im Gegensatz zu dieser vorläufigen primären Liebe konstatieren wir eine sekundäre Liebe, die in der Ehe erst sich herausbildet, oder von der man — um die Kontinuität zwischen beiden Sorten von Liebe zu bewahren — schließlich auch sagen kann, daß sie die Fortsetzung der mit in die Ehe hineingekommen primären Liebe darstellt. Sie ist die Probe auf das Exempel. Ihr Erscheinen darf als Beweis dafür gelten, daß die primäre Liebe mit ihrer Spekulation recht behalten hat und die beiden in der Ehe zusammengekommenen Partner wirklich zueinander passen und einander fürs Leben angehören können.

Die Erziehung auf das Vorherentscheidenwollen des Zueinanderpassens, die offensichtlich ihre guten Seiten hat, bedeutet in gewissem Grade eine **Ablenkung vom natürlichen Empfinden**. Sollen die verdrängten ursprünglichen Gefühle wieder zu ihrem Rechte kommen, so ergeben sich dabei gewisse Schwierigkeiten. Das tritt besonders dann ein, wenn der Ehekonsens jahrelang zurückgedrängten Gefühlen plötzlich freien Lauf lassen will. Der Mensch kann sich dann oft nicht einfach umkrempeln und seine Gefühle von heute auf morgen auf Kommando kehrtmachen lassen.

In diese Situation kommt freilich der Mann viel weniger als die Frau. Er ist eigentlich immer zum Verkehr bereit und bedenkt deshalb nicht, daß die Frau, bei welcher der Trieb zur Vereinigung aus dem Innern nur vielleicht periodisch stark hervortritt, zum mindesten eine gewisse Zeit braucht, um sich aus dem künstlich angezüchteten Zustande, alles Sexuelle von sich zu werfen, umzugewöhnen und sich mit der neuen Sachlage abzufinden. Jedenfalls verdient die Frau die größte Rücksichtnahme bei der Revolution der ihr anerzogenen Lebensanschauung, wie sie der Eheeintritt von ihr verlangt.

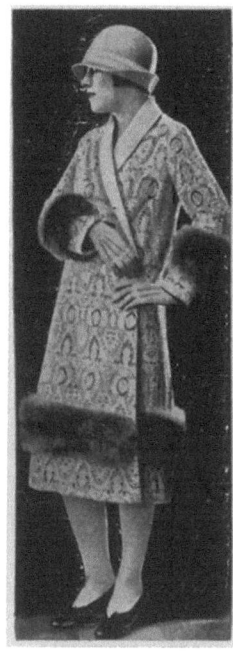

Abb. 32. Durch die Mode gewollte Hervorkehrung der Beine.

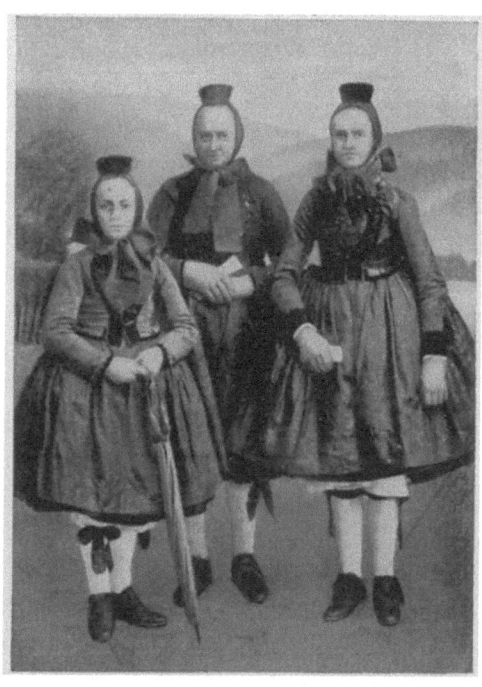

Abb. 33. Schaustellung der Beine im Sinne einer Volkstracht hat seinen sexuellen Reiz vollkommen eingebüßt.

Wenn man auch im allgemeinen das Zutrauen haben darf, daß im geeigneten Momente, oder besser gesagt, nach einer geeigneten Vorbereitungs- und Übergangszeit, der Durchbruch der unverwüstlichen gesunden Gefühle allenthalben wieder stattfindet, und alle Erziehung zur Abkehr vom Sexualtrieb, sobald sie überflüssig geworden, durch die Tatsachen überholt, verfliegt, so gibt es doch auch Ausnahmen.

Einzelne Menschen bleiben dauernd in ihrem Sexualempfinden verdreht. Jedenfalls konstatieren wir Verdrehungen, „Perversionen", bei welchen neben der angeborenen Anlage die anerzogene Komponente eine Rolle spielt.

Der Arzt hat Gelegenheit zu sehen, daß beim Mann unter Umständen ein Nichtvordringenkönnen — was man als Impotenz bezeichnet — und noch viel häufiger bei der Frau ein sich nicht mit aller Wärme Hingebenkönnen — was man als Frigidität bezeichnet — sich einstellt oder vielmehr bleibt und, falsch behandelt, sich vermehrt. Es ist das manches Mal ein Rest oder eine Folge jener Erziehung, die auf eine Verdrängung — der Gesellschaft unzeitig kommender — sexueller Gefühle abzielt. Man darf in solchen Fällen froh sein, wenn die richtigen Gefühle sich wenigstens nach und nach noch einstellen.

Wie weit die Unterwerfung des sexuellen Instinktes unter den Verstand geht, kann man schließlich nachweisen durch die **Veränderung der Reizwirkungen des weiblichen Geschlechtes auf das männliche im gewöhnlichen Umgangsleben.** Gewisse Entblößungen oder Schaustellungen bestimmter Teile, die sonst bedeckt getragen werden (Waden z. B.), sind von der Mode dazu ausersehen, einen sexuellen Reiz auszuüben. Der Strumpf dient sowohl der „Akzentuierung" des erotischen Reizes, wie dem zweiten Grundelement in der Erotik der Kleidung, der „Exhibition". Gleich dem Strumpf ist auch das Strumpfband der Frau ein wichtiges erotisches Anziehungsmittel[1]. Das Künstliche dieser Ausstellung der Beine zeigt sich darin, daß diese Reize in der Hauptsache nur sexuell erregend wirken, wenn man diese Wirkung mit ihnen erzielen will und sich diese Absicht anmerken läßt (Abb. 32). Eine Entblößung genau derselben Teile durch Zufall, äußeren Zwang, Tracht (Abb. 33) oder Gewohnheit wirkt nicht mehr in dem Maße sinneserregend. Auch bei der modischen Schaustellung der Beine tritt bald eine Gewöhnung ein. Soll der Reiz wieder aufgefrischt werden, so muß eine weitere Entblößung (Abb. 34) oder die Anwendung der Fleischfarbe an den Strümpfen, die Zutat von Zierstrumpfbändern usw. etappenweise hinzugefügt werden. In bezug auf den sexuellen Reiz kann man geradezu sagen, daß das Motiv der Schaustellung über die Wirkung entscheidet[2].

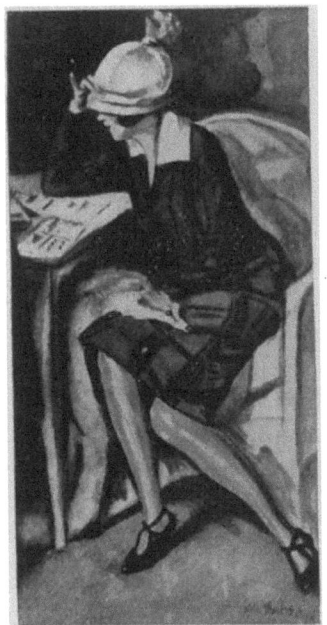

Abb. 34. Höherer Grad der Schaustellung der Beine, in der Absicht, einen Reiz auszuüben, nachdem an den ersten Grad (Abb. 32) bereits eine Gewöhnung eingetreten war.

Das ist doch der beste Beweis dafür, daß in der Tat der Mensch durch die gesellschaftliche Erziehung zu unterscheiden gelernt hat, wo, wann und unter welchen Bedingungen er seinen sexuellen Neigungen freien Lauf lassen darf. Damit ist das Ziel der Gesellschaft, ihre Mitglieder für die von ihr gewünschte und erlaubte Form der Anknüpfung sexueller Beziehungen gefügig zu machen, erreicht.

Die Ehe, wie wir sie in der naturgeschichtlichen Entwicklung kennen gelernt haben, ist an sich ein persönliches und sehr intimes Verhältnis zwischen beiden Gatten. Aber es bleibt nicht dabei. Durch das Zusammenwohnen der Menschen in größeren Verbänden macht sich alsbald ein öffentliches Interesse an dieser Beziehung zwischen Mann und Frau geltend. Ist doch die Ehe die Institution, welche dem Staate die Bürger liefert, somit seine Grundlage bildet und immer wieder erneuert.

Das Gemeinwesen nimmt in der Hauptsache Partei für das Kind. Es sorgt dafür, daß seine Interessen sichergestellt werden. Der Grund dafür ist in der Menschennatur

---

[1] Scheuer, O. F., Strumpf und Strumpfband. Handwörterbuch der Sexualwissenschaft von Max Marcuse. 2. Aufl. S. 765. A. Marcus und E. Webers Verlag, Bonn 1926.

[2] Sellheim, Reize der Frau usw., im Geheimnis vom Ewig-Weiblichen. l. c.

und in dem Mißtrauen gegen ihre Treue begründet. Liegt doch die Befürchtung vor, daß beim Menschen die Überlegenheit des Verstandes über den Fortpflanzungsinstinkt die Interessen des Kindes hinter die persönlichen Interessen der Eltern zurücktreten lassen könnte.

Daraus erwächst der Ehe eine Doppelstellung; zur persönlichen Beziehung der Eltern untereinander und zu ihren Kindern gesellt sich eine öffentliche Kontrolle.

Die aufkommende Überlieferung vervollkommnet die Beziehungen zwischen Ehe und Gemeinwesen immer weiter. Entwicklung der Ehe und des Gemeinwesens laufen einander parallel.

Schließlich muß sich das, was aus natürlicher Neigung entstanden, mit allen möglichen Faktoren des sozialen Lebens abfinden.

Das Hauptgebiet, mit dem sich die Ehe auseinanderzusetzen hat, ist die Wirtschaft. Die Ehe hat sich im Laufe der Geschichte noch immer nach der Wirtschaft gerichtet und wird sich auch in Zukunft weiter danach richten müssen.

Kirche und Staat sanktionieren die aus der Abfindung mit der Wirtschaft sich ergebende und danach sich modelnde Form der Ehe nachträglich. Die Ethik heißt sie gut. Rechtliche Formen werden gesucht, um dem mit der Wirtschaft harmonierenden Geschlechtsverhältnis Bestand zu verleihen. So ist denn die Ehe, wie wir sie heute vorfinden, der geschichtlich gewordene Ausdruck der dem Gemeinwesen am besten passenden Form, in der erlaubte Geschlechtsbeziehungen angeknüpft und gepflogen werden sollen[1].

Zu dem Umschwunge von der Form, wie sie die Natur eingab, zu der Form, wie es das Gemeinwesen für gut hält, ist vor allen Dingen notwendig geworden eine Umstellung in der Reihenfolge der einzelnen Faktoren, welche das eheliche Verhältnis ausmachen.

In der Naturgeschichte begann — wie wir sahen — das eheliche Verhältnis mit der rein geschlechtlichen Anziehung, mit dem in Aussicht stehenden, instinktiv geahnten sexuellen Vergnügen als Lockmittel. Darauf folgten als weitere Entwicklungsteile Brutpflege, Arbeitsteilung, Kameradschaft. Aus allem kann sich eine Ehe entwickeln und dazu noch die Liebe kommen als Bestätigung des wirklichen Zusammenpassens in all den aufgezählten Faktoren.

Bei der Kulturform des ehelichen Verhältnisses werden die in der ungehinderten Natur zuletzt stehenden Faktoren, Liebe und Ehe, an den Anfang der Entwicklungsreihe gesetzt in der Erwartung, daß sich in dem nun einmal gegebenen Rahmen die noch fehlenden Entwicklungsteile des ehelichen Verhältnisses, Sexualbeziehung, Brutpflege, Arbeitsteilung, Kameradschaft, dazu entwickeln werden.

Soll das Gefühl des Zueinanderpassens in allen Stücken, das ja in der natürlichen Entwicklung sich erst aus dem Durchkosten der einzelnen Bestandteile der sexuellen Beziehung von A bis Z ergibt und gewissermaßen dem zur Vollendung gediehenen Verhältnis die Krone aufsetzt, vorausgenommen werden, so ist das nur in übertragenem Sinne zu verstehen. Das Verfahren setzt eine Abänderung des in seiner natürlichen Entwicklung kennen gelernten Begriffes der Liebe der Geschlechter zueinander voraus.

---

[1] Eine sehr geistvolle moderne Beleuchtung des Eheproblems von allen Seiten findet man in dem Ehebuch des Grafen Hermann Keyserling, Niels Kampmanns Verlag, Celle.

Wir müssen danach verschiedene Sorten von Liebe unterscheiden. Im Tierleben und ursprünglichen Menschenleben besteht zunächst nur eine sexuelle Anziehung, der reine Geschlechtstrieb, den man als erste Sorte Liebe bezeichnen kann. Dazu kommt das durch die Erfahrung geläuterte Gefühl, das wir schließlich als das Produkt des Zueinanderpassens in der Ehe als Liebe entstehen sahen.

In dieser zweiten Sorte Liebe ist zur sexuellen Anziehung noch ein den unmittelbaren Sexualverkehr überdauerndes, besonderes Gefühl der Zuneigung der beiden Geschlechter zueinander gekommen. Es verdankt seine Entwicklung den beiderseitigen Beziehungen der Eltern zu dem Kinde auf dem Boden der Brutpflege. Schon bei dieser Elternliebe haben wir es mit einem übertragenen Gefühle zu tun.

Bei der dritten und letzten Sorte von Liebe, von der wir jetzt sprechen wollen, geht die Übertragung aber noch ein gut Stück weiter. Sie macht einen förmlichen Gedankensprung von einer Person zur anderen. Sehen wir doch, daß das vorläufige Gefühl des Zueinanderpassens lediglich von dem Mitansehen der Erfahrung, die andere miteinander machen, hergenommen wird. Wenn auch diese Liebe, die schon auftritt, ehe von der Realisierung unmittelbarer Sexualbeziehungen die Rede ist, des Geschlechtstriebes als einer mehr oder weniger deutlich ausgesprochenen Komponente nicht zu entbehren braucht, so liegt ihr Schwerpunkt doch in anderer Richtung. Es handelt sich hier um die praktische Nutzanwendung dessen, was als bewährt von Generationen durch die Tradition weitergegeben, schließlich durch den erziehenden Unterricht und den Anschauungsunterricht des Lebens jedem Menschen als der gangbare Weg zur Ehe eingeprägt wird.

Wo diese Allerweltsauffassung sich einmal durchgesetzt hat und gewissermaßen wie eine Dressur zur zweiten Natur geworden ist, macht es auch gar keine Schwierigkeiten mehr, das eheliche Verhältnis immer an einem anderen Punkte anfangen zu lassen als bei der unmittelbaren sexuellen Beziehung.

Die primäre Geneigtheit zum Eingehen aller gegenseitigen Beziehungen wird von dem Paare öffentlich ausgesprochen, ehe noch ein reeller Anfang mit sexuellen Beziehungen gemacht worden ist, oder — um allen Fällen gerecht zu werden — gemacht zu sein braucht. Wenn auch in der ungehinderten Natur der Anfang fürs eheliche Verhältnis gelegentlich einmal an einem anderen Punkte als bei der Sexualbeziehung gemacht werden kann, so bedeutet dieses Verfahren der Gesellschaft doch, das, was die Ausnahme in der Natur ist, zur Regel im Kulturleben zu machen.

Das ist aber auch der Grund dafür, daß Tradition und Erziehung unentwegt am Werke bleiben müssen, um die Menschen vor dem Rückfall ins Natürliche zu bewahren und für diese Umkehr der instinktiven in die verstandesgemäße Reihenfolge gefügig zu erhalten.

Nach unserer Analyse ist diese letzte Sorte Liebe kein einheitliches Gefühl mehr. Zu ihrem Vollbegriff müssen drei Faktoren zusammenwirken, die sich in der verschiedensten Weise kombinieren können: Ahnung des Zueinanderpassens in allen Teilen, Geschlechtstrieb, Übertragung der allgemeinen Erfahrung aus der Anschauung der Entwicklung von allen möglichen Beziehungen zwischen anderen Paaren. Aus dieser eigenartigen Zusammensetzung erklärt es sich, daß sich zwei Menschen die Hand reichen fürs Leben, die nicht mehr als eine Ahnung des Zueinanderpassens haben, daß andere zwar der Geschlechtstrieb zusammenführt, aber nicht zusammenhält und schließlich noch andere ohne

Ahnung und ohne Geschlechtstrieb aneinander geraten und doch noch gute Erfahrungen miteinander machen. Glücklich ist das Paar zu schätzen, in dessen Verhältnisse alle die genannten Faktoren eine Rolle spielen und in harmonischer Weise sich ergänzen und in richtiger, verträglicher, zeitlicher Folge sich ablösen.

Gegenseitige Wahl und Entschluß, in die Ehe als die offiziell zugelassene Form der Anknüpfung von Sexualbeziehungen zu treten, erfolgen vom Paare freiwillig. Danach aber greift das Gemeinwesen mit starker Hand ein. Es weist dem Paare, das den Bund fürs Leben eingehen will, den von Wirtschaft, Staat, Kirche, Ethik, Recht und Gesetz gutgeheißenen Platz für die Entwicklung ihrer weiteren Sexualbeziehungen an. In der Ehe als Form soll der Inhalt, die „Ehe als Tatsache", erst entwickelt werden.

Es ist ein ganz gewöhnlicher Fehler beim Heiraten, daß die jungen Eheleute glauben, daß sie, weil ihnen vom Staat ein Rahmen für die Entwicklung des ehelichen Verhältnisses zur Verfügung gestellt worden ist, darin nun ohne weiteres Zutun das eheliche Verhältnis vorfinden müßten. Vor diesem Fehler ist oft genug gewarnt worden. Schon Milton[1] verkündete die Unabhängigkeit des Wesens der Ehe von ihrer Form und die Autonomie des Individuums in der Gestaltung dieser Form.

Der Ehe wird ihr reeller Inhalt erst dann gegeben, wenn zu der Liebe, die als Ahnung zu der Ehe geführt hat, die Liebe als Beweis des Zueinanderpassens hinzukommt. Die Liebe als Ahnung ist nicht mehr als eine Spekulation mit dem Risiko der Enttäuschung.

Trotzdem ist die Erfüllbarkeit all der Wünsche, die jemand in der Ehe realisiert haben möchte, nicht so schwierig, wie es bei der strengen Abgrenzung ihrer Form von der erfüllten Tatsache erscheinen mag. Zunächst einmal können die einzelnen Programmteile der natürlichen Entwicklung: sexuelles Vergnügen, Kindererzeugung mit Brutpflege und Aufzucht, Arbeitsteilung, Kameradschaft, Ehe, Liebe in sehr verschiedener Weise zu dem Bunde zusammengesetzt werden. Die theoretische Berechnung ergibt bei den sechs Elementen nicht weniger als 720 mögliche „Permutationen" und „Variationen" und bis zu 30 „Kombinationen". Bedenkt man weiterhin, daß im Grade der Innigkeit der einzelnen Beziehungsteile sehr große Unterschiede bestehen, so kommt eine fast unübersehbare Möglichkeit verschiedenartiger Beziehungsnuancen für die reelle Einzelehe heraus.

In der Wirklichkeit spielt sich die Entwicklung etwa folgendermaßen ab: Bei dem von der Gesellschaft gut geheißenen Schema stehen Liebe und Ehe voran. Die anderen Teile, sexuelles Vergnügen, Brutpflege, Arbeitsteilung, Kameradschaft folgten in der Tat in beliebiger Reihenfolge und treten in verschiedenen Graden auf. Auch kann der eine oder andere Teil der Beziehungen mehr oder weniger vermißt werden.

Gibt es doch Ehen ohne sexuelles Vergnügen, ohne Brutpflege, ohne Arbeitsteilung, ohne Kameradschaft. Das eine oder andere mag fehlen, nur eine Erscheinung darf nicht ausbleiben, wenn man in der Eheform die Ehe als Tatsache wirklich entwickelt anerkennen will, das ist eben die Liebe als Beweis für mehr oder weniger gutes gegenseitiges Zusammenpassen.

So betrachtet ist die Freiheit in der Ehe doch viel größer, als es auf den ersten Blick erscheinen möchte. Jedenfalls kann den Individualitäten in mancherlei Richtung und in hohem Grade auch innerhalb des Rahmens der Ehe Rechnung getragen werden. Es

---

[1] Milton, Doctrine and Discipline of divorce. 1834.

unterliegt keinem Zweifel, daß sich die Ehe als die Pflegestätte aller möglichen Beziehungen zwischen den Geschlechtern bewährt hat. Das Gemeinwesen verlangt ja nicht mehr, als daß der Ordnung halber sich jeder es vorher überlegt, ehe er Pflichten gegen das Kind und damit gegen den Staat übernimmt. In allen übrigen Punkten, insbesondere in der Art und Weise, wie die Verbindung weiter geknüpft, in dem Tempo der Annäherung, in bezug auf die Vollständigkeit der Entwicklung des Verhältnisses in allen möglichen Teilen und in bezug auf den Grad der Innigkeit, in dem die einzelnen Teile sich ausbilden, wird dem einzelnen Paare völlig freie Hand gelassen.

Ja, die Gesellschaft ist sogar so tolerant, daß sie außerhalb des erlaubten Rahmens entstandene sexuelle Beziehungen irgendwelcher Art nachträglich gutheißt, sofern sie doch noch zur Ehe führen, ganz einerlei, wieviel dabei an der offiziellen Reihenfolge geändert worden ist, und auch ohne viel danach zu fragen, ob intime Beziehungen, sogar Kindererzeugung dem Eheschluß vorausgegangen sind.

Zum mindesten ist man in dieser Beziehung vernünftiger geworden als früher.

Vom Gemeinwesen offiziell zugelassene Abweichungen von der Einehe, von der Monogamie, sind im Leben der Völker selten.

Die Vielehe, die Polygamie, tritt in zwei Formen auf, in der Vielweiberei, der Polygynie, und der Vielmännerei, der Polyandrie. Von den beiden Arten ist die Polygynie noch die häufigere. Dabei ist zu bedenken, daß durchaus nicht alle Abweichungen von der Einehe aus den ins Unnatürliche verschobenen Trieben einzelner Menschen sich herleiten; vieles, ja das meiste davon dürfte wohl auf Nachahmungssucht beruhen.

Es ist merkwürdig, daß gerade in den Ländern, in denen die Polygynie erlaubt ist, sie sich in bescheidenen Grenzen hält, während sie an Orten, wo sie verboten ist, gehörige Auswüchse treibt. Was bei dem großen Eifer, mit dem die Ehe von dem Staate kontrolliert und registriert wird, offiziell verboten, inoffiziell aber erlaubt ist, gilt nun einmal für rechtlos und wird danach behandelt. Das zeitigt traurige Folgen.

Sitzenlassen eines geschwängerten Mädchens von seiten des gewissenlosen Mannes und der Kindesmord der in Schande gestoßenen und darum verzweifelten, unehelichen Mutter entspringen dieser gleichen Quelle. Derselbe Vater würde sich doch in der Ehe seiner Frau und seiner Kinder nicht schämen, und dieselbe Mutter würde in derselben Ehe gewiß nicht ihr so sehr herbeigesehntes Kind, kaum geboren, wieder umbringen.

Auf besondere Arten der Vielweiberei, als da sind Verhältniswesen, Prostitution usw., kann an dieser Stelle nicht weiter eingegangen werden. Sie fallen — was für unser Thema die Hauptsache ist — alle unter den Begriff der Abkehr von dem möglichst frühen Eintreten in eine Einehe.

Wo diese Art Eheflucht gehäuft auftritt, wird man in der Annahme nicht fehlgehen, daß in den Beziehungen zwischen Wirtschaft und Ehe einmal wieder irgend etwas nicht stimmt, und daß es die höchste Zeit ist, diese Grundbeziehung persönlichen und sozialen Lebens zu revidieren und neu zu orientieren.

Soll freilich die Ehe Raum für alle bieten, so ist es natürlich unmöglich, daß sie dem Ideal jedes einzelnen entspricht. Das ist aber nichts, was der Ehe als besonderer Vorwurf gemacht werden kann. Es gilt schließlich für jede gesellschaftliche Einrichtung. Überall bewegt sich innerhalb der Gesellschaft nur derjenige mit Freiheit, der sich selbst befehlen und gehorchen gelernt hat.

Die Geschichte zeigt, daß die Praxis bei der Eheschließung im Laufe der Zeiten sehr verschieden verfahren ist. Im alten Rom war die Ehe recht frei. Es galt sowohl eine Ehe, die feierlich geschlossen wurde, als auch eine Ehe aus Gewohnheit, „aus dem Usus". So leicht wie der Eheschluß war auch die Scheidung.

Die katholische Kirche hat dann die Ehe zu einem Sakrament gestempelt. Jeder war darin willkommen, das Wiederzurückgehen unmöglich.

Der Protestantismus sah die Ehe mehr als ein weltlich Ding an, hat aber doch nicht darauf verzichtet, sie in der Kirche zu sanktionieren.

Heute registriert der Staat die Ehe, die Kirche heiligt sie; die Scheidung ist unter allen Umständen erschwert.

Die Öffentlichkeit hat an der Ehe ein so großes Interesse, weil sie die Pflanzstätte der Zukunft des Staates ist. Daher seine Fürsorge für die Nachkommenschaft. Doch darf der Staat über der Sorge für seine zukünftigen Bürger nicht so weit gehen, die Sorge für seine gegenwärtigen zu vernachlässigen. Das Interesse des Staates an der Nachkommenschaft führt zu einer Beschränkung der Freiheit der Eltern. Im Eherecht ringen zwei Interessesphären ständig miteinander. Das ist die Sicherstellung der Zukunft des Kindes und der Versuch der möglichst weitgehenden persönlichen Freilassung der Eltern. Um diese beiden Punkte hat sich die Geschichte des Eheproblems noch immer gedreht und wird sich auch weiter drehen müssen, zumal gar keine andere Möglichkeit des Ausgleiches besteht, als daß gewisse Opfer an Freiheit von seiten der Eltern nun einmal zu bringen sind, wenn der Staat den Kindern die beste Zukunft garantieren will.

Im Verhältnis von Mann und Frau könnte und müßte die Einbeziehung von Vertragselementen fortgelassen werden. Man vermag doch nicht zu paktieren, daß der erwartete geistige und sittliche Inhalt in der Ehe wirklich zum Vorschein komme. Ebenso wie es unmöglich ist, einen Vertrag darüber zu schließen, daß die Ehe als Tatsache in der Ehe als Form sich entwickle.

Aber in bezug auf das Verhältnis der Eltern zu den Kindern ist nun einmal eine vertragliche Festlegung gar nicht zu umgehen, wenn nicht der Staat alle Sorge um die Nachkommenschaft auf sich nehmen will. An dieser Verpflichtung zugunsten der Nachkommenschaft muß unter allen Umständen festgehalten werden auch dann, wenn darunter die Freiheit der Eltern mehr oder weniger leiden muß.

Dieser Auffassung entsprechend laufen ständig zwei geschichtliche Entwicklungen nebeneinander her, welche ihren Einfluß auf das Verhältnis der Gatten zueinander ausüben.

Die erste ist die Entwicklung des Gemeinwesens zu einer immer strafferen Bindung der Einzelwesen, und die andere ist die Entwicklung der Einzelmenschen — und zwar jedes der beiden Geschlechter — zur freien Persönlichkeit.

Man darf unter diesen Umständen von der geschichtlichen Entwicklung der Ehe nicht mehr verlangen, als von der Entwicklung jeder anderen bürgerlichen Einrichtung auch. Das Ideal wäre, hier wie dort, daß die Interessen des Gemeinwesens mit den Interessen der sich bindenden Persönlichkeiten zusammenfallen. Bei der Eheform dürfte man mehr wie bei jedem anderen Verhältnis froh sein, wenn die Entwicklung sich wenigstens diesem Ideal näherte. Fällt ihr doch die schwierige Aufgabe zu, die dringendste öffentliche Angelegenheit mit der intimsten persönlichen Beziehung harmonisch zu verbinden.

Aus dem Kompromiß, wie er zu allen Zeiten auf diesem Gebiete geschlossen worden ist, geht in Wirklichkeit eine Eheform hervor, welche auf der einen Seite der Reife des Staates zur Interessenvertretung aller und auf der anderen Seite der Reife des Einzelmenschen auf dem Wege der Entwicklung zur freien Persönlichkeit entspricht.

Wenn in dem Ehebunde Kinder erscheinen, kommt zu der vorläufigen künstlichen vertraglichen Bindung die natürliche wirkliche hinzu, die ein Auseinandergehen in Form einer Ehescheidung außerordentlich erschwert. Gegen eine Unauflöslichkeit des Ehebundes sträubt sich freilich die Entwicklung des Einzelmenschen zur freien Persönlichkeit. Dieses Sträuben ist zum modernen Zug aller Bestrebungen geworden, welche der Persönlichkeit der Eltern mehr oder gar unbeschränkte Freiheit zugestehen möchten.

Wenn diese Bestrebungen auch neuerdings gehäuft auftreten, sind sie an sich nicht neu. Schon 1834 hat Milton[1] darauf hingewiesen, daß man die beiden Partner in der Ehe als zwei sich frei gegenüberstehende Persönlichkeiten ansehen sollte, die von Vertragselementen freizulassen wären. Die Ehe sei eine Privatangelegenheit und sollte deshalb, bei beiderseitiger Einwilligung, ja, wenn auch nur einer der beiden Partner es verlange, frei auflöslich sein. Wilhelm von Humboldt[2] hat den Gedanken in ganz ähnlicher Weise ausgedrückt. Bei der Ehe als persönlichem Verhältnis, das nicht bloß einzelne Handlungen fordert, sondern im eigentlichen Sinne die Person und die ganze Lebensweise betrifft, solle die Trennung zu jeder Zeit und ohne Anführung aller Gründe erlaubt sein. Neuerdings mehren sich die Stimmen, die eine leichtere Lösbarkeit vor allen Dingen einer sich nicht bewährenden Ehe verlangen.

Es ist bezeichnend, daß gerade das Wort von der freien Persönlichkeit immer am meisten von solchen im Munde geführt wird, die infolge noch mangelnder Selbstbeherrschung die sittliche Reife für eine persönliche Freilassung gar nicht dokumentiert haben. Der Fehler ist, daß man sich die Reife einer Persönlichkeit als etwas vorstellt, was jeder mit auf die Welt, oder zum mindesten mit in die Ehe bringt. Die Reife der Persönlichkeit ist vielmehr etwas, was mit großer Mühe und Arbeit an sich selbst erst im Laufe der Jahre innerhalb oder außerhalb der Ehe erworben werden kann. Dabei darf nicht einmal gesagt werden, daß das Eintreten in das eheliche Verhältnis, wie jede Bindung an andere Personen, einer solchen nachträglichen Entwicklung besonders günstig wäre.

Ob und inwieweit durch Erleichterung der Ehescheidung noch Konzessionen an die persönliche Freiheit der Ehegatten auf Kosten ihrer Kinder gemacht werden können, darf mit Recht als das schwierigste Problem zukünftiger Ehegesetzgebung angesehen werden. Das gilt in seinem ganzen Umfange für Ehen, die wirklich Kinder als Früchte hervorgebracht haben.

Kinderlos gebliebene Ehen könnte man, da sie doch die erwarteten Früchte nicht gebracht haben und jedenfalls ihr Unternehmen in dieser Hauptrichtung des Ehezweckes als eine verfehlte Spekulation angesehen werden darf, vielleicht etwas anders stellen. Der Scheidung dürften hierbei erheblich geringere Schwierigkeiten entgegenstehen. Und damit komme ich zum Schlusse des Kapitels von der Ehe als der Wiege der Hygiene und Diätetik der Frau.

---

[1] Milton, l. c.
[2] von Humboldt, Wilhelm, Idee zu einem Versuche, die Grenzen der Wirksamkeit des Staates zu bestimmen. Gesammelte Schriften, herausgegeben von Alb. Leitzmann. 1792. 1. Bd. S. 193.

Die Einehe des Menschen erscheint, wie jedes natürliche Verhältnis, so weit eindeutig bestimmt und in seiner Entwicklung zwangsläufig, daß für den Fall man das Verhältnis der Gatten zueinander heute plötzlich aller künstlichen Stützen, sagen wir von seiten der Wirtschaft, von seiten der Religion, der Ethik, der Gesetzgebung und des Rechtes berauben wollte, wahrscheinlich die Ehe bleiben oder — wenn auch gewaltsam für eine Zeitlang zum Verschwinden gebracht — sicherlich sich bald wieder als dauernde Einehe, in einer Form, wie sie sich mit der jeweiligen Wirtschaft verträgt, durchsetzen würde. Die Einehe ist nun einmal die beste Form, in der sich auf der einen Seite Mann und Frau in Harmonie vereinigen, in dieser Bindung sich auf die Dauer mit dem kleinsten Zwange bewegen, und auf der anderen Seite den Kindern eine Stätte gedeihlicher Fürsorge geboten wird.

Wenn wir nach all dem fragen, was die Ehe denn eigentlich ist, so paßt nach unserem Empfinden am besten darauf die Formulierung Hoches[1]: Sie ist ein „freiwilliges Vertragsverhältnis, das seinen geistigen und sittlichen Inhalt aus der mitgebrachten Individualität beider Partner und aus dem bezieht, was diese beiden Partner im Laufe der Ehe aus sich machen oder was die Ehe aus ihnen gemacht hat".

Ein Einblick in die Mann und Frau trennenden Geschlechtsunterschiede, sowie in die sie zur gemeinschaftlichen Arbeit zusammenführenden Geschlechtsbeziehungen deckt uns die Schwierigkeit der Situation im sozialen Leben auf. Wir sehen aber auch, daß Fortpflanzung nicht etwas ist, was man so bloß nebenbei abmachen darf, sondern daß es den Kernpunkt aller Menschenbeziehung darstellt.

Je mehr der Mensch verlernt hat, in Sachen der Fortpflanzung dem sicher leitenden Instinkt zu folgen, um so mehr muß es der Verstand übernehmen, auf dem freilich mühsamen Wege der Erforschung der Naturgesetze und ihrer vernunftmäßigen Beachtung uns vor der Vernachlässigung unserer Fortpflanzung und damit vor dem Niedergang zu bewahren. Das ist der Boden, auf dem eine Hygiene und Diätetik der Ehe und der Frau gedeihen können.

IV. Ausbleiben und Ende der Fortpflanzungsfunktion.
1. Kinderlosigkeit in der Ehe.

Die Frage, wie der weibliche Organismus überhaupt mit der Unterdrückung der Fortpflanzung fertig wird, findet ihre Erledigung im Kapitel 6 dieses Abschnittes: „Die Frau, die nicht zur Ehe kommt."

Hier soll nur gezeigt werden, wie sich die Frau mit der Kinderlosigkeit in der Ehe abfindet, und was man zur Erfüllung des in der Mehrzahl der Fälle doch bestehenden Dranges und Wunsches nach Kindern tun kann.

Jedenfalls leidet die gesund empfindende Frau unter der Kinderlosigkeit, und zwar unter der Kinderlosigkeit in der Ehe in ungleich höherem Grade, als wenn die Gelegenheit zur Fortpflanzung durch Ehelosigkeit überhaupt nicht in den Bereich des Möglichen gerückt wurde. Allmutter Natur ist nicht so grausam, den weiblichen Wunsch nach Sprößlingen im Stadium der Unerfüllbarkeit mit seiner ganzen, brünstigen Heftigkeit zu enthüllen. Sofern nicht künstliche, unnatürliche sexuelle Aufklärung dem spontanen Innewerden

---

[1] Hoche, Geisteskrankheiten und Ehe in Kaminer und v. Noorden. Leipzig, Georg Thieme 1916.

vorausgeeilt ist, wird das unbewußte, dunkle Ahnen und Sehnen der jungfräulichen Seele in der Regel erst in bewußte Anteilnahme umgestimmt, sobald der Sexualapparat des reifen Weibes voll funktioniert.

Die Frau verwindet die Kinderlosigkeit schwer. Auch wenn sie sich scheinbar beruhigt hat, bricht das Verlangen doch immer wieder hervor, sobald es durch den Anblick von Kindern anderer Leute oder durch Gelegenheiten, welche durch die Anwesenheit von Kindern verschönt werden, wie Weihnachten, geweckt wird. Die Frau hört nie zu hoffen auf, und gerade um die Zeit des herannahenden Torschlusses mit den Wechseljahren kann der Wunsch nach Nachkommenschaft eine ganz besondere Heftigkeit annehmen.

Angesichts dieser körperlichen Unvollkommenheit und der seelischen Empfindung für diesen Defekt sollte alles darangesetzt werden, die Sterilität zu heilen. Es ist daher sehr zu begrüßen, daß gerade auf diesem Gebiete recht erfreuliche Verbesserungen erreicht worden sind und noch mehr in Aussicht stehen [1].

Die Hilfe des Arztes wird in sehr verschiedener Weise in Anspruch genommen. Man darf nur nicht voraussetzen, daß die Frauen ihren stillen Kummer dem Arzte immer ungefragt enthüllen. Sie erscheinen oft mit ganz vagen Beschwerden beim Arzt und erwarten von seinem Sachverständnis, daß er ihren heimlichen Wunsch erraten und darauf eingehen werde. Kommt es in dieser Richtung zu einer Enttäuschung, so sind sie oft schwer dazu zu bringen, bei einer für die brennendste weibliche Frage so verständnislosen Seite Rat und Hilfe zu suchen.

Zur Adoption eines Kindes ist nur zu raten, wenn alle Versuche, eigene Kinder zu bekommen, gründlich erschöpft sind. Adoptivkinder sind nie ein vollwertiger Ersatz. Schon die Erscheinung, daß Fehler, die sich bei eigenen Kindern herausstellen, weil sie von einem selbst kommen, als zur Familie gehörig hingenommen werden, dagegen Fehler, die bei adoptierten Kindern auftreten, als unverzeihliches Einschleppsel in die Familie angesehen werden, deutet darauf hin, daß die Mutter mit dem fremden Kinde sich doch nicht immer völlig eins fühlt.

Es gibt aber auch Ausnahmen, die beweisen, daß die Mutterliebe sich mit Überspringung der leiblichen Anfangsphasen der Kinderproduktion entwickeln kann. Mein Kollege Anton hat mir Beispiele erzählt, in welchen er zur Begutachtung des Gesundheitszustandes von seitherigen Pflegekindern zum Zwecke der Entscheidung über die nunmehr stattfindende oder zu unterlassende Adoption aufgefordert war. Trotzdem er vom ärztlichen und psychiatrischen Standpunkte nach objektiven Anhaltspunkten abraten zu müssen geglaubt hat, haben die Mütter die Kinder, an die sie sich in der Pflegezeit gewöhnt hatten, nicht mehr hergegeben. Schließlich kann eine der Adoption vorangehende Annahme als Pflegekind geradezu den Charakter einer Probezeit gewinnen, in der die Eltern vor ihrer Entscheidung über die Annahme an Kindes Statt erst sehen können, wie die reelle Entwicklung des ins Auge gefaßten Kindes sich anläßt. Von diesem praktischen Stand-

---

[1] Sellheim, Wiederbelebung der Sterilitätsforschung durch die Erfindung der Tubendurchblasung. Med. Klinik 1923. Nr. 46/48 und Befruchtung, Unfruchtbarkeit und Unfruchtbarkeitsbehandlung. Zeitschrift f. ärztl. Fortbildung 1924. Nr. 20, 21, 22.
Nürnberger, Sterilität in Biologie und Pathologie des Weibes. Halban-Seitz 1925.

punkte aus könnte man bei Adoption gegenüber dem blinden Zufall des Geratens der eigenen Kinder im gewissen Sinne sogar von einem Vorteil reden!

Wie außerordentlich brennend das Verlangen nach einem Kinde und einem eigenen Kinde sein kann, ersieht man daraus, daß gelegentlich von den Eltern alle möglichen Rücksichten in den Hintergrund geschoben werden. Welche merkwürdigen Gedankengänge in einer sich nach dem Kinde sehnenden Frau aufgepeitscht werden, zeigen einem gewisse Erlebnisse in der Praxis. Das Ungeheuerlichste, was ich in dieser Richtung erfahren habe, war das mehrmals an mich gestellte Verlangen von Frau und Mann nach künstlicher Besamung mit dem Sperma eines anderen Mannes!

Für fehlenden Kindersegen findet manchmal ein Ausgleich durch ein innigeres Sichaneinanderschließen der Gatten statt. Mann und Frau betrachten sich in gewissem Grade als Kinder. Sie bemuttern und bevatern einander gegenseitig; dadurch wird die Lücke im ehelichen Leben weniger empfunden.

Oft wird aber auch die Disharmonie gesteigert. Das Mißtrauen, der andere Teil sei an der Kinderlosigkeit schuld, erhebt sich und wird sogar vielleicht zur Sicherheit. Das Auseinandergehen und Wiederzusammenkommen mit einem für die Nachkommenschaft aussichtsreicheren Partner wird als Ziel gesteckt.

Die Behandlung der Kinderlosigkeit, insbesondere ihrer psychologischen Seite, ist für den Arzt ein schwieriges und oft ein nur mit viel Takt, Geduld und Diplomatie zu erledigendes Gebiet.

2. Die Frau in der Scheidung.

Ein Kapitel für sich bildet die Frau in der Scheidung. Eine Scheidung vollzieht sich fast nie reinlich. Das liegt in den Schwierigkeiten des Auseinandergehens (vgl. Abschnitt III, Kapitel 5, „Grundzüge des Ehelebens und der Ehegestaltung im übrigen"). Vorwürfe werden hinüber und herüber gemacht. Die Frau fühlt sich in ihrem tiefsten Inneren ergriffen, an ihrem diffizilsten Punkte verletzt. Für den gesunden Menschenverstand ist es klar, daß eine Ehe, deren Scheidung dringend verlangt wird, zerrüttet ist. Demgegenüber sehen wir aber geradezu als Erschwerung der Scheidung in der Praxis eine unheilvolle Verschleppungspolitik der Gerichte. Während langer Zeit werden die wundesten Punkte aufgerissen gehalten und immer wieder aufs neue aufgerissen. Es gibt schon nervöse Zustände und körperliche Qualen, die man geradezu als „Scheidungskrankheit" der Frau bezeichnen möchte. Zu aller Pein kommt noch das Gefühl der Frau, gerade in ihrer vitalsten Begabung, einen Mann zu fesseln und ein Familienglück aufzubauen, Schiffbruch gelitten zu haben. Es ist das eine Empfindung, die sie leicht an sich selbst verzweifeln läßt. Diese körperliche und seelische Mißstimmung währt, solange die Scheidung dauert und in ihren Nachklängen noch lange darüber hinaus. Oft bleibt die Frau fürs ganze übrige Leben gebrochen.

Der Arzt kann — abgesehen davon, daß er durch seinen Einfluß auf die Gerichte eine doch unaufhaltsame Scheidung aus den angedeuteten Gesundheitsrücksichten für die Frau, so gut er vermag zu beschleunigen sucht — durch Aufklärung und guten Zuspruch viel zur Aufrichtung solch unglücklicher Frauen tun und sie von dem unabwendbaren, widrigen Schicksal ab- und auf eine ersprießliche Tätigkeit, z. B. den ihr verbliebenen Kindern die Mutter zu sein, hinlenken und so viel Gutes stiften.

Wo keine Kinder im Wege stehen, ist das Auseinandergehen in der Regel viel leichter. Bei vorhandenen Kindern warten vernünftige Eltern oft mit der Scheidung, bis die Kinder erwachsen sind und suchen, wenn sie nicht zu alt geworden sind, in einer zweiten Heirat und in einer zweiten Serie von Nachkommen das versäumte Glück nachzuholen. Das sind aber alles Dinge, die schließlich jeder mit sich abmachen muß; man kann, wenn man gefragt wird, mehr als Mensch denn als Arzt Rat erteilen.

Ob eine von vielen Seiten angestrebte Erleichterung der Ehescheidung einen Vorteil brächte, ist schwer zu entscheiden. Die Enttäuschung in der Ehe leitet sich meist aus übertriebenen oder falschen Vorstellungen her, die einer oder beide Partner sich von ihr gemacht haben. (Vgl. Abschn. III, Die Ehe als der von der Gesellschaft gebotene Rahmen für das normale Sichausleben des weiblichen Organismus.)

3. Die Witwe.

Über den Witwenstand etwas zu sagen, scheint notwendig, weil es darin doch mancherlei Situationen gibt, die weder bei der Verheirateten, noch bei der Unverheirateten zutreffen und doch zum mindesten gelegentlich der hygienischen Leitung bedürfen. In Betracht kommt hauptsächlich die Situation, daß die Frau, die seither des Ehelebens teilhaftig war, die Gemeinschaft mit dem Manne entbehren muß.

Sie verliert in dem Manne den Helfer zu ihrem und ihrer Kinder Lebensunterhalt und den Miterzieher der Kinder. Für viele Frauen bedeutet der Eintritt in den Witwenstand das Abschiednehmen von einem sorgenfreien Leben und das Sichfinden und auch Sichschinden in einer schwierigen Situation. Die Mehrbelastung mit Arbeit, gepaart mit einer schlechteren Lebenshaltung, kann der Gesundheit leicht gefährlich werden. In vorgeschrittenem Lebensalter sehen wir, daß nicht selten die Frau dem Manne im Tode bald nachfolgt. Manche Völkerschaften helfen künstlich nach. Sie sanktionieren die Witwenverbrennung.

Wenn der Mann weggerissen wird, so gilt es für die zurückbleibende Frau, ihre Lebensverhältnisse genau zu revidieren und die ganze Lebenshaltung so zu gestalten, daß ihre Leistungsfähigkeit nicht überschritten wird.

Was die Frau im Geschlechtsleben verliert, hängt sehr von ihren Ansprüchen ab. Gewöhnlich hält die Frau das Andenken ihres Mannes auch in dieser Richtung so hoch, daß bei ihr der Gedanke an die Notwendigkeit eines Ersatzes in dieser Richtung überhaupt nicht aufkommt. Doch richtet sich hier alles zu sehr nach Veranlagung, Temperament und Lebensauffassung, als daß allgemeine Regeln aufgestellt werden könnten.

Der beste Trost, den die Frau finden kann, sind die Kinder. Indem sie in ihnen und ihrer Erziehung aufgeht, hat sie das befriedigende Gefühl, das Andenken an den Vater und Gatten, der in ihnen leiblich fortlebt, am meisten zu ehren.

Eine Wiederverheiratung wird von sehr zartfühlenden Frauen als die gelindeste Form des Ehebruchs empfunden. Andere denken darüber leichter; jedenfalls steht einer Wiederverheiratung nichts im Wege. Fehler in der ersten Ehe können in der zweiten gut gemacht werden. Oft gelangt aber auch die Frau aus dem Regen in die Traufe. Das stete und unwillkürliche Vergleichen mit dem ersten Mann stört das Aufkommen vollständiger und unbefangener Glückseligkeit, und in der Vergangenheit sieht sich so vieles rosiger an als in der Gegenwart. Oft erfahren Frauen auch erst in der zweiten Ehe den wahren Segen, der in ihr liegen kann. Das Sichabfinden mit einer ersten und zweiten Kinderserie bereitet gewiß Schwierigkeiten. Viel kommt auf die Altersverhältnisse an; es kann nicht verlangt werden, daß ein Kind jemand als Mutter respektiert, der gerade so alt ist wie es selbst.

Sofern das Alleinstehen einer Frau, die an das Eheleben mit seinen Annehmlichkeiten gewöhnt war, eine gewisse Gesundheitsgefährdung infolge Überanstrengung und Verschlechterung und Verkümmerung der ganzen Lebenshaltung bedeutet, kann eine Wiederverheiratung, wenn Lebensalter und sonstige Verhältnisse passen, ärztlicherseits nur empfohlen werden. Schlägt das Unternehmen zum Glück aus, so ist zugleich auch für den Verlust des ersten Mannes allseitig der beste Ersatz geschaffen.

4. Wechseljahre.

Klimakterium und Menopause sind nach Hofstätter[1] nicht identisch und treten auch nicht zur gleichen Zeit ein. Während wir unter Menopause das Nichtmehrauftreten der weiblichen Menstruationsblutung verstehen, bedeutet die Klimax jene Zeit, in welcher der Eierstock allmählich aufhört, Eier zur Vollendung und Befruchtungsfähigkeit zu bringen. Die Dauer der Übergangszeit und ihrer Beschwerden ist im Durchschnitt $1^1/_2$ bis 2 Jahre.

Aufgabe der Hygiene in den kritischen Lebensjahren des Weibes ist es, mit den ihr zu Gebote stehenden Mitteln den Veränderungen in der Blutzirkulation, den Störungen im Bereich des Nervensystems, sowie den Ernährungsstörungen, welche mit den genitalen Vorgängen der Menopause in Wechselbeziehungen stehen, entgegenzuwirken und die Lebensführung in dieser Lebensepoche derart zu regeln, daß der wichtige Zeitabschnitt des allmählichen Erlöschens und endlichen Verschwindens der sexuellen Produktivität mit möglichst wenig lokalen Beschwerden und Schwankungen des Allgemeinbefindens verlaufe. Diese Worte Heinrich Kischs[2], dem ich als einem der besten Kenner des Klimakteriums in der Hauptsache folgen werde, enthalten in gedrängter Kürze das Programm für die Hygiene und Diätetik der Frau in den Wechseljahren.

Zur Herbeiführung eines Ausgleichs in der Zirkulation im allgemeinen bewähren sich schonende Wasserprozeduren; am besten thermisch indifferente Bäder von 35 bis 37 Grad C, von nicht zu langer Dauer, etwa 15—20 Minuten.

Wird der Genuß der Seeluft gewünscht, so sind lauwarme Seebäder oder Abwaschungen mit gewärmtem Seewasser am Platze.

Die Hautpflege erfordert im Klimakterium besondere Sorgfalt. Reinhaltung der welkenden Genitalien ist notwendig, um dem sonst leicht auftretenden Juckreiz (Pruritus) vorzubeugen. Körperliche Bewegung wirkt vorteilhaft den Störungen der Menopause entgegen. Muskelübungen ziehen die Blutmenge in die Muskeln. Sie leiten die Blutüberfüllung des Gehirnes ab und mildern so die lästigen Wallungen. Auch der Neigung zur Fettleibigkeit wird auf diese Weise entgegengewirkt. Die körperliche Kräftigung stärkt den in dieser Zeit oft erlahmenden Willen. In ähnlicher Richtung wirken Spaziergänge, Gymnastik, Massage.

---

[1] Hofstätter, R., Klimakterium. Handwörterbuch der Sexualwissenschaft von Max Marcuse. 2. Aufl. S. 365. A. Marcus und E. Webers Verlag, Bonn 1926.

[2] Kisch, Heinrich, Das Geschlechtsleben des Weibes usw. Berlin und Wien 1924, auch neuere Auflagen. Das Klimakterienalter der Frauen. Erlangen 1874. Weitere Literatur: Börner, Die Wechseljahre der Frau. Stuttgart 1886. Sellheim in Nagels Handbuch, Die Wechseljahre und die senile Involution.

Ein Teil der Frauen wird in den Wechseljahren dicker, ein anderer magerer, und ein dritter Teil bleibt sich im Körpergewicht gleich. Es ist nicht gut möglich, bei diesem Befunde das Dickerwerden ohne weiteres auf die Einstellung der Keimdrüsenfunktion zu schieben. Wenn auch zugegeben werden muß, daß die Herausnahme oder Vernichtung der Eierstöcke durch Röntgenstrahlen in jugendlichem Alter einen Fettansatz sehr begünstigt, so braucht das durchaus nicht für die Zeit des normalen Wechsels dieselbe Gültigkeit zu haben.

Ich bin geneigt, den Fettansatz in den Wechseljahren, wenigstens für viele Fälle, ebenso zu werten wie nach dem Wochenbett und nach dem Abstillen des Kindes, ihn nämlich auf eine unvernünftige Lebensweise in bezug auf Stoffwechsel und Stoffersatz durch die Nahrung zurückzuführen. Zur Zeit der regelmäßigen Periode hat die Frau mit einem vierwöchentlichen erheblichen Säfte- und Kräfteverlust zu rechnen, der durch ein gewisses Plus an Nahrungsmitteln fortwährend eingebracht werden muß. Fällt nun dieser Säfte- und Kräfteverlust mit ausbleibender Periode weg, so wäre es in der Ordnung, auch die Nahrungsaufnahme entsprechend zu verringern, wenn man den Organismus im Stoffwechselgleichgewicht halten will. Es mag vielleicht auch eine kleine Korrektur im Sinne des Hinfälligerwerdens des Körpers durch das fortschreitende Alter angebracht erscheinen. Erfolgt aber von seiten der Frau keine Änderung in der Bilanz ihres Kräftehaushaltes, und bleibt die seither notwendige, jetzt überflüssige Ersatzquote für den vierwöchentlichen Säfte- und Kräfteverlust bestehen, so ist damit eine Überernährung in die Wege geleitet und dem Korpulenterwerden Tür und Tor geöffnet.

Der Veränderung in der Blutbeschaffenheit durch den Ausfall der Ovarialfunktion und dem Aufhören der monatlichen Ersatzpflicht verlorengehender Säfte hat eine vorbedachte Diät Rechnung zu tragen. Jede Überernährung ist zu vermeiden, das Kostmaß auf die notwendige Menge einzuschränken, welche gerade den Stoffbedarf deckt.

Für eine Frau im Klimakterium von 60 kg Gewicht würde ein Brennwert der Nahrung von täglich 2100—2400 Kalorien genügen. Diesen Anforderungen entspricht ungefähr ein Essen, das aus 100 g Eiweiß, 60 g Fett und 350 g Kohlehydraten zusammengesetzt ist. Im übrigen ist gemischte Kost und Maßhalten in der Nahrungsaufnahme anzuraten.

Durchspülung des Körpers durch reichliches Wassertrinken ist empfehlenswert; Alkohol, starker Tee und Kaffee sind zu meiden.

Für Frauen von sanguinischem Temperament und voller Form, welche um die Zeit der Menopause eine Neigung zu übermäßigem Fettentwickeln zeigen, ist eine leicht entfettende Kostverordnung notwendig: Vermeidung jeder Überernährung, Herabsetzung der Menge der Nährstoffe auf ein geringeres als bisher gewohntes Maß, jedoch mit Einhaltung des zum stofflichen Bestande notwendigen Quantums; vollständig ausreichende, nicht zu geringe Eiweißzufuhr, Reduktion der Fettzufuhr auf ein Minimum, geringe Mengen von Kohlehydraten in der Nahrung.

Um allen Mißverständnissen vorzubeugen, muß betont werden: die Fettentziehung bezieht sich nicht nur auf das Fett, das einem in die Augen fällt, wie z. B. Butter, Öl am Salat, Fett am Schinken und Fleisch, sondern — und das ist eine Hauptsache — auch auf das Fett, das in der Bereitung der Nahrungsmittel verwendet wird und damit dem Blick mehr entzogen ist [1].

---

[1] Vorzügliche Anweisungen findet man in dem Buche von Strauß, Über die diätetische Behandlung innerer Krankheiten. 7. Aufl. Karger, Berlin 1922 und Brugsch, Lehrbuch der Diätetik.

Zu diesen besonderen Diätvorschriften müssen noch hinzukommen systematische, körperliche Übungen und Einschränkung des Schlafes auf 7 Stunden der Nacht.

Wo die Menses plötzlich aufhören, der Wechsel in verhältnismäßig frühem Lebensalter auftritt und infolgedessen sich klimakterische Beschwerden sehr intensiv in Form von Herzstörungen, Schwindelanfällen, vasomotorischen Störungen und psychischen Erregungszuständen geltend machen, ist nach Kisch eine Milchkur empfehlenswert. Es ist hierbei am zweckmäßigsten, in allmählich steigender Gabe früh, vormittags, nachmittags und abends je ein halbes bis ein Glas 90—180—250 ccm guter, frisch abgerahmter Kuhmilch trinken zu lassen. Nur mittags wird ein substantielles Essen gereicht. Darin ist das Mittel gegeben, die Bilanz des Stoffwechselhaushaltes, die bei der Darreichung von $1-1^1/_2$ l Milch nach der Unterernährung hin schwankt, richtigzustellen.

Unter die erregenden Einflüsse, welche im Klimakterium möglichst zu vermeiden sind, muß auch der Koitus gerechnet werden. Die Matrone ist von Natur dafür nicht mehr geschaffen. Doch soll man — wenn es der Frau möglich ist — das eheliche Glück nicht in die Brüche gehen lassen; die Frau müßte sich bemühen, auch politisch zu denken, wenn der Mann noch Anforderungen an sie stellt.

Die Frau in den Wechseljahren bedarf dringend einer psychischen Aufrichtung. Ihre Seele wird durch die Vorgänge der Menopause gewaltig beeinflußt. Es ist ein umdüsternder Gedanke, daß nun das kritische Alter mit seinen Fährlichkeiten eintritt. Andererseits wirkt das Bewußtsein, die weiblichen Reize, mit welchen die Frau während der Blüte ihrer Jahre geherrscht hat, zu verlieren, in sexueller Schätzung als minderwertig zu gelten, wie jeder Machtverlust niederdrückend. Madame Récamier sagt mit Resignation: „Ich merke, daß ich alt werde; die kleinen Schornsteinfegerjungen drehen sich nicht mehr nach mir um."

Es ist daher zweckmäßig, daß sich Frauen in den Wechseljahren, wenn sie nicht schon mit einem vollgerüttelten Maß von Arbeit beladen sind, einer Beschäftigung zuwenden, welche ihre Zeit in Anspruch nimmt, ihre Gedanken ablenkt und auch einer gewissen Eitelkeit noch Spielraum läßt. Wohltätigkeitsvereine, gemeinnützige Unternehmungen, literarische Betätigung sind für klimakterische Frauen recht nützlich. An Stelle der körperlichen Reize, mit denen auch durch alle mögliche Ausstaffierungen nichts Rechtes mehr anzufangen ist, sind die geistigen zu pflegen. Wohl der Frau, die damit nicht erst in den Wechseljahren anzufangen braucht, sondern in dieser Richtung ihr Lebtag schon Vorsorge für die Zeit des Schwindens der körperlichen Vorzüge getroffen hat. Ich habe auf diesen Gesichtspunkt bei der Ausbildung der Reize der Frau (Abschnitt II, Kapitel 4, Entwicklung und Pflege der weiblichen Reize) ausdrücklich hingewiesen.

Schließlich haben alle klimakterischen Erscheinungen, insbesondere die Schwerlebigkeit, das Gefühl des Überflüssiggewordenseins, und daß nun der Anfang vom Ende da sei, das Tröstliche, daß sie den davon Betroffenen als sicher vorübergehend hingestellt werden dürfen. Nur in einer Richtung muß unerbittliche Strenge herrschen: in der Kontrolle der Unterleibsorgane auf etwa auftretende Abnormitäten in der Funktion. Jeder Ausfluß, mehr noch, jeder Blutabgang, und sei er noch so geringfügig, muß ärztlich überwacht werden, um nicht durch ein unbemerktes Aufkommen einer bösartigen Geschwulst überrascht zu werden. Jede Frau, die auf sich acht gibt, kann, wie das im nächsten Abschnitt des weiteren auseinandergesetzt wird, dieser Gefahr entgehen.

Im ganzen sind die Wechseljahre eine Zeit der Angrifflichkeit der Frauenorganisation für körperliche und psychische Leiden, die deshalb der genauesten, ärztlichen Beobachtung bedarf. Danach aber kommen noch gute Jahre des Ausgeglichenseins und der Ruhe im Frauenleben.

5. Greisenalter unter besonderer Berücksichtigung der Krebsgefahr.

Während die Wechseljahre für die Frau, wenn sie von ihren Geschlechtsbesonderheiten Abschied nehmen muß, einen für ihr Leben charakteristischen Umschwung bedeuten, so tritt mit dem Greisenalter in vielen Stücken eine das ganze übrige Leben über vermißte Gleichstellung zwischen Frau und Mann ein. Es besteht nur der Unterschied, daß bei der Frau nach dem vollzogenen Wechsel schon in vieler Beziehung eine Neigung zum Greisenalter sich geltend macht, während diese Veränderung beim Manne — wohl weil bei ihm die Keimdrüsen noch längere Zeit weiter funktionieren — sich sehr viel später und langsamer vollzieht.

Die Diätetik und Hygiene des weiblichen Greisenalters erfordert keine besondere Abweichung von der Behandlung, d. h. der Pflege dieses Lebensalters überhaupt.

Wir besitzen eine sehr interessante Zusammenstellung von A. Lorand[1] über das rasche Altern der Frauen nach gewissen Schädlichkeiten. Seine Untersuchungen erstrecken sich auf den nachteiligen Einfluß von Rauchen, Unterernährung, Abmagerungskuren, schlecht zusammengesetzer Kost, ungenügender Flüssigkeitsaufnahme, häufigem Gebrauch von Abführmitteln, Schminken und Verhütungsmaßregeln gegen die Empfängnis.

Es treten im Frauenleben Geschwulstformen auf, welche Frauen mit Nachkommenschaft und Frauen mit brach liegen gebliebenem Sexualapparat ungefähr in gleichem Maße treffen. Sie kommen wie der Blitz aus heiterem Himmel. Wir kennen ihre Ursache noch nicht. Das sind die gefürchteten bösartigen Geschwülste, die an den weiblichen Fortpflanzungsorganen in überwiegender Zahl vorkommen. Am meisten sind betroffen Gebärmutter, Brustdrüse, Eierstock.

Wie man früher glaubte, an einem Kaiserschnitt müßte man sterben, so haftet dem Krebs von alters her im Volke noch der unglückselige Glaube an, er sei unheilbar. Der Standpunkt besteht nicht mehr zu Recht. Er darf getrost aufgegeben werden. Wir können heute sagen, daß wir in der Lage sind, den Krebs in der Mehrzahl der Fälle zu heilen, wenn er frühzeitig genug in unsere Behandlung kommt. Es treten freilich auch jetzt noch nicht selten Rückfälle auf. Das liegt aber nur daran, daß wir uns immer wieder herbeilassen, auch noch den Heilungsversuch zu machen bei Frauen, die an der Grenze der Heilbarkeit stehen, weil sie die ärztliche Behandlung zu weit hinausgeschoben haben. Daneben gibt es schließlich Fälle, die so weit vernachlässigt sind, daß sie an sich zwar unheilbar geworden, aber wenigstens noch besserungsfähig sind.

Da die ungeheilten, elend zugrunde gehenden Fälle, die man lange Zeit mit ansieht, auf das Publikum viel nachhaltigeren Eindruck machen als die geheilten Fälle, von denen niemand etwas merkt, so erhält sich natürlich hartnäckig der Eindruck der Unheilbarkeit des Leidens im Volke.

---

[1] Lorand, A., Das rasche Altern der Frau nach gewissen Schädlichkeiten. Wien 1918. Moritz Perles.

Es hat aber im Gegenteil die Heilbarkeit dieser bösartigen Geschwülste neuerdings durch die Einführung der Strahlenbehandlung mit Radium und Röntgenapparat neben der Operation große Fortschritte gemacht. Die Operation ist durch eine Radiumvorbehandlung, welche alles Unsaubere zerstört, lebenssicherer und durch eine Röntgennachbehandlung, welche alle etwa noch zurückgebliebenen Krebskeime vernichtet, in ihrem Heilungsresultat zuverlässiger geworden. Im Notfalle sind kleine Krebsgeschwülste auch ohne Operation, mit Strahlen allein zu vernichten. Durch Vakzination kann man zum mindesten in einzelnen Fällen das Blut von Krebskranken, die virulente Streptokokken haben, umstimmen, so daß die Streptokokken ihnen bei der Operation nichts anzuhaben vermögen. Es braucht also jemand, der heutzutage an Krebs erkrankt, nicht schwarz zu sehen, wenn er nur frühzeitig genug zum Arzte geht und frühzeitig genug behandelt werden kann.

Von dem Gebärmutterkrebs und dem Eierstockkrebs, auch noch von dem Brustkrebs kann man sagen, daß sie von Haus aus weniger bedenklich sind als andere Formen, z. B. der Darmkrebs und Magenkrebs. Das kommt davon her, daß wir durch die ärztliche Untersuchung in den Stand gesetzt sind, die bösartige Geschwulst an den Fortpflanzungsorganen, insbesondere an den häufigsten Stellen ihres Sitzes, an der Gebärmutter und an der Brust, sehr frühzeitig mit absoluter Sicherheit zu erkennen oder auszuschließen und im Falle des Vorhandenseins mit großer Lebenssicherheit zu operieren oder zu bestrahlen.

Man kann sagen, daß krebskranke Frauen, wenn sie nur frühzeitig zum Arzte kommen, damit rechnen dürfen, gerettet zu werden. Es geht also unser ganzes Streben dahin, die Kranken möglichst frühzeitig dem Arzte zuzuführen, und damit komme ich zu dem praktisch wichtigsten Kapitel.

Wie bringen wir die Frauen frühzeitig zum Arzte? Der Antrieb dazu muß, der Natur der Sache nach, von ihnen selbst ausgehen. Es erhebt sich die Frage, kann der Patient das Beginnen des Krebses erkennen? Diese Frage muß durchaus bejaht werden. Es gehört dazu nicht mehr, als daß die Frauen sorgfältig auf sich acht geben und — bei jeder Abweichung von der Norm — sich untersuchen lassen. Es gibt drei Kardinalsymptome der Frauenkrankheiten: Veränderungen in der Blutung zu Zeiten der Periode, Veränderung in der Absonderung zwischen den Perioden und Schmerzen.

Wenn der weibliche Organismus komplizierter und leichter verletzlich ist als der männliche, so hat er diesem aber auch einen selbsttätigen Sicherheitsapparat voraus. Regelmäßigkeit in der Periode zeigt den gesunden Ablauf nicht nur der Unterleibsfunktion, sondern aller Körperfunktionen an. Störungen im Unterleib und im Körper überhaupt führen zu Menstruationsabweichungen, die den Umschwung nach außen anzeigen. So wird die Monatsregel geradezu zu einem Gradmesser der Gesundheit oder Krankheit. Die von dieser Seite ausgehende Warnung dürfte der Frau nicht verborgen bleiben.

Die Periode kann länger oder kürzer dauern. Der Blutverlust kann verstärkt oder vermindert sein. Zu merken ist, daß normales Menstrualblut wegen der reichlichen Schleimbeimengungen in der Regel meist nicht gerinnt, daher der Abgang von Stücken oder Klumpen so gut wie immer eine krankhafte Bedeutung gewinnt. Zugleich kann der Typus der Regel sich ändern, die Periode kommt, statt regelmäßig alle vier Wochen, häufiger, alle vierzehn Tage bis drei Wochen. Sie kann auch überhaupt nicht mehr aufhören oder erscheint seltener, alle sechs bis acht Wochen oder setzt gar über längere Zeit ganz aus. Auch treten bald kürzere, bald längere Pausen in Erscheinung. Manchmal bleibt sie eine Zeitlang aus, um dann plötzlich wieder aufzutreten.

Stärkere Absonderung (Ausfluß) sollte in der Norm zwischen zwei Perioden nicht bestehen. Ihr Auftreten zeigt immer an, daß etwas nicht in Ordnung ist. Die Absonderung kann in ihrer Stärke und in ihrem Charakter sehr verschieden sein, von einer unschuldigen Feuchtigkeitsvermehrung bis zu im Strome abfließendem Eiter, der reizt und Entzündungserscheinungen an den äußeren Teilen macht. Sehr verdächtig sind gelegentlich Blutbeimengungen in der Zeit zwischen zwei Perioden mit oder ohne Veranlassung, z. B. bei Verschiebungen der Unterleibsorgane, sexuellem Verkehr oder Anstrengungen.

Dazu gesellt sich ein drittes Symptom: die Schmerzen.

Alle drei Erscheinungen: Blutungen, Ausfluß, Schmerzen kommen in der verschiedenartigsten Kombination bei allen möglichen Frauenkrankheiten vor. Sie sind nur Anzeichen, Symptome von Frauenkrankheiten, sie sind die Frauenkrankheit aber nicht selbst. Sie haben je nach dem Lebensalter, in dem sie auftreten, verschiedenes zu bedeuten.

Damit wird ein Kapitel der Hygiene und Diätetik der Frau von ganz allgemeiner Bedeutung berührt, was ein kurzes Verweilen dabei rechtfertigt.

Drei Punkte gibt es, welche die Frauen fälschlicherweise oft über diese Abnormitäten beruhigen. Erstens sind Frauen an Blutabgänge aus ihren Unterleibsorganen an und für sich gewöhnt. Zweitens trösten sie sich damit, daß um die Zeit der Wechseljahre sowieso Unregelmäßigkeiten der Periodenblutung vorkommen. Drittens nehmen sie Blutung und Ausfluß leicht, weil sie sich sagen zu dürfen glauben, um was Schlimmes könne es sich nicht handeln, denn sonst müßten doch Schmerzen dabei sein.

Das sind gefährliche Selbsttäuschungen. Krebs tritt häufig um die Wechseljahre auf und die Unregelmäßigkeiten der Blutung sind auf die Neubildung und nicht auf den Wechsel zu beziehen. Ferner muß man es geradezu als ein Unglück bezeichnen, daß der Krebs im Anfangsstadium keine Schmerzen macht. Wenn bei Krebs Schmerzen auftreten, dann ist es für eine Heilung meistens reichlich spät oder zu spät. Die Trostgründe der Frauen sind also schlecht angebracht. Sie tragen leider das meiste dazu bei, daß der richtige Moment, ärztliche Hilfe nachzusuchen, versäumt wird.

Die Frau kann nicht entscheiden und soll nicht entscheiden, ob ihr Leiden schwer oder leicht, bösartig oder gutartig ist. Sie soll nur jede auftretende Unregelmäßigkeit wahrnehmen und dann den Sachverständigen, den Arzt, entscheiden lassen. Es ist für die Frau, die aufpaßt, mit Sicherheit zu erkennen, daß etwas nicht in Ordnung ist. Sie merkt doch z. B., ob die Brust Veränderungen zeigt, wenn Unregelmäßigkeiten, harte oder gar wunde Stellen auftreten.

Für die Unterleibsorgane speziell gibt es zwei untrügliche Gradmesser: Leibwäsche und Bettwäsche registrieren ausweislich der Flecken in auffallender Weise Ausfluß und Blutabgang. Die Periodenblutung macht sich an sich und in ihren Unregelmäßigkeiten doch auch deutlich genug geltend.

Den besten Überblick über die Regelmäßigkeit und über die Unregelmäßigkeiten bekommt man, wenn man sich das Bild von dem Ablauf der Regel in einem gewöhnlichen Kalender aufzeichnet. Die Tage der Blutung werden dick rot angestrichen

(Abb. 35—37). Die Länge der Querstriche zeigt die Stärke der Blutung in drei Graden (schwach, mittelstark, sehr stark). Wenn auch keine Unregelmäßigkeit auftritt, so ist eine **fortlaufende Kontrolle der Periode für jedes weibliche Wesen in allen Lebenslagen ein Vorteil**. Richtet sich doch ihre ganze Zeiteinteilung, Arbeitseinteilung, Lebenseinteilung danach. Ein Blick in den Kalender orientiert, sobald irgendein Programm aufgestellt werden soll.

Im Erkrankungsfalle sieht die Frau sofort die Unregelmäßigkeit und die Veränderung gegen früher. Ja aus solcher Aufzeichnung springt der Unterschied gegen die Norm direkt in die Augen. Mehr braucht die Frau auch aus ihrer Blutungskurve nicht zu ersehen. Durch die auftretende Veränderung ist für sie das Signal gegeben, den Arzt unverzüglich aufzusuchen, der die weitere Entscheidung trifft.

Wenn auch der erfahrene Arzt, der lediglich aus der Form dieser im Kalender aufgezeichneten Blutungskurven viel mehr als die Frau ersehen kann, auf den ersten Blick oft zu sagen vermag, es handelt sich um einen Krebs, um eine gutartige Fasergeschwulst, um eine Frühgeburt, um eine Schwangerschaft am unrechten Platze mit ihrer großen Gefahr usw., so hat die Patientin an sich mit dieser weiteren Feststellung nichts zu tun.

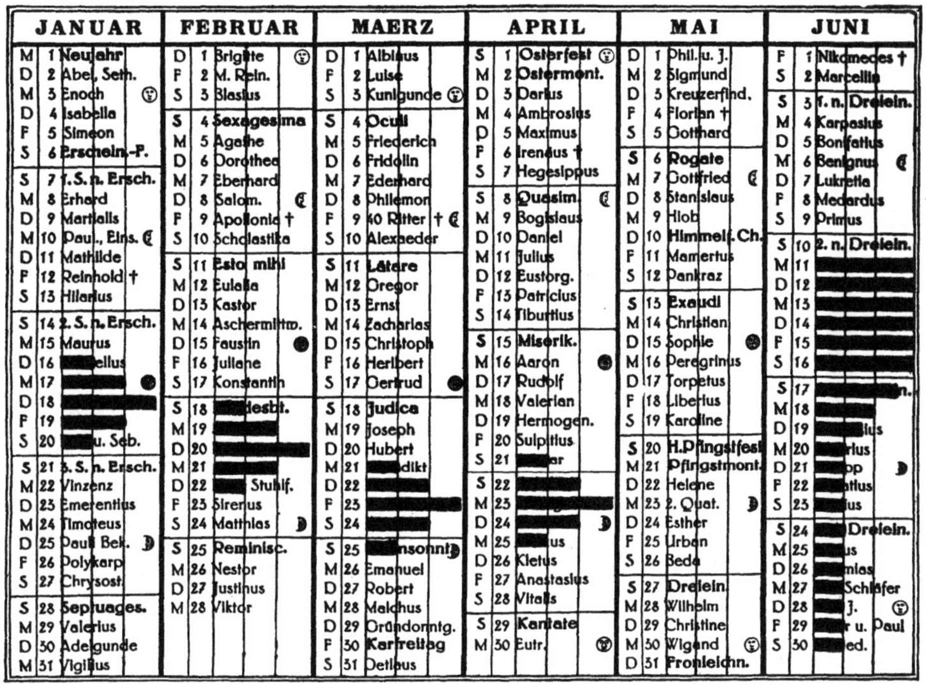

Abb. 35. Charakteristisches Blutungsbild bei Unterbrechung der Schwangerschaft am rechten oder falschen Platze.

Januar, Februar und März erfolgte die Periode regelmäßig alle 28 Tage; sie ist fünftägig, an den ersten beiden Tagen schwach, dann zeigt sich am dritten Tage eine stärkere Blutung, an den beiden letzten Tagen ist die Blutung wieder schwächer. Vom 25. April bis 10. Juni tritt eine **ungewöhnliche Pause zwischen den Perioden** ein, die auf Schwangerschaft hindeutet. Dann zeigen sich starke Blutungen, welche entweder eine Fehlgeburt oder die Unterbrechung einer am falschen Platze sitzenden Schwangerschaft mit der Gefahr der Verblutung in die Bauchhöhle anzeigen. Beides Ereignisse, in welchen ärztliche Hilfe in Anspruch genommen werden muß.

(Nach Sellheim: Geheimnis vom Ewig-Weiblichen. 2. Aufl. Stuttgart, Enke 1924.)

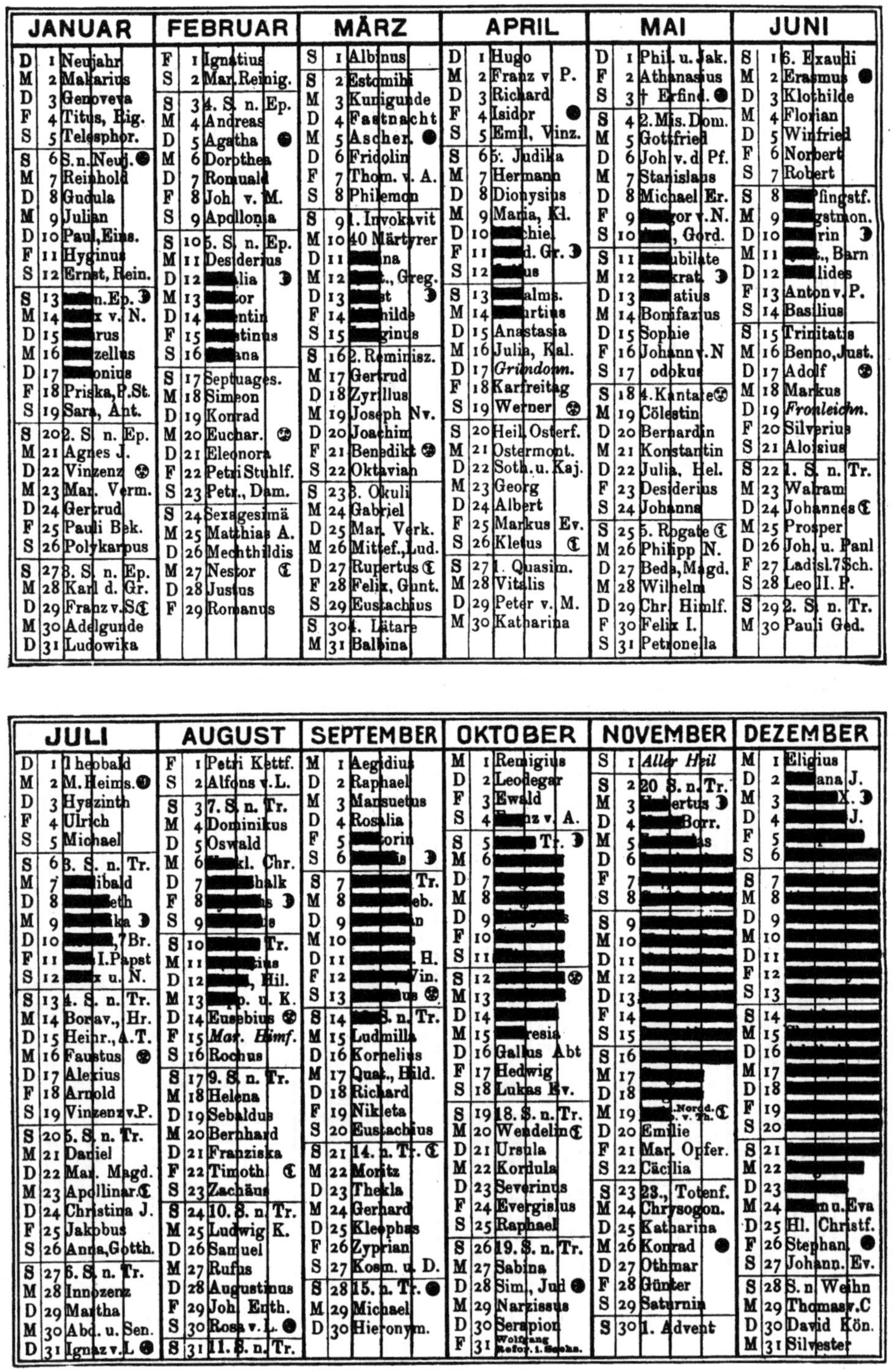

Abb. 36. Charakteristisches Blutungsbild bei Fasergeschwulst der Gebärmutter.
Eine Zeitlang regelmäßige Periode, dann Zunahme der Blutungen an Dauer und Stärke. Bei den gewissenhaften Aufzeichnungen kommen schon im Vergleich mit den früheren Regeln Feinheiten in der Abweichung heraus, welche die Frau, wenn sie nur aus der Erinnerung heraus taxieren würde, leicht entgehen könnten, z. B. die um einen Tag längere Dauer und die Verstärkung der Blutung an den einzelnen Tagen usw. Die Blutungen, die zwar am regelmäßigen Termin eintreten, verlängern und verstärken sich immer mehr, so daß die Blutungen manchmal, nachdem die Frau sich kaum wieder erholt hat, nach 10 bis 14 Tagen von neuem anfangen, wobei dann auch Klumpen und Stücke abgehen. Das aus dieser Blutungskurve sprechende Krankheitsbild ist ganz charakteristisch für die Entstehung von Fasergeschwülsten der Gebärmutter, deren längerer Bestand die Gesundheit ruiniert, die sich aber durch Operation oder Bestrahlung leicht heilen lassen.

(Nach Sellheim: Geheimnis vom Ewig-Weiblichen. 2. Aufl. Stuttgart, Enke 1924.)

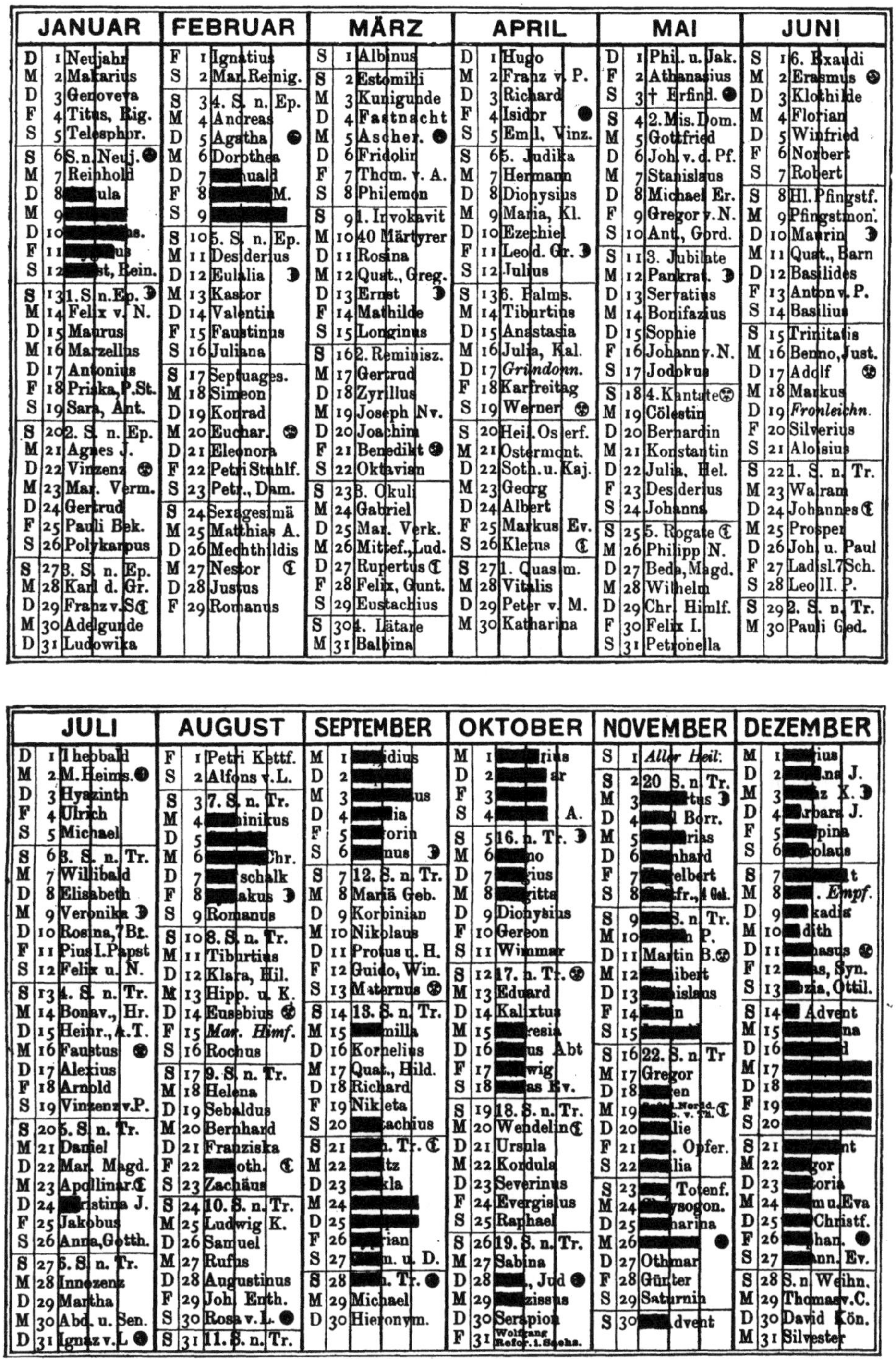

Abb. 37. Charakteristisches Blutungsbild bei Gebärmutterkrebs.

Die Periode hat schon, nachdem sie zuerst einmal stärker, dann noch einmal schwächer da war, im Wechsel aufgehört. Die Pause währt länger oder kürzer. Dann kommen kleine oder größere Blutungen mit oder ohne besondere Veranlassung durch Anstrengung usw. bis schließlich die Blutungen sich oft über längere Zeit mit wechselnder Stärke erstrecken. Auch ein deutliches Krankheitsbild, bei dem jede Frau unverzüglich den Arzt zu Rate ziehen müßte, denn in seinem Frühstadium ist Krebs, der meist dahinter steckt, durchaus heilbar, während er, vernachlässigt, zu einem elenden Tode führt.

(Nach Sellheim: Geheimnis vom Ewig-Weiblichen. 2. Aufl. Stuttgart, Enke 1924.)

Ich halte es geradezu für einen Fehler, in populären Darstellungen von Krebsanzeichen zu sprechen. Die Frauen selbst sollen gar nicht die Diagnose auf Krebs stellen. Sie kommen sonst leicht dazu, auch die Abwesenheit von Krebs zu konstatieren und sich dabei zu beruhigen. Sie sollen nur den Befund der Unregelmäßigkeit im Verhalten ihres Unterleibes bemerken und zum Anlaß nehmen, den Arzt aufzusuchen.

An dem Arzt ist es dann, zu entscheiden, ob die Unregelmäßigkeit in bezug auf Periodenblutung, Absonderung und Schmerzen entweder nur eine unschuldige Spielart ist, wie sie z. B. die Wechseljahre oft auszeichnet, ob die Unregelmäßigkeit eine Folge irgendeiner allgemeinen Körperverstimmung oder Umstimmung ist, oder ob sie die Anzeichen für dieses oder jenes Unterleibsleiden darstellt.

Die frühzeitige Entdeckung des Krebses oder die Möglichkeit, ihn mit Sicherheit auszuschließen, ist ja die Hauptsache. Aber sie ist, wie der Vollständigkeit halber hinzugefügt werden soll, nicht das einzige, was der Arzt mittels Blutungskurven begutachten kann. Wir kennen in jüngeren Jahren an sich z. B. gutartige Geschwulstformen, die durch Blutungen die Patienten herunter, an den Rand des Grabes oder ins Grab hineinbringen. Sie ruinieren das Herz und wachsen so weit, daß sie schließlich nur durch eine große Bauchhöhlenoperation entfernt werden können, während man bei früherem Zugreifen den Körper vor der Entkräftung schützen und die noch kleine Geschwulst von unten her, also gänzlich gefahrlos, hätte entfernen können (Abb. 36).

In der Fortpflanzungszeit kann das bedrohliche Bild der Schwangerschaft am unrechten Platze mit der Gefahr der Verblutung in die Bauchhöhle, wenn die Frauen mit Unregelmäßigkeiten in der Periode zum Arzt kommen, rechtzeitig entdeckt und geheilt werden (Abb. 35).

Schließlich ist Blut an sich ein kostbarer Stoff. Sein Verlust muß immer wieder ersetzt werden. Wo der Körperhaushalt einen solchen Verlustposten aufweist, ist es höchste Zeit, Ordnung zu schaffen.

Das gleiche bezieht sich auf den Ausfluß, der, wenn er auch kein Blutverlust ist, doch eine Einbuße hochprozentiger Körpersäfte bedeutet und schließlichen Endes in seiner Summe der Blutung ähnlich als Kraftverlust gewertet werden muß, die Frau schwächt und auf die Dauer nervös macht.

Man hat sich alle Mühe gegeben, die Frauen zur Achtsamkeit auf sich selbst zu erziehen. Das gilt vor allen Dingen mit Rücksicht auf die Krebsgefahr. Winter hat sich auf diesem Gebiete ganz besondere Verdienste erworben. Es hat an Aufklärung durch Ärzte, Hebammen, Zeitungen usw. nicht gefehlt. Ich selbst bin noch einen besonderen Weg gegangen. Ich habe eine mir bekannte Dame veranlaßt, einen Roman zu schreiben, in dem sich alles um die Mutter dreht, die ihre Unregelmäßigkeiten in der Periode vernachlässigt hat und dann elend zugrunde gehen muß[1].

Es ist mit der Aufmerksamkeit der Frau auf sich selbst wohl besser geworden, aber doch noch lange nicht so gut, wie man hoffen durfte. Sobald ein auf die Aufklärung gerichteter Artikel in der Zeitung erschien, waren am nächsten Tage die Sprechstunden der Ärzte voll. Aber nicht von Frauen mit beginnendem Krebs, auf die man es abgesehen hatte, sondern in der Hauptsache voll von Nervösen, die den Krebs fürchteten.

---

[1] Jacob, Maria, „Schwestern". 2. Aufl. Leipzig, Max Hesses Verlag 1910.

Meine Romanschriftstellerin konnte den Glücksfall erleben, daß die Mutter ihres Nähmädchens, der sie als erster ein Exemplar des Buches über das unglückliche Krebsschicksal einer Frau in die Hand gespielt hatte, nach geraumer Zeit mit operablem Krebs in der Klinik bei mir erschien. Im allgemeinen sehen wir aber viele Mißerfolge.

Es ist von berufener Seite allen Ernstes der Vorschlag gemacht worden, daß sich die Frauen, besonders um die gefährlichen Wechseljahre herum, alle Viertel- oder Halbjahr zur Kontrolle zum Frauenarzt begeben sollten. Es wurde dabei die Parallele mit dem Zahnarzt gezogen, den ja auch regelmäßig aufzusuchen sich empfiehlt, um stärkerer Verwüstung vorzubeugen und nicht erst, wenn Schmerzen zu dem sauren Gange treiben. Es ist das — in Anbetracht der Tatsache, daß eine bösartige Geschwulst sich einmal ganz heimlich entwickeln kann — gewiß ein guter Weg, der auch in der Tat von manchen einsichtigen Frauen begangen wird. Er dürfte aber wohl kaum Aussicht auf Verallgemeinerung finden.

Wenn wir auch viel Fehlschläge erleben mußten, hatten wir es mit diesen Aufklärungsmaßnahmen doch dahin gebracht, daß die Zahl der Frauen, die man in der Klinik von ihrem Krebs durch Operation heilen konnte, etwa 75% betrug und nur 25% als inoperabel bezeichnet werden mußten.

Der Krieg mit seinen Folgen hat vieles wieder zunichte gemacht. Die Operabilitätsziffer ist schlechter denn je, das Verhältnis hat sich zeitweise umgekehrt, 25% konnten zeitweise noch operiert werden, 75% waren, nur weil sie zu spät kamen, nicht mehr durch Operation zu retten.

Wir müssen also in vieler Beziehung von vorn anfangen. Ich gehe darauf noch etwas ein, weil jeder Arzt zur Besserung dieses wichtigen Punktes in der Hygiene und Diätetik der Frau durch Aufklärungsarbeit beim Publikum etwas beitragen kann. Ich würde dazu raten, die Frauen nicht nur dazu zu bewegen, bei einem Zusammentreffen von bestimmten Anzeichen, die auf Krebs verdächtig sind, zum Arzte zu gehen, ihnen vielmehr einzuhämmern, daß sie mindestens bei jeder Unregelmäßigkeit der Periode überhaupt die Pflicht gegen sich selbst und ihre Familie haben, sich untersuchen zu lassen. Wir werden auf diese Weise nicht nur viel mehr Frühstadien von Krebs, sondern auch alle anderen Frauenleiden zeitig erfassen und wieder in Ordnung bringen können. Das gilt ganz besonders für die Gegenwart, wo wir zur größten Menschenökonomie gezwungen sind. Heute kann sich niemand mehr schonen. Jede Frau muß sich so leistungsfähig wie möglich erhalten. Das einzig Wertbeständige ist die Gesundheit und die Arbeitsfähigkeit.

Aber bei allen Verfahren bleibt die Schwierigkeit bestehen, die Frauen zur Einsicht zu bringen, daß sie beizeiten, d. h. beim ersten Auftreten von Abweichungen ihres Frauenlebens sofort zum Arzte gehen. Der Kostenpunkt braucht heute, wo der Staat in Gestalt seiner Kliniken Unbemittelten Rat und, soweit es geht, auch Hilfe kostenlos zur Verfügung stellt, nicht gescheut werden.

Es bleibt also nur eine falsch angebrachte Scham, eine Schwerfälligkeit und eine Unkenntnis zu überwinden übrig. Schwerfälligkeit spielt sicher eine große Rolle. Aber sollten die Frauen, die doch mit dem ersten Ausbleiben ihrer Periode auf Schwangerschaft schließen, nicht bemerken, daß eine andere Unregelmäßigkeit ihrer Periode eintritt?

Der Hauptpunkt ist die Unkenntnis von der Gefahr solcher Unregelmäßigkeiten. Ist sie behoben und an ihre Stelle die Einsicht getreten, daß man sich durch rechtzeitiges Aufsuchen des Arztes vor Schaden an Leben und Gesundheit bewahren kann, so weichen bei dem richtigen Ernste in der Auffassung der Situation Scham und Schwerfälligkeit von selbst.

Viele denken weiter. Sie fürchten den Arzt, sie fürchten die Operation. Ein ganz veralteter Standpunkt! Sie wissen nicht, daß sie in dieser Beziehung in einem glücklichen Zeitalter leben. Es gibt gar keine günstigeren und heutzutage ungefährlicheren Leiden als solche, die man durch eine glatte Operation beseitigen kann, im Gegensatz zu den unheimlichen Krankheiten, mit welchen der Organismus selbst in den Kampf eintreten muß, den er nur allzuoft nicht bestehen kann.

Wenn nur eine Maßnahme, die Aufzeichnungen der Blutungen, allgemein durchgeführt werden könnte, so wäre für die frühzeitige Erkenntnis der wesentlichsten Unterleibserkrankungen schon viel gewonnen. Ob es sich um eine wirkliche „Regel" oder um Abweichungen von der Regel handelte, sollte dann leicht erkannt und danach gehandelt werden können. Dieses Mittel vermöchte ganz populär zu werden, die Kontrolle ist doch höchst einfach. Ein Kalender ist überall vorhanden. Das stete Orientiertsein über die Periode ist an sich jeder Frau erwünscht. Ein guter Rat könnte schon einfach nach einem Einblick in die Blutungskurven erteilt werden, ohne daß für die Patientin zunächst weitere Hemmungen zu überwinden wären.

Durch das Anlegen einer Blutungskurve im Kalender wird die Wellenbewegung des weiblichen Lebens überhaupt registriert und ein Dokument geschaffen, aus welchem man, wie am Barometer das gute oder schlechte Wetter und das heranziehende Unwetter, Gesundheit, Krankheit, oder drohende Krankheit ohne weiteres ablesen kann.

6. Die Frau, die nicht zur Ehe kommt.

Bei der sog. alten Jungfer treten gewisse psychische Erscheinungen auf. Sie bestehen in einem Sichbescheiden, einem Sichzurückziehen ins eigene Selbst wie in eine Festung, wobei der Abwehrgedanke stärker maßgebend wird. Er richtet sich gegen das Männliche, gegen das Erotische und gegen das Sexuelle. Die noch verbliebene Aktivität sucht aber Ersatz. Dieser Ersatz kann in Blaustrumpfart, in Spießbürgertum, in Frömmigkeit, in Klatschsucht und Kaffeeschwestertum, sehr oft aber auch in aufopfernder Hilfsbereitschaft — also in ganz verschiedenartiger Betätigung — bestehen[1]. Der Zustand der alternden Jungfrau gilt für die Frau mit Recht als der verfehlte natürliche Beruf. Die Frauen bleiben „ledig", d. h. ledig von den heiligsten Pflichten und würdigsten Rechten und Freuden des weiblichen Lebens in der Familie[2]. Man hat sich früher darin gefallen, zu konstatieren, daß nicht die Zeitverhältnisse oder das Mißverhältnis zwischen heiratsbedürftigen oder heiratslustigen Jungfrauen und heiratsfähigen Männern die vornehmste Ursache der wachsenden Zahl ledig und unversorgt bleibender Mädchen sei, sondern der Mangel der richtigen physischen, seelischen und sittlichen Erziehung des

---

[1] Elster, Alexander, Altjungfernschaft. Handwörterbuch der Sexualwissenschaft von Max Marcuse. 2. Aufl. S. 24. A. Marcus und E. Webers Verlag, Bonn 1926.
Vergleiche auch Schlör, Die alte Jungfer, Umschau, 1926.
[2] Klenke, H., „Das Weib als Jungfrau". Leipzig, Eduard Kummer, 1897.

Mädchens. Es sollte bei den Mädchen die Bürgschaft vermißt werden, daß sie fähig seien, die schönen, erhabenen und beglückenden Pflichten der Ehe gegen die Rechte derselben gleichmäßig auszutauschen. Wenn das wirklich so gewesen ist, heute liegt die Frage jedenfalls ganz anders[1].

Das Haus, die Familie in ihrer alten Bedeutung bestehen nicht mehr. Diese Umwandlung der patriarchalischen Familienform in eine andere Entwicklungsstufe ist bei den Kulturvölkern ein gesetzmäßig mit der Wandlung des Weltganzen verbundener Vorgang[2]. Man kann diesen sozialen Entwicklungsprozeß nicht einfach ignorieren. Man muß mit seiner Unabänderlichkeit im großen und ganzen rechnen und kann ihn nur in seinen Auswüchsen zu beschneiden versuchen. Zahlen beweisen das. Bis zum 30. Lebensjahre stehen nach der letzten Berufszählung über 75% der Frauen, vom 30. bis 50. Jahre über 20%, nach dem 50. Lebensjahre 56% und insgesamt 52% aller über 16 Jahre alten Frauen außerhalb der Ehe[3]. Die Hälfte aller Frauen dieser Kategorie „gehört" also nicht mehr, wie man früher so schön sagte, „ins Haus und in die Ehe". Sie kann gar nicht mehr hinein! Sie muß ihre Existenz außerhalb des Hauses und außerhalb der Ehe suchen.

Es hat also gar keinen Zweck mehr, diesen Frauenüberschuß zu trösten, zu bemitleiden und ihn so mit durchzufüttern. Ihm muß geholfen werden, und zwar vom Manne, der eine natürliche „Zubußeverpflichtung" gegen die Frau von Natur aus zu übernehmen hat. Er muß ihr nachkommen, wenn es die von ihm geschaffenen und sanktionierten gesellschaftlichen Verhältnisse auch recht schwer machen. Das Los der unverheiratet bleibenden Frau ist noch hart genug. Wenn davon im allgemeinen wenig die Rede ist, so kann, wenn man über Diätetik und Hygiene der Frau schreibt, darüber nicht hinweggegangen werden.

Die der Frauennatur unwürdige Behandlung fängt nicht erst bei den unverheiratet bleibenden Mädchen an; sie trifft auch schon zum guten Teil die zur Verheiratung und Fortpflanzung gelangende Frau. Das Los, daß viele Frauen ledig bleiben und in der Hauptsache ledig bleiben müssen, wirkt auf die Frau ganz allgemein zurück. Der Zustand wird zur Frauenfrage überhaupt. Um das volle Verständnis für dieses Ungemach zu bekommen, dürfte es sich empfehlen, die Rückwirkung dieser Frauenfrage auf das Frauenleben im Zusammenhang zu betrachten.

Die Frau besitzt eine Veranlagung, der sie täglich und besonders in vierwöchentlich wiederkehrenden Wellen viel Kraft zu widmen gezwungen ist. Sie liegt im Banne dieser Naturbestimmung mit Leib und Seele. Ihr und ihrer Mitmenschen (soweit sie, um mit Anton[4] zu reden, nicht zu Egoisten, sondern zu wirklichen „Mitmenschen" geboren sind) Dichten und Trachten müßte eigentlich auf nichts anderes eingestellt sein, als sich in Richtung ihrer Naturanlage auszuleben. Ihre Erziehung sollte besonders auf diesen Punkt

---

[1] Bluhm, Agnes, Zölibat. Handwörterbuch der Sexualwissenschaft von Max Marcuse. 2. Aufl. S. 408. A. Marcus und E. Webers Verlag, Bonn 1926.

[2] Hirsch, Max, Über das Frauenstudium. Leipzig, Kabitzsch 1920. S. 28.

[3] Die Zahlen habe ich Max Hirsch (l. c.) entnommen, dem ich auch in manchen anderen Punkten folge.

[4] Anton, Gabriel, Psychiatrische Vorträge III. Geistige Artung und Rechte der Frauen. Berlin, Karger 1914.

gerichtet sein. Ihre Gesundheit müßte sich in dem Sichauslebenkönnen gemäß der Einrichtung ihrer Organisation bewähren und kräftigen.

Statt dessen geschieht von all dem so gut wie nichts, oder das gerade Gegenteil. Die Naturanlage kann freilich nicht ganz verleugnet und aus der Welt geschafft werden. Im regelmäßigen Takte kehrt die eindringliche Mahnung daran in Körper- und Seelenleben wieder, aber die Erziehung ist von Anfang an bemüht, die aufkommende Neigung, sich in dem Sinne der Veranlagung auszuleben, zu unterdrücken. Das ist vielfach der Sinn unserer famosen Erziehung: Enthaltsamkeit zu üben und die Enthaltsamkeit der Frau, die allein bleibt, leicht zu nehmen. Das Gute hat dann doch die in naturwissenschaftlichem Sinne verkehrte weibliche und soziale Erziehung der Frau.

Die den weiblichen Körper fortwährend durchzuckende Wellenbewegung wird schließlich mehr oder weniger ignoriert. An ihren Zweck auch nur im entferntesten zu denken, wird systematisch unterdrückt. Es wäre ja durchaus unpassend! Die harte Wirklichkeit unseres sozialen Lebens hat solchem Verfahren bis zu gewissem Grade recht geben müssen. Unter Lebensbedingungen, unter welchen fast alle Frauen nicht zur rechten Zeit und ein sehr großer Teil niemals heiraten können, zugleich aber eine andere Form der Benutzung des Fortpflanzungsapparates offiziell mißachtet wird, erscheint es geradezu als eine Erleichterung für die Frau, daß sie von vornherein durch die Erziehung von ihrem natürlichen, somit wahren Berufe abgelenkt wird. In diesem Mißverhältnis von Sichausleben im Sinne der Natur und Sichzurückhaltenmüssen im Sinne unserer Kultur beruht der tiefere Sinn und eine Art Rechtfertigung und Berechtigung unserer Mißachtung der weiblichen Naturanlage, die uns nun zur zweiten Natur geworden ist.

Es muß diese oder eine ähnliche Idee auch unseren Religionsstiftern nahegelegen haben, als sie alles, was mit der Fortpflanzung in Zusammenhang steht, als eine „Sünde des Fleisches" und höchst verächtlich darzustellen beliebt haben. Die Erziehung durch Sitte und Religion heiligt einen Brauch, den unser soziales Leben und unsere Wirtschaftsverhältnisse verlangen, der aber im Sinne der ungebundenen Natur einen Mißbrauch darstellt.

Von der Unzuträglichkeit der männlichen Enthaltsamkeit verlautet viel. Aber in diesem Punkte sind Mann und Frau doch gar nicht zu vergleichen; der Beitrag, den der Mann zur Befruchtung liefert, entstammt der Tätigkeit einer einzigen Drüse. Ein Überfluß der Absonderung macht sich wie auch sonst im Notfalle von selbst Luft. Eine tiefere Rückwirkung auf den Gesamtorganismus ist nicht zu bemerken, mag die Spermaentleerung nach außen spontan, oder gelegentlich sexuellen Verkehres okkasionell herbeigeführt, erfolgen. Der Betrieb des übrigen Körpers geht, abgesehen von gewissen Lustschwankungen, ungestört seinen gleichmäßigen Gang weiter. Stimmungsmenschen — und das sind meist die wertvollsten und produktivsten — sind freilich von den Spannungen und Entspannungen ihres Geschlechtstriebes hinsichtlich ihrer produktiven Leistungsfähigkeit in höherem Maße abhängig.

Steht es aber bei der Frau denn nicht ähnlich? Bei ihr ist der Gesamtorganismus, Leib und Seele, von den im eigenen Körper sich vorbereitenden, fruchtbaren Funktionsgängen in stärkste Mitleidenschaft gezogen. Ohne den Mann geht das Spiel der vergeblichen Vorbereitung des Organismus mit seinen immer wiederkehrenden Enttäuschungen weiter. Aus den jedesmal, von seiten der Frau wenigstens, fruchtbar angefangenen Funktionsgängen müssen unfruchtbare werden.

Die natürliche Regel wird nur dann befolgt, wenn jedes gerade reifgewordene weibliche Wesen befruchtet und nach naturgemäßem Ablauf des mit der Eireifung begonnenen, fruchtbaren Funktionsganges über Schwangerschaft, Geburt, Wochenbett und gehörige Stillzeit mit der üblichen Erholungspause wieder befruchtet würde. Wir sind soweit im Banne unserer sozialen und wirtschaftlichen Verhältnissen als etwas Normalem befangen, daß wir gar keinen Sinn und Verstand mehr haben für den Mißbrauch, der mit der weiblichen Sexualkonstitution durch ihre Ignorierung und Verunglimpfung auf der ganzen Linie betrieben wird. Ledigbleiben der Frau, Ehe mit keinem, mit einem und zwei Kindern werden heutzutage für normal oder wenigstens für nichts Abnormes gehalten.

Im ganzen besteht also gar kein Zweifel mehr darüber, daß in einem verkehrten Geschlechtsleben der Frau, sagen wir es ruhig heraus, die Hauptquelle oder wenigstens eine Hauptquelle der Frauenleiden steckt. Wir kommen vielleicht noch dahin, viele Frauenkrankheiten im Gedenken an diese ihre Ursache auf der einen Seite als „Entsagungskrankheiten", auf der anderen Seite als „Mißbrauchskrankheiten" zu bezeichnen. Zur Zeit ist die Forschung noch nicht weiter gediehen, als daß man einige Richtungslinien, in denen weiter gearbeitet werden muß, angeben kann.

Es ist zu verwundern, daß man zwar die schädlichen Folgen von allen möglichen Formen des Mißbrauches der weiblichen Organisation anerkennt, aber die hauptsächlichste und verbreiteste Form des Mißbrauches einer natürlichen Funktion, nämlich den gänzlichen Nichtgebrauch, als Krankheitsursache so gut wie ausgeschlossen hält. Der Vergleich mit dem Manne ist nicht ohne weiteres statthaft. Auch der Vergleich mit dem Tiere kann uns keinen richtigen Anhaltspunkt geben, weil im Falle des Nichtgebrauches — und das kommt eigentlich doch nur da vor, wo der Mensch seine Hand im Spiele hat, bei der Domestikation — das Tier höchstens während der Brunstzeit eine gewisse psychische Alteration erleidet. Beim menschlichen Weibe dagegen, in dessen Körper- und Seelenleben die Funktion zur Fortpflanzung und der Drang zur Betätigung, bewußt oder unbewußt, so tief verankert ist, daß man von einer fortwährenden Spannung in bezug auf diesen Punkt sprechen muß, spielt das Gefühl und die Phantasie des Unbefriedigtseins in Richtung seiner natürlichen Veranlagung die Rolle eines permanenten, funktionellen Reizes, der immer wieder mehr oder weniger gewaltsam unterdrückt und in andere Richtung abgelenkt werden muß, selbst dann, wenn die Frau sich einen Beruf gesucht hat und scheinbar darin aufgeht. Der gepreßte Notschrei des unbefriedigten Mädchens, den uns Magnus Hirschfeld[1] freilich in sehr drastischen und überschäumenden Beispielen darstellt, dürfte doch manches Wahre an sich haben, wenn sich auch nur selten ein Mädchen dazu aufrafft, soweit in ihr Inneres hineinsehen zu lassen.

Man spricht soviel von der Schädlichkeit einer naturwidrigen „Verdrängung" von Gefühlen und Funktionen. Mit dem an der Tagesordnung befindlichen, gewaltsamen Abdrängen der Frauenfunktion und der Frauengefühle von der Richtung des natürlichen Sichauslebenwollens hat man sich zu beschäftigen noch nicht genügend Gelegenheit

---

[1] Magnus Hirschfeld, Geschlechtskunde. Lieferung 2. S. 71—75. Stuttgart, Püttmann.

genommen. Wir halten es für selbstverständlich, daß die Frau, weil sie, durch die sozialen und wirtschaftlichen Verhältnisse gezwungen, es muß, sich damit abfindet. An einen gesundheitlichen Schaden hat man dabei noch kaum gedacht. Auch der Gynäkologe kommt selten auf dieses Thema zu sprechen; auf seine Aufmerksamkeit wirkt viel unmittelbarer das, was sich von körperlichen Nachteilen in einen direkten Zusammenhang mit dem infolge unserer wirtschaftlichen, sozialen und gesellschaftlichen Verhältnisse betriebenen Mißbrauch der Frauenorganisation bringen läßt. Das ist, wie oben gezeigt, durch zu späte Inbetriebnahme und verkehrte Inbetriebnahme der weiblichen Organisation schon recht viel.

Für die seelische Knechtschaft der am natürlichen Sichausleben gehinderten Frau und ihre daraus entspringenden, seelischen und körperlichen Nöte hat auch der frauenkrankheitliche Fachmann seither wenig Verständnis gezeigt. Daran mögen verschiedene Ursachen schuld haben.

Die gute Erziehung, die in allem Denken an Aufnahme sexueller Beziehungen etwas Verächtliches sah, wirkt auch im späteren Leben weiter und läßt alle unangenehmen Folgen solcher Unterdrückung nur im Versteck sich entwickeln und nur an einer Stelle zum Vorschein kommen, an der ein Zusammenhang mit dem Sexuellen oder unterdrückten Sexuellen nicht gewittert werden kann.

Unsere Kenntnisse von der Rückwirkung psychischer Alterationen auf den Körper und den Beziehungen seelischer Veränderungen zu organischen Störungen — es mag sich erst nur um funktionelle Störungen handeln, die sich aber später zu somatischen Veränderungen, abnormen Sekretionen, Wucherungen, Geschwulstbildungen verdichten — stecken noch in den Kinderschuhen. Hier ist der von O. Rosenbach[1] geprägte Begriff der Krankheit als Betriebsstörung berufen, weitere Klarheit zu bringen[2].

In bezug auf die krankmachenden Ursachen besteht jedenfalls im Leben ein sehr bedeutendes Mißverhältnis gerade in bezug auf unser Thema. Wir sehen, daß viele Frauen zum Zölibate[3] verurteilt sind; dabei geschieht um sie herum und bei den besonderen Gelegenheiten, die sich ihnen bieten, Lektüre, Schauspiel, Kino, Straßenleben, alles, um den Reiz, den sie gewissenhaft zu unterdrücken gehalten sind, erst recht wirken zu lassen und womöglich aufs Höchste zu steigern. Und doch muß der psychische Zusammenhang, der schließlichen Endes solche Reize an ihren körperlichen Endorganen wirken läßt, nach seinem Rechte drängen. Wer die Dinge so ansieht, wie sie wirklich liegen und für diese Widersprüche eine Empfindung hat, dem tut sich ein großes Gebiet auf, in dem auf der einen Seite unterdrückte, auf der anderen Seite doch mobil gemachte und sogar überspannte Reize immer wieder von neuem verdrängt und vertagt werden müssen.

Es mag ja vielleicht zu weit gegangen sein, zu sagen, daß viele Fälle von Bleichsucht — eine Erkrankung, die fast ausschließlich beim Weib in den Entwicklungs-

---

[1] Rosenbach, O. Energetik und Medizin. II. Aufl. Berlin, August Hirschwald 1904.

[2] Sellheim, Metroendometritits und Metropathie. Dtsch. med. Wochenschr. 1923. Nr. 22 u. 23. Vgl. auch das interessante Buch von Oswald Schwarz, Psychogenese und Psychotherapie körperlicher Symptome. Wien 1925, Julius Springer, besonders den Beitrag von August Mayer über die Beziehungen dieses Themas zur Gynäkologie.

[3] Bluhm, Agnes, Zölibat. Handwörterbuch der Sexualwissenschaft von Max Marcuse. 2. Aufl. S. 408. A. Marcus und E. Webers Verlag, Bonn 1926.

jahren vorkommt — auf einem nicht zeitgemäßen und nicht organisationsmäßigen Sichauslebenkönnen der weiblichen Konstitution beruht. Tatsache ist, daß mit der Ehe die hartnäckigste Bleichsucht oft prompt verschwindet. Auch in dieser Richtung haben sich unsere Anschauungen auf Grund von Tatsachen gewandelt. Seitdem wir wissen, daß Samenimport für die Frau eine mehr oder weniger tiefgehende Umstimmung, eine Veränderung ihrer ganzen Blutreaktion, somit einen nachweisbaren Eingriff in ihre Konstitution bedeutet, gewinnen wir ein gewisses Verständnis für diesen Umschwung, wie überhaupt für alle möglichen Alterationen des weiblichen Körpers bei der Inbetriebnahme des Organismus in einer für die Fortpflanzung erfolgversprechenden Weise. Wir erkennen einen direkten stofflichen Weg für das, was uns seither nur auf einem Umweg über mehr oder weniger vage Bewußtseinsänderungen möglich schien.

Daß aber das System der inneren Sekretion, das Nervensystem und der von beiden geleitete Betrieb des ganzen Organismus und der Organismus selbst, besonders die Unterleibsphäre der Frau, leiden k a n n, wenn der Umschwung, den Frauen mit Eintritt ins reelle Fortpflanzungsleben durchmachen, ausbleibt, dürfte über allen Zweifel erhaben sein. Freilich mag es der elastischen Frauennatur oft genug gelingen, über solche Benachteiligung im Sinne natürlichen Sichauslebendürfens hinwegzukommen. Sie ist wohl auch imstande, die ihrem Gebaren neugierig zuschauende Umgebung davon zu überzeugen, sie sei über die Zumutungen der Unnatur, ohne sie zu merken, hinweggeglitten.

Eine Sorte der beim weiblichen Geschlecht so häufigen Erkrankungen scheint aber doch ein Beweis dafür zu sein, daß die Frau, die von vornherein von der Fortpflanzung ausgeschlossen oder nicht zu einer befriedigenden Art der Fortpflanzungsbetätigung auch in der Ehe gelangt — und wieviel Störungen des Ehelebens gibt es! — aus ihrem seelischen Gleichgewicht gebracht und nun in verkehrter und oft unerklärlicher Weise reagiert. Trotz aller gelehrter Abhandlungen und dickleibiger Schriften ist uns die H y s t e r i e noch ein Buch mit sieben Siegeln. Eines dieser Siegel scheint aber erbrochen, wenn wir das eigenartige Wesen der hysterischen Frau mit ihrem unbefriedigten Sichauslebenkönnen als Weib in einen gewissen Zusammenhang bringen. Es brauchen natürlich nicht alle an sich unbefriedigt gebliebenen Frauen hysterisch zu werden; ein Teil bietet auch der gröbsten Vergewaltigung mit robuster Gesundheit Trotz. Bei einem anderen Teile mag sich die verkehrte Lenkung des Betriebes in gewissen körperlichen Auswüchsen mehr aussprechen, wie das oben angedeutet wurde. Aber ein dritter, etwas zarter besaiteter Teil muß sich vielleicht doch in der einen oder anderen Abirrung vom Normalen im Wollen, Denken und Können unmittelbar Luft machen.

Die Namensgebung Hysterie von ἡ ὑστέρα Gebärmutter unter Zugrundelegung der Meinung, daß die unbefriedigte Gebärmutter sauer reagiere, hat vielleicht doch einen wahren Hintergedanken. Nur ist es nicht die Gebärmutter als das Symbol des Weibes, das sich gegen eine unerhörte oder zum mindesten auf einen Teil der Frauen unerhört wirkende Maltraitierung auflehnt, es ist auch nicht allein der Eierstock als ein Zentrum der Weiblichkeit, es ist die ganze Organisation des Weibes durch L e i b und S e e l e, die sich empört und diese so oft stumm und unentdeckt getragene Empörung hie und da doch einmal nach außen durchbrechen läßt, weil entweder der Trieb zu stark oder die Hemmung als zu schwach sich erweisen.

Man kann wenigstens eine Art indirekten Beweis führen, daß die Hysterie mit der Unterdrückung der natürlichen Sexualität der Frau vielfach wenigstens in einen gewissen Zusammenhang gebracht werden darf. In Ländern und bei Völkern, bei welchen sich alles ängstlich besorgt zeigt, der Frau ihren Mann zukommen zu lassen, wie bei den Hindus z. B., ist Hysterie so gut wie unbekannt [1]. Bei uns dagegen, wo sich niemand darum kümmert, daß diesem wichtigsten Punkte der weiblichen Gesundheit Rechnung getragen wird, treibt die Hysterie ihre schönsten Blüten.

Hysterie ist ein verschwommener Begriff. Das Krankheitsbild kommt auch sonst vor, z. B. auch gelegentlich beim Manne. Das beweist aber nicht mehr, als daß verschiedene Unstimmigkeiten im Sichausleben des Menschen in gleicher Weise Reaktionen hervorrufen können. Beim Weibe ist aber Hysterie so häufig und wird so häufig mit Verdrängungen aus der normalen Sexualsphäre vergesellschaftet gefunden, daß man recht wohl, zum mindesten in einem Teil der Fälle, an einen Zusammenhang denken darf.

Einen gewissen entkräftenden Einfluß der Unterdrückung und einen belebenden der Betätigung des Geschlechtsverkehres darf man den Beobachtungen an alten Jungfrauen, die ledig bleiben, und Frauen, die erst später zum Geschlechtsverkehr kommen, entnehmen. Nach Lorand [2] kann man manchmal bei alten Jungfrauen gegen das 30. Jahr, aber auch früher, Zeichen des Verblühens auftreten sehen; durch das Verschwinden des Fettpolsters werden die früher runden Formen eckig, und es entsteht der Zustand der Hagerkeit der typischen alten Jungfer. Auch Haare können an Kinn und Oberlippe erscheinen. Daß dies mit der Untätigkeit der Geschlechtsdrüsen, welche doch das Äußere des Körpers beeinflussen, zusammenhängen mag, geht wohl daraus hervor, daß beim Eintreten in die Ehe wie mit einem Zauberschlage eine sichtliche Veränderung eintritt und die verwelkende Rose neu aufblüht. Die Ehe erscheint also in solchen Fällen als ein Verjüngungsmittel ersten Ranges.

Seitens des Weibes kann man bei aufgezwungener Sterilität geradezu von der Vernichtung ihres Auslebens hinsichtlich ihrer natürlichen, körperlichen und geistigen Veranlagung sprechen.

Ich habe einmal durch einen meiner Schüler [3] eine umfangreiche Untersuchung über die Folgen der Unterdrückung der natürlichen Fortpflanzungsfunktion bei Pflanzen, Tier und Mensch anstellen lassen. Es geht daraus nicht klar hervor, daß der Frau aus einer Kinderlosigkeit ein gesundheitlicher Nachteil erwachsen muß. Eine aufgezwungene Funktionslosigkeit, dazu in einem so wichtigen Gebiete und in einem Organismus, der von Natur aus ganz und gar auf eine produktive Funktion eingestellt ist, erscheint jedenfalls von vornherein auf solche Störung und Benachteiligung verdächtig. Die Statistik erweist sich in diesem Falle, wie in so vielen anderen Punkten, nicht ohne weiteres als zuverlässig. Der Zählung nach stellt sich in bezug auf Krankwerden und frühzeitiges Sterben die unverheiratet bleibende Frau besser als die verheiratete; das leitet sich aber nur daher, weil die Nebenumstände der Fortpflanzung, besonders die Schwanger-

---

[1] Bauer, A. Bernhard, Wie bist du, Weib? Rikola-Verlag Wien. 1923. S. 292.
[2] Lorand, Das Altern. 3. Aufl. S. 199. Leipzig, Klinkhardt 1910.
[3] Waldschmidt, Wilhelm, Die Unterdrückung der Fortpflanzungsfähigkeit und ihre Folgen für den Organismus. Preisgekrönte Arbeit der med. Fakultät der Universität Tübingen. Stuttgart, Enke 1913.

schaften, Geburten, Wochenbetten, Säugeperioden, schließlich auch die Anstrengungen der Kinderaufzucht, an sich viel mehr Krankheit und lebensgefährliche Krankheit mit sich bringen. Darauf kommt es hier aber nicht an. Es ist nur die Frage zu entscheiden, ob das Kinderlosbleiben an sich für die Frau einen gesundheitlichen Nachteil bedeutet. Ein gewaltiger Krafteinschlag und Wachstumseinschlag, ein gewaltiges von Haus aus vorgesehenes Können gelangt nicht zur Auswirkung.

Das, was wir bei kinderlos bleibenden Frauen oft wahrnehmen, ist eine Zunahme der Körperfülle. Man wird wohl nicht fehlgehen in der Annahme, daß es sich in vielen Fällen um „eine Zunahme der Körperfülle, statt Früchte zu bringen" handelt. Jedenfalls werten wir solche Gewichtsvermehrung als ein ungünstiges Zeichen für die Behebung einer Sterilität. Daß Mast und Fortpflanzung sich schlecht vertragen, war schon lange bekannt. H. Stieve[1] hat neuerdings sehr schön diesen Zusammenhang experimentell dargestellt. Nur ist im Einzelfall in der Praxis nicht immer klar, ob die Mast die Sterilität, oder das Sterilbleiben den vermehrten Fettansatz bedingt.

Man hat den Eindruck, als ob diese Produktionsunterdrückung nicht so glatt verwunden würde, wenn die Benachteiligung auch nicht allzusehr zur Schau getragen wird. Kinderlosigkeit ist statt mit normaler Produktion mit abnormen, organischen Produktionen, Sekretionen und Wucherung der Gebärmutterschleimhaut in Form der sogenannten Endometritis, der Fruchthalterwand in Form von Myomen und Fibromen, der Eierstöcke in Form von allen möglichen Geschwülsten recht häufig vergesellschaftet. Das kommt so oft vor, daß man zur Ansicht neigen könnte, diese abnormen Wirkungen seien die Antwort auf eine Unterdrückung der normalerweise zu erwartenden Gewebsproduktion, auf welche diese Organe von Natur aus ganz gewaltig gestimmt sind[2]. Es ist auch gar nicht notwendig, somatische Reize geltend zu machen; schon psychische Anregungen können den Impuls abgeben.

Nach den bis jetzt vorliegenden, spärlichen und unsicheren Beobachtungen können wir nur sagen, daß der ganzen Organisation nach ein Sichausleben der Frau in der maßvollen Fortpflanzungsbetätigung wünschenswert ist, ohne daß ein schwerer Schaden der körperlichen Gesundheit durch das Unterbleiben der Fortpflanzung wenigstens nachweisbar wäre. Vieles auf diesem diffizilen Gebiete wird durch die mit der mangelnden Heiratsgelegenheit Hand in Hand gehende, mehr oder weniger bewußte Aberziehung vom Sexuellen beim Mädchen und durch unsere sozialen Gewohnheiten verdunkelt.

Der weitverbreiteten Nonchalance diesem natürlichen Drange gegenüber möchte ich zur Andeutung seiner Wichtigkeit nur auf ein Experiment hinweisen. Es gelingt infolge gewaltsamer Unterdrückung des Wachstumsdranges, an Pflanzen Geschwülste zu erzeugen. Diese Bildungen sind aufzufassen als Notprodukte der Pflanze, in welchen ein Teil der im Übermaße vorhandenen Reservestoffe abgelagert wird[3]. Von den Bienen weiß man, daß die Lebensdauer der geschlechtsverkümmerten Individuen zugunsten der zur Fortpflanzung prädestinierten verkürzt ist. Solcher botanischer und

---

[1] Stieve, Über den Einfluß der Umwelt auf die Lebewesen. Klin. Wochenschr. 1924. Nr. 62.

[2] Neuerdings bestätigt durch Kehrer, Ursachen und Behandlung der Unfruchtbarkeit nach modernen Gesichtspunkten, Dresden, Th. Steinkopf, 1922.

[3] Vöchting, Hermann, Untersuchungen zur experimentellen Anatomie und Pathologie des Pflanzenkörpers. Verlag der Lauppschen Buchhandlung, Tübingen 1908.

zoologischer Beobachtung möge gedacht werden, solange die zur Verfügung stehenden Angaben über die Folgen aufgezwungener Sterilität beim Menschen mit funktionsfähigem Geschlechtsapparate und voll entwickeltem Körper und Geist als äußerst unvollkommen bezeichnet werden müssen. Diese Unklarheit kommt wohl daher, daß man die Frage beständig vom Standpunkte der Fortpflanzung und Nichtfortpflanzung ohne Rücksicht auf Konstitution und Lebensalter der Einzelindividuen behandelt, indem man alle Verheirateten mit allen alten Jungfern zu vergleichen beliebt. Mehr Licht in die Sache brächte vielleicht ein Versuch — und zwar nach Konstruktion einer Schablone fürs Optimum, Maximum und Minimum der Fortpflanzungsbetätigung — den Einfluß zu konstatieren, welchen das Sichausleben und Brachliegen bei zureichender und unzureichender Konstitution, zu richtiger und unrichtiger Zeit ausübt.

Daß Vorstellungen tatsächlich eine ihnen entsprechende Veränderung im Körper hervorbringen, also bestimmte Sekretionen vermehren, den Blutandrang nach einem Organ verstärken, angemessene Bewegungen verursachen und besondere Empfindungen veranlassen, ist eine allgemeine und alltägliche Erfahrung. Man weiß, daß das bloße Denken an die Genitalien und ihre Funktion eine vermehrte Sekretion dieser Teile in Gang bringen kann. Auf die Zeugungsorgane speziell übt bekanntlich die Phantasie den mächtigsten Einfluß aus. Kein Organ steht in so unmittelbarer und spezifischer Beziehung zur Vorstellung seines Gegenstandes, so daß der Phantasie durch die Tätigkeit des Organes eine bestimmte Richtung gegeben und mittels Vorstellung der Funktion die Tätigkeit der Organe bestimmt wird. Der psychische Einfluß speziell auf das Wachstum des Eierstockes, zunächst nur in normaler Richtung, wird noch wahrscheinlicher zufolge der Tatsache, daß ein nur einmal im Jahre Eier legender Vogel auch ohne erneute Befruchtung imstande ist, zwei- oder dreimal diesen Vorgang zu wiederholen, sobald die Beweise seiner Betätigung in Gestalt seiner Eier entfernt werden. Bei einem derartigen Versuche legte z. B. eine Schwalbe neunzehn Eier, also dreizehn mehr, als das unbeeinflußte, in Freiheit lebende Kontrolltierchen.

Es ist in der Literatur sogar die Rede davon gewesen, daß Vögel, denen man konsequenterweise die Eier immer wieder wegnimmt, die Neuproduktion bis zur völligen Entkräftung fortsetzen, wie man sagt „sich totlegen"[1] können.

Wir haben im Sexualleben des Weibes selbst noch einen Anhaltspunkt dafür, wie schwer es durch das Verzichtenmüssen auf die naturgemäße Nutzung der Blüte der Jahre leidet. Das ist die Verstimmung beim Abschiednehmen von all dem, was an freudiger Hoffnung winkte, beim herannahenden Wechsel. Der Mann kennt einen solchen Wechsel, oder wenigstens einen solchen jähen Wechsel, an der Körperveränderung gemessen, in so verhältnismäßig frühen Jahren nicht. Wir dürfen annehmen, daß das, was wir beim

---

[1] Puhlmann, Ewald, Das Sich-Tot-Legen-Lassen von Vögeln. Ornithologische Monatsschr. 1914. Jg. 39. Nr. 10. S. 512.

Derselbe, Ornithologische Monatsschr. 1914. S. 238.

Gengler, Vogelfauna von Franken. Verhandl. d. ornithologischen Ges. in Bayern. Sonderheft 1925.

Rey, Eugéne, Die Eier der Vögel Mitteleuropas. Bd. 1, S. 73 und 305.

Kreymborg, Ornithologische Monatsschr. 1911. S. 86.

Thielemann, R., Eierentwicklung und Brutstörung. Zeitschr. f. Oologie Nr. 2. 15. 5. 1903 und dieselbe Zeitschrift S. 27.

Abschiednehmen von einer Funktion mehr oder weniger zur Schau getragen sehen, früher, wenn auch durch die gesellschaftliche Dressur übertüncht, erst recht in Wirksamkeit sich befand. Die echte Frau leidet unter der Unterdrückung ihres Sichauslebens als Gattin und Mutter das ganze Leben. Nur tritt das ganz besonders hervor, wenn es gilt, dieser ihrer eigenen Natur Valet zu sagen.

Ich glaube, es sind die Anzeichen bereits dafür vorhanden, daß wir dem Verdrängen der echten Weibsnatur einen immer größeren Spielraum im Zustandekommen psychischer und körperlicher Störungen einräumen, und daß wir in diesem Sinne immer noch mehr Krankheitsbilder unter dem Gesichtspunkte der Betriebsstörung werden betrachten müssen. Der gestörte Betrieb, die gestörte Funktion erscheint als das Primäre, und die körperliche, greifbare Veränderung folgt nach. Es kann, wie bei vielen anderen Leiden [1], aber auch umgekehrt sein; der Körper reagiert zuerst durch eine Störung in seinem Baue, die dann die Funktionsstörung nach sich zieht.

Wie weit die psychische Beeinflussung dabei eine Rolle spielt, mag dahingestellt bleiben. Wahrscheinlich ist sie schon; zweifellos ist die Psyche das Vermittlungsorgan zwischen dem eisernen Muß unseres sozialen und Wirtschaftslebens und dem Sichauslebenwollen, aber Sichnichtauslebenkönnen so mancher echten Frauennatur.

Wer sich in dem Gedanken beruhigt, daß solche Abdrängung von dem gewaltigsten Naturtrieb bei einem so tief dafür veranlagten Wesen wie der Frau spurlos vorübergehen könne, dürfte mit dem Sichvertrautmachen mit der starken, aber zugleich auch so zarten Frauenorganisation kaum begonnen haben.

Dieser Umweg über das gesamte Frauenleben mit seinen vielen Unnatürlichkeiten war nötig, um das rechte Verständnis für die alte Jungfrau als ein im Sexualleben zu kurz gekommenes, ganz ungerechtfertigterweise seiner angestammten natürlichen Menschenrechte enterbtes, höchst bedauernswertes Wesen aufkommen zu lassen.

Wir haben aber nicht zu bedauern, sondern zu helfen. Doch hat der Mann in dieser Richtung versagt. Er hat der Frau nicht geholfen. Die Frau darf stolz darauf sein, daß sie sich selbst wenigstens ein Stück weiter geholfen hat.

Die Bewegung, die schließlich zu einem Ziele führte, wurde nicht ohne alle Irrwege gemacht. Nicht mehr nach den Rechten des Mannes strebt die Frau, sondern nach ihren eigenen [2].

Das Programm des Allgemeinen Deutschen Frauenvereins geht in der von ihm vertretenen **Frauenbewegung** in der Begründung seiner Forderungen von der Tatsache der durchgängigen körperlichen und seelischen Verschiedenheit der Geschlechter aus. Es folgt aus dieser Tatsache, daß nur in dem gleichwertigen Zusammenwirken von Mann und Frau als zwei Hälften der Menschheit alle Möglichkeiten kulturellen Fortschrittes verwirklicht werden können. Das soll nicht mehr eine Abkehr vom Manne sein, die die Frauenbewegung in völliger Verkennung der Tatsachen und Lebensmöglichkeiten ursprünglich auf ihre Fahnen geschrieben hatte. Die moderne Frauenbewegung betrachtet für die verheiratete Frau den in der Ehe und Mutterschaft beschlossenen Pflichtenkreis als ersten und nächstliegenden Beruf [3].

---

[1] Sellheim, Metroendometritis und Metropathie. Dtsch. med. Wochenschr. 1923. Nr. 22 u. 23.
[2] Vgl. Hirsch, Max, l. c. S. 17.
[3] Max Hirsch, l. c. S. 18.

Im übrigen muß die Frau aber auch an ihre Existenz denken. Es darf billigerweise verlangt werden, daß jeder Beruf ihr offen stehe, zu dem Neigung, Fähigkeiten und Notwendigkeit sie drängen, sofern sie die Bedingungen erfüllt, die derselbe an den Mann stellt. Es bleibt der Frau doch gar nichts anderes übrig, als für sich selbst zu sorgen, wenn sich kein Mann und keine Vereinigung von Männern, die sich so stolz und vielverheißend Staat nennt, findet, der für sie sorgte. Und schließlich ist es noch ein erhabeneres Bewußtsein, für sich selbst zu sorgen, als andere für sich sorgen zu lassen, besonders wenn das Gebotene nach Almosen aussieht.

Das Frauenleben der alten Jungfrau fängt mit einem Verzicht an. Aber unter den heutigen Lebensbedingungen darf man hoffen, daß die Frau im Berufsleben ein zufriedener Mensch — wenn auch keine zufriedene Frau — werden kann. Das, was man zur Erleichterung der alleinbleibenden Frau ärztlich empfehlen könnte, hat die Entwicklung im höchsten Maße selbst mit sich gebracht: Ablenkung vom inneren Drange durch die Betätigung in anderer, nützlicher Richtung. Damit dürfte, wie Max Hirsch sehr treffend bemerkt, die Drohne im Frauenleben und Staatsleben, die alte Jungfrau alten Schlages, ausgerottet sein. An ihre Stelle ist eine zwar in der Entwicklung und Bewahrung ihrer besten Eigenschaft, der Eignung zur Fortpflanzung, zum mindesten stark verkürzte, aber im übrigen einen nützlichen Posten im Leben ausfüllende Frau getreten. Der Mann hat allen Grund, über diese Entwicklung, über diese Selbstentwicklung und Selbstbehauptung der Frau — denn er hat ihr diesen Weg gewiß nicht leicht gemacht — sich zu freuen. Die Frau hat einen einigermaßen gangbaren Weg aus einem unglückseligen Los herausgefunden, den der Mann ihr nicht gezeigt hat[1]. Der Stolz auf das eigene Können, auch im übrigen Menschenleben und Pflichtenkreis, wird, wie im ganzen, so auch in jedem Einzelfalle das Seine dazu beitragen müssen, über die Herbheit des Verzichtes auf den natürlichen Beruf des Weibes, die doch unter allen Umständen bleibt, wenigstens hinwegzuhelfen[2].

Die Hilfsmittel, die unsere Gesellschaftsordnung gutheißt, sind kläglich: auf der einen Seite viele Frauen, die gerne ein Kind möchten, gewalttätig an der Erfüllung ihres brennenden Wunsches zu hindern, und auf der anderen Seite der Notwehr so vieler Frauen gegen ungewollte Kinder in Form der so oder anders betriebenen Kindervernichtung ohnmächtig zuzusehen. Mit der Geschlechtsregulierung 1:1, die zunächst nicht mehr als ein utopischer Wunsch ist, hätten wir erst die natürliche Ergänzung der von den Menschen für gut befundenen Monogamie, weil dann — wenigstens der Theorie nach — keine unverehelichten Frauen mehr übrig blieben und von ihren natürlichen Ansprüchen ans Leben abgedrängt zu werden brauchten.

Schließlich darf der Ausweg der Frau, die nicht zur Ehe gelangt, wenigstens zum Kinde zu kommen, der Vollständigkeit halber nicht außer acht gelassen werden. Im allgemeinen gewinnt man den Eindruck, als ob die alte Jungfrau weniger den Verkehr mit dem Manne, als das Sichausleben- und Verewigenkönnen in einem Kinde vermißt. Die

---

[1] Finkenrath, Die sozialen Auswirkungen des Frauenüberschusses. Zeitschr. f. Sexualwissenschaft Bd. 12, H. 10 und 11.

[2] Vgl. auch den Aufsatz von H. E. Timerding, Das Problem der ledigen Frau. Marcus und Webers Verlag, Wien, 1925 u. Aussprache dazu: Zeitschr. f. Sexualwissenschaft Bd. 12, H. 6, S. 176 u. Bd. 12, H. 7, S. 213.

Frauenrechtlerin und Ärztin Johanna Elberskirchen[1] ist sogar so weit gegangen, freie Bahn für die Befriedigung des weiblichen Geschlechtstriebes innerhalb der Grenzen der physiologischen Notwendigkeit zu fordern. Gewiß ist an dieser Forderung etwas Wahres und Naturwahres daran, aber wie sollte man diesen Tribut an die Natur mit unseren heutigen Moralansichten, Kulturbedingungen und sozialen und wirtschaftlichen Verhältnissen in Einklang bringen!

Der Schritt, außerhalb der Ehe ein Kind zu bekommen[2], mutet, wenn er bewußt unternommen werden sollte, wie ein Verzweiflungsakt an; mag er auch noch so sehr von echt fraulichem Sehnen und Willen eingegeben sein. Der Mensch kann noch weniger als gegen seine Natur gegen die zweite Natur, die ihn in Form von sozialen Gebräuchen umgibt, mit Erfolg und ohne großen Nachteil für sich angehen. Es ist beim besten Willen zu viel Seelengröße verlangt, tagtäglich sein ganzes Leben über, und was das Schlimmste daran ist, mit seinem Kinde von der Gesellschaft geächtet zu sein, wenn es in dieser Beziehung in letzter Zeit auch wesentlich besser geworden zu sein scheint.

Aber es ist vielleicht doch in Richtung der Frauenbetätigung noch etwas für ihre Befriedigung in der Neigung zum Kinde zu suchen und zu finden, wenn wir an die natürliche Aufgabe der Frau denken. Soll in dieser Richtung von einer Prophylaxe und Hygiene des Altjungfraulebens die Rede sein, so kann es sich nur darauf beziehen, der Frau, die nicht zum Eheleben und zur Kinderaufzucht in der eigenen Ehe kommt, einen Ersatz dadurch zu gewähren, daß man sie an der Aufzucht der Kinder anderer entsprechend beteiligt. In dieser Richtung bietet der Lehrerinnenberuf eine weitgehende Befriedigung; manche Lehrerinnen stehen zu ihren Schülerinnen in einem Verhältnis, das geradezu mütterlich anmutet. Es wird durch die Schule ja in der Tat ein Teil der Erziehungsaufgaben unserer Kinder pflichtmäßig und gewerbsmäßig übernommen, für den das häusliche Erziehungsregime nicht mehr aufkommt und bei Erweiterung der Aufgaben auch nicht mehr aufkommen kann. In dieser Richtung sind der Kinderliebe gar keine Grenzen und gar keine Schranken gesetzt. Nur muß man die Aufgaben, für die Fortentwicklung und Verewigung des Menschengeschlechtes sich nützlich zu machen, nicht zu eng fassen. Schließlich besteht unser ganzes Kulturleben im Weitergeben der gemachten Errungenschaften an unsere Nachkommen. Das Gebiet ist also sehr groß; es ist eigentlich unendlich, und in ihm kann — bei richtiger Würdigung dieser Tatsache — auch die alleinbleibende Frau weitgehend tätig mitwirken zum Wohle der nächsten Generation.

Mancherlei Berufe sind also für die Frau wie gemacht, weil sie in ihnen diese oder jene natürliche Anlage fruchtbringend verwenden kann. Bleibt es ihr versagt, sich in ihrem natürlichen Triebe, in der Liebe zum Gatten und den Kindern auszuleben, so verwandelt sich der brachliegende Vorrat von Zärtlichkeit häufig im Schmelztiegel ihres warmen, liebebedürftigen Herzens in rege Anteilnahme an der Pflege und Erziehung der Kinder von Verwandten. Oder die Frau nimmt an den öffentlichen Erziehungsaufgaben Anteil und erzeigt Fernstehenden, Hilfsbedürftigen und Kranken Mild-

---

[1] Zitiert bei Lorand, l. c. S. 200.
[2] Kuhn, Philalethes, Uneheliche. Handwörterbuch der Sexualwissenschaft von Max Marcuse. 2. Aufl. S. 781. A. Marcus und E. Webers Verlag, Bonn 1926.

tätigkeit und Freundschaft. Finden sich keine Menschen, an denen die Umwandlungsprodukte der fürsorglichen Mutterliebe angebracht werden können, so kommen sie Pflanzen und Tieren zugute.

Viel wichtiger und naheliegender und im Bereich der Möglichkeit, als jeder Frau zu ihrem Kinde zu verhelfen, scheint mir, der Natur der Frau und auch der sich allein durch die Welt schlagenden Frau in bezug auf ihre wirtschaftliche Stellung gerecht zu werden. Es sind das Gedankengänge, die in dem Abschnitt VIII, Kapitel 2, „Gerechte, an den Geschlechtsunterschied anknüpfende und ihn allenthalben respektierende Arbeitsteilung zwischen Frau und Mann" weiter ausgeführt werden.

V. Bildung und Beruf im Frauenleben.

1. Die Vorbereitung der Frau auf das Eheleben als den Hauptberuf.

Die allgemeine Anerkennung der Gleichberechtigung der Frau hat Gefahren.

Zu leicht wird von einzelnen vergessen, daß eine Gleichberechtigung nur dauernden Bestand haben kann unter Gleichbefähigten, und daß jeder einzelne den Beweis der Gleichbefähigung zu liefern hat. Die Unfähige darf sich nicht wundern, daß man ihr den Genuß der Gleichberechtigung streitig macht.

Der zweite Kardinalfehler, der gemacht wird, ist der, daß die Frau die Gleichberechtigung so versteht, als müßte sie die gleiche Arbeit tun wie der Mann. Vernunftgründe lassen sich dagegen nicht anführen. Man verlangt stürmisch nach dem großen Experiment, einmal die Frau so zu erziehen wie den Mann, um zu sehen, ob man nicht doch recht habe mit der gleichen Leistungsfähigkeit der Geschlechter auf gleichen Gebieten. Das Problem ist so alt, wie die Antwort darauf. Natur und geselliges Leben streiten gegen die männliche Körperausbildung und den männlichen Geistesausbau des Weibes. Wer es nicht glaubt, muß es probieren, um so durch Schaden klug zu werden. Das Weib steht der ungebändigten Natur ziemlich hilflos gegenüber. Der Mann dagegen verfügt über gehöriges Rüstzeug. Je mehr der Mensch sich vom Tierreich entfernt, je edler die Rasse, je höher der Kulturzustand ist, um so mehr wird dieser Unterschied ausgeprägt und anerkannt. Eine Gleichmacherei beider Geschlechter bedeutet geradezu einen Kulturrückschritt.

Aller Fortschritt liegt in der steigenden Differenzierung beider Geschlechter. Dazu gehört das Ausleben jedes Geschlechtes in seiner Eigenart. Solange die Frau ihrer natürlichen Bestimmung und ihren natürlichen Trieben nach mehr im Kreise ihrer Familie, gleichsam in ihrer Welt lebt, und der Mann mehr nach außen wirkend große und ernste Taten verrichtet, stählt die gewöhnliche Trennung beider Geschlechter jedes von ihnen in seinen Eigentümlichkeiten. Das Weib wird dann mehr Weib und der Mann mehr Mann. Bei ihnen wird an Stelle der ehelichen Form die wahre Liebe treten.

In der Geschichte sind die Frauen dann am meisten verehrt und auch am verehrungswürdigsten, wenn die Männer den männlichsten Charakter gezeigt haben, weil dann die Frauen die Eigenschaften ihres Geschlechtes mehr entwickeln. Die Charaktere werden originell, ungebunden, stark ausgeprägt in jenen Ländern, in denen beide Geschlechter mehr voneinander geschieden sind und jedes seiner Beschäftigung lebt.

In den Werken der Frau und des Mannes wird sich stets ein Unterschied zeigen. Die weiblichen Ideen sind, um mit Saint-Foix zu reden, „rosenfarbig", während die des Mannes sozusagen ein „gebräuntes" Aussehen haben.

Die Bedeutung der Weiblichkeit für die Entwicklung der Männlichkeit läßt sich nicht schöner ausdrücken, wie das ein Schriftsteller schon vor hundert Jahren tat. „Der edle Mann wird in den Armen eines edlen, geduldigen Weibes riesenstark. Ihr Beispiel reizt zu sehr seinen feinen Ehrtrieb, als daß er unter solchen Anfeuerungen jemals ganz einschlummern könnte. Seine Liebe wächst auf einem so schön gebauten Boden zu einer unüberwindlichen Stärke heran. Seine Kraft verdoppelt sich, da sie zur Erhaltung zweier sich liebender Wesen, oder zur Sicherheit einer ganzen von ihm abhängigen Familie angewandt werden muß. Er darf keinen Schritt rückwärts tun, wenn nicht das Gebäude seines häuslichen Glückes in Gefahr geraten und die Hoffnungen getäuscht und vernichtet werden sollen, welche sich ein edles Weib von seinem Männersinn und seiner Klugheit gemacht hat."

Die gebührende Teilnahme der Frau an allen Fortschritten der Kultur liegt im Interesse der Fortentwicklung des Menschengeschlechtes. (Vgl. Abschnitt II, Kapitel 4 „Entwicklung und Pflege der weiblichen Reize".) Bei der individuellen Entfaltung der Persönlichkeit müssen beide Geschlechter Schritt halten. Überwiegen des einen über das andere Geschlecht kann eine geradezu ehefeindliche Tendenz heraufbeschwören. Man war das seither nur an dem in der einsamen Höhe der weitgetriebenen persönlichen Entwicklung stehenden Manne gewohnt. Amerika liefert uns den Beweis, daß es mit der Frau ähnlich gehen kann. Dort, wo heute die Frau für ihre individuelle Entwicklung die günstigsten Bedingungen der Allgemeinbildung findet, kann es vorkommen, daß sie gar keine Sehnsucht hat, ihr Leben neben einem Manne zu verbringen, der zum beschränkten Fachstudium und der Facharbeit verurteilt ist —, freilich um seiner Frau und seinen Töchtern die höhere Allgemeinbildung zugänglich zu machen.

Im Interesse der Weiterentwicklung des Menschengeschlechtes liegt die Teilnahme der Frau am Kulturfortschritt ohne Gefährdung der weiblichen Eigenart.

Die feine, flexible Natur des Weibes bedarf wie eine Blume warmer, stiller Luft, um zu gedeihen und reichlich Sonnenschein, um zur Blüte zu gelangen. In rauher, kalter Umgebung entartet sie und führt ein krüppelhaftes Dasein.

Ein dritter großer Fehler wird noch in der Beurteilung der Stellung der Frau zum Manne gemacht, dadurch, daß man ihr Schicksal mit ihrem Berufe verwechselt. Nicht jede Frau ist bei dem Frauenüberschuß für die herrlichste Natur- und Kulturaufgabe, welche ihr Leben ausfüllt und ihre ganzen körperlichen und geistigen Kräfte harmonisch in Anspruch nimmt, ausgewählt. Die Unsicherheit der Zukunft drängt die Frau, sich die Fachbildung für einen anderen Beruf anzueignen, damit sie nicht in die üble Lage gerate, anderen zur Last zu fallen.

Wenn es wirklich die schlechtesten wären, welche von der Betätigung als Mutter ausgeschlossen werden, so würde der Frauenüberschuß zum bedauerlichen Ungemach der Gegenwart. Dieses Ungemach hätte aber für die Zukunft wenig Bedeutung. Die

Besten würden für die Fortpflanzung ihrer Qualitäten gewählt, den Minderwertigen wäre sie unmöglich gemacht. Für den Rest zu sorgen, würde nicht schwer fallen, weil große Ansprüche der Minderwertigen nicht gerechtfertigt wären.

In Wirklichkeit liegt es aber nicht so. Dadurch wird das Unglück viel größer. Vom Manne wird nicht immer diejenige Frau gewählt, welche nach ihren natürlichen Vorzügen und ihrer Allgemeinbildung zur Fortpflanzung der Kultur am geeignetsten wäre. Viele heiraten nur, um ein behagliches Wohlleben führen zu können, und kümmern sich blutwenig um den Kulturfortschritt. Solche brauchen sich nicht über ihrer Frau eigentümliche Auffassung vom Eheleben zu wundern, wenn sie mit der Sprache herausrückt wie die Hermione des Euripides: „Reiche Geschenke brachte ich meinem Gatten, so daß ich wohl frei reden darf."

Manche Gesellschaftskreise zeigen eine Tendenz der Monopolisierung der Heirat durch schwiegerväterlichen Kapitalismus. Die gebildete Frau sollte von der Wirkung ihrer Reize so viel verstehen, um unterscheiden zu können, wem die Werbung gilt, ihr oder dem Gelde ihres Vaters.

Zweifellos ist vom Standpunkte der natürlichen und kulturellen Anziehungskraft der Frau die Wahl der Männer oft ungerecht. Dadurch ist es gekommen, daß nicht immer die schlechtesten Frauen von der Fortpflanzung und somit von dem natürlichen Berufe ausgeschlossen werden. Der unnötigerweise geschaffene Überschuß von tüchtigen, auf der Höhe körperlicher und geistiger Kultur stehenden Frauen macht mit Recht größere Ansprüche. Er will gar nicht von dem Manne unterhalten werden, sondern tritt mit dem Manne im Erwerbsleben in scharfe Konkurrenz.

Diese Verschiebung der natürlichen Heiratsbedingungen zieht noch weitere Kreise. Sie führt zu einer weitgehenden Unsicherheit unter den Müttern und Töchtern und zu einer Ziellosigkeit in der Ausbildung weiblicher Reize. Wenn die Mutter sicher wüßte, daß ihre Tochter heiraten würde, scheute sie kein Mittel, das Mädchen auf diesen Beruf aufs beste vorzubereiten. Im anderen Falle würde der Tochter eine gründliche Fachbildung zuteil werden.

Bei der bestehenden Unsicherheit geschieht gewöhnlich von jedem etwas. Beides zur Vollkommenheit nebeneinander zu betreiben, ist zu viel für einen Durchschnittsmenschen. Halbe Allgemeinbildung und halbe Fachbildung erzeugt den Blaustrumpf, auf welchen sowohl der Heiratskandidat, wie der Brotherr mit gerechtfertigtem Mißtrauen herabsehen.

Bleibt ein Mädchen mit guter weiblicher Allgemeinbildung für den Beruf als Hausfrau ledig, dann findet sie schwer einen ernährenden Beruf. Heiratet ein Mädchen mit guter Fachausbildung, dann ist sie weniger gut präpariert für den Beruf als Hausfrau. Die Rechnung bezahlt der Mann, welcher durch seine vom natürlichen und kulturellen Standpunkt ungerechtfertigte Wahl die Unsicherheit in die Bildung der Mädchen gebracht hat. Er trägt den Schmerz aber nicht allein, sondern läßt die Frau fühlen, was er verschuldet; die übrig gebliebenen Frauen haben das Zusehen und sind vielleicht froh, daß sie ein solches Eheleben nicht mitzumachen brauchen.

Die Beleuchtung der wirklichen weiblichen Vorzüge, welche die Frau für den Mann begehrenswert und besitzenswert machen (Abschnitt II, Kapitel 4 „Entwicklung und Pflege der weiblichen Reize") ist ein kleines Scherflein zur Besserung der Misere. Nicht in dem Sinne, daß jeder Frau ein Mann verschafft wird, denn das ist nach dem bestehenden Frauenüberschuß, der eine unvermeidliche Folge höherer Kultur, vielleicht auch der damit verbundenen Rationierung der Fortpflanzung zu sein scheint, unmöglich. Wohl aber im Sinne der Gerechtigkeit, daß die von der Natur begünstigten und sich durch die Aufnahme der gegenwärtigen Kultur eigene Verdienste erwerbenden Frauen den Vorzug bekommen. Die für die Verewigung geeignetsten Elemente des Frauenüberschusses sollten auf die natürlichen und kulturellen Mittel im Kampfe ums Dasein hingewiesen werden. Vor allen Dingen sollte den Männern ein Verständnis für diesen Kampf aufgehen.

Solange eine Schuld an den modernen Frauenfragen „Ziellosigkeit in der Ausbildung der Frau", „Ungeeignetheit der sich fortpflanzenden Elemente zur Erfüllung aller Mutterpflichten" und „Brachliegenbleiben fortpflanzungsfähigster Elemente" wegen der vom Natur- und Kulturstandpunkt ungerechtfertigten Gattenwahl den Mann trifft, ist es falsch, immer nur an der Frau herumzumäkeln.

Das andere Geschlecht wird gewiß besser werden, wenn wir es nur erst zu sein anfangen.

Durch die richtige Ausbildung der weiblichen Reize und das von den Männern durch treffende Wahl dafür bewiesene Verständnis würde nicht nur für die Gegenwart ein Gewinn in Gestalt eines glücklicheren Ehelebens geschaffen, sondern es würde dann auch für die Zukunft gesorgt werden.

Über diese allgemeinen Grundsätze hinaus gibt es auch noch besondere Bestrebungen, die eine Erziehung für das Eheleben weitsichtig ins Auge fassen. Ich folge dabei den vorzüglichen Ausführungen von Löwenfeld[1].

Die tägliche Beobachtung bietet eine Fülle von Beispielen, die zeigen, wie das, was in der Erziehung durch Verkehrtheiten oder Vernachlässigungen gefehlt wurde, in der Ehe zu mißlichen, oft schwerwiegenden Folgen führt, und wie andererseits die Vorteile einer guten Erziehung auch den Anforderungen der Ehe gegenüber sich trefflich bewähren. Das gilt ganz besonders von den Mädchen, da sie sehr häufig, ohne Zwischenschaltung der Schule des Lebens, unmittelbar aus dem Elternhaus und der elterlichen Obhut in den Ehestand treten.

Der erste Grundsatz der Erziehung, gegen den so häufig gesündigt wird, ist, daß über die geistige Ausbildung die körperliche in keiner Weise vernachlässigt werden darf. (Vergleiche Abschnitt II, Kapitel 4 „Entwicklung und Pflege der weiblichen Reize" und Abschnitt IV, Kapitel 4 „Wechseljahre" und Abschnitt IX „Unnatur unseres Frauenlebens und Ausgleichsversuche durch besondere Körperkultur".)

Über die Frage, ob man in der Erziehung, abgesehen von der Anwendung jener Grundsätze und Maßnahmen, die geeignet sind, das Mädchen zu einem körperlich und geistig tüchtigen Menschen und einem wertvollen Mitglied der Gesellschaft heranzubilden, im Interesse einer künftigen Ehe von besonderen erzieherischen Einwirkungen Gebrauch machen soll, kann man verschiedener Ansicht sein.

Gurlitt[2] bemerkt u. a.: „Ich meine, man sollte der Jugend geflissentlich in Wort und Bild das Glück der jungen Ehen zeigen usw." Weiter: „Die Schuljugend muß Achtung

---

[1] Löwenfeld, L., Über das eheliche Glück. 3. Aufl. Wiesbaden, J. F. Bergmann 1922.
[2] Zitiert bei Löwenfeld.

vor der Ehe als das wichtigste Wissen mit ins Leben hinausnehmen." „Den schulentlassenen Jünglingen und Mädchen müßte eine Schrift in die Hände gegeben werden, die mit Ernst und Wärme das Glück einer normalen Ehe schildert, daneben die Gefahren und Enttäuschungen verspäteter oder völlig gemiedener Ehe." Diese Vorschläge klingen zwar sehr schön, dürften sich aber praktisch wenig bewähren.

Der Einfluß solcher theoretischer Lehren ist an sich nicht sehr erheblich und wird durch den Stand unserer Literatur mehr als paralysiert. In Dramen sowohl als erzählenden Dichtungen werden mißliche und unglückliche Eheverhältnisse weit häufiger als günstige dargestellt. Dieser Widerspruch verfehlt seine Wirkung nicht.

Will die Erziehung gute Resultate zeitigen, so müssen Theorie und Praxis in Einklang stehen und zusammenwirken. Die Schule der Anschauung für die Kinder ist das lebendige Beispiel, das ihnen das Eheleben ihrer Eltern gibt. Die Forschungen von Waldstein, Freud usw. haben gezeigt, daß selbst Eindrücke, die in den ersten Lebensjahren auf die kindliche Seele einwirken und dem bewußten Gedächtnis völlig entschwinden, nachhaltige Spuren im Seelenleben zurückzulassen vermögen, die sich in Eigentümlichkeiten, Neigungen und Abneigungen usw. des Individuums äußern. Die Tragweite des Eindruckes, den das Milieu auf das heranwachsende Kind ausübt, ist in dieser Richtung unübersehbar.

In einer Familie, in der die Eltern sich in zärtlicher, achtungsvoller Weise behandeln, in welcher der Mann für das Wohl seiner Familie allzeit treu besorgt ist und im Kreise derselben seine Erholung nach des Tages Mühen sucht, die Frau andererseits ihre Pflichten als Gattin und Mutter in gewissenhafter Weise erfüllt, entwickelt sich zumeist bei den Kindern eine Denk- und Gefühlsart, welche für die Gestaltung ihres zukünftigen ehelichen Lebens von günstigstem Einflusse ist. **Das Beispiel, das die Eltern den Kindern in ihrem Eheleben geben, ist die beste Vorbereitung für die Gestaltung des eigenen Ehelebens.**

Es kommt allerdings auch vor, daß die Fehler der Eltern, wenn sie zu verhängnisvollen Störungen des Ehelebens führen, auf die Kinder abschreckend wirken und sie veranlassen, in ihrem eigenen ehelichen Leben gerade die Pfade zu vermeiden, die ihre Eltern wandelten. Im großen ganzen bewahrheitet sich aber das Sprichwort: „Wie die Alten sungen, so zwitschern die Jungen".

Von besonderer Bedeutung für das eheliche Leben ist die Entwicklung des Familiensinnes, der in den einzelnen Familien außerordentlichen Schwankungen unterliegt.

Für eine wahrhaft glückliche Ehe ist es erforderlich, daß der Gatte die Gattin und diese den Gatten in ihrer Wertschätzung über alle Blutsverwandte, auch die Eltern, stellt; wo die Tochter über die Kinderjahre hinaus für ihren Vater eine übermäßig schwärmerische Zärtlichkeit bewahrt, da liegt es nahe, daß bei derselben im Brautstande und selbst noch in der Ehe die Kindesliebe über die Gattenliebe die Oberhand behält, so daß in ihrem Herzen der Mann nicht die gebührende Stelle erlangt und dementsprechend zumeist behandelt wird (S. Freud). Solche Frauen können kühle Ehefrauen werden und sexuell anästhetisch bleiben. Schon die Bibel hat die mit der Bildung einer neuen Generation notwendige Abwendung von der vorhergehenden betont: Das Weib soll Vater und Mutter verlassen und dem Manne folgen.

Die schlimme, das eheliche Leben jüngerer und älterer Ehepaare vergiftende Rolle, die man der Schwiegermutter so häufig zuschiebt, und die von dieser in der Tat nicht selten gespielt wird, ist zweifellos zum großen Teile darauf zurückzuführen, daß Töchter oder Söhne die für das eheliche Leben notwendige Unabhängigkeit von der Mutter aus Charakterschwäche sich nicht zu verschaffen wissen.

Für das weibliche Geschlecht wird vielfach neben der allgemeinen, den Anforderungen des Lebens entsprechenden Erziehung und diesem Beispiel der Eltern noch eine besondere „Vorbildung für die Ehe" verlangt. Unter dieser versteht man jedoch gewöhnlich nicht die Verwertung gewisser pädagogischer Grundsätze mit Bezug auf die Ehe, sondern jene spezielle Bildung, welche für eine befriedigende Lösung der in der Ehe an die Frau herantretenden Aufgaben erforderlich oder wenigstens wünschenswert ist.

Über die zweckmäßigste Art dieser Bildung gehen die Ansichten zum Teil noch weit auseinander und werden viel diskutiert.

Die sich erhebende Frage, ob man die Töchter für die Ehe oder für einen Beruf erziehen soll, hat freilich nur für einen beschränkten Teil unserer Bevölkerung größere praktische Bedeutung. Die Not des Lebens gestattet den Eltern in den unteren Bildungsschichten, im allgemeinen für die Erziehung ihrer Töchter nicht mehr zu tun als von dem Gesetze verlangt wird und deren materielles Fortkommen unmittelbar erheischt. In diesem Falle sind Bestrebungen der Schule, etwas zur Bildung der Mädchen für die Ehe beizutragen, sehr lobenswert. Das Notdürftigste, was sie z. B. für die erste Besorgung ihres Kindes wissen müßten, kann ihnen auf diesem Wege ganz gut vermittelt werden. Mir liegt eine sehr empfehlenswerte Schrift von Martha Schreiber[1] „Über Säuglingsernährung und Säuglingspflege" vor, die für die Hand der Schülerinnen zusammengestellt ist[1].

Auch für den übrigen Teil des Mittelstandes, für alle jene Kreise, in welchen man eine materielle Sicherung der Töchter unabhängig von der Ehe nicht zu leisten vermag, kann bei der Fürsorge für die Zukunft die Erziehung für die Ehe nicht in erster Linie in Betracht kommen. Den Eltern erwächst hier die Pflicht, ihre Töchter sich für einen Beruf ausbilden zu lassen und ihnen dadurch zur wirtschaftlichen Selbständigkeit zu verhelfen.

Anders liegen die Dinge für die Töchter der begüterten Klassen, da diese zur Sicherstellung ihrer Zukunft weder einer Versorgung durch einen Mann, noch eines Berufes bedürfen. Die Verhältnisse gestatten hier, bei der Weiterbildung der heranwachsenden Mädchen, die in der Ehe und im gesellschaftlichen Leben ihrer harrenden Aufgaben in erster Linie zu berücksichtigen. Für sie ist also auch die Frage, welche Art von Erziehung für die Ehe sich als die zweckmäßigste erweist, von größerer Bedeutung.

Die Beantwortung dieser Frage wurde von den verschiedensten Standpunkten aus versucht. Rassenhygieniker, Frauenrechtlerinnen, Schulmänner, Ärzte usw. haben zur Sache Stellung genommen. Neben den zum Teile recht erheblichen Meinungsverschiedenheiten, die hierbei zutage treten, hat sich erfreulicherweise wenigstens bezüglich einzelner wichtiger Punkte eine nicht zu unterschätzende Übereinstimmung ergeben. Hierher gehört in erster Linie die Erkenntnis der Unzulänglichkeit des bisherigen höheren Mädchenunterrichtes. Es läßt sich nicht verkennen, daß die Bildungsresultate der Mädchenschulen den Anforderungen des künftigen Lebens ihrer Zöglinge als Gattinnen und Mütter

---

[1] Breslau, Heinreich Handels Verlag. 5. Aufl. 1921.

gewöhnlich nicht genügen und vielfach die gesundheitlichen Opfer, mit denen sie erkauft wurden, nicht aufwiegen.

So kommt es, daß viele Mädchen, welchen nach der Ansicht ihrer Eltern nicht nur eine gute, sondern eine glänzende Bildung zuteil geworden ist, von den für das eheliche Leben so wichtigen Kenntnissen auf dem Gebiete der Hauswirtschaft, Hygiene, Kindererziehung, Krankenpflege, Nahrungsmittelchemie, Warenkunde usw. nichts besitzen. Sie kennen nicht einmal ihren Körper, geschweige denn den Unterschied zwischen Mann und Frau und haben keine Ahnung von dem, was sie im intimen Eheleben erwartet [1]. Dieses Bildungssystem hat aber außerdem die Schattenseite, daß es dem Mädchen den Sinn für die in der Ehe so wichtige, häusliche Tätigkeit nicht erschließt, so daß es auf diese wie ein Übel herabblickt, mit dem sich zu befassen man möglichst lange hinausschieben müsse.

Da eine gründliche Änderung des bisherigen Unterrichtssystems an den höheren Töchterschulen und ähnlichen Anstalten vorerst nicht in Aussicht steht, so dreht sich der Streit in der Hauptsache um das, was auf diesem Unterbau aufzuführen ist, in welcher Weise die jungen Mädchen nach dem Verlassen der Schulen im Interesse der Ehe und der Gesellschaft weitergebildet werden sollen. Wir begegnen hier zunächst zwei prinzipiell verschiedenen Ansichten.

Die Rassenhygieniker perhorreszieren die Ausbildung der Mädchen für irgendeinen Beruf, sofern das nicht durch die materielle Lage der Eltern unbedingt nötig wird. Im letzteren Falle sollen sie sich auf jene Berufsarten beschränken, für die das Weib seelisch in besonderem Maße geeignet ist. Von Gruber nimmt zum Beispiel an, daß die physische und psychische Kraft der Frau, von einigen seltenen Ausnahmen abgesehen, nicht ausreicht, neben der Erwerbs- und Berufsarbeit auch noch die ungeheure Last der Mutterschaft als Gebärerin, Ernährerin und Erzieherin ihrer Kinder zu tragen; der Hauptwert ist auf die Kräftigung des Körpers zu legen. Die jungen Mädchen sollen nach ihm wie „junge Kühe und Stuten" geweidet werden.

Diese Ansichten von Grubers werden, obwohl ihnen ein richtiger Kern nicht abzusprechen ist, ihrer etwas schroffen Formulierung halber auf den Beifall weiblicher Kreise kaum rechnen können. So werden z. B. die Ansichten von Grubers über Mädchenerziehung von der Vorsitzenden des Verbandes zur Hebung hauswirtschaftlicher Frauenbildung entschieden abgelehnt. „In bezug auf den Beruf", bemerkt die Dame, „den nach unserer Ansicht jedes Mädchen erstreben sollte, bleibt neben dem Mutterberuf, der etwa 20 Jahre des Frauenlebens absorbiert, noch ein genügender Spielraum für seine Ausübung. Unsere Zeit macht es der Frau klar, daß sie auf eigenen Füßen stehen muß und kann, obgleich selbstverständlich der mütterliche und Hausfrauenberuf in ihr eine dafür geschulte und vorbereitete Kraft finden muß. Wir suchen das Problem der Rassenhygiene in anderen Maßnahmen als der Referent, welcher allzusehr die gesunde Zuchtfähigkeit der Frau im Gedeihen ihres Körpers erblickt" [2].

Der rein rassehygienischen Auffassung stehen die Forderungen der Frauenrechtlerinnen diametral gegenüber. Sie erblicken in der Ausbildung des Mädchens für einen Beruf

---

[1] Sellheim, Geheimnis vom Ewig-Weiblichen. Eine Frauenkunde für weitere Kreise. 2. Aufl. Stuttgart, Enke 1924.

[2] Zitiert bei Löwenfeld l. c.

einen wichtigen Teil der Erziehung für die Ehe, wenn sie auch darin einig sind, daß die Hauptsache der Mutterberuf ist. (Vgl. Abschnitt V, Kapitel 6, Die Frau, die nicht zur Ehe kommt.)

Es ist jedenfalls richtig, was Hedwig Dohm betont, daß berufliche und hauswirtschaftliche Ausbildung bei Mädchen nicht unvereinbar sind, da ja auch beim Manne die Dienstzeit die Vorbereitung für den Beruf nicht hindert. Neben den klugen und trefflichen Frauen, deren ganzer Lebensinhalt Mann, Kind und Haushalt bedeuten, gibt es nach jener Schriftstellerin andere, die allen wirtschaftlichen Interessen abhold, in künstlerischen, wissenschaftlichen, oder irgendwelchen anderen geistigen Betätigungen ihres Wesens Ausdruck suchen und finden, unbeschadet ihrer Liebe für Mann und Kind. An diese beiden Gruppen reihen sich die durch ihre Natur zum Zölibat bestimmten Frauen an, die, wenn auch sexuell wertlos, für die Gesellschaft wertvoller sein können als kinderreiche Frauen.

Wenn man auch zugeben muß, daß es angesichts dieser Unterschiede ein verfehltes Unternehmen wäre, die Erziehung der verschiedenen Gruppen weiblicher Wesen lediglich nach rassehygienischen Gesichtspunkten vorzunehmen, so darf doch nicht übersehen werden, daß die genaue Differenzierung der Gruppen zur Zeit, in der die Entscheidung stattfinden müßte, überaus schwierig durchzuführen wäre.

Überhaupt sollte man Ehe und Beruf nicht schroff einander gegenüberstellen. Was die Frau in der Ehe erwartet, ist ja auch ein Beruf, und zwar der für die Frau wichtigste, ihr am besten liegende und höchststehende, der einer Gattin, Mutter und Hausfrau. Kompetente Kreise sind sich auch heute darüber einig, daß die Leistungen, die dieser Beruf erfordert, eine weitgehendere Schulung notwendig machen als die bisher vielfach übliche Ergänzung des Töchterschulunterrichtes durch einen Kochkurs. So verlangt Käthe Schirmacher[1] für die Frauen als Vorbereitung für die Ehe gründlichen Unterricht in der Naturgeschichte, Gesundheitslehre, Volkswirtschafts-, Rechts- und Bürgerkunde, sowie praktische Arbeit in Haushalt und Kinderpflege.

Diese und ähnliche Forderungen sind bereits durch eine Anzahl von „Frauenschulen" in ihren wichtigsten Teilen erfüllt. Mustergültig ist z. B. das Programm der Frauenschule in Miesbach. Diese Anstalt bildet, wie andere auf dem Lande liegende, noch den besonderen Vorteil, daß sie durch Bewegung und Arbeit im Freien zur Stärkung der Gesundheit der Schülerinnen beiträgt.

Es wäre sehr wünschenswert, daß der Besuch dieser Frauenschulen seitens der Mädchen der begüterten Klassen zur Gepflogenheit würde.

Bei der Berufsbildung der Mädchen muß man auch immer daran denken, daß sie im Erwerbsleben mit dem Manne in Konkurrenz treten und dadurch die an sich schon geringe Tendenz zum Heiraten herabdrücken, also die einzelne dem ganzen Geschlecht schadet. Wo natürlich das Mädchen gehalten ist, sich ein wirtschaftliches Auskommen zu suchen, ist gegen die für die Berufsausübung erforderliche Berufsvorbereitung nicht nur nichts einzuwenden, sie wird sogar zur eisernen Notwendigkeit.

In der Erziehung der Mädchen für die Ehe darf endlich ein wichtiges Gebiet nicht vernachlässigt werden, über das man bis in die neueste Zeit die jugendlichen Seelen möglichst

---

[1] Schirmacher, Käthe, Die moderne Frauenbewegung. Leipzig, Verlag B. G. Teubner 1905.

im unklaren zu halten gesucht hat, da man dies zur Wahrung ihrer sittlichen Reinheit für nötig erachtete: das Sexualleben. Auf diesen wunden Punkt ist im Abschnitt II, Kapitel 3 (Bewußte Einführung des jungen Mädchens in den hohen Gedanken der Fortpflanzung) hingewiesen.

Die echte, deutsche Hausfrau der guten, alten Zeit sollte ein Wesen sein, das keinen höheren Wunsch kennt, kein höheres Ziel vor Augen hat, als für die materiellen Bedürfnisse des Mannes zu sorgen, den Hausstand in Ordnung zu halten und den Kindern verständige Pflege angedeihen zu lassen. Ihre Aufgabe war demnach die einer guten Haushälterin und eines Zuchtweibchens. Die moderne Frau lehnt sich mit Recht mit aller Entschiedenheit gegen diese Beschränkung ihrer Aufgaben im ehelichen Leben und im Leben überhaupt und die ihr damit zugeteilte, unwürdige Stellung dem Gatten gegenüber auf. Dem, was sie dem Mann, dem Kinde, der Gesellschaft und dem Gemeinwesen und damit dem ganzen Menschentum sein kann, habe ich in Kapitel II, Abschnitt 4, Entwicklung und Pflege der Reize der Frau, wo ich die Bedeutung dieser Reize für den Kulturfortschritt herausgesetzt habe, gerecht zu werden versucht.

2. Der Hausfrauenberuf und seine Mehrbelastung durch die Umwälzung unserer sozialen und wirtschaftlichen Lebensbedingungen.

Der Krieg und die Nachkriegszeit brachte und bringt für die Frau als Hausfrau große Gefahren für die Gesundheit mit sich, deren schon besonders gedacht werden muß, wenn man einen wesentlichen, krankmachenden Faktor nicht unberücksichtigt lassen will. Das Thema hat eine ausgezeichnete Bearbeitung durch Walter Fenker[1] erfahren, an die ich mich bei meinen Ausführungen halten werde.

Das Deutsche Reich ist durch den Friedensschluß von Versailles mit allen seinen Folgen in die Lage gekommen, für seine etwa 60 000 000 Einwohner keine ausreichende Beschäftigung mehr zu haben. Durch eine Reihe von Gesetzen, welche die Arbeitsleistung des einzelnen regeln sollen, bemüht sich der Staat, der Arbeitslosigkeit entgegenzuwirken.

Und doch gibt es einen Beruf, der gerade in dieser Zeit mit Arbeit derart überlastet ist, daß er darunter zusammenzubrechen droht. An den Arbeiterschutzgesetzen hat er keinen Anteil. Für Arbeiten, die früher zwei Arbeiter erledigten, werden jetzt drei eingestellt. Im Haushaltungsberuf ist jede Arbeiterin auf sich selbst angewiesen. Für sie hat sich die Arbeit nur vermehrt. Die Gefahr für die Frauengesundheit wird dadurch verschärft, daß eine Selbstregulation fehlt. Es ist ein eigenartiger Beruf; er wird nicht bezahlt, und er streikt nicht. Die Hausfrau schweigt und arbeitet mit völliger Selbstverständlichkeit weiter. Mit der gleichen Selbstverständlichkeit wird ihre Arbeit hingenommen und ihre Not nicht gehört. Um so dringlicher ist es, daß sich Hygiene und Diätetik der Frau um diese Zurücksetzung in gesundheitlicher Beziehung kümmern.

Im Rahmen der kleinen Familiengemeinschaften, aus denen sich die große Gemeinschaft des Staates zusammensetzt, sorgt die Hausfrau für die Erhaltung des Staates durch die Aufzucht der Kinder. Es ist leicht einzusehen, daß jede Familie wenigstens vier Kinder hervorbringen muß, wenn der Staat sich auf seiner Mitgliederzahl erhalten soll: Zwei

---

[1] Fenker, Walter, Die Stellung der Hausfrau im neuen Deutschen Reiche. Berlin, Richard Schoetz 1921.

zum Ersatz der Eltern, zwei zum Ersatze der ohne Nachkommen Verstorbenen. Außer dem zahlenmäßigen Ersatz der Masse des Nachwuchses wirkt die Hausfrau durch ihre unermüdliche Pflege für die gute Art der Nachkommen. Wie die Hausfrau für die Kleinen sorgt, so nimmt sie auch die Pflege für die Alten, Hilflosen der Allgemeinheit ab; schließlich ist die Hausfrau auch im Sinne des allgemeinen Wohlstandes tätig, indem sie das sparende Prinzip vertritt.

Über diese dringenden Erhaltungsaufgaben hinaus leistet die Hausfrau dem Staate noch unschätzbare und unersetzliche Dienste. Sie ist die stärkste Trägerin der allgemeinen Sittlichkeit; der Staat hätte daher allen Grund, für die Gesunderhaltung gerade der Frau als Hausfrau zu sorgen. Sehen wir zu, wie seine Gesetze, die zur Gesunderhaltung der Einzelpersonen erlassen sind, sich an dem Berufe der Hausfrau auswirken.

Von den Arbeiterschutzgesetzen haben die größte Bedeutung die Bestimmungen, welche die Arbeitszeit einschränken, der Achtstundentag, die Sonntagsruhe usw.

Das ganze Wirtschaftsleben wird auf acht Stunden an jedem Wochentag zusammengedrängt. In diesen acht Stunden soll die Hausfrau auch alles erledigen, was sie für ihren Hausstand außerhalb des Hauses zu besorgen hat. Geht sie selbst auf Arbeit, so fällt ihre Arbeitszeit natürlich auch in diese Geschäftszeit, während der sie selbst voll in Anspruch genommen ist, so daß sie nach Beendigung derselben alle Türen geschlossen findet und nichts mehr besorgen kann. Da am Sonntag alle Geschäfte ruhen, ist es auch nicht mehr möglich, diesen Tag zur Besorgung der notwendigen Einkäufe zu benutzen, wie es früher von der Landbevölkerung doch allgemein gehalten wurde.

Die Beschränkung der Arbeitszeit hat aber auch eine Teuerung auf allen Gebieten zur Folge. Bei der Annahme, daß jeder theoretisch noch das gleiche Einkommen habe, muß bei einer Verringerung der Arbeitszeit um ein Fünftel notwendigerweise alles um ein Fünftel teurer werden. Daß in acht Stunden das gleiche geleistet werden könne wie in zehn Stunden, ist eine Behauptung, für welche die Arbeiter den Beweis bisher schuldig geblieben sind. Bei einer Einzelperson mag eine solche Teuerung noch erträglich sein. Bei der Hausfrau aber, die von dem gleichen Einkommen die Bedürfnisse einer ganzen Familie, sagen wir von 6 Köpfen, bestreiten soll, fällt eine derartige Teuerung viel schwerer ins Gewicht. Dem entspricht auch die Tatsache, daß die jungen Leute in Kleidern und Genußmitteln, wie Zigaretten usw., noch schlemmen können, während die Eltern nicht wissen, wie sie Kleidung, Schuhe, Wäsche usw. für die Kinder beschaffen sollen.

Durch die Verkürzung der Arbeitszeit entfliehen auch die älteren Kinder, die nun viel mehr Zeit haben, dem Einfluß der Mutter. Sie stellen dem Staate infolgedessen oft genug nur noch verwahrloste Bürger.

Die Hilfskräfte der Hausfrau sind vermindert. Die Einführung des Achtstundentags färbt auch auf die Hausangestellten ab; die Anforderungen, welche die Hausfrau an das Gesinde stellen kann, müssen bedeutend heruntergeschraubt werden. Die einfache Abhilfe, auf die man sonst verfällt, daß eben für zwei jetzt drei Arbeiter eingestellt werden, läßt sich hier nicht anwenden, denn wir sehen ja, daß die Hausfrau und ihre Familie in ihren Mitteln schon bedeutend beschränkt wurden. Es bleibt daher nichts weiter übrig, als daß die Hausfrau das ausfallende Fünftel Arbeitsleistung übernimmt.

Soweit die Arbeiterschutzgesetzgebung sich auf den Schutz gegen Überarbeitung bezieht, sehen wir also, daß die Hausfrau völlig leer ausgeht, sogar dazu verdammt ist, das, was andere durch den ihnen angediehenen Schutz weniger zu leisten haben, auf ihre Schultern zu laden. Die Gesetze fassen demnach mit ihrer Wohltat als Einheit nicht die Familie, sondern die Person. Sie entlasten die Person und belasten die Familie, und zwar vorwiegend die Hauptvertreterin derselben, die Hausfrau.

Auch in der zweiten großen Unterabteilung der Arbeiterschutzgesetzgebung, dem Schutze gegen Arbeitslosigkeit, nimmt der heutige deutsche Staat eine einseitige Stellung ein, nämlich die Berücksichtigung der Einzelperson unter völliger Vernachlässigung der Gemeinschaftsgrundlage, der Familie. Zunächst spricht sich diese Stellungnahme in der Betonung der völligen Gleichstellung der Frau mit dem Manne aus; jeder Beruf soll von der Frau ebensogut ausgeübt werden dürfen wie vom Manne. Hier soll nicht erörtert werden, ob die Frau auf die Dauer für alle männlichen Berufe geeignet ist. Es kommt darauf an, auseinanderzusetzen, was diese Beschäftigung der Frau in allen Berufen für einen Einfluß auf ihren Beruf als Hausfrau hat, denn daß das ihr eigentlichster Beruf ist, wird wohl keine Frau bestreiten, die noch Hoffnung hat, einmal eine eigene Familie zu gründen.

Widmet sich die Frau dem Berufe des Mannes, so wird sie sich genau wie er auf diesen Beruf vorbereiten müssen. Dabei läuft sie Gefahr, dann nicht das zu lernen, was sie als Hausfrau braucht. Tritt sie aber unvorbereitet dennoch in die Ehe, so zeigt sich bald der Mangel: was sie gelernt hat, kann sie nicht brauchen, und was sie braucht, das kennt sie nicht. Sie kommt mit dem Gelde nicht aus, das Essen taugt nichts, die Wirtschaft verschlampt.

Berechnet man dazu noch die Belastung, welche die neueren Verhältnisse für die Hausfrau mit sich bringen, so ist schwer erfindlich, was aus der Ehe werden soll, wenn die Frau wohl gar noch als Beamtin ihren Beruf mit achtstündiger Arbeitszeit beibehält.

Da es mindestens ebenso viele Frauen wie Männer gibt, werden theoretisch die Hälfte aller Verdienstmöglichkeiten Frauen zufallen; die Rechnung ist einfach. Das Arbeitsangebot verdoppelt sich, und die Arbeitsmöglichkeit wird auf die Hälfte verringert. Das hat natürlich zur Folge, daß zwar der einzelne, Mann sowohl wie Frau, für sich leben kann, aber nicht mehr die Möglichkeit findet, eine Familie zu ernähren. Um so geringer wird dadurch auch die Aussicht für Frauen, einmal Hausfrau zu werden.

Der an sich so trostreich klingende Grundsatz des Sozialisierungsgesetzes „Jedem Deutschen soll die Möglichkeit gegeben werden, durch wirtschaftliche Arbeit seinen Unterhalt zu erwerben", läuft, zusammen mit dem Grundsatze der Gleichberechtigung der Frau auf eine Begünstigung des Einzelwesens, aber auf einen Niedergang der Familie hinaus und nimmt der Frau einen beträchtlichen Teil der Aussicht, einmal ihrer wahren Bestimmung gemäß Hausfrau zu werden.

Die Erwerbslosenfürsorge hat die Tendenz großgezogen, daß Hilfen, Handwerker usw., welche die Hausfrau gelegentlich in Anspruch nehmen muß, nicht mehr die geleistete Arbeit, sondern die Zeit sich bezahlen lassen, die sie anwesend waren, und ein Interesse daran haben, in der Zeiteinheit möglichst wenig zu leisten. Der Erfolg für die Hausfrau ist der, daß sie nur noch in den dringendsten Fällen die Hilfe von Handwerkern in Anspruch nehmen kann und möglichst alle Arbeit selbst machen muß.

Einige Vergünstigungen genießt die Hausfrau durch Herabsetzung der Steuerklasse für kinderreiche Familien, sowie durch Kinderzulagen für Beamte und Erwerbslose. Im großen und ganzen ist aber das Ergebnis dieser Betrachtung immer wieder, **daß sich zwar** der Staat in vieler Richtung bemüht, die Einzelperson zu begünstigen, dadurch aber gerade die Familie belastet.

Um die berechtigten Ansprüche der Hausfrau, mit deren Gesundheit bei solcher Vernachlässigung Raubbau getrieben wird, zur Geltung zu bringen, muß eine ganz andere Auffassung des Staates von seinen Verpflichtungen gegen die doch nichts anderes als seine Existenz verbürgende Familie aufkommen. Wir haben uns daran zu gewöhnen, als den kleinsten, lebensfähigen und weiter Leben verbürgenden Körperteil des Staatswesens nicht die Einzelperson, sondern die Familie zu betrachten. Wir müssen — um mit Fenker zu sprechen — erkennen, daß am Baume des Volkes die Familien die Wurzeln, Äste, Knospen und Blüten darstellen, die für die Erhaltung des Baumes von Wichtigkeit sind, während den Einzelwesen nur die Bedeutung von Blättern zukommt, die zwar vorübergehend ihre Aufgabe haben, aber dann ohne Schaden für die Allgemeinheit verschwinden können.

Nehmen wir diesen Standpunkt ein, so werden wir dazu kommen, jede Maßnahme daraufhin zu prüfen, wie sie auf die Familie wirkt, und ihren Wert oder Unwert danach bemessen, ob sie der Familie zum Vorteil oder Nachteil gereicht. Dann werden wir auch den Wert der Hausfrauenarbeit weit höher einschätzen, als es bisher der Fall ist; man muß ausdrücklich sagen, der Hausfrauenarbeit, nicht des Standes der Hausfrau, der ja trotz aller Mißachtung seiner Arbeit immer noch der angesehenste Stand ist, den eine Frau einnehmen kann. Aber von der Arbeit der Hausfrau herrscht doch vielfach eine recht geringe Meinung. Die reiche Hausfrau steht bei manchem im Rufe, überhaupt nichts zu tun, da die Arbeit vom Personal erledigt werde, und von der armen Frau gilt etwa das gleiche, wenn sie nur ihren Haushalt versieht und nicht noch außerdem einen erwerbenden Beruf hat. Wir müssen zu der Einsicht kommen, daß die Hausfrau — wenn sie ihren Beruf richtig auffaßt — mit ihrem Haushalte vollauf beschäftigt ist, und daß es zu den Ausnahmen gehört, wenn eine Hausfrau, ohne ihre häuslichen Pflichten zu vernachlässigen, mit Erfolg auf Arbeit geht.

Eine solche Einschätzung der Hausfrauenarbeit wird dazu führen, mehr Gewicht als bisher auf die Ausbildung zu diesem Berufe und seiner Ausübung zu legen.

Wie wir gesehen haben, übernimmt die Hausfrau zahlreiche Aufgaben des Staates; vor allem die Aufzucht der Kinder, ohne die der Staat nicht existieren kann. Stellt sich der Staat aber auf den Standpunkt, nur die Einzelpersonen gelten zu lassen, so fallen ihm diese Aufgaben, welche die Hausfrau, die Familie übernommen hatten, wieder zu, wie das tatsächlich bei vielen mutterlosen Kindern eintritt, scheinbar auch zum Teil im heutigen Rußland der Fall ist.

Von diesem Standpunkte aus ist der Staat aber auch verpflichtet, die Hausfrau für die dem Staate abgenommene Arbeit zu entschädigen. Dazu gehört die Bevorzugung Verheirateter bei der Stellenbesetzung und die pekuniäre Besserstellung der Verheirateten gegenüber den Junggesellen. Dem Grundgedanken stimmt der Staat in seiner Gesetzgebung unausgesprochen zu. In der Ausführung bleibt er aber weit hinter dem notwendigen Maße zurück. Jedenfalls liegt es im Interesse der Familienbildung und damit in dem des Staates, wenn die Familien so gestellt werden, daß sie in der Lebenshaltung mit beruflich sonst gleichgestellten Junggesellen noch Schritt halten können. Die innere Berechtigung dieses Vorschlages liegt in der richtigen Wertschätzung der Tätigkeit der Hausfrau für die Allgemeinheit.

Diätetik und Hygiene der Frau müssen verlangen, daß der menschheits- und staatserhaltende Frauenberuf, der Beruf als Hausfrau, durch wirtschaftliche Besserstellung, geringere Überarbeitung und damit geringere gesundheitliche Schädigung mindestens ebenso, wenn nicht in noch höherem Grade, gesetzlich geschützt werde, wie jeder andere, weniger wichtige Beruf auch.

Bei aller Gesetzgebung muß die Anschauung Platz greifen, daß die Grundlagen des Staates nicht auf der Einzelperson, sondern auf der Familie beruhen. So geht Frauengesundheit im weitesten Sinne zusammen mit den Interessen der Menschheit überhaupt.

3. Die Ausbildung für einen erwerbenden Beruf.

Man wollte das Bild der Familie, in der Söhne und Töchter immer gemeinsam erzogen werden, mit den günstigen Erfahrungen, die dabei gemacht sind, auf die Schule übertragen. Man hoffte so auf eine Milderung übermäßig hervortretender Geschlechtseigentümlichkeit und eine gegenseitige Angleichung und Annäherung der Geschlechter. Jedes sollte den Wert und das Wesen des anderen besser kennen lernen, durch die gemeinsame Arbeit und gleiche Ausbildung sollte die Schranke zwischen ihnen fallen; es sollte derart die geistige und wirtschaftliche Gleichberechtigung fest gegründet werden. Dazu bemerkt Timerding[1]: Werden Knaben und Mädchen auf derselben Schulbank nebeneinander unterrichtet, so lernen sie das Gleiche, aber sie fassen es doch ihrem Geschlechte entsprechend in verschiedener Weise auf. Jedenfalls ist die Frage, ob nicht das Gleiche durch einen entsprechenden Verkehr außerhalb der Schule zu erreichen wäre. Fast alles muß hierbei vom Elternhaus aus geschehen. Es ist die Aufgabe der Eltern, wenn bei dem jungen Menschen in der Pubertätszeit sich die Hinneigung zum anderen Geschlecht zu regen beginnt, zu sorgen, daß die Annäherung maßvoll und zweckmäßig erfolgt. Sie künstlich zurückzudämmen, ist ebenso verkehrt, wie ihr eine schrankenlose Freiheit zu lassen. Der Sinn für einen kameradschaftlichen Verkehr, Achtung und Verständnis für das andere Geschlecht sind möglichst in die jungen Seelen einzupflanzen. Nach allem scheint bei unbefangener Prüfung nach Timerding doch der Zustand der „Koedukation", wie er sich bei uns gegenwärtig ausgebildet hat, auch der günstigste zu sein. Die gemeinsame schulmäßige Unterweisung der Geschlechter ist unbedingt für den Kindergarten aufrecht zu erhalten und ohne erhebliche Bedenken auch noch für die Grundschule. Für die höheren Unterrichtsstufen ist sie nur zu rechtfertigen, wo die Umstände es unbedingt fordern. Im übrigen sind besondere Schulen für die Mädchen in einer der gleichstufigen Knabenklasse durchaus gleichwertigen Gestaltung, aber in Anpassung an die Besonderheiten des weiblichen Geschlechtes, zu wünschen. Die Wiedervereinigung der Geschlechter auf den Fachschulen und der Universität sind durchaus angebracht.

Bildet man die Frau für einen Beruf vor nach den gleichen Grundsätzen, die der Berufsausbildung des Mannes zugrunde liegen, also womöglich auch in Koedukation (gleich-

---

[1] Timerding, H. F.: Koedukation. Handwörterbuch der Sexualwissenschaft von Max Marcuse. 2. Aufl. A. Marcus und E. Webers Verlag. Bonn 1926. S. 373.

artige Erziehung) und Koinstruktion (gleichzeitige Unterweisung), so macht man die Erfahrung, daß es dabei sehr leicht zu einer Gesundheitsschädigung der Frau kommt.

Die Frau ist nun einmal in den Entwicklungsjahren, da bei ihr ja auf organischem Gebiete auch viel mehr an subtilen und kraftkostenden Vorrichtungen zu entwickeln ist, angrifflicher, empfindlicher und dementsprechend schonungsbedürftiger. Wir sehen sehr häufig, daß eine Berufsbildung, besonders wenn sie mit dem Einhalten ganz bestimmter Arbeitszeiten nach männlichem Muster erzwungen wird, mit einer Gesundheitsschädigung im allgemeinen und mit einem Verderben der Sexualfunktion im besonderen von der Frau erkauft wird. Wir kennen geradezu „Unterleibserkrankungen der Berufsarbeiterinnen" (siehe unten Kapitel 5 dieses Abschnittes), und das fängt schon bei der Erwerbung der Vorbildung an.

Wenn also eine Frau eine Berufsvorbereitung durchmachen will, so soll sie, wenn möglich, nicht den von dem derber gefügten Manne her gewohnten Weg ohne weiteres gehen; sie soll ihn zu modifizieren suchen und Kompromisse zwischen der andersartigen Leistungsfähigkeit der Frau und den Anforderungen der Ausbildung schließen, weil ja doch auch die ganze Berufsbildung seither auf das männliche Naturell zugeschnitten war. Wir müssen versuchen, der Frau wie dem Mann eine ausreichende Berufsbildung zuteil werden zu lassen ohne die Frauen, die diesen Weg gehen wollen oder müssen, samt und sonders in ihrer Gesundheit zu schädigen und fürs Fortpflanzungsleben zu ruinieren.

Hier muß man unter größter Rücksichtnahme auf die Eigenart der Frau und der von ihr zu erwartenden Leistung auf dem Gebiete der Fortpflanzung zu bessern suchen, wenn man die Qualität der Nachkommenschaft hochhalten und die Frau nicht vor der Zeit verbrauchen will. Es erscheint möglich, den Frauen eine allgemeine Bildung und eine Berufsbildung nicht schlechter als die des Mannes zu geben, und ihnen auch im gleichen Lebensalter zu einer Berufsstellung zu verhelfen.

Ich will das an einem Schema (Abb. 38) andeuten. Der obere Teil gilt für den Mann, der untere für die Frau. Der mittlere Querstrich in jedem Schema bedeutet die Grenze zwischen darunter liegender, rein natürlicher, in der Hauptsache körperlicher Ausbildung und Lebensgestaltung des Menschen und der darüber liegenden, durch die Kultur bedingten, im wesentlichen geistigen Ausbildung und Abänderung des Lebens. Die allgemeine körperliche Reife ist bei der Frau mit etwa 20 Jahren, beim Manne mit etwa 28 Jahren erreicht. Vom 20. Jahre an bei der Frau, vom 28. Jahre an beim Manne beginnt die optimale Fortpflanzungszeit. Bis dahin sind beim Manne weiter fertig die durch die Kulturverhältnisse bedingte allgemeine Bildung bis etwa zum 15. Jahre und die dazukommende besondere Berufsbildung für den bevorstehenden Konkurrenzkampf bis zum 28. Jahre. Die Frau hat bis zu ihrer ums 20. Jahr fallenden Reife lediglich eine breite Allgemeinbildung erhalten. Heiratet sie nun nicht, und ist sie auf den Konkurrenzkampf angewiesen, dann ist ihr vom 20. bis 28. Lebensjahre eine bequeme Möglichkeit zu eröffnen, sich eine Berufsausbildung anzueignen. Der springende Punkt wäre, den Abschluß der Allgemeinbildung, welche beim Manne unter stärkstem Hochdruck etwa bis zum 15. Jahre erreicht werden kann, bei der Frau unter geringerem Druck etwa erst mit dem 20. Jahre zu verlangen. Beim Manne dürfte die Zeit vom 15. bis zum 28. Lebensjahre angebracht sein, sich für seinen Beruf vorzubereiten und im Berufe so weit sich zu bewähren, daß er an die Gründung einer Familie denken kann. Auf diese Weise käme die Frau etwa mit 20 Jahren und der Mann etwa mit 28 Jahren in die Lage, die Heiratsaussichten zu übersehen. Die Würde der Frau im modernen Leben liegt darin, daß sie sich ihren Lebensbedarf nicht schenken lassen und nicht mit Leistungen erkaufen will, welche ihrer Natur nach nicht käuflich

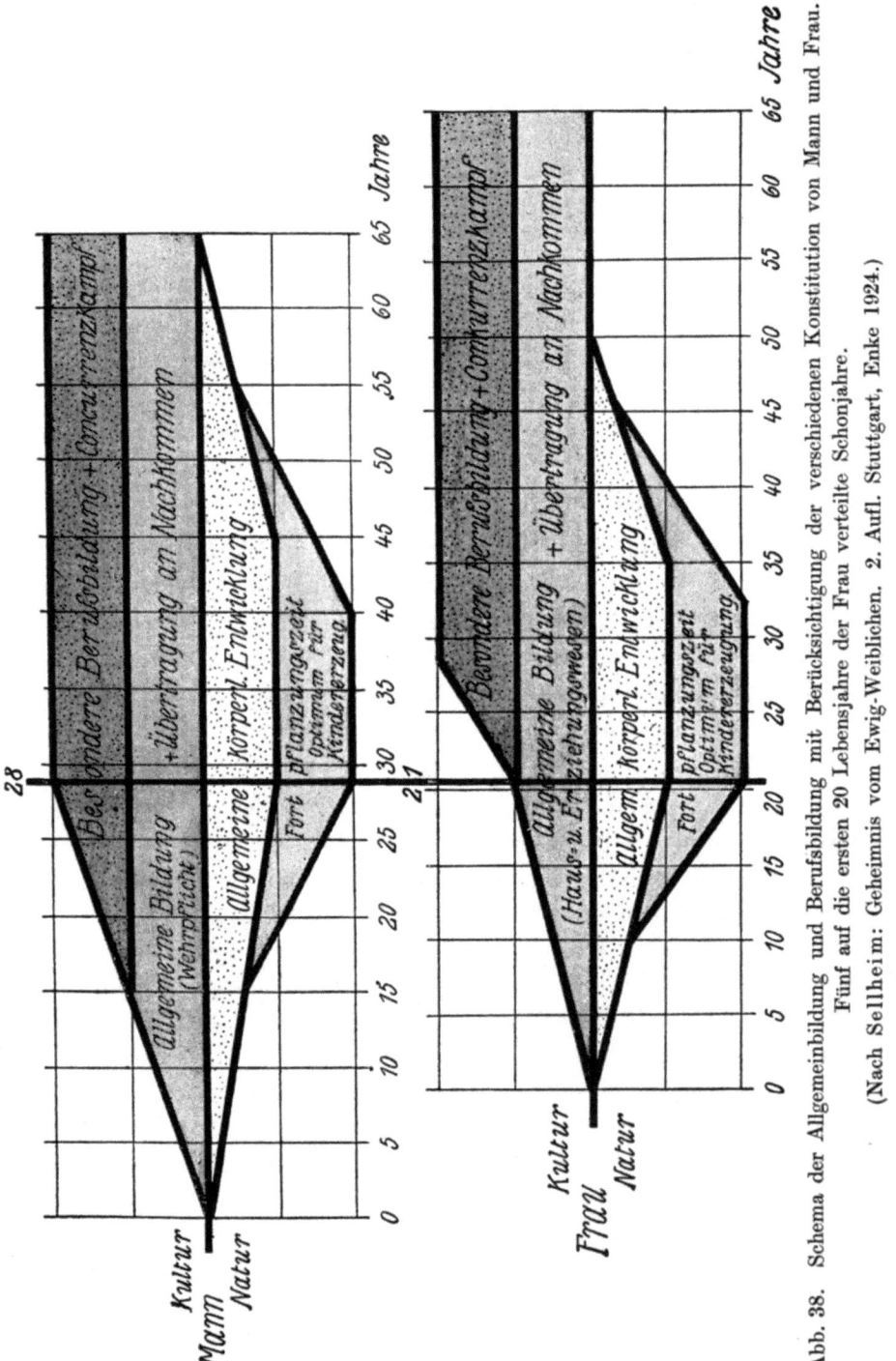

Abb. 38. Schema der Allgemeinbildung und Berufsbildung mit Berücksichtigung der verschiedenen Konstitution von Mann und Frau. Fünf auf die ersten 20 Lebensjahre der Frau verteilte Schonjahre.
(Nach Sellheim: Geheimnis vom Ewig-Weiblichen. 2. Aufl. Stuttgart, Enke 1924.)

sein sollten [1]. Sie findet vom 20. bis zum 28. Jahre reichlich Zeit, sich auf einen Beruf vorzubereiten und darin zu bewähren. Dann ist sie schließlich genau so weit wie der Mann im gleichen Lebensalter. Heiratet sie nach dem 20. Lebensjahre, dann hat sie unter allen Umständen den Vorteil, wenigstens bis zum 20. Jahre den besten Grund für ihre Betätigung in der Fortpflanzung gelegt zu haben.

Es handelt sich bei diesem als Beispiel angegebenen Schema, welches für jeden Beruf und Menschen beliebig modifiziert werden kann und muß, in der Hauptsache um das Zugeständnis einer — unter sonst gleichen Umständen — etwas längeren Schonung der heranreifenden Frau bei der harten Berufsbildung. Nichts schadet dem periodisch arbeitenden Organismus mehr als eine unabänderliche strenge Zeiteinteilung. Denselben Eifer, mit welchem man den Überanstrengungen Jugendlicher entgegenarbeitet, sollte man auch an den Tag legen gegenüber den Anstrengungen der im Wachstum noch unabgeschlossenen Frau. Statt ein „Dienstjahr" für die Frau zu verlangen, sollte man ihr lieber ein oder mehrere über die ersten, der allgemeinen Körper- und Geisteskultur gewidmeten 20 Jahre verteilte „Freijahre" oder „Schonjahre" gewähren [2].

Die eigenartige Leistungsfähigkeit des weiblichen Organismus kennen zu lernen, ist für unser Thema besonders in bezug auf seine qualitative Seite von zweifacher Bedeutung. Die in der Richtung des Fortpflanzungswachstums sich bewegenden, überquellenden stofflichen Leistungen zeigen, daß eine maßvolle Benutzung der Kraftquelle für die Fortpflanzung der Natur der Frau entspricht. Die mit der Vorbereitung und Betätigung der Fortpflanzung verbundene Verdoppelung und Verdreifachung ihrer Leistungen empfiehlt aber in unserer heutigen aufreibenden Zeit mehr denn je eine Schonung des heranreifenden Mädchens und der späteren Mutter, und zwar von aller äußeren, aufschiebbaren, unwesentlichen Arbeit zum Zwecke der Konservierung ihrer Kraft. Bei diesem Wunsche nach besonderer Frauenberufsbildung unter gründlichster Beachtung der weiblichen Eigenschaften handelt es sich um ein allgemeines, menschliches Interesse an der Qualitätserhaltung unseres Volkes.

4. Die Leistungsfähigkeit der Frau in der Berufsarbeit.

Schon seit dem Ende des vorigen Jahrhunderts sehen wir die Frau sich dem Erwerbsleben mehr und mehr zuwenden. Die Erscheinung macht sich früher oder später in allen Ländern geltend.

Die Ursache liegt auf der Hand. Der Frauenüberschuß steigt, die Verheiratungschance sinkt. Die Lebenshaltung wird immer teurer. Das merkt die verheiratete Frau nicht weniger als die alleinstehende. Auch sie muß, sofern die Einkünfte des Mannes zum Familienunterhalt nicht reichen, mitverdienen helfen. Wo weitsichtige Eltern ihren Töchtern eine Ausbildung zuteil werden lassen konnten, tritt die Frau ohne weiteres ins Berufsleben. Andere müssen froh sein, wenn sie bei ungelernter oder angelernter Arbeit ihren Unterhalt finden.

---

[1] Naumann, Fr., Neudeutsche Wirtschaftspolitik. Berlin-Schöneberg, „Hilfe", 1911.
[2] Die Tatsache, daß der größte Teil der Studentinnen, nach einer Berechnung von Max Hirsch (Über das Frauenstudium, Würzburg, Kurt Kabitzsch 1920) bei der Immatrikulation im Alter von 20 bis 30 Jahren steht, während der junge Mann mit 18 Jahren die Hochschule zu beziehen pflegt, spricht dafür, daß bei der Frau wenigstens für das Studium schon mehr oder weniger unbewußt einige Schonjahre eingeschaltet werden.

In dieser langsamen Wandlung ist ein tiefgreifender Umschwung eingetreten. Der Krieg! Aus der Not wurde eine Tugend gemacht. Nun konnte man die auf den Beruf vorbereiteten Frauen gut brauchen, und man war auch über die ungelernten weiblichen Hilfskräfte, die man zu allen möglichen Arbeiten rasch anlernen konnte, froh. Ja, man betrachtete es als vaterländische Pflicht der Frauen, überall für die ins Feld gezogenen Männer einzuspringen. Die Frauen bekamen Gelegenheit zu beweisen, daß sie im Notfalle nicht nur unserem Erwerbsleben, sondern auch der Besorgung unseres Wirtschaftslebens gewachsen sind. Da, wo die Arbeit von der Frau nicht von vornherein, vielleicht auch nur in einer von der männlichen Gewohnheit abweichenden Weise auszuführen war, fand man schnell Mittel und Wege, selbst die schwerste Arbeit zu teilen und derart zu modeln, daß sie von der Frau bewältigt werden konnte. Es wurde das große Experiment vollbracht, daß die Frauen die Männerarbeit verrichteten. Es ging, weil es gehen mußte. Alle Reflexionen schwiegen und allerseits war der gute Wille vorhanden. Der Krieg hat aber auch gezeigt, daß nicht alle Berufe, wenigstens nicht ohne weiteres und auf die Dauer, ohne zu Gesundheitsschädigungen zu führen, von der Frau ausgefüllt werden können.

Der Krieg ist vorbei, aber statt der Entspannung des Wirtschaftslebens und Erwerbslebens ist die Anspannung in Permanenz erklärt worden. Für die Frau hat sich der Daseinskampf gegenüber der Vorkriegszeit erheblich verschärft. Die Lebensbedingungen sind teurer geworden. Der Frauenüberschuß hat sich durch die Kriegsverluste vermehrt. Die heiratsfähigen Männer haben beträchtlich an Zahl abgenommen. Die Frau außerhalb und innerhalb der Ehe sieht sich in höherem Grade zum Verdienen und Mitverdienen gedrängt. Zehn Millionen Frauen stehen im Erwerbsleben, und die Frau hat in der Kriegszeit gezeigt, daß man sie im Berufsleben gebrauchen kann. Die Frau muß sich einem Beruf, einem Erwerb zuwenden, einfach weil die bittere Not sie dazu zwingt.

Drei Ereignisse sind es also, welche die Entwicklung der Frau zur Berufsarbeiterin vollbracht haben: Die langsame Frauenbewegung auf das Erwerbsleben hin, die plötzliche Versetzung der Frau in eine Bewährungsgelegenheit in allen Berufszweigen durch den Krieg und die Steigerung der Frauennot in der Nachkriegszeit.

Da die Frauenarbeit in Beschäftigungskreise eingedrungen ist, in denen vorher fast ausschließlich der Mann sich bewegte, wird unwillkürlich die Frau in bezug auf ihre Leistungsfähigkeit mit dem Manne verglichen. Ein solcher Vergleich ist, so falsch er ohne weiteres im Grunde genommen an sich ist, vom rein geschäftlichen Standpunkte, wenn wir so sagen wollen vom Standpunkte des Arbeitgebers, einerlei, ob als solcher der Fabrikherr oder das Gemeinwesen figuriert, gerechtfertigt. Wir kommen daher nicht drum herum, zunächst auch einmal bei den folgenden Betrachtungen diesen rein kaufmännischen Standpunkt bis zu gewissem Grade zu respektieren.

a) In der Industrie.

Wir fangen mit den gewerblichen Betrieben an. Hier sehen wir, daß es in erster Linie die Billigkeit der Frauenarbeit war, welche den Unternehmer den Schritt vom Manne zur Frau tun ließ [1]. Ich wähle als Beispiel gerade die Metallindustrie, weil dieser Erwerbs-

---

[1] Ich folge hierbei den vorzüglichen Ausführungen von Elisabeth Altmann-Gottheiner, Die Entwicklung der Frauenarbeit in der Metallindustrie. Jena, Gustav Fischer 1916.

zweig in bezug auf das Eindringen der Frauenarbeit sehr genau studiert ist und am besten den Verlauf des Vordringens der Frauenarbeit erkennen läßt. Als in dieser ursprünglich fast ganz auf männliche Muskelkraft oder männliche Qualitätsarbeit eingestellten Branche infolge zunehmender Maschinenanwendung und Arbeitszerlegung je länger je mehr Teilverrichtungen möglich wurden, die weder Muskelkraft noch Vorbildung erforderten, sondern bei denen sich mit den ohne weiteres mitgebrachten, weiblichen Eigenschaften auskommen ließ, öffnete sich der Frauenarbeit das bisher fast verschlossene Gebiet. Es mag die Notwendigkeit des Krieges vielleicht auch einen mächtigen Antrieb zu dieser an sich schon im Gange befindlichen Entwicklung gegeben haben, weil zeitweilig nur Frauenkräfte zur Verfügung standen. Jedenfalls geht die Entwicklung ihren Weg weiter. Die ganze Möglichkeit und Verwendbarkeit weiblicher Industriearbeit beruht in immer steigendem Maße auf der subtilsten Arbeitszerlegung und der technischen Vervollkommnung der Maschinen. Das kann nur dazu beitragen, die Arbeit immer mehr zu mechanisieren, immer uninteressanter, immer gleichförmiger zu gestalten und jede Vorbildung überflüssig zu machen [1]. Hier ist also der Ort, wo jede weibliche ungelernte Arbeitskraft anfangen kann und gerade wegen ihrer Ungelerntheit willkommen ist. Der Direktor eines Großbetriebes schrieb an Elisabeth Altmann-Gottheiner: „Wir nehmen am liebsten Mädchen ohne jede Vorbildung und bevorzugen jedenfalls solche, die noch nicht in einem anderen Betriebe unserer Branche tätig waren, damit wir sie den Anforderungen, die unser Spezialbetrieb stellt, möglichst genau anpassen können".

Die Einführung der Spezialmaschinen hat das Eindringen der Frauenarbeit in die industriellen Großbetriebe möglich gemacht. Frauenarbeit und Maschinenarbeit stehen in einem gewissen inneren Zusammenhang [2] derart, daß geradezu Maschinen ersonnen und angeschafft werden, um sich der Frauenarbeit wegen ihrer Billigkeit bedienen zu können. Auch dafür vermag man die Äußerungen der Direktoren größerer Betriebe [3] anzuführen. Von 60 Unternehmern gaben 20 die Einführung neuer Maschinen als den Hauptgrund der Vermehrung der Frauenarbeit an. Weitere bezeichnende Äußerungen sind: „Durch Einführung neuer Maschinen wird der Frauenarbeit vielfach neue Gelegenheit geschaffen". „Durch Einführung neuer Maschinen sind gelernte Arbeiter überflüssig und durch angelernte oder ungelernte ersetzt worden". „Natürlich macht oft eine neue Maschine die gelernte, männliche Kraft entbehrlich". „Man wird oft eine Maschine anschaffen, die durch eine ungelernte Frau bedient werden kann, und die zwei oder drei Männer ersetzt".

Genau wie zwischen der Maschinenarbeit und der Frauenarbeit, so kann auch zwischen der Arbeitszerlegung und der Verwendung von Frauen innerhalb der Metallindustrie ein innerer Zusammenhang nachgewiesen werden. Dafür auch ein Beispiel:

Die Mikrotelephone auf den Tischstationen wurden früher von einem Mechaniker fertig gemacht. Jetzt besorgen die gleiche Arbeit in einzelnen Teilen fünf Arbeiter, darunter drei Frauen.

In der Beantwortung von Fragebogen wurde unter 60 Malen 18 mal die Arbeitszerlegung als der ausschlaggebende Grund für die Einstellung von Arbeiterinnen angegeben.

---

[1] Landé, Dora, zitiert bei Altmann-Gottheiner.
[2] Mataré, Franz, Die Arbeitsmittel, Maschine, Apparat, Werkzeug. München und Leipzig, Duncker und Humblot, 1916, zitiert bei Altmann-Gottheiner.
[3] Nach Altmann-Gottheiner.

Die Arbeitsteilung knüpft dabei an den Geschlechtsunterschied an in dem Sinne, daß zugegebenermaßen ein Teil der Manipulationen am besten von Männern, ein anderer Teil am besten oder ausschließlich von Frauen ausgeführt werden kann.

Während auf der einen Seite die größere Fingerfertigkeit und Geschicklichkeit die Frauen für manche Arbeiten mehr empfiehlt, steht eine andere weibliche Eigentümlichkeit, die leichtere Ablenkbarkeit, ihrer Verwendung bei gewissen Betrieben entgegen. So schrieb der Inhaber einer größeren Fabrik: „Alle mehr oder minder automatischen Maschinen können besser durch Frauen als durch Männer bedient werden. Die Frau muß dann mit der Maschine Takt halten. Zu Arbeiten, bei denen ihr nach Belieben Zeit bleibt, sich umzusehen, eignet sich die Frau weniger gut".

Diese Einführung der Frauenarbeit bleibt, abgesehen davon, daß sie viele männliche Arbeitskräfte überflüssig macht, nicht ohne Einwirkung auf die Männerarbeit. Es ist nicht zu verkennen, daß die Höherentwicklung der Industrie auf der anderen Seite wieder Raum für Qualitätsarbeiter schafft, und es ist typisch für die Großbetriebe in der Metallindustrie mit weitgehender Betriebszerlegung und Maschinenanwendung, daß überall da, wo Frauen in automatischen Betrieben beschäftigt sind, hochqualifizierte Arbeiter als sogenannte „Einrichter" nötig werden. Der Einrichter ist eine neue Kategorie des gelernten Arbeiters, die erst durch die Einstellung von Frauen in vielen Zweigen der Metallindustrie entstanden ist.

Diese Entwicklung hat neben dem für die Frau erfreulichen Resultat, daß sie ungelernt leicht Arbeit findet, das Bedauerliche, daß ihr eine Fachbildung, in der Branche der Metallindustrie wenigstens, die wir als Beispiel betrachtet haben, nicht viel nützen würde. Da es den Anschein hat, als ob in Zukunft die Industrie fortschreitend noch mehr ungelernte Arbeit erheischen werde, so könnte bei einer Überbesetzung des Arbeitsmarktes mit gelernten Metallarbeitern weiblichen Geschlechtes leicht der Fall eintreten, daß diese, um überhaupt Beschäftigung zu finden, zu solchen Tätigkeiten greifen müßten, die sie auch ohne Fachausbildung hätten finden können.

Und dann darf nicht vergessen werden — und das ist im Interesse der Frau recht bedauerlich — daß die Unternehmer die weibliche Kraft nur für verhältnismäßig wenige Arbeiten um ihrer selbst willen schätzen und sie fast überall sonst in erster Linie ihrer Billigkeit halber heranziehen. Wenn die Industriellen zwischen weiblichen und männlichen Arbeitern mit gleicher Fachausbildung zu wählen hätten, so würde die Frau nur auf dem Wege der Unterbietung den Mann verdrängen können.

Gegenüber dieser Gepflogenheit, durch schlechtere Bezahlung der Frau Erwerbsmöglichkeit zu schaffen, weist die in Bildung begriffene „natürliche Gliederung des ganzen Betriebswesens" wenigstens den Weg, auf dem die im Erwerb und in der Industrie tätige Frau zu ihrem Rechte gelangen könnte. Man darf von der Einführung einer wissenschaftlichen Betriebsleitung, wie sie dem sogenannten Taylorsystem wenigstens vorschwebt, eine solche Besserung erwarten. Durch Auswahl der geeignetsten Persönlichkeiten, durch rationellste Ausnützung der Arbeitskraft und durch genaueste Regelung der Handgriffe, — wie ich es ausdrücken möchte nach dem Grunsdatze des „kleinsten Zwanges" oder des größten Nutzens bei geringstem Kraftaufwande, — soll die stündliche Arbeitsleistung jedes einzelnen Arbeiters bedeutend vermehrt und die tägliche Arbeitszeit bei gleicher oder höherer Leistung entsprechend herabgesetzt werden können. Auf diese

Weise würde für die ledigen Arbeiterinnen eine reichlichere Bemessung der Freizeit und für die Verheirateten eine bequemere Vereinbarkeit von Berufs- und Ehepflichten möglich werden. So könnte auch erreichbar werden, daß eine weitgehende Arbeitsteilung zwischen den Geschlechtern, wie es die Natur auf dem Gebiete der Fortpflanzung und Fortentwicklung des Menschengeschlechtes so meisterhaft vorgebildet hat, eintritt. Es dürfte vielleicht doch an Stelle des heute noch üblichen sinnlosen Zugreifens der Frau eine Auswahl des für sie geeignetsten Berufes und der ihrem Naturell am besten liegenden Beschäftigung eintreten. Die Frau sollte — das wäre eine bessere und gerechtere Ausnützung ihrer Kraft als die Unterbietung — nicht mehr arbeiten, wo es immer sei, sondern da, wo gerade ihre weiblichen Eigenschaften ihr eine Überlegenheit verleihen. Es ist dabei besonders an Arbeiten zu denken, welche eine gewisse Fingerfertigkeit erfordern, zu der die Frau sich von Natur aus besser eignet, oder in der sie besser erzogen ist usw. Die Frau würde dann auch weniger als die Konkurrentin, sondern als Ergänzung der männlichen Arbeit in Erscheinung treten. Elisabeth Altmann-Gottheiner hat gewiß recht, wenn sie glaubt, daß in einer organisch-natürlichen Arbeitsteilung zwischen Mann und Frau die eigentliche Lösung der Frauenberufsfrage mehr oder weniger auf allen Gebieten liegen könnte. Ich stehe auf dem gleichen Standpunkt und werde das in Abschnitt VIII Frauenpflege, Kapitel 2, „Gerechte, an den Geschlechtsunterschied anknüpfende und ihn allenthalben respektierende Arbeitsteilung zwischen Frau und Mann" auf seine prinzipielle Grundlage zurück- und des weiteren ausführen.

In der Industrie konstatieren wir also, daß die Frauenarbeit ziemlich weit vorgedrungen ist. Sie hat sogar Männerarbeit in ausgedehntem Maße verdrängt. Dazu haben die Mechanisierung der Arbeit durch Einführung von neuen Maschinen und die Zerteilung der Arbeit in der Hauptsache beigetragen. Es bestehen noch zwei Fehler, deren Ausmerzung erst eine gerechte und eine natürliche Teilung der Arbeit zwischen Mann und Frau herbeiführen könnte. Gerecht wäre es, wenn für gleiche Leistung gleicher Lohn gezahlt und nicht, wie jetzt, die Frauenarbeit wegen ihrer größeren Billigkeit der Männerarbeit vorgezogen würde. Eine naturgemäße Teilung der Arbeit wäre dann erreicht, wenn die Frau nicht wahllos da arbeitete, wo gerade eine Maschine eingestellt wird, um männliche Arbeiter entbehrlich zu machen, sondern da, wo ihre weiblichen Eigenschaften ihr eine gewisse Überlegenheit über den Mann geben. Umgekehrt erscheint es nicht mehr als recht und billig, da, wo ihre weiblichen Eigenschaften, wie z. B. ihre geringere Körperkraft oder ihre leichtere Ablenkbarkeit sie weniger geeignet erscheinen lassen, den besser dafür qualifizierten Mann einzustellen. Jedenfalls sind gerechte Entlohnung und weitgehende Anpassung der Arbeitsteilung an den Geschlechtsunterschied zwei Punkte, in welchen für die Frau noch etwas zu bessern wäre, ehe man ihre Leistungsfähigkeit mit der des Mannes vergleicht.

b) Als Beamtin.

Eine zweite Kategorie, in der wir die Leistungsfähigkeit der Frau mit der des Mannes vergleichen wollen, sind die Beamtinnen im Staatsdienst und Gemeindedienst. Da eine erschöpfende Darstellung nicht in Aussicht genommen ist, so greife ich von den Angestellten des Staates die an der Post und von den Beamtinnen der Städte die Lehrerinnen heraus.

Von den Post- und Eisenbahnbeamtinnen heißt es, daß man die sich immer mehr herausstellende geringere Eignung der Frau wegen der Minderbezahlung in Kauf nähme [1]. Das scheint aber doch nicht ganz zu stimmen. Es gibt wohl auch Stellen, auf denen sich die Frau gut bewährt hat. Von allen gegenwärtig bei der Post tätigen Beamtinnen sind ungefähr 90% im Fernsprechdienst beschäftigt. Hier sind die Frauen an einer schwachen Stelle des Berufes eingedrungen durch eine ihnen eigentümliche Begabung. Dem Fernsprecher, dem ein ungeahnter Siegeszug über die ganze Welt beschieden war, blieb es vorbehalten, eine große Zahl weiblicher Kräfte im Dienste der Post nutzbar zu machen. Die Frauen eignen sich für diesen Beruf wegen ihrer höheren Stimmlage, die besser durchdringt, und wegen ihres zuvorkommenden Wesens ganz besonders [2].

Mit der immer größer werdenden Ausdehnung des Fernsprechverkehrs wuchs in gleichem Maße die Zahl der Frauen in seinem Dienste. Aber nicht nur die größere Eignung der Frau zum Fernsprechdienste scheint ihr die Aufnahme in diesen Berufszweig erleichtert zu haben. Man gewinnt auch den Eindruck, als ob sich der Mann zur Beschäftigung in diesem aufreibenden Dienstzweige nicht allzusehr drängte und die Gesundheitsschädigung lieber der Frau überlassen wollte. Zweifellos ist der Fernsprechdienst körperlich sehr anstrengend. Diesen Nachteil hat man einigermaßen wettzumachen versucht dadurch, daß ein auch für weibliche Berufe ganz außerordentlich niedriges Leistungsmaß verlangt wird. In Berlin und einigen Großstädten arbeiten die Beamtinnen insgesamt nur 42 Stunden wöchentlich, d. h. im Durchschnitt 6 Stunden täglich. Alle übrige Zeit ist vollständig dienstfrei und steht der Beamtin zu ihrer Erholung gänzlich zur Verfügung. Ein Vorteil, der nicht vielen anderen Frauenberufen nachgerühmt werden kann.

Als ein Nachteil wird von der Frauennatur empfunden die straffe Disziplin, der sich die Beamtinnen zu unterwerfen haben.

So sehr die Postbeamtinnen früher mit ihrem Dienstbeschäftigungsmaß, ihrer Freizeit und Erholungszeit zufrieden waren, so macht sich doch in letzter Zeit in bezug auf Überlastung ein Notschrei bemerkbar [3]. Es scheint also auch hier, daß statt der vernünftigen Nutzbarmachung der Frauenkraft eine Art Raubbau eingesetzt hat.

In Bochum ist eine Statistik darüber angefertigt worden [4], ob im öffentlichen Dienste die Frauen eine billige Arbeitskraft sind, insbesondere ob es sich empfiehlt, sie — z. B. als Lehrerin — zu Beamten bzw. Angestellten zu machen. Die Untersuchung kommt zu dem Schluß, daß die Frau nur zwei Drittel der Lebensarbeit des Mannes leistet und die Verwaltung früher und öfter mit Ruhegehältern belastet. Eine finanzielle Gleichstellung würde in Wirklichkeit eine Höherbezahlung der Frau bedeuten. Eine zweite Statistik, die zu dem gleichen Ergebnis kommt, wurde, wie dort erwähnt, schon 1918 in Schweden aufgestellt.

In dieser Nebeneinanderstellung von Postbeamtin und Lehrerin ist deutlich ausgedrückt, daß auf der einen Seite zwischen Mann und Frau eine Arbeitsteilung willkommen ist, weil, wie z. B. bei der Post, die Frau die unangenehmeren und schlechter bezahlten Posten

---

[1] Holle, H. G., Allgemeine Biologie usw. München, I. F. Lehmann 1919. S. 129.

[2] Rüdinger, Hedwig, Die Frau in der Postverwaltung. Berlin-Wilmersdorf, Verkehrsverlag Union, Ernst Sommer, Gasteiner Straße 8.

[3] Unter dem Reichsadler. 1924. Nr. 16. Ein Eingesandt über „Dienstleistungsmaß".

[4] Stadtmedizinalrat Wendenburg, Ärztliches Universum. 1924. Nr. 1. S. 4.

übernimmt, und auf der anderen Seite, wie z. B. beim Lehrberuf, die Frau im öffentlichen Leben von seiten des Staates und der Gemeinde schlechter zu stellen sei, weil sie eine weniger rentable Arbeitskraft bilde. Man würde doch erstaunt sein, wenn daraus der Staat und das Gemeinwesen wirklich die Konsequenz ziehen wollten, Frauen als Beamtinnen überhaupt nicht mehr einzustellen, oder sie im Falle der Anstellung schlechter zu bezahlen als Männer. Ein tieferes Verständis für die Biologie und die biologischen Rechte und Vorrechte der Frau geht dem Staate auch noch in anderer Richtung ab, sonst dürfte er nicht immer und immer wieder die Neigung zeigen, die Lehrerin und womöglich auch andere Beamtinnen — von Amts wegen — von der Ehe auszuschließen[1].

c) In studierten Berufen[2].

Als dritte Kategorie von Frauenbeschäftigung, die man mit Männerberufen vergleichen kann, erwähne ich noch kurz die studierten Berufe. Ich greife den medizinischen heraus. Die weibliche Kehrseite läßt sich hier erst recht nicht verleugnen. Die Frau zeigt geradezu, daß es ihr lieber ist, wenn sie ihrem Naturell treu bleiben kann. Fast 40% geben Studium und Beruf auf, um zu heiraten. Viele heiraten aber auch einen Mediziner, um mit ihm außer dem übrigen Leben auch noch den Beruf zu teilen.

Es gibt wohl, wie Schwenkenbecher sagt, weniger bedeutende, aber auch weniger schlechte Ärztinnen als Ärzte[3]. Und daß es sehr tüchtige Ärztinnen gibt, die sich in die Bedürfnisse der Praxis ganz vorzüglich einfühlen, sieht man allerorts. Wenn die Frau vielleicht zur wissenschaftlichen Leistung weniger befähigt erscheint als der Mann, so dürfte das im Vergleich zum Manne auch nicht allzu schwer wiegen, denn von den dem akademischen Berufe sich widmenden Männern ist auch nur ein ganz kleiner Teil wissenschaftlich besonders hervorragend tätig. Das meiste, was geleistet wird, ist doch Durchschnittsarbeit.

Allenthalben sehen wir, daß die Frau da, wo sie alle Kräfte einer Berufsarbeit widmen kann und nicht durch Nebenpflichten im Haushalt usw. abgezogen wird, obwohl sie mit natürlichen Aufgaben an sich im voraus belastet ist, ein vollgerütteltes Maß der Berufsarbeit leistet. Die Arbeit kann vom kaufmännischen Standpunkte nur am Endprodukte gemessen werden. Daß die Frau eine Aufgabe anders anfaßt und zu Ende bringt als der Mann, liegt in der Natur der Sache; deswegen braucht weder die Qualität der Arbeit zu leiden, noch ein größerer Zeitaufwand erforderlich zu werden. Es sollte also in einem sozial gerechten Staate die Frauenleistung — worauf es in der Industrie und im Geschäftsleben ankommt — **bei wirklich gleicher Leistung das gleiche Geld kosten**. Oft genug zeigen uns auch Frauen, daß sie sogar bei der Erledigung einer Aufgabe den kürzeren und einfacheren Weg einzuschlagen wissen. Weiteres über Unterschiede zwischen Frauen- und Männerarbeit siehe Abschnitt VIII. Kapitel 2.

---

[1] Bluhm, Agnes, Zölibat. Handwörterbuch der Sexualwissenschaft von Max Marcuse. 2. Aufl. S. 408. A. Marcus und E. Webers Verlag, Bonn 1926.

[2] Eine eingehende, treffende Bearbeitung hat die Frage des Frauenstudiums durch Max Hirsch, Über Frauenstudium, erfahren. Leipzig, Kabitzsch 1920.

[3] Zitiert bei Hirsch, l. c. S. 87.

Die Frauenberufs- und Erwerbsarbeit hat aber doch eine besondere Seite, welche die Aufmerksamkeit von Hygiene und Diätetik im höchsten Maß in Anspruch nehmen muß, die im folgenden Kapitel erörtert werden soll.

5. Gesundheitliche Schädigung und Fortpflanzungsbeeinträchtigung der Frau durch das Berufsleben.

Die Frauenheilkunde muß sich mehr und mehr auf der Grundlage der Frauenkunde entwickeln; dann kommt sie ganz von selbst dazu, die Schäden, welche der Frau aus dem sozialen Leben und aus dem Berufsleben erwachsen, zu erkennen und als eines der wichtigsten Gebiete ihre Prophylaxe und Therapie anzuerkennen.

Das Berufsleben der Frau tritt in Konkurrenz mit ihrer Fortpflanzungsaufgabe. Nicht nur, daß der Frau die Fortpflanzung in allen ihren Teilen, Schwangerschaft, Geburt, Wochenbett, Stillgeschäft, Kinderaufzucht, erschwert wird, auch schon die Permanenterhaltung der Fortpflanzungsbereitschaft, die Eiablieferung (Ovulation), besonders die monatlichen Übungen zur Permanenterhaltung der Fortpflanzungsbereitschaft (Menstruation) fangen an, darunter zu leiden. Über diese unmittelbaren Beziehungen des Erwerbslebens zum Fortpflanzungsleben hinaus besteht aber in dem vermehrten Sichzuwenden der Frau zum Berufsleben eine Gefährdung ihres Lebens und ihrer Gesundheit, die der größten Aufmerksamkeit des Arztes, besonders des Frauenarztes, bedarf.

Als Krankheitsursachen kommen, nach der vorzüglichen Bearbeitung des Gegenstandes von Max Hirsch[1], der wir unsere Darstellung zum guten Teile entnehmen, in Betracht: der Arbeitsort mit seinen hygienischen Nachteilen, die Arbeitszeit, die Intensität der Arbeit, die Einförmigkeit der Arbeitsverrichtung, die chemischen und toxischen Einwirkungen von gewerblichen Giften und schließlich die Betriebsunfälle.

Alle diese Schädlichkeiten können sowohl unmittelbar, als auf dem Umwege über andere organische oder konstitutionelle Erkrankungen auf die Unterleibsorgane der Frau wirken. Im letzteren Falle sind die genitalen Störungen nur als Teilerscheinung des gewerblichen Schadens aufzufassen. Unter den Schädlichkeiten, welche die Unterleibsorgane der Frau unmittelbar treffen, erheischen die Arbeitsweise im Sitzen und Stehen, sowie die chemischen Gifte besondere Beachtung.

Die Schädlichkeit des Arbeitens im Sitzen wird aufs beste illustriert durch eine Übersicht der Krankheitsziffer an Unterleibsleiden der Maschinennäherinnen im Verhältnis zur allgemeinen Krankheitsziffer (Abb. 39).

Man sieht mit einem Blick, daß Maschinennäherinnen von allen möglichen Unterleibserkrankungen ungefähr doppelt so oft befallen werden als andere Frauen.

Die Untersuchungen von Hirsch lassen weiter erkennen, daß die Sterblichkeit — wenigstens bis zum 35. Lebensjahre — (Abb. 40) und die Erkrankungshäufigkeit (Abb. 41) bei weiblichen Berufsarbeitern größer ist als bei männlichen, und daß nicht nur die Erkrankungshäufigkeit, sondern auch die Zahl der Krankheitstage gesteigert ist. Man vergleiche dazu die beiden Tabellen von der Morbidität der weiblichen Mitglieder

---

[1] Hirsch, Max, Frauenarbeit und Frauenkrankheiten, in Halban-Seitz, Biologie und Pathologie des Weibes. Wien, Urban u. Schwarzenberg 1925.
Derselbe, Die Gefährdung von Schwangerschaft, Geburt und Wochenbett durch die Erwerbsarbeit der Frau mit besonderer Berücksichtigung der Textilindustrie. Zentralbl. f. Gynäkol. 1925. Nr. 32.

der Leipziger Ortskrankenkasse nach Abzug der Schwangerschaften, Aborte, Geburten und Wochenbetten, sowie der Betriebsunfälle, auf hundert männliche Krankheitsfälle berechnet, und die der vergleichenden Morbidität männlicher und weiblicher Arbeiter, aus

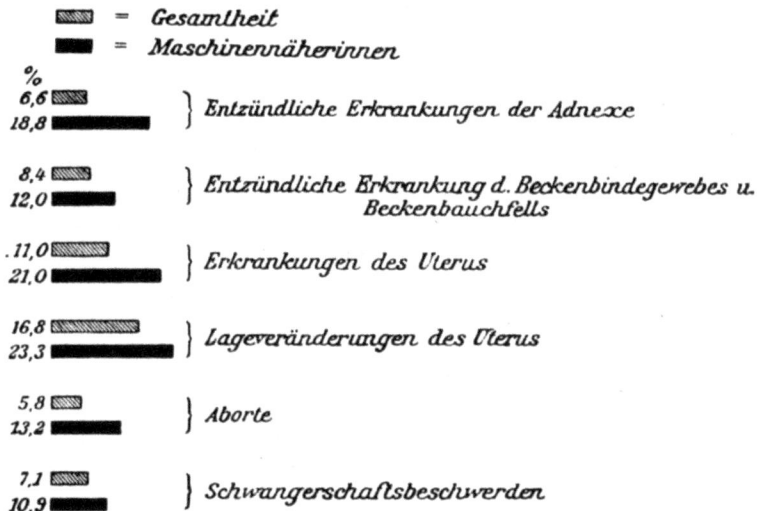

Abb. 39. Überwiegende Morbidität der Maschinennäherinnen an Unterleibserkrankungen im Vergleich zur allgemeinen Morbidität nach dem Material der Universitäts-Frauenklinik, Charité, Berlin.
(Nach Max Hirsch: Frauenarbeit und Frauenkrankheiten. Halban-Seitz, Biologie und Pathologie des Weibes. Bd. 1. Urban u. Schwarzenberg, Berlin-Wien.)

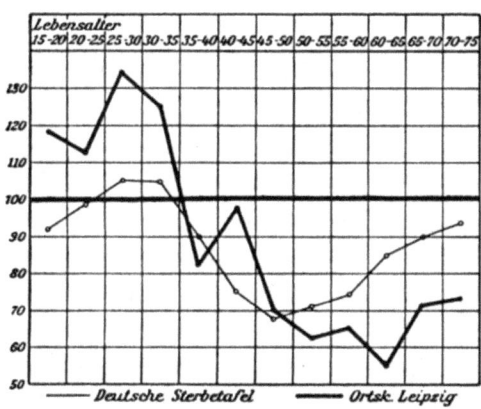

Abb. 40. Sterblichkeit der Frauen auf 100 Männer.
(Nach Max Hirsch: Frauenarbeit und Frauenkrankheiten.)

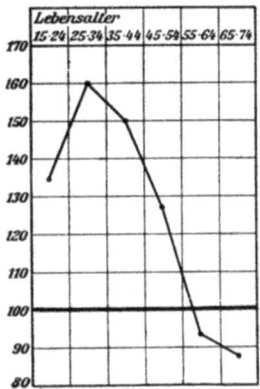

Abb. 41. Morbidität der weiblichen Pflichtmitglieder der Ortskrankenkasse Leipzig nach Abzug der Schwangerschaften, Aborte, Geburten und Wochenbetten sowie der Betriebsunfälle (auf 100 männliche Krankheitsfälle berechnet).
(Nach Max Hirsch: Frauenarbeit und Frauenkrankheiten.)

denen hervorgeht, daß sowohl die Krankheitsfälle bei der Frau häufiger, als auch die Erkrankungstage zahlreicher sind als beim Manne. Schließlich ist noch bemerkenswert, daß die Erkrankungshäufigkeit und die Dauer bei den verheirateten Industriearbeiterinnen größer ist als bei den unverheirateten.

Es ist Hirsch durchaus zuzustimmen, wenn er in gewerbsmäßiger Beschäftigung jugendlicher Arbeiterinnen eine Ursache von Entwicklungshemmungen sieht und die Berufsarbeit als eine Gelegenheit, einen asthenischen Konstitutionstypus in Erscheinung treten zu lassen, kenntlich macht. Beckenenge und Berufsarbeit stehen in unzweideutiger Verbindung. Die Häufigkeit des engen Beckens nimmt zu, je mehr die gebärende Frau der arbeitenden und in schlechten wirtschaftlichen Verhältnissen lebenden Bevölkerungsschicht angehört (Gauß)[1]. Von allen Frauen mit engem Becken haben 70—80% in den Entwicklungsjahren unter schlechten äußeren Lebensbedingungen gestanden (Kipping)[1]. Der hohe Prozentsatz landwirtschaftlicher Arbeiterinnen dabei dürfte dafür sprechen, daß die schwere körperliche Arbeit ein wichtiger äthiologischer Faktor ist (Hirsch).

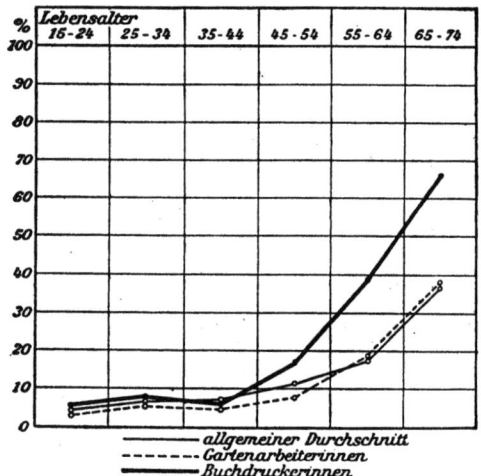

Abb. 42. Vergleichende Morbidität der Buchdruckerinnen.
(Nach Max Hirsch: Frauenarbeit und Frauenkrankheit.)

Neben dem engen Becken sollen Schwierigkeiten, welche die Überwindung der Weichteile des Geburtskanales bei der Entbindung bereiten, bei den Berufsarbeiterinnen besonders häufig sein.

Mit der Berufsarbeit sind von allgemeinen Krankheiten besonders oft verbunden: Chlorose, Anämie, Tuberkulose. Auf diesem Boden entstehen dann auch viele Krankheiten der Verdauungs-, Harn- und Geschlechtsorgane. Von Genitalerkrankungen kommen chronische Katarrhe des Uterus, Lageveränderungen, chronische Entzündungen des Beckenbindegewebes, besonders der Ligamenta sacro-uterina, Dysmenorrhöe, Amenorrhöe und Menorrhagien in Betracht.

Es darf als erwiesen gelten, daß Erwerbsarbeit in der Schwangerschaft zu Tot-, Fehl- und Frühgeburten disponiert. (Vgl. graphische Darstellung Abb. 43 und 44). Bei den Bleiarbeiterinnen liegt der Zusammenhang mit der Giftwirkung des Bleies am nächsten, wie ja das Blei überhaupt die Gesundheit untergräbt und die Frau für alle möglichen Krankheiten angrifflicher macht. Das sagt vor allen Dingen Abb. 42, welche die Erkrankungshäufigkeit bei Buchdruckerinnen im Vergleich zum allgemeinen Durchschnitt und besonders im Vergleich zu Arbeiterinnen in frischer Luft, z. B. Gartenarbeiterinnen, zeigt.

In ähnlicher, wenn auch geringerer Weise schädlich sind andere gewerbliche Gifte, wie Arsenik (Glühlampenindustrie, Filzhutfabrikation), Phosphor (Zündholzfabrikation), Schwefelkohlenstoff (Vulkanisieren von Kautschuk) und Nikotin (Tabakarbeiterinnen).

Außer der Gesundheitsschädigung der Frauen ist die Möglichkeit der Keimesschädigung durch diese Gifte zu bedenken. Die Fabrikarbeit hat ferner, und sei es nur dadurch, daß die Frau dem Hause entzogen ist, einen ungünstigen Einfluß auf die Stillfähigkeit und damit auch auf die Säuglingssterblichkeit.

Die Berufsarbeit gewinnt einen heute schon mehr oder weniger klar herausgesetzten, ungünstigen Einfluß auf alle Teile des weiblichen Sexuallebens. Hier kommen in Betracht:

---

[1] Zitiert nach Hirsch l. c.

Eintritt der Geschlechtsreife, Dauer, Stärke, Häufigkeit der Menstruation, Stärke und Art des Geschlechtstriebes, Dauer und Stärke der Fortpflanzungskraft, Eintritt des Wechsels, Zahl, Art und Ablauf des geschlechtlichen Verkehrs, Heiratsalter, Ehescheidung, außerehelicher Geschlechtsverkehr, Verhalten gegenüber dem unehelichen Kinde, Mutterliebe, Fähigkeit und Lust zum Stillen, Verhalten gegenüber dem Manne, Erfüllung der häuslichen Pflichten usw.

Von besonderen gynäkologischen Erkrankungen im Gefolge der Berufsarbeit sind noch zu erwähnen, außer der bereits gedachten Entwicklungsstörungen Endometritis und Retroflexio, die Lockerung des Eingeweidezusammenhaltes, die Senkung, der Vorfall und sein Vorstadium, die „schwebende Pein". Sowohl einmalige übermäßige, als auch fortgesetzte mäßige Arbeitsanstrengung kann dazu führen; am leichtesten werden Frauen, die geboren haben, davon betroffen; Nullipare sind aber nicht ausgeschlossen. Asthenische Konstitution bringt eine raschere Abnutzbarkeit des Bauchzusammenhaltes mit sich; die Bauchmuskulatur wird besonders durch die Arbeit im Sitzen geschädigt. Bei solchen Berufsarten hat M. Hirsch an den sie ausübenden Frauen eine Schwäche des muskulösen Beckenbodens konstatiert, die in auffallendem Gegensatz zum Befunde bei Frauen stand, welche ihre Arbeit im Stehen oder beim Umhergehen verrichteten. Bei den sitzenden Arbeiterinnen entfällt die Mitbewegung der Beckenbodenmuskeln beim Stehen und Gehen. Infolge der vielstündigen Untätigkeit und Schlaffheit kommt es zu einer anatomischen und funktionellen Untüchtigkeit der Muskeln des Beckenbodens. Rückenschmerzen und Kreuzschmerzen sind die Anzeichen der beginnenden Lockerung; der Uterus schwebt mehr oder weniger in der Luft und zerrt an den von ihm zur Beckenwand hinziehenden, empfindlichen Gebilden, wodurch sich der charakteristische Krankheitszustand, den ich als „schwebende Pein"[1] bezeichnet habe, ausbildet.

Endometritis, Metritis und Parametritis erscheinen nicht selten als Begleiterscheinungen von allen Arbeiten, die, weil sie nur im Sitzen oder Stehen ausgeführt werden können, zu länger dauernder Stauung des Blutes in den Unterleibsorganen führen. Dabei spielt der Staub, der in die Unterleibsorgane eindringen kann, in vielen Fabrikationszweigen auch eine Rolle.

Die gewerbehygienische Aufsicht muß der Arbeitsweise im Sitzen ihre Aufmerksamkeit zuwenden. Wie den Nachteilen, welche die Arbeit im Stehen mit sich bringt, durch die Schaffung von Sitzgelegenheiten für die Arbeiterinnen entgegengewirkt werden kann, so muß umgekehrt auch die sitzende Arbeitsweise so eingerichtet werden, daß von Zeit zu Zeit eine Unterbrechung und, wenn möglich, eine Bewegung im Freien gestattet wird. Der Staub ist durch Entstaubungsanlagen wegzusaugen.

So besteht, wie wir an diesem letzten Beispiel sehr deutlich sehen, die Prophylaxe der gewerblichen Schäden der Frau zum guten Teil in der besonnenen, fabrikärztlichen Aufsicht, sowie in allgemeinen gewerbehygienischen Maßnahmen. Ein Teil des Schadens,

---

[1] Sellheim, Diskussion zu Opitz, Versuch zur Aufstellung eines neuen Krankheitsbildes in der Gynäkologie. Verhandl. d. Abt. Geburtshilfe und Gynäkologie auf der Hundertjahrfeier Deutsch. Naturf. u. Ärzte. Leipzig 20. bis 22. September 1922. Gekürztes Referat: Zentralbl. f. Gynäkol. 1922. Nr. 42. S. 1677 und 1678.

Derselbe, Diskussion zu dem Vortrage von Stoeckel über die operativen Erfolge bei Lageveränderungen der Gebärmutter. Leipziger geburtshilfliche Ges. 1923. Zentralbl. f. Gynäkol. 1924. Nr. 12. S. 687.

als in der Konstitution der Frau als Fortpflanzungswesen beruhend, wird allerdings bei jeder beruflichen Anstrengung, besonders bei der übermäßigen, mit in Kauf genommen werden müssen.

Auf ähnliche Mißstände deuten vor allen Dingen die Ausführungen von W. Schweisheimer[1] „Über die Entwicklung der Frauenarbeit in Deutschland und ihre sozialhygienischen Auswirkungen" hin, auf die ich hier noch eingehen will. Es führt nach jenem Autor die wirtschaftliche Not die Frauen und Mädchen zur Ausübung von Arbeiten, die ursprünglich dem Arbeitsbereich des Mannes angehörten, und denen sie sich körperlich nicht ohne Gefahr schwerer Schädigungen unterziehen können. Schon vor dem Kriege nahm die gewerbliche Frauenarbeit ständig zu, und diese Entwicklung hat durch den Krieg einen gewaltigen Anstoß erfahren. Auch jetzt ist nach der vorübergehenden Verminderung infolge Einstellung der Rüstungsindustrie eine Abnahme der weiblichen Erwerbstätigkeit nicht zu erwarten.

Dem wirtschaftlichen Zwange gegenüber, der durch den großen Frauenüberschuß in den heiratsfähigen Jahren, wie er durch den Krieg entstanden ist, noch gesteigert wird, können gesundheitliche Gesichtspunkte auf die Dauer nicht durchdringen. Alles, was zu erreichen ist, liegt auf der Linie der Einschränkung von Mißständen bei der weiblichen Arbeit und gesteigerter, sozialhygienischer Fürsorge, vor allem bei der hoffenden Frau und Mutter.

Die Schädigungen durch die weibliche Erwerbsarbeit richten sich in gleicher Weise wie gegen die Frau selbst auch gegen die Nachkommenschaft. Die Vereinigung von schwerer körperlicher Arbeit und Mutterschaft führt zu unausbleiblichen Schwierigkeiten. Nur eine zielbewußte, soziale Gesetzgebung, wie sie jetzt in dem neuen Reichsgesetz über Wochenhilfe und Wochenfürsorge in die Wege geleitet ist, unterstützt von vernunftgemäßem Gebrauche der dargebotenen Erleichterungen, vermag Besserung zu schaffen, um die Kinder der erwerbstätigen Frau an Zahl und gesundheitlicher Beschaffenheit nicht ins Hintertreffen geraten zu lassen. (Vgl. Abb. 43 und 44.)

Im übrigen bestätigt Schweisheimer die Angaben von Max Hirsch; die gesundheitlichen Schädigungen der Frau sind deutlich erkennbar. Die Sterblichkeit weiblicher Erwerbstätiger übertrifft die durchschnittliche weibliche Sterblichkeit: die Statistiken der Krankenkassen ergeben hier klare Einblicke. Erkrankungen treten im Alter von 15 bis 45 Jahren bei erwerbstätigen Frauen häufiger als bei den Männern auf. Das gilt sowohl für die Betrachtung der Gesamtheit der Erkrankungsfälle wie auch bei Ausschluß aller mit der Fortpflanzungstätigkeit zusammenhängender weiblicher Erkrankungen. Läßt man die Betriebsunfälle aus der Statistik weg, was zur Erlangung eines klaren Überblickes erforderlich ist, so tritt das ungünstige Erkrankungsverhältnis der weiblichen Krankenkassenmitglieder noch deutlicher hervor. Die Krankheitsdauer ist bei den weiblichen Versicherten im Durchschnitt eine längere als bei den männlichen.

Einen besonders deutlichen Hinweis auf die ungünstige Gestaltung der körperlichen Widerstandsfähigkeit in gewerblichen Betrieben gibt die Tuberkulosensterblichkeitsziffer. Sie ist bei Frauen jenseits des 35. Lebensjahres geringer als die der Männer, im Alter von 15 bis 35 Jahren aber wesentlich höher.

---

[1] Schweisheimer, W., Die Entwicklung der Frauenarbeit in Deutschland und ihre sozialhygienischen Auswirkungen. Soziale Praxis, Gustav Fischer 1920. Nr. 48. S. 1148.

Gesundheitliche Schädigung durch das Berufsleben.

Die größten Schäden bringt die Berufstätigkeit der Frau für ihre Fortpflanzungstätigkeit mit sich. Die Zahl der Fehl- und Frühgeburten ist auch nach Schweisheimer bei erwerbstätigen Frauen dem Durchschnitt gegenüber erhöht. Schwangerschaftskrankheiten und Todesfälle im Wochenbett sind vermehrt; das hängt wohl ganz allgemein mit der geringeren Schonung und Pflege zusammen, die auf den Erwerb angewiesene Frauen sich während der Schwangerschaft und nach der vollendeten Geburt angedeihen lassen können.

Die beobachtete höhere Säuglingssterblichkeit ist mit einer verringerten Stilltätigkeit und schlechteren Pflege der Neugeborenen in Zusammenhang zu bringen.

Abb. 43. Starke berufliche Inanspruchnahme schädigt die Mutter.

In der Ortskrankenkasse für Leipzig und Umgebung konnte 1887 und später festgestellt werden, daß viele schwangere Arbeiterinnen bis zur Niederkunft im Berufe weiterarbeiteten, während andere längere Zeit vor ihrer Niederkunft die Berufsarbeit aufgaben, aber als freiwillige Mitglieder in der Krankenkasse blieben und deshalb weiter beobachtet wurden.

(Nach einem Original der A. G. für hygienischen Lehrbedarf, Dresden.)

Der Verlauf von Schwangerschaft und Wochenbett bei den beiden Gruppen war folgender:

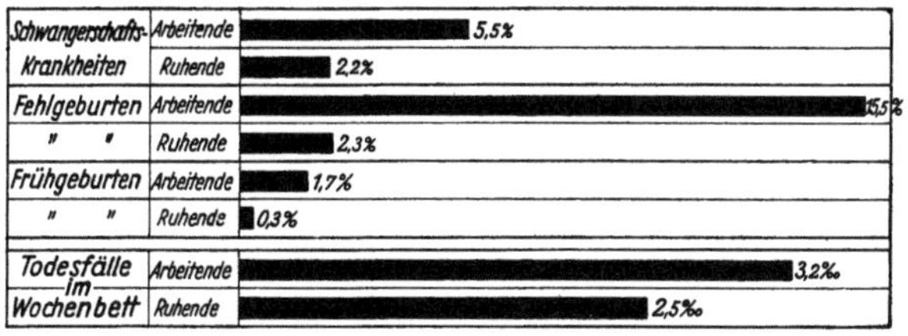

Abb. 44. Der günstige Einfluß der rechtzeitigen Arbeitsunterbrechung auf Geburt und Wochenbett.

In der Leipziger Ortskrankenkasse wurde festgestellt: Die Geburten und Wochenbetten verliefen, einmal bei Arbeiterinnen, die gegen Ende der Schwangerschaft die Arbeit niederlegten, um sich kürzere oder längere Zeit zu schonen, und das andere Mal bei denen, die bis zur Niederkunft weiterarbeiteten:

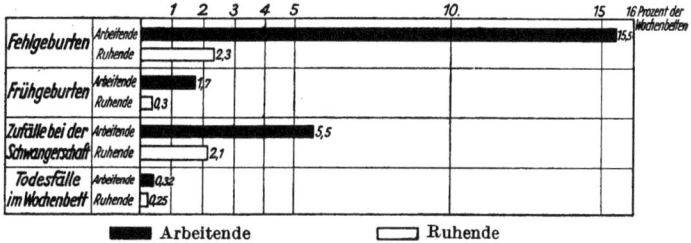

Wenn man auch annimmt, daß viele der sich schonenden Frauen wirtschaftlich besser gestellt und daher auch im ganzen besser gepflegt waren, so ist doch der überaus günstige Einfluß der Schonung auf die Gesundheit von Mutter und Kind offensichtlich. Das ist auch der Hauptgrund für die Forderung, daß die Frau wenigstens kurz vor der Niederkunft und während des Wochenbettes von schwerer Arbeit befreit sein soll.

Die älteren Kinder arbeitender Frauen sind — verständlicherweise — oft schlecht verpflegt und unbeaufsichtigt. Ihre Erziehung leidet naturgemäß unter der Arbeit der Mutter.

Die Vorschläge zu einer Besserung erstrecken sich auf alle Gebiete gesetzlichen Schutzes und sozialer Fürsorge. Das schlimmste ist bekanntlich, daß die erwerbstätigen Frauen, namentlich die verheirateten, nach Heimkehr von der Arbeit noch den Haushalt zu versorgen haben, kochen müssen usw. Das ist auf die Dauer nicht ohne schwere Gesundheitsschädigung durchzuführen. Volle Erwerbsarbeit und Hausfrauensorge und Mutterpflichten vertragen sich nur in seltenen Fällen. Neben dem Ausbau des gesetzlichen Mutterschutzes soll das Fürsorgerinnenwesen weitere Ausgestaltung erfahren.

Auch die landwirtschaftliche Berufstätigkeit der Frau, die ihr auf den ersten Blick so gut zu liegen scheint, hat ihre Nachteile. Die Schwere der landwirtschaftlichen Arbeit, die übermäßige körperliche Anstrengung auch der schwangeren Frau führt zu mannigfachen Leiden, besonders auch zu einer frühzeitigen Abnützung des Körpers; die auf dem Lande freilich mögliche bessere Ernährung gleicht das nicht aus.

Sicher ist, daß auch nach Rückkehr normaler Zustände — und wann werden die kommen? — ein Rückgang der Frauenerwerbsziffer auf frühere Verhältnisse nicht zu erwarten ist. Eine große Anzahl von Frauen, viel mehr als in der Vorkriegszeit, wird infolge des Männermangels nicht heiraten können und schon deshalb darauf angewiesen sein, von ihrer eigenen Hände Arbeit zu leben. Gesundheitliche Sorgen treten in die zweite Linie zurück, hinter das wirtschaftliche Muß.

Daß diese Frauenerwerbsarbeit sich unter möglichst günstigen gesundheitlichen Verhältnissen vollzieht, daß vor allen Dingen auch nicht Berufe auf die Dauer von Frauen ergriffen werden, welchen sie körperlich nicht gewachsen sind, darauf muß das Trachten aller sozialen Prophylaxe wie Hilfsbestrebungen gerichtet sein.

Nach all dem zeigt sich, daß die Frau es zwar dem Manne annähernd gleich tun kann, daß aber das konsequente Verfolgen dieses Zieles insofern eine Vermessenheit bedeutet, als sie ein solches Unterfangen mit ihrer Gesundheit zu büßen hat und ein Teil ihrer besten Aufgabe, der Fortpflanzung und Fortentwicklung des Menschengeschlechtes zu dienen, in frivoler Weise geopfert werden muß; daher mannesgleiche Anstrengung der Frau Raubbau am weiblichen Organismus bedeutet.

Man kann nur den Rat geben, daß die Frau alles tun soll, um ihre körperlichen und geistigen Reize zu entwickeln, sofern diese den Mann mit dem ernsthaften Streben zur Fortpflanzung und Fortentwicklung des Menschengeschlechtes anlocken und schließlich der Nachkommenschaft zugute kommen. Das ist der Weg, der unter unseren heutigen sozialen Verhältnissen immer noch zu dem besten Sichausleben der Frau, ihrer Organisation gemäß, führen kann. Jeder andere Weg verlangt Kompromisse mit der Natur und — was am bedauerlichsten ist — mit der Gesundheit.

VI. Frauenkörper und Frauenkleidung.

1. Der normale Frauenkörper und seine physiologische Bewegungsfreiheit als Grundlage der Frauenkleidung; Fehler in Bau und Funktion.

Die Grundlage für das Verständnis aller Frauenkleidung bietet die Kenntnis des normalen Frauenkörpers und seiner physiologischen Bewegungsfreiheit.

Es kann nicht in unserer Absicht liegen, an dieser Stelle den gesamten Aufbau des weiblichen Körpers und alle Geschlechtsunterschiede zu beschreiben. Das meiste muß als bekannt vorausgesetzt werden. Ich will hier nur auf das aufmerksam machen, was für das Bekleidungsproblem in der Hauptsache in Betracht kommt. Davon läßt sich trotz der Neuheit und Sprödigkeit des Materials das Wissenswerte unter einigen Gesichtspunkten zusammenfassen.

Der natürliche Körper in seinem Ruhezustand ist, wie ein Blick auf eine gesunde, lebendige Frau uns ohne weiteres offenbart, durch und durch gefestigt (vgl. Abb. 45). Wir haben beim Anblick des unverdorbenen nackten Körpers auch sofort den Eindruck, daß dieser Zusammenhalt nicht allein durch die technische Anordnung des toten Baumateriales, sondern vielmehr zum guten Teil durch eine lebendige Funktion aufrechterhalten wird. Das kommt uns noch mehr zum Bewußtsein bei den geringsten Bewegungen des Körpers aus seiner Ruhelage heraus, welche ohne oder wenigstens ohne wesentliche Faltenbildungen und Stauchungen vor sich gehen. Um das wirklich zu verstehen, muß aber in eine Analyse der Befestigungsmittel des Körpergebäudes sowohl in bezug auf den Bauchinhalt, als auch auf die dem Brustkorb aufgelagerten Brustdrüsen eingetreten werden. Ich habe mich mit diesem Gegenstand andernorts eingehend befaßt[1]. Hier sei nur das Notwendigste hervorgehoben. Es interessiert uns hauptsächlich und zunächst der Unterschied in der Befestigung der Eingeweide bei Mann und Frau, weil er uns zeigt, daß der Frauenkörper einer ganz besonders sorgfältigen Konstruktion teilhaftig geworden ist.

a) Der Bauch.

Die Feststellung eines Geschlechtsunterschiedes an einem Körperteile setzt voraus, daß wir eine Vorstellung von seinem Bau und seiner Funktion überhaupt haben. Dazu müssen wir gerade beim Bauche wegen der Kompliziertheit seines Betriebes etwas ausholen.

Ein Vergleich der starren Gehirnkapsel mit dem die regelmäßig hin- und hergehenden Atmungsorgane bergenden Brustkorb und erst recht mit der die ganz unregelmäßige Volumschwankungen ausführenden Eingeweide umschließenden Bauchwand sagt uns, worauf es ankommt: Je mehr die Eingeweide im Dienste ihrer Funktion Volumschwankungen, insbesondere unregelmäßiger Art, ausgesetzt sind, um so weniger kann die Eingeweidebefestigung durch die Umschließung mit starren

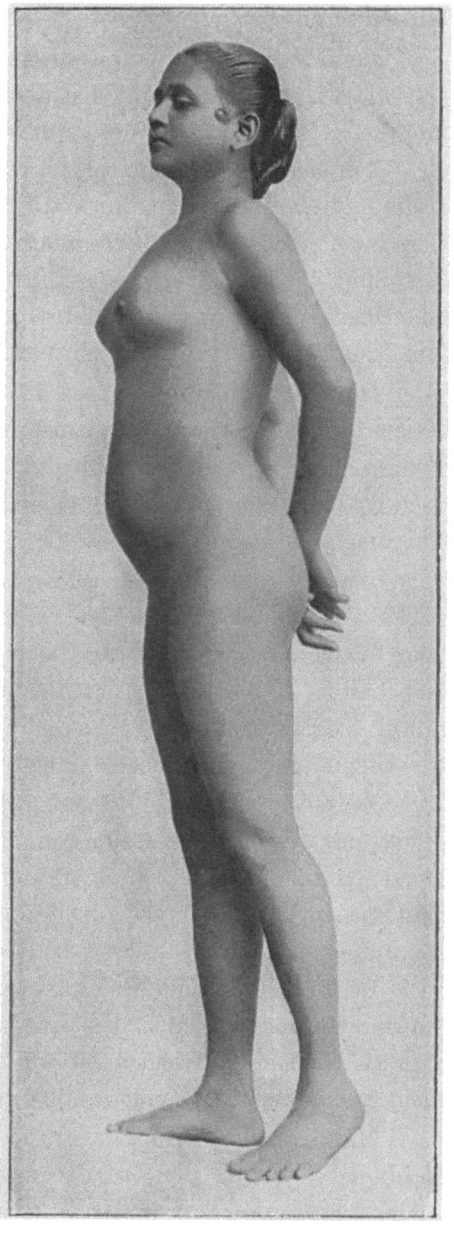

Abb. 45. Singalesin.
(Nach Stratz: Naturgeschichte des Menschen.)

---

[1] Sellheim, Hugo, Die Befestigung der Eingeweide im Bauche überhaupt, sowie bei Mann und Frau im besonderen. Zeitschr. f. Geburtsh. u. Gynäkol. Bd. 80, sowie separat als Monographie bei Enke, Stuttgart.

Knochen allein geleistet werden, und um so mehr muß als Ergänzung eine ab- und zugebende Befestigung unter Einschaltung einer Hin- und Herbewegungen in jeder Abstufung vollführenden Substanz Platz greifen. Für die Verhältnisse des hochdifferenzierten Menschenkörpers bedeutet das die Zuhilfenahme des offiziellen Bewegungsgewebes der Muskulatur.

Beim Weiterschreiten auf diesem Vergleichswege kommen wir auf eine Befestigungsart, wie wir sie in der aufsteigenden Tierreihe da sehen, wo ein Skelett überhaupt fehlt und die Befestigung des Körpers durch und durch gewährleistet wird durch nichts anderes als das unentwegte Zusammenspiel einer sich von außen um den Körperinhalt spannenden Hülle und eines von innen nach außen quellungsfähigen Inhaltes. Man spricht bei Weichtieren von einer „äußeren Spannung", einem „Tonus der Körperwand", und einer „inneren Spannung", einem „Turgor des Eingeweidepaketes", zwei Kräften, die, solange das Tier an seiner Körperwand unversehrt ist und sein Zirkulationsapparat ungestört arbeitet, „im Tonus-Turgorspiel" das Körpergebäude aufrecht halten.

Die Wirksamkeit des Zusammenspieles von Tonus und Turgor zur Erhaltung der Körperform können wir experimentell nachweisen. Der Spulwurm verliert seine Form, wenn man seine Wand ansticht und damit das Tonusspiel unterbricht. Der pralle Tintenfisch sinkt in sich zusammen, sobald im Tode das vom Zirkulationsapparat unterhaltene Turgorspiel sein Ende erreicht.

Wenn wir das Bild vom „Tonus-Turgorspiele" auf den menschlichen Organismus übertragen und der Einfachheit halber die Ausdrücke „Tonus" und „Turgor", die uns beim Weichtier einen so klaren Begriff von der skelettlosen Befestigung vermittelt haben, beibehalten, so sehen wir, daß der Vergleich sich gut durchführen läßt. Wir brauchen nur für die Erzeugung des Tonus und Turgors zwei im Körper sowieso in einem gegeneinander wirkenden (antagonistischen) Arbeitsverhältnis stehende Muskelbetriebe einzusetzen.

Zwischen der umschließenden Körpermuskulatur und dem umschlossenen Körperinhalt mit seinem Zirkulationsapparat, insbesondere seinem zentralen Pumpwerk, dem Herzen, besteht eine Wechselwirkung[1], die schon darin ihren Ausdruck findet, daß beide Systeme im Grade ihrer Ausbildung, Übermaß (Hypertrophie) sowohl wie Schwund (Atrophie), einander parallel gehen.

In der Tat sind die beiden Systeme, sowohl das den Tonus erzeugende Muskelsystem der Bauchwand, als auch das den Turgor erzeugende System des Zirkulationsapparates als zwei ineinander geschachtelte und sich das Gleichgewicht haltende Hohlmuskelsysteme nicht nur vorstellbar, sondern auch darstellbar.

Man kann die ganze Bauchwand im Präparate vorführen als das äußere umschließende Hohlmuskelsystem. Der Zirkulationsapparat ist darstellbar als das für sich von der Umgebung herausgesetzte, innere, allseitig umschlossene Hohlmuskelsystem, welches aus dem Herzen als dem wesentlichen Triebwerk und den Blutgefäßen mit den Haargefäßschlingen in den Eingeweiden als Ausläufern besteht (Abb. 46).

Das Tonus-Turgorspiel ist am Bauche des Menschen nicht mehr wie beim skelettlosen Weichtier das einzige, sondern nur noch ein ergänzendes Befestigungsmittel. Es

---

[1] Hirsch, Karl, Über die Beziehungen zwischen dem Herzmuskel und der Körpermuskulatur und über sein Verhalten bei Herzhypertrophie. Dtsch. Arch. f. klin. Med. Bd. 64. 1899.

hat somit nicht mehr für das Gröbste der Befestigung, sondern nur noch für deren Feinheiten zu sorgen. Das antagonistische Muskelspiel mit seiner gegenseitigen Stützung erfüllt den Teil der Befestigungsaufgabe, der am Unterleib im Gegensatz zu anderen Körperteilen wegen der mit der Eingeweidefunktion verbundenen, dazu noch unregelmäßigen und ohne Gewalt vor sich gehenden Volumveränderungen vom Skelett allein nicht geleistet werden kann. Als solches bloßes Hilfsmittel zur Unterstützung der Skelettbefestigung, die sonst allenthalben im menschlichen Körper dominiert, fällt das zart abgestufte Muskelspiel kaum in die Augen. Das mag auch der Grund sein, daß man sich damit noch relativ wenig beschäftigt hat.

Die besondere, sonst nicht viel beachtete Eigentümlichkeit sowohl des umschließenden „Bauchhohlmuskels" als auch des umschlossenen „Zirkulationshöhlmuskels" ist die Be-

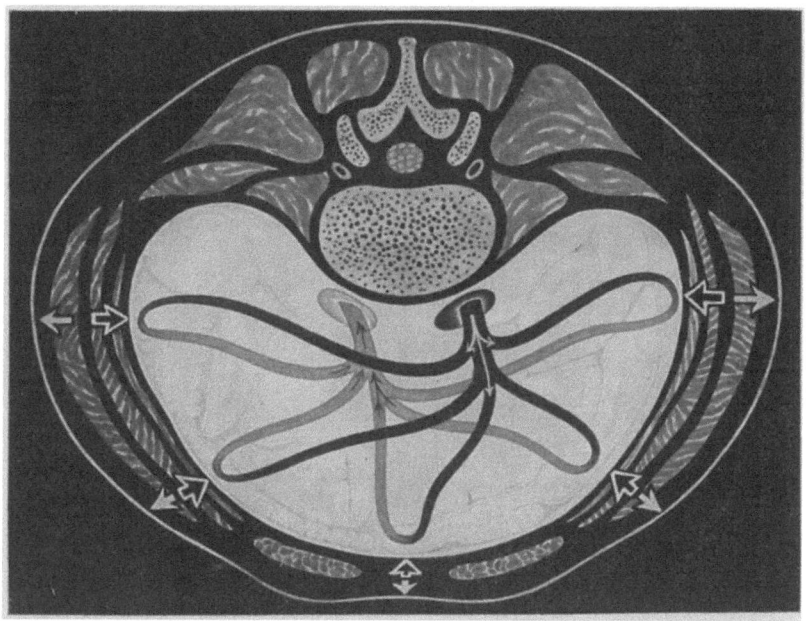

Abb. 46. Zusammenhalt des Bauches durch lebendiges Zusammenspiel einer spannbaren und entspannbaren Wand mit einem aufquellbaren und zusammenziehbaren Inhalt im sogenannten Tonus-Turgorspiel im ungefähren Druckausgleich mit der umgebenden Atmosphäre.
(Nach Sellheim: Die Befestigung der Eingeweide im Bauche überhaupt sowie bei Mann und Frau im besonderen. Zeitschr. f. Geburtsh. u. Gynäkol. Bd. 80.)

weglichkeit in zwei entgegengesetzten Richtungen: Kontraktion im Sinne der Hohlraumverengerung und Expansion im Sinne der Hohlraumerweiterung.

Wenn nun die Bauchwand, wie wir sehen, sich sowohl mehr spannen, zusammenziehen, verengern, als auch in ihrer Spannung um den Inhalt nachlassen, sich entspannen, ausdehnen und sich erweitern, also kurz nach der einen Seite sich kontrahieren und nach der anderen Seite sich expandieren kann, und wenn weiter zugleich das Eingeweidepaket durchsetzt wird von einem Blutgefäßsystem mit einem in weiten Grenzen leicht veränderlichen Füllungsgrad, so kommt durch das Zusammenspiel eines solchen mit Hin- und Herverstellbarkeit begabten Wandtonus und Inhaltsturgors eine leicht ansprechbare, sanft hin- und hergehende, unermüdliche und vor allen Dingen weich arbeitende Befestigung des Ganzen zustande.

Erst die Eigenart dieser Einrichtung gestattet bei allem ungestörten Zusammenhalt eine spielende Hin- und Herbeweglichkeit des Volumens, wie sie die Funktion der Eingeweide, die sich bald füllen, bald entleeren, gerade verlangt.

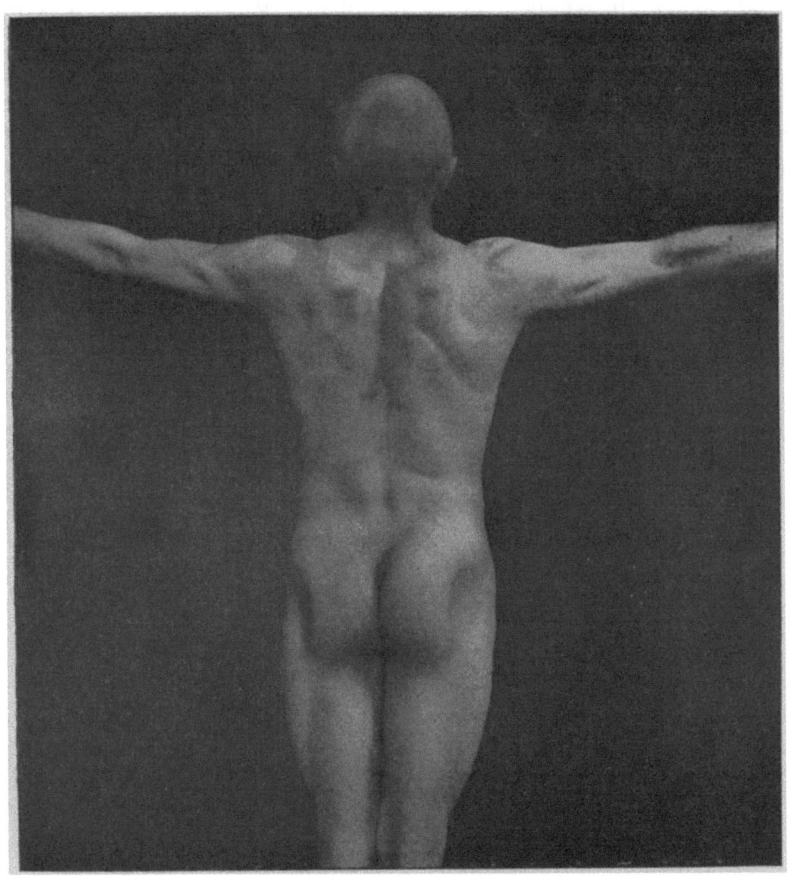

Abb. 47. Körpergebäude des Mannes.
(Nach einem Bilde von Stratz: Naturgeschichte des Menschen.)

Beim Manne weist das viel massivere, stabilere, kompaktere, in seiner Form in bestimmter Weise festgelegte Muskelrelief auf eine Eignung des Körpergebäudes zur Belastung aller Art von außen her hin. Die Bauchmuskulatur besonders ist in dieser Anordnung in hohem Grade geneigt, allen von außen kommenden Angriffen auf ihre Festigkeit zu trotzen. Der Bauch erscheint geradezu wie von einem Muskelpanzer umgeben. Über die alltäglichen Anforderungen des Verdauungsapparates hinausgehender Weiterstellung und Wiederengerstellung, wie sie im Frauenleben gefordert wird, ist diese Einrichtung des ein für allemal derber und stabiler gefügten Mannes abhold.

Dieses „lebendige Reguliersystem" dient in der Hauptsache der Aufrechterhaltung einer „Indifferenzlage", in welcher in der Bauchwand kaum eine Spannung vorhanden ist und infolgedessen alle Eingeweide, was für ihre ungestörte Funktion unerläßlich ist, in ungefährem Druckausgleich mit der umgebenden Atmosphäre arbeiten können.

Alles, was wir bis jetzt über diese eigenartige Befestigungsregulierung des Bauches durch das antagonistische Muskelspiel und über das Herumpendeln um eine nach jeder

Richtung verstellbare Indifferenzlage erörtert haben, gilt im Prinzip ebenso für den Unterleib des Mannes wie für den Unterleib der Frau.

Ich bin auf die Befestigung des Bauches an sich so weit eingegangen, weil der Hauptgeschlechtsunterschied ein Unterschied der Befestigung ist.

Das Vorausschicken der Erörterung über die Bauchbefestigung ist aber nicht nur geeignet, den Boden für das Verständnis der Sexualdifferenz zu bereiten, sondern durch das weitere Herausarbeiten des Geschlechtsunterschiedes gewinnt umgekehrt das Thema von der eigenartigen Befestigungsregulierung des Bauches durch Muskelspiel an Anschaulichkeit, weil diese Hilfsmittel im Vergleich zur Befestigung durch den Skelettrahmen im weiblichen Körpergebäude in höherem Grade und deshalb deutlicher zum Ausdruck kommen als beim Manne.

Die Sexualdifferenz ist in allen angegebenen Punkten eine graduelle, d. h. sie beruht auf nichts anderem als auf einer etwas anderen anatomischen Einrichtung und

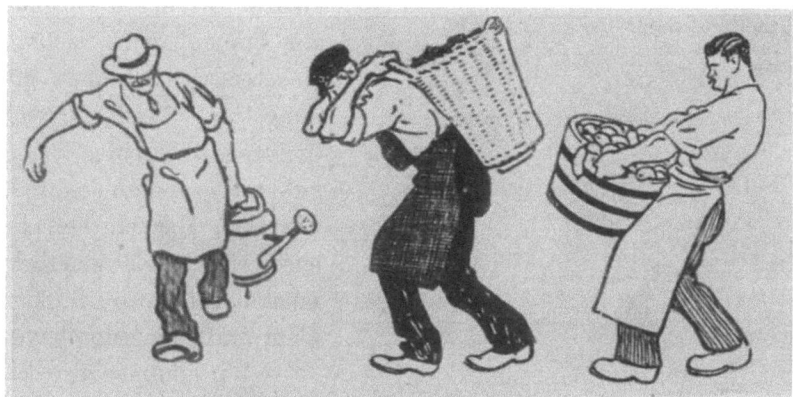

Abb. 48. Angriff auf das stabilere Körpergebäude des Mannes von außen bei den verschiedensten Verrichtungen. Gärtner, Kohlenträger, Fleischer.
(Aus „Kosmos", Weiser für Naturfreunde.)

auch auf einer etwas anderen Reaktions- und Funktionsweise des im großen und ganzen mit den gleichen Mitteln ausgestatteten Frauenbauches im Gegensatz zum Männerbauch. Zu ihrer Erzeugung wirken mancherlei Einrichtungen zusammen. Sie betreffen der Natur der Sache nach Unterschiede in der Anordnung der Muskulatur als dem Betriebsmittel der Regulierfunktion.

Beim Manne weist das viel massivere, stabilere, kompaktere, in seiner Form in bestimmter Weise festgelegte Muskelrelief auf eine Eignung des Körpergebäudes zur Belastung aller Art „von außen" hin. Die Bauchmuskulatur scheint in dieser Anordnung in hohem Grade geeignet, allen von außen durch Körperanstrengung anstürmenden Angriffen auf ihre Festigkeit zu trotzen (Abb. 48). Weitgehender, über die alltäglichen Anforderungen des Verdauungstraktus hinausgehender Volumverstellung ist diese Einrichtung des ein für allemal derber gefügten Mannes abhold. Der Bauch erscheint geradezu wie von einem Muskelpanzer umgeben. Das alles läßt sich freilich besser durch Bilder als durch Worte zum Ausdruck bringen (Abb. 47).

Bei der Frau dagegen erzeugt die Betrachtung den Eindruck einer viel größeren Ungebundenheit der Form, insbesondere einer freieren, spielenden Entfaltbarkeit der

Bauchdecken, sobald eine „von innen" herauskommende Volumveränderung des Inhaltes (etwa im Dienste der Fortpflanzung) danach verlangt (Abb. 49).

Der Eindruck der lockeren Webart wird durch die anatomische Untersuchung noch verstärkt.

Zu dieser an sich ungebundeneren und leichter beweglichen Anordnung des Muskelgetriebes am Bauche kommt bei der Frau im Gegensatze zum Manne eine beträchtlich größere Ausdehnung des Skelettfensters am Rumpfe, das mit solch beweglichen Decken ausgefüllt wird. Das sieht man beim Vergleich der von Fleisch entblößten Skelettrahmen des Unterleibes beider Geschlechter.

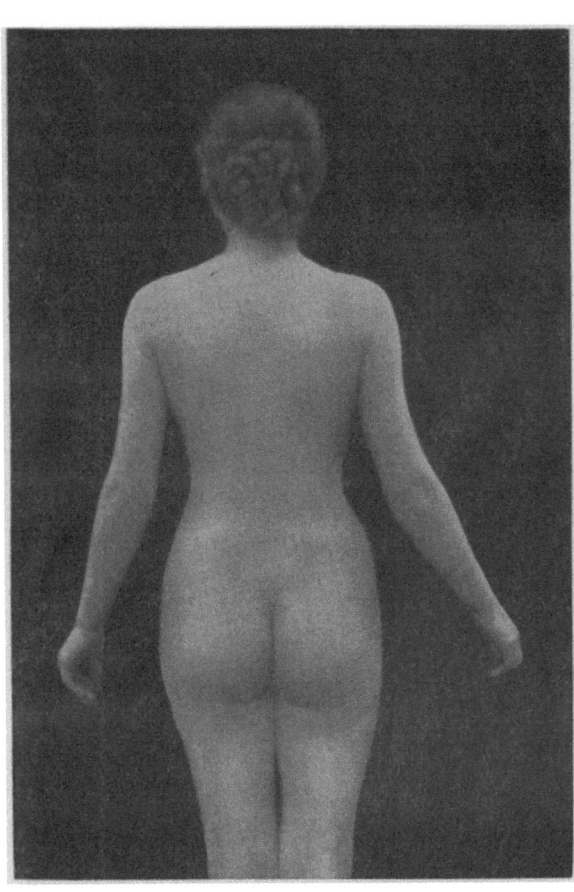

Abb. 49. Körpergebäude der Frau.
(Nach einem Bilde von Stratz: Naturgeschichte des Menschen.)
Bei der Frau erregt die Betrachtung den Eindruck einer viel größeren Ungebundenheit der Form, insbesondere einer freieren, spielenden Entfaltbarkeit der Bauchwände, insbesondere der Bauchdecken, sobald eine von innen herauskommende Veränderung (etwa im Dienste der Fortpflanzung) es verlangt.

Schließlich befindet sich die Muskulatur als das Beweglichkeitselement am Frauenbauche nicht nur in einer lockeren, leichter beweglichen Anordnung und weist zugleich eine Ausbreitung über einen viel größeren Bezirk auf, sondern man darf ihr auch, wie allen Muskeln des Frauenkörpers, ein viel leichter ansprechbares neuromuskuläres, also flinkeres Spiel als beim Manne zuschreiben.

Wir kommen also schon durch den oberflächlichen Vergleich von Frauenbauch und Männerbauch zu dem Eindruck einer leichteren Entfaltbarkeit des Frauenbauches auf Grund der leichter ansprechbaren Verstellung des in lockerer und spielend verschieblich angeordneter Weise und in Form eines größeren Fensters in die Bauchwand eingebauten offiziellen Bewegungsgewebes.

Dieser in allen möglichen Einrichtungen zum Ausdrucke kommenden leichteren Ansprechbarkeit des Tonusspieles der Frau dürfte parallel gehen auch eine leichtere Ansprechbarkeit des Turgorspieles am Eingeweidepaket, sofern man ja auch sonst geneigt ist, dem weiblichen Zirkulationsapparate eine leichtere und flinkere Beweglichkeit zuzugestehen. Man denke nur an das leichtere Erröten der Frau und ihre leichtere Affizierbarkeit überhaupt.

Der vorläufige, in der Hauptsache durch die Betrachtung des Baues von außen hervorgerufene Eindruck findet seine Bestätigung durch die Beobachtung der Funktion, während welcher eine tatsächliche Raumveränderung Platz greift, nämlich während eines „Entwicklungsganges der weiblichen Fortpflanzungsorgane". Sehen wir dann doch, daß in der Tat der Bauch des Mannes keinerlei Volumveränderung im Dienste der Fortpflanzung zu gewärtigen hat, während der Bauch einer Frau eine leistet, die ihresgleichen nicht findet.

Um sich einen Begriff von der Tragweite des obwaltenden Geschlechtsunterschiedes hinsichtlich der Entfaltbarkeit des Bauches zu machen, geht man am besten von der tatsächlichen Formveränderung des Unterleibes der Frau aus (Abb. 50).

In der Schwangerschaft werden die unteren zwei Drittel des Bauchraumes, wie ein Schnitt (Abb. 50) durch den liegenden Körper der Frau zeigt, ausgeräumt, das obere Drittel wird noch gehörig gedehnt und brustwärts verlagert (weißes Feld als Gegensatz zu dem

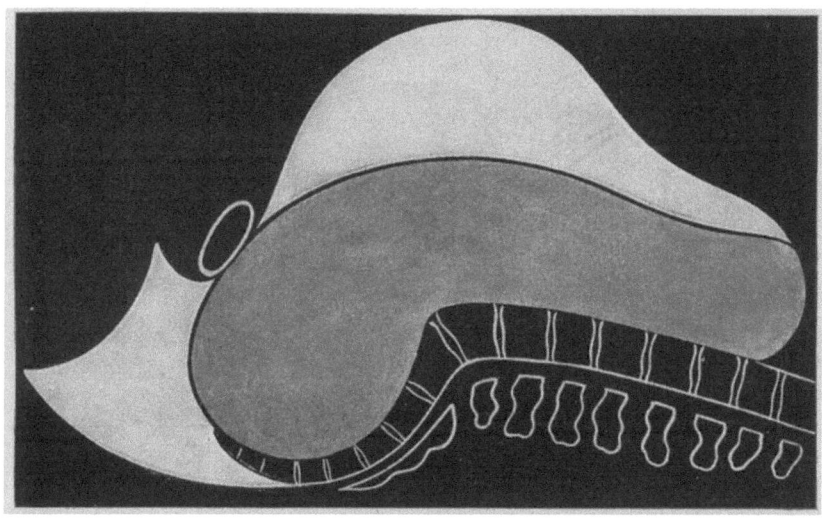

Abb. 50. Staunenswerte Raumveränderung des Unterleibes der Frau.
Es handelt sich um einen Schnitt von vorn nach hinten durch den Rumpf der liegenden Frau. In der Schwangerschaft werden die unteren zwei Drittel des Bauches ausgeräumt. Das obere Drittel wird noch gehörig erweitert und brustwärts verlagert (grau plus weiß). Unter der Geburt wird der vom Ei in Anspruch genommene Raum von oben nach unten und auswärts verschoben (weiß). Im Wochenbett gewinnt der Körper den vorübergehend an das Kind abgetretenen Raum wieder zurück (grau). Man kann sich ohne weiteres denken, wieviel Elastizität und Umbaufähigkeit der Frau dazu gehört, um einen solchen Umschwung ohne Schaden für die Festigkeit des Körpergebäudes, womöglich viele Male hintereinander, zu vertragen.
(Nach Sellheim: Geheimnis vom Ewig-Weiblichen. 2. Aufl. Stuttgart, Enke 1924.)

grauen). Unter der Geburt wird der vom Ei in Anspruch genommene Raum von oben nach unten und auswärts verschoben (weißer Ansatz nach unten und vorn). Im Wochenbett gewinnt der Körper allen vorübergehend abgetretenen Raum zurück.

Auf diesen wirklichen Anspruch an Raum ist der weibliche Organismus auch über ein leichter ansprechbares Tonusspiel der Bauchwand hinaus in eigentümlicher Weise gerüstet. Wir können geradezu eine ganze Reihe „räumlicher Ergänzungsmöglichkeiten in Sachen der Fortpflanzung" namhaft machen.

Daraus ergibt sich ganz allgemein, daß bei der Frau der Bauchraum leichter als beim Manne mit Beschlag belegt werden kann.

Dieser Unterschied tritt uns aber nicht nur beim Früchtebringen entgegen, dem ja der männliche Organismus kein Analogon an die Seite zu setzen hat. Er macht sich vielmehr — was praktisch nicht unwichtig ist — auch in der „leichteren Besetzbarkeit des Unterleibsraumes" durch gewohnheitsmäßige Überfüllung von Blase und Mastdarm, bekanntlich einem Hauptkreuze der Frauen, geltend. Endlich spricht auch die oft lange Zeit beschwerdefreie Entwicklung größerer Unterleibsgeschwülste, die man bei der Frau häufiger und in höherem Grade wahrnimmt als beim Mann, für die leichtere Besetzbarkeit des Bauchraumes bei der Frau (Abb. 24).

Der durch diese Eigentümlichkeiten zum Ausdruck kommende Einschlag eines höheren Grades von räumlicher Entfaltbarkeit im Unterleib hat seine Rückwirkung

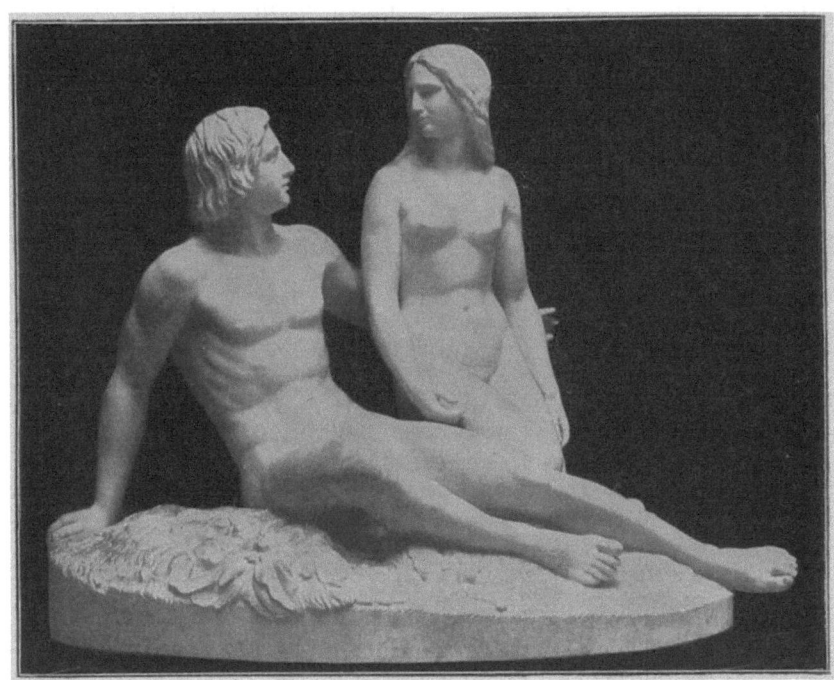

Abb. 51. Schlankere Figur des weiblichen Rumpfes. (Geburt der Eva von Jerichau.)
(Nach Sellheim: Geheimnis vom Ewig-Weiblichen. 2. Aufl. Stuttgart, Enke 1924.)

auf die Anlage des ganzen weiblichen Körpergebäudes. Darauf kann nur noch kurz eingegangen werden.

Am bekanntesten ist von diesen Erscheinungen die an sich schlankere Figur des weiblichen Rumpfes mit dem Überwiegen des Unterkörpers über den Oberkörper im Gegensatz zum Manne, bei dem das umgekehrte Verhältnis herrscht, d. h. der Oberkörper den Unterkörper übertrifft. Es ist das ein Geschlechtsunterschied, der sowohl von der Kunst (Abb. 51), als auch von der Mode bei beiden Geschlechtern zum Ausdruck gebracht und gelegentlich besonders von letzterer recht übertrieben wird (Abb. 52).

Der Unterschied im Verhältnis von Vorderkörper zum Hinterkörper ist übrigens auch beim Säugetier deutlich (Abb. 53).

In diesem Zusammenhange läßt sich schließlich auch die wenigstens durch die ältere Statistik nachweisbare Zurückhaltung des Körpergewichtes gegenüber der Körperlänge der Frau im Verhältnis zum Manne als eine langer Hand vorbereitete räumliche Ergänzungsmöglichkeit des Frauenkörpers in Sachen der Fortpflanzung ansprechen (Abb. 14).

Es ist also gewissermaßen im Körpergewicht der Frau ein Raum für die Besetzung durch das Kind für die Jahre der Fortpflanzung ausgespart.

Die Kurve erinnert in ihrem Verlaufe sehr deutlich an die Zurückhaltung des Herzgewichtes der Frau für das Lebensalter, in welchem physiologischerweise Mehrbelastungen zu erwarten sind, mit der Möglichkeit einer wiederholten, spielenden Anpassungsfähigkeit an wirklich eintretende Mehrbelastungen durch Fortpflanzungsvorgänge[1]. Also auch hier begegnen wir einem Parallelismus zwischen zentralem Triebwerk der Blutversorgung und zu versorgendem Körperbereich.

Man braucht wohl ebensowenig Bedenken zu tragen, die Zurückhaltung des Körpergewichtes auf der einen Seite und die Zurückhaltung des Herzgewichtes auf der anderen Seite als zwei in einem gewissen gegenseitigen Abhängigkeitsverhältnis stehende, im Bauplane des Weibes vorgesehene Aussparungen anzusehen, wie ja doch auch der vorsichtige Naturforscher gewillt sein dürfte, ohne weiteres die größere Aufnahmefähigkeit des weiblichen Beckengürtels auf die bevorstehende Passage des Kindes zu beziehen, ohne fürchten zu müssen, sofort in den Ruf eines „Zweckmäßigkeitsspekulanten" zu geraten.

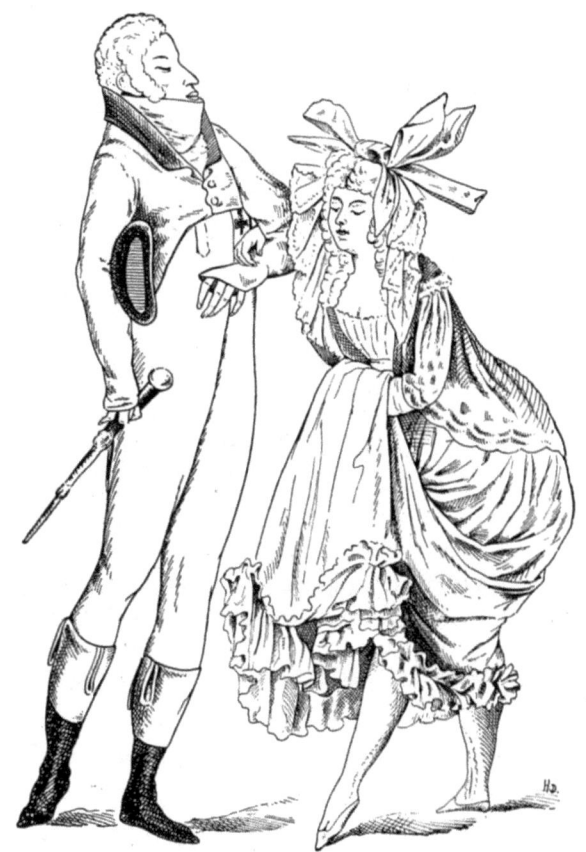

Abb. 52. Gelegentliche Übertreibung der Geschlechtsunterschiede durch die Mode bei beiden Geschlechtern. (Nach Sellheim: Geheimnis vom Ewig-Weiblichen. 2. Aufl. Stuttgart, Enke 1924.)

Die in den Raumverhältnissen des Körpers zum Ausdruck kommende Sexualdifferenz läßt sich auf Eigentümlichkeiten im Knochengerüst zurückführen. Wir erkennen bei der Frau die längere, stärkere und leichter nach hinten durchbiegbare Lendenwirbelsäule, den in seinem unteren Umfange leichter konzentrisch aufweitbaren und im ganzen spielend kopfwärts verschieblichen Brustkorb; ferner die breiter als beim Manne ausladenden Darmbeinschaufeln als Tragflächen für den Bauchinhalt und die Montierung des Beckens von vornherein auf den auffallend niederen Tragsäulen der bei der Frau kürzeren Beine. Alles das bedeutet im Bauprogramm des weiblichen Skeletts einen Hinweis auf das Hinzubauen in der Tragzeit, ohne die Balancierung des durch das Kind vermehrten Körpergewichtes zu gefährden.

---

[1] Sellheim, Geschlechtsunterschied des Herzens. Geheimnis vom Ewig-Weiblichen l. c. S. 209.

Beim wirklichen Hinzukommen der Frucht erhält die in der übrigen Zeit auf einer Art Jugendstadium verharrende Stellung des Beckens zum Horizont innerhalb des Skelettes (die als „Neigung des Beckens" bezeichnet wird) bei der Frau denselben Grad wie bei dem in der Belastung seines Skelettes nach dem Ausgewachsensein sich gleichbleibenden Manne erst durch die Vollbelastung mit der Schwangerschaft.

Jedenfalls erscheint solch weitgehende Vorsorge für Mehrbelastung im Bauplane gerade beim Menschen, der durch den Übergang von der horizontalen zur aufrechten Körperhaltung an sich das riskierteste Körpergebäude hat, am ehesten angebracht.

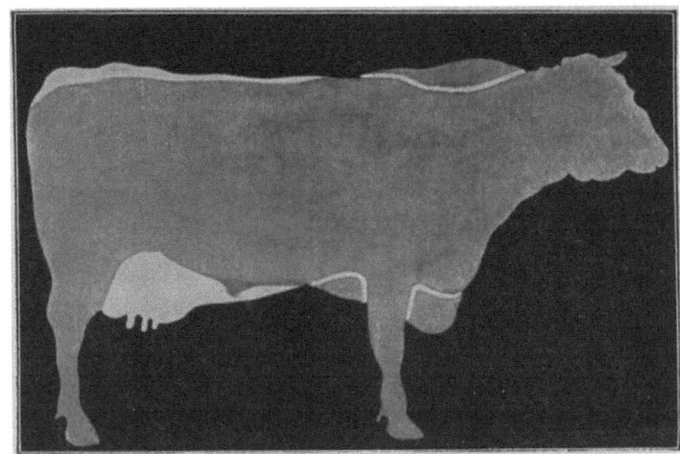

Abb. 53. Unterschiede im Verhältnis vom Vorder- zum Hinterkörper beim Säugetier.
Schwarz ist der Stier mit seiner überwiegenden Vorderhand, weiß die Kuh mit ihrer überwiegenden Hinterhand. (Schematisch.)
(Nach Sellheim: Geheimnis vom Ewig-Weiblichen. 2. Aufl. Stuttgart, Enke 1924.)

Man ist versucht zu sagen: alles weist darauf hin, die Schwangerschaft geradezu als den höchsten Grad des Ausgewachsenseins des Frauenorganismus zu betrachten.

Zu allen diesen mehr oder weniger deutlich verkörperten oder im Körper sichtlich eingeschlagenen Vorkehrungen für eine räumliche Entfaltung erwacht mit der wirklichen Inbetriebnahme der weiblichen Organisation für das Vollbringen der Fortpflanzungsaufgaben in der Schwangerschaft ein im Vergleich zu dem, was man im alltäglichen Betriebe des Organismus zu sehen gewohnt ist, ungeahnt hoher Grad von Volumveränderlichkeit des Unterleibes unter Beteiligung des Tonus-Turgorspieles.

Außer dem im Betriebe des ausgewachsenen Organismus gewohnten räumlichen Verstellungsmittel durch Muskelwirkungen an sich werden alle Mittel der Hin- und Herbeweglichkeit, die es im organischen Leben überhaupt gibt, mobil und nutzbar gemacht. Dabei erscheinen schon die gewohnten Muskelwirkungen in ihrer Allseitigkeit den üblichen Graden gegenüber gesteigert.

Speziell in der Bauchwandmuskulatur erfolgte die Hin- und Herverstellung in Schwangerschaft und Geburt nicht allein durch Muskelwirkung, sondern es wird dazu —

wie wir (Abb. 54)[1] nachweisen konnten — ein progressives und wieder regressives Wachstum, ähnlich wie an der Fruchthaltermuskulatur, zu Hilfe genommen.

Das Zusammenvorkommen all dieser Bewegungsmittel berührt uns um so weniger wunderbar, als allenthalben Erscheinungen bestehen, welche den Übergang einer Bewegungsform in die andere klar legen, also einen biologischen, physikalischen und chemischen Zusammenhang aller untereinander erkennen lassen, was im Rahmen dieses Buches nicht weiter erörtert werden kann.

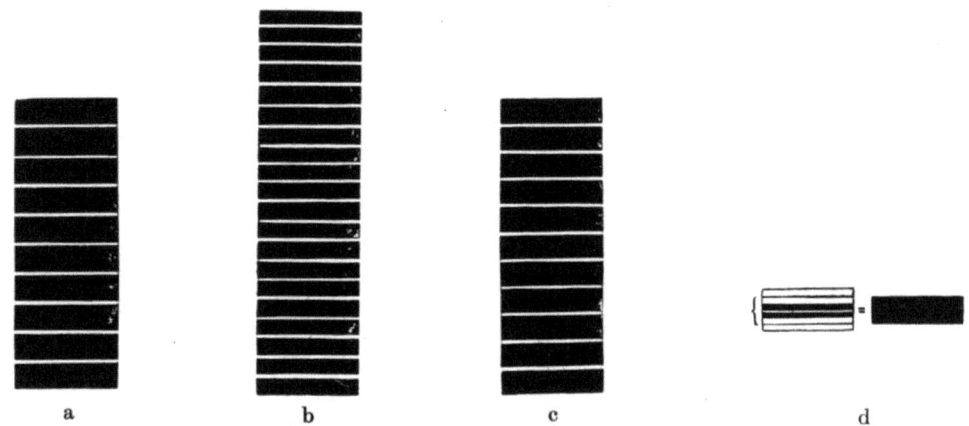

Abb. 54. Progressives Wachstum der Bauchdeckenmuskulatur in der Schwangerschaft und wieder regressives Wachstum im Wochenbett.

Graphische Darstellung der Inokommata und zugleich des Voluminhaltes der Bauchdeckenmuskulatur im Zustand der Ruhe, des progressiven Wachstumes in der Schwangerschaft, der Kontraktion im Frühwochenbett und des regressiven Wachstumes im Spätwochenbett nach H. Küstner. Unter a Ruhe, unter b progressives Wachstum in der Schwangerschaft, unter c regressives Wachstum im Wochenbett, unter d Inokomma. In den schematischen Zeichnungen der Inokommata ist neben der Höhe dieser auch noch die Größe und Länge des Musculus rectus berücksichtigt. Die einzelnen Felder stellen nämlich Schnitte durch Säulen dar. Es tritt demnach, wenn wir das Feld a, den Muskel in der Ruhe als Ausgangswert nehmen, während der Gravidität, also in b, unter Höhenabnahme der Inokommata eine wirkliche Volumenzunahme, besonders durch das Längenwachstum des Muskels ein, deswegen ist das Feld länger, aber ebenso breit wie unter a dargestellt. Im Spätwochenbett greift ein regressives Wachstum c Platz. Deswegen wird die Größe von Feld c wieder gleich der von Feld a (oder bleibt in Wirklichkeit etwas dahinter zurück).

(Nach Sellheim: Das „Lebendigwerden" von Fruchthalter, Fruchthalterausführungsgang und Bauchwand als Schwangerschaftszeichen. Deutsch. med. Wochenschr. 1924. Nr. 32.)

Auch die Mobilmachung und das Wiederaktivwerden aller jemals im Laufe der Entwicklung vorkommenden Verstellungsmittel auf einmal im Zustande des Ausgewachsenseins des weiblichen Organismus hat deshalb nichts Auffallendes, weil ja alle diese organischen Hilfsmittel im Laufe der Stammesentwicklung in Anwendung kamen.

---

[1] Sellheim, Geburt des Menschen. Wiesbaden, J. F. Bergmann 1913. S. 138, 139, 270 usw.

Derselbe, Befestigung der Eingeweide im Bauch im allgemeinen und bei Mann und Frau im besonderen. Zeitschr. f. Geburtsh. u. Gynäkol. Bd. 80. S. 302, 304 usw.

Derselbe, Weiterstellung des Bauches, Fasziendehnung und Dehnungsstreifen der Haut. Monatsschrift f. Geburtsh. u. Gynäkol. Bd. 63. S. 190.

Derselbe, Das „Lebendigwerden" von Fruchthalter, Fruchthalterausführungsgang und Bauchwand als Schwangerschaftszeichen. Deutsche med. Wochenschr. 1924. Nr. 32 und

Küstner, H., Physikalische und anatomische Untersuchungen der Bauchwand, speziell ihrer muskulösen Partien bei der Frau. Arch. f. Gynäkol. Bd. 123.

Sofern die Eigenentwicklung des Individuums für eine Wiederholung der Stammesentwicklung gilt, erscheint denn auch eine solche Wiederholung aller jemals im organischen Betriebe in der aufsteigenden Entwicklung benützten Bewegungsmittel gerade in Schwangerschaft und Wochenbett durchaus am Platz. Ist die Schwangerschaft doch der Zeitpunkt, im welchem im Schoße der Mutter neues Leben erwacht, mit anderen Worten: in der Eigenentwicklung die Stammesentwicklung buchstäblich rekapituliert wird.

Dabei ist es ohne weiteres verständlich, daß der intrauterine Belebungsvorgang, der vom Fötus als Wachstumszentrum ausgeht, als förmlicher „Entwicklungsgang" auch auf den unmittelbar benachbarten weiblichen Fortpflanzungsapparat und mehr oder weniger darüber hinaus auch auf den weiblichen Gesamtorganismus — also auf den gemeinsamen Wachstumskomplex Kind plus Mutter — übergreift. Alles das sind Teile, die bekanntlich auf die Wiedererweckung eines jugendlichen oder wieder verjugendlichten Wachstumes durch einen besonderen Einschlag an Potenz abgestimmt sind.

Sofern es sich um ein langsames Hin- und Hergehen des Bauchvolumens, Hingehen in der Schwangerschaft und Hergehen im Wochenbett handelt, dürfte das Verhältnis des unentwegten Zusammenschlusses aller Teile im Bauche zu einem Ganzen unter Zuhilfenahme einer besonders hochgradigen lebendigen Anpassungsfähigkeit des weiblichen Organismus wohl auf keine weiteren Schwierigkeiten mehr stoßen.

Wie läßt sich aber die Aufrechterhaltung des Bauchgefüges über die Zeit der größten Umwälzung während der ziemlich jäh erfolgenden Entleerung des Fruchthalters und damit von bald zwei Drittel des Bauchvolumens erklären?

Auf diese Frage gibt uns ein Blick in den Betrieb des lebenden Organismus eine befriedigende Antwort, die geeignet erscheint, der automatischen Anpassungsfähigkeit des weiblichen Organismus die Krone aufzusetzen.

Statt der bei oberflächlicher Betrachtung vermuteten Kontinuitätsaufhebung der Bauchwand im Bereiche des Beckenbodens erfolgt nur eine Verlegung des Verlaufes der Kontinuitätsgrenze von außen nach innen bis zur Grenze des sich entleerenden und mit der Entleerung erhärtenden, sich mehr und mehr verfilzenden und versteifenden Organes zurück (Abb. 55).

Zum deutlichen Zeichen für den eingetretenen Vollzug des funktionellen Umschwunges erhält nunmehr die Organwand den Bauchpressendruck nicht mehr wie bei der bloßen Abfüllung in ein anderes innerhalb der Bauchhöhle liegendes Eingeweide von allen Seiten gleichmäßig, sondern wie jede andere Bauchwandstelle von innen nach außen[1].

Die Sicherung des Zusammenhaltes durch das Einspringen der sich kontrahierenden und mit der Bauchwand eins werdenden Organwand gilt übrigens in gleicher Weise, wenn auch der geringeren Eröffnung wegen in geringerem Grade, für die Entleerung von Harnblase und Mastdarm. Nur sind im Gegensatz zur Geburt die Vorgänge vollkommen eingespielt.

Schwangerschaft und Geburt bringen bei der Größe der Hin- und Herbewegung die Gefahr mit sich, daß nicht alles wieder in die alte Form zurückkehrt. Insbesondere besteht bei der Geburt die Befürchtung, daß der Beckenboden,

---

[1] Genauere Ausführungen über diesen Vorgang finden sich in der Arbeit des Verfassers: Aggregatzustand, Elastizität und Festigkeit des Bauches. Beitr. z. Geburtsh. u. Gynäkol. Bd. 18. S. 108.

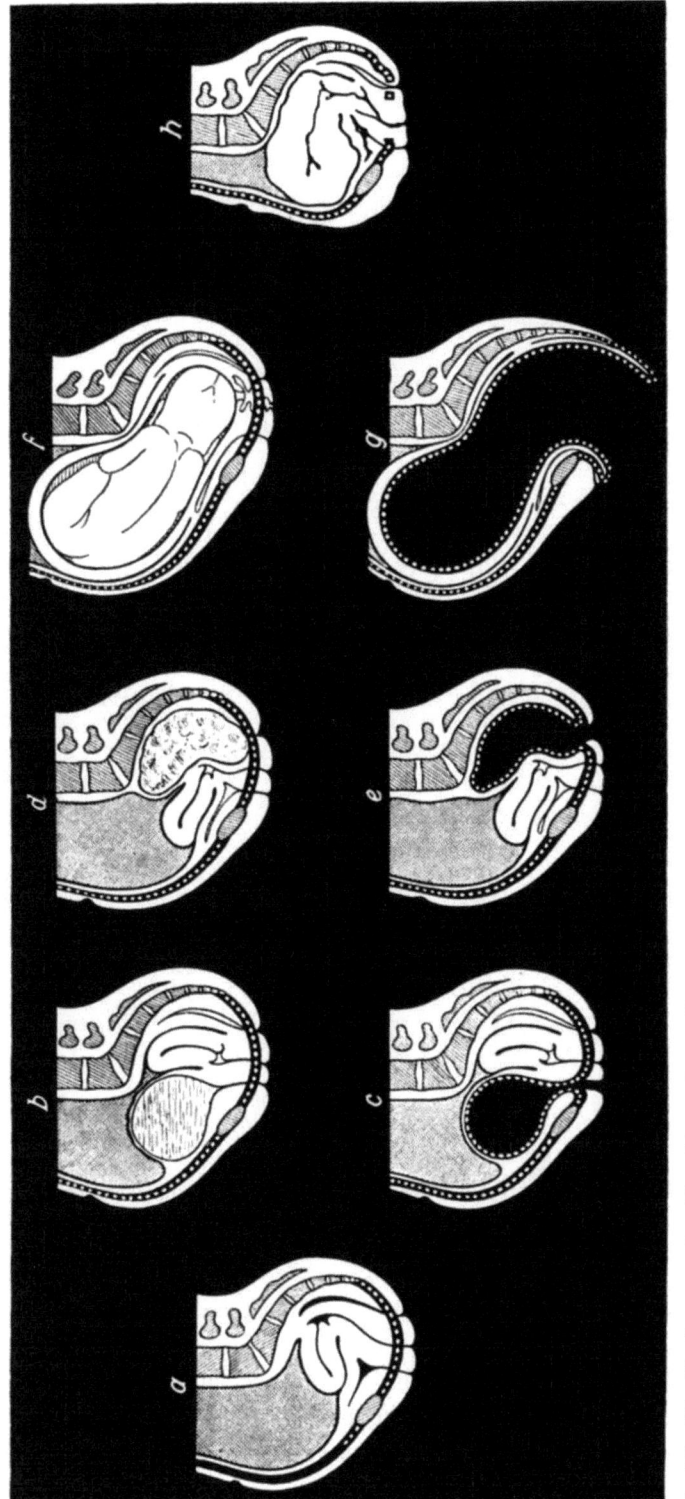

Abb. 55. Die Entleerung der Harnblase (b, c), Darm (d, e) und Fruchthalter (f, g, h), unter Verlegung des Verlaufes der Kontinuitätsgrenze (punktierte Linie) von außen nach innen bis zur Grenze des sich entleerenden sowie mit der Entleerung erhärtenden, mehr und mehr in sich verfilzenden und versteifenden Organes zurück.

(Nach Sellheim: Geheimnis vom Ewig-Weiblichen. 2. Aufl. Stuttgart, Enke 1924.)

der vorübergehend so gewaltig umgeformt und derangiert werden muß, nach Vollendung des Aktes seine Stützfunktion nicht sofort und nicht völlig wieder übernehmen kann.

Dann bleiben die Folgen natürlich nicht aus: Tatsächlich wandeln krankhafte Erschlaffungszustände in ihrer Entstehungsgeschichte geradezu die nicht

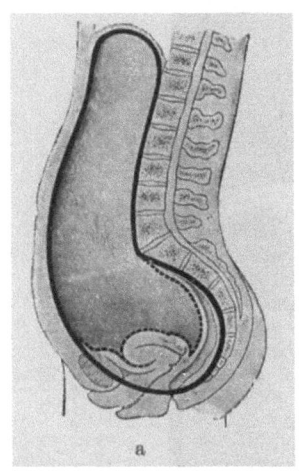
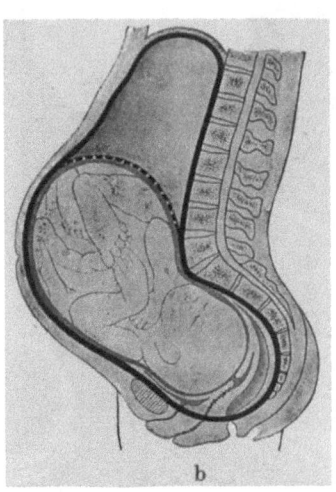
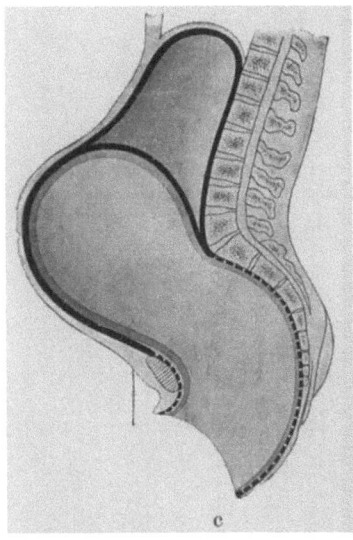
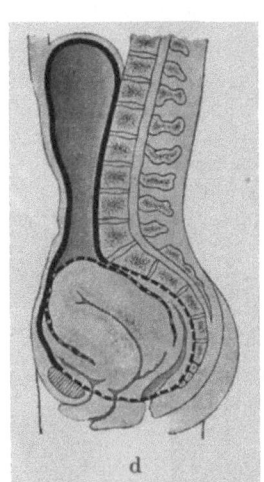
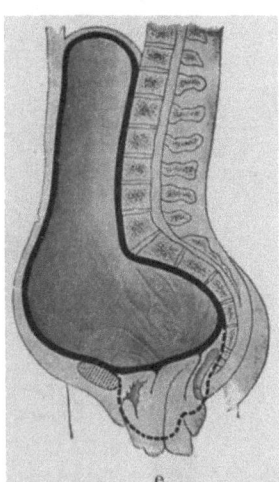

Abb. 56. Schlotterbauch (e) als dauerndes widerrechtliches Besetzthalten des legitimerweise nur vorübergehend vom schwangeren Fruchthalter eingenommenen Raumes im Bauche (b) und der Vorfall (e) als dauerndes Herausgetretensein der Eingeweide entlang des für die Geburt vorübergehend sich öffnenden Weges (c).
(Nach Sellheim: Geheimnis vom Ewig-Weiblichen. 2. Aufl. Stuttgart, Enke 1924.)

wieder gänzlich rückgängig gewordenen Bahnen, welche die Beschlagnahme des Bauches in der Schwangerschaft und erst recht die in viel kürzerer Zeit und mit gewisser Gewalt sich vollziehende Wegbildung fürs Durchlassen des Kindes unter der Geburt zurückgelegt haben (Abb. 56).

Daraus können sich bleibende Zustände ergeben, welche man, soweit sie dem Platzanspruch des schwangeren Fruchthalters folgen (Abb. 56b), als „Schlotterbauch" (Abb. 56e) und, soweit sie den Geburtsweg des Kindes einschlagen (Abb. 56c), als „Eingeweidevorfälle" (Abb. 56e) bezeichnet.

Die Nebeneinanderstellung der Beckenbodenmuskelpräparate unter der Geburt und beim Prolaps [1] zeigen deutlich den Vorfall als das dauernde Herausgetretensein der Eingeweide entlang des für die Geburt des Kindes vorübergehend sich öffnenden Weges.

Bei diesem Bankrott des natürlichen Zusammenhaltes wird alles, was halten mag, angestrengt, um den Vorfall zurückzuhalten: die Bänder, das Bauchfell; selbst Harnleiter, zuführende Gefäße und Nerven (Abb. 56e) erscheinen mit einem unnatürlichen und allen diesen Gebilden auf die Dauer unzuträglichen Zuge belastet. Doch sind das nur Ausnahmen, die zur Illustration der durch Schwangerschaft und Geburt bei unzureichender Konstitution oder unzweckmäßigem Verhalten — insbesondere bei erstmaliger Inbetriebnahme des Fortpflanzungsapparates in zu spätem Lebensalter [2] — heraufbeschworenen Gefahren dienen sollen. Der Dehnung des Beckenbodens über seine Elastizitätsgrenze als Veranlassung fürs Zustandekommen des Prolapses entspricht in der Ätiologie des erworbenen Schlotterbauches die Fasziendehnung an der vorderen Bauchwand, welche in höherem Grade vorkommend geradezu als die Quittung für ein nicht ausreichendes Einspringen der Muskelverstellbarkeit angesehen werden darf. In der Regel stellt sich die Zusammenhaltfunktion der Bauchmuskeln sowohl an der vorderen Bauchwand als Vorbeugemittel des Schlotterbauches, als auch am Beckenboden als Vorbeugemittel des Vorfalles prompt und hinreichend sicher wieder her.

Daß bei kraft- und saftlosen, auch in ihrer Körperausbildung unfertig gebliebenen (sogenannten asthenischen) Menschen ein dem soeben geschilderten erworbenen Schlotterbauche ähnliches, lediglich aus unvollendeter Entwicklung mitgebrachtes oder durch Hinzukommen von geringen Anstrengungen vollendetes Bild von Schlotterbauch vorkommt [3], dürfte sich nach unserer Auffassung ungezwungen dadurch erklären lassen, daß dabei entweder am Tonus der Bauchdecken oder am Turgor der Eingeweide nebst dem dahinterstehenden Zirkulationsapparat oder schließlich gar am Zusammenspiel beider Faktoren zur normalen Befestigung des Bauches durch und durch etwas fehlt.

Wenn die Anstrengung allein, also bei guter Konstitution und ohne daß Schwangerschaft und Geburt geschadet haben, zu Vorfall führen soll, so muß sie schon außerordentlich groß sein. Es handelt sich dabei weniger um die Überdehnung des Beckenverschlusses als vielmehr um das Abgleiten der Organwand von den Beckenverschlußmitteln und dabei Nachlassen der Verankerungen zwischen Beckenboden und durchtretenden Eingeweideschläuchen. Es illustrieren diese in der Hauptsache durch Überanstrengung zustande

---

[1] Nachzusehen auf zwei Abbildungen in dem Vortrage des Verfassers: Einige Bilder und Bemerkungen zur Erkrankung der Beckenverschlußmittel vor und während der Prolapsoperation. Monatsschr. f. Geburtsh. u. Gynäkol. Bd. 36. H. 2. S. 141. 1912.

[2] Vgl. die Arbeiten des Verfassers: Der Genitalprolaps als Folge später Heirat der Frau. Zeitschr. f. soziale Med. usw. Bd. 5. S. 127. 1909 und die Arbeiten seines Schülers M. Fetzer über das gleiche Thema in Beitr. z. Geburtsh. u. Gynäkol. Bd. 15. H. 2, sowie Münch. med. Wochenschr. 1910. Nr. 2, die in der Folge weitere Bestätigung gefunden haben.

[3] Vorzügliche kritische Zusammenstellung des über den Zustand Bekannten findet sich bei Mathes, Der Infantilismus, die Asthenie usw. Berlin, S. Karger 1912.

gekommenen Vorfälle bei jungen, kräftigen, gesunden Mädchen, wie weit in dieser Richtung ein Mißbrauch der weiblichen Organisation gelegentlich getrieben wird.

Die Wechseljahre führen zu einer Schrumpfung des Genitalapparates innerhalb des an sich noch ungefähr gleich groß bleibenden, vor allen Dingen im unnachgiebigen Knochenrahmen ausgespannten Beckenbodens, was eine gewisse Lockerung des Beckenverschlusses bedingt. Dieses Lebensalter wird daher für das Eintreten eines Vorfalles durch zu starke körperliche Anstrengung ein „gefährliches Alter".

Unter optimalen Umständen verträgt der Unterleib der Frau den gewaltigen Umbau vom nichtschwangeren bis zum hochschwangeren Zustande und von da wieder zurück zum nichtschwangeren ohne Nachteil für den Zusammenhalt des Körpergebäudes sogar viele Male hintereinander. Das beruht, wenn wir es ganz unbefangen ausdrücken und uns an dieser Stelle nicht auf physiologische Details einlassen [1] wollen, auf nichts anderem als der dem Frauenbauch in so hohem Grade eigentümlichen „lebendigen Anpassungsmöglichkeit".

Diese Fähigkeit des Frauenorganismus, in dem wie im Männerorganismus jedes Plätzchen ausgefüllt ist, unter Zurückgreifen auf all die angegebenen Mittel, mühelos eine Art „Komplementärraum" herzugeben, ist im Sinne des Einschlages einer „besonderen weiblichen Entwicklungspotenz" zu deuten, die mit dem Anheben jedes „fruchtbaren Entwicklungsganges des weiblichen Fortpflanzungsapparates" auch im Stadium des an sich Ausgewachsenseins herausgelassen werden kann.

Jedenfalls konstatieren wir eine Volumveränderlichkeit des Bauches mit „Vorrückung" (in der Schwangerschaft) und „Wiederzurückrückung" (im Wochenbett) der „Indifferenzlage", um welche herum die Bauchmuskulatur in erweiterndem und verengerndem Sinne, als wenn eine Volumveränderung gar nicht stattgefunden hätte, ohne alle Anstrengung herumspielen kann. Das ist der Ausdruck des durch die Fortpflanzungsvorgänge zu höherer Leistungsfähigkeit erweiterten Tonusspieles der Bauchwandmuskulatur.

Übrigens darf über die am meisten in die Augen fallende Volumverstellbarkeit der Bauchwand im Sinne des „Tonusspieles" nicht vergessen werden, daß ein ganz ähnlicher Vorgang der Volumveränderung mit Vorrückung und Wiederzurückrückung der Indifferenzlage, um welche der „Turgor" in erweiterndem und verengerndem Sinne am Blutgefäßapparat sich herumbewegen kann, an dem die Volumschwankung mitmachenden Eingeweidepaket, besonders am Fruchthalter, ausweislich der tatsächlichen Veränderungen in der Weite des Blutgefäßgebietes in Schwangerschaft und Wochenbett, angenommen werden muß.

Für jedes Schwangerschafts- und Wochenbettstadium wird scheinbar immer wieder eine neue Gleichgewichtslage, um welche das Tonus- und Turgorspiel mühelos herumpendelt, eingenommen. Dadurch erklärt sich auch die sonst unverständliche Tatsache, daß in allen puerperalen Stadien der Druck im ganzen Bauche, wie auch in seinen einzelnen Hohlorganen (die Entleerungsbewegungen natürlich ausgenommen), in weiten Grenzen ohne Rücksicht

---

[1] Belege für die in dieser kurzen Fassung sich oft als Behauptungen ausnehmenden Angaben sind nachzusehen in der ausführlichen Arbeit des Verfassers über die Befestigung der Eingeweide im Bauche überhaupt, sowie bei Mann und Frau im besonderen in der Zeitschr. f. Geburtsh. u. Gynäkol. Bd. 80. H. 2.

auf den Füllungsgrad um den Atmosphärendruck herum sich bewegt, wie es der Funktionsweise der eingeschlossenen Eingeweide am zuträglichsten erscheint.

Vieles, ja das meiste von dem, was man sich gewöhnlich unter dem Bilde der Elastizität vorzustellen pflegt, erfolgt bei der vom weiblichen Organismus verlangten Form- und Volumveränderung unter Einspringen einer lebendigen Hin- und Herbeweglichkeit der Gewebe unter Zuhilfenahme von Muskelwirkung, Zirkulationsveränderung und Wachstum.

Man darf wohl sagen, daß die ursprüngliche, lebendige, unbeschränkte Anpassungsfähigkeit der organischen Substanz nach allen Richtungen trotz der beim Menschen so weit vorgeschrittenen Spezialisierung und Differenzierung in glatte und quergestreifte Muskelelemente sowie elastische Gewebe auch hier noch ihre gelegentlichen Triumphe feiert.

In dem Maße, wie diese lebendige Anpassungsfähigkeit des Protoplasma der Gewebe, deren geringere Grade doch auch außerhalb der Schwangerschaft im Betriebe des Organismus nicht vermißt werden, in ihrer Leistungsfähigkeit über der Materialeigenschaft Elastizität steht, erhebt sich auch die Leistungsfähigkeit der technischen Einrichtung der automatischen Anpassungsfähigkeit des lebenden Organismus über die Maschine.

In dem Maße aber, wie dem Muskelspiele im Sinne der Expansion und Kontraktion, sowie der Verstellbarkeit der Indifferenzlage dieses Muskelspieles bei der Frau und erst recht am Bauche der schwangeren Frau eine besonders hervorragende Rolle zukommt, übertrifft in bezug auf die Konservierung dieser lebenden Anpassungsfähigkeit des Organismus auch der Frauenbauch den Männerbauch.

Das ist doch ein beträchtlicher und auch praktisch nicht unbedeutsamer Geschlechtsunterschied. Er bedingt, um das an dieser Stelle nur noch ganz kurz zu erwähnen, recht verschiedene Reaktionen von Mann und Frau auf an sich gleiche Anforderungen.

Die hochgradige, spielende Anpassungsfähigkeit, die den Aufgaben des Fortpflanzungslebens zugute kommt, hat nämlich ihre Kehrseiten fürs übrige Leben. Ein Gebilde, das wie der Frauenbauch auf eine starke Volumveränderlichkeit, gepaart mit leichter Verschieblichkeit seiner Eingeweide im Sinne einer Beanspruchung „von innen heraus" so weitgehend eingerichtet sein muß, kann sich auf dauernde oder wenigstens sehr oft wiederholte Beanspruchung seiner Festigkeit durch körperliche Anstrengung „von außen her" niemals so stabil erweisen, wie der ein für allemal derber gefügte, in allen Teilen fester gelegte und mehr auf eine Volumgröße mit geringen Schwankungen zugeschnittene Männerbauch.

Zeiten, in welchen die Frauen unserer landwirtschaftlichen Bevölkerung ohne weiteres für die Männer einsprangen und Mädchen tatsächlich wie Knechte arbeiteten, bestätigten zur Genüge, daß der Frauenorganismus derartigen Anstrengungen auf die Dauer, wenigstens ohne Gesundheitsschädigung, nicht gewachsen ist.

Daran können wir nicht achtlos vorübergehen. Die Zeitläufte fordern von uns Frauenärzten gebieterisch, die aus dem praktischen Leben sich ergebenden Gesichtspunkte nach dem Stande unserer Wissenschaft zu orientieren. Diese Aufgabe fällt ganz besonders der Hygiene und Diätetik der Frau zu.

Wir haben die Entdeckung machen müssen, daß unser tatsächliches Wissen in den entscheidenden Grundlagen noch ein recht bescheidenes zu nennen ist. Der Ernst der Situation verlangte daher, diese Grundlagen zu revidieren und zu verbessern. Nur so können wir die Berechtigung erwerben, bei der zukünftigen Neuordnung der in letzter Zeit so stark verschobenen Beziehungen der Geschlechter zum Leben und Fortpflanzungsleben ein Wort zum Wohle der Frauen mitzusprechen. Für unser Kapitel Frauenkleidung haben aber diese Ausführungen aktuelle Bedeutung.

Um die Leistungsfähigkeit des Körpergebäudes zu beurteilen, die durch die Kleidung nicht beeinträchtigt werden darf, gehen wir weiterhin von den von ihm verlangten Funktionen aus. Die lebenswichtigen Körperfunktionen, welche eine Hin- und Herbeweglichkeit des Bauches erfordern, sind Atmung, Blutzirkulation und Verdauung. Dazu kommt als eine den höchsten Grad der Hin- und Herbeweglichkeit in Anspruch nehmende Funktion bei der Frau die Fortpflanzung.

Die Atmung ist in erster Linie eine Bewegung der Brusthöhle. Da aber zwischen Brusthöhle und Bauchhöhle keine feste, sondern eine, und zwar eine besonders bei der Respiration bewegliche Grenze in Form des Zwerchfelles als des Hauptatemmuskels besteht, so macht der Bauch die Atembewegungen mit. Es weitet sich und verengert sich der Brustkorb nicht nur in seinem äußeren Umfange. Auch die Brustbauchgrenze wird wie ein Spritzenkolben hin- und hergeschoben. Die Abflachung der Zwerchfellkuppel bei der Einatmung wird durch den zwar verschieblichen, in seiner Form also modellierbaren, in seinem Volumen aber ziemlich unveränderlichen Bauchinhalt auf das von den Bauchdecken verkleidete Skelettfenster des Rumpfes weitergegeben. Die Bauchwand wird vorgewölbt. Die Auswölbung des Zwerchfelles bei der Ausatmung nach oben ist umgekehrt von einem Nachrücken der Eingeweide und der Engerstellung der Bauchdecken gefolgt. So pendelt der Bauchinhalt und die Bauchwand, dem Zwerchfelle nach unten angehängt, mit der Inspiration und Exspiration hin und her, ungefähr wie das Gewicht am Schmiedeblasebalg. Die Atmung bedingt eine Volumveränderung der Brusthöhle, aber nur eine Formveränderung des Inhaltes der Bauchhöhle.

Behinderung der Bauchatmung bedeutet Verminderung der Zwerchfellatmung und Mehrbelastung der Brustatmung. Man ist eine Zeitlang in dem Irrtum befangen gewesen, der Frau — weil sie durch das Korsett gehindert war, von ihrer Bauchatmung genügend Gebrauch zu machen — von Natur aus einen höheren Grad der Brustatmung und einen geringeren Grad der Bauchatmung zuzugestehen.

Da der Luftwechsel in den Lungen 3—4 Liter beträgt, so ist die Atembewegung und die auf die Bauchwand entfallende Exkursion recht beträchtlich (Abb. 57a).

Die Bauchhöhle kommt als Blutreservoir in hohem Grade in Betracht. Abgesehen von dem Wechsel zwischen der Zeit der Verdauung und der Ruhe der Verdauungsorgane gehen Lustgefühle mit einer gewissen Blutleere im Bauche und Unlustgefühle mit einer gewissen Blutüberfüllung im Bauche einher [1]. Wir wissen, daß bei schweren Zirkulationsstörungen fast das ganze Blut in der Bauchhöhle Platz haben kann. Wenn wir daran denken, daß das disponible Quantum etwa 3 Liter beträgt, so kann der Blutwechsel eine recht bemerkenswerte Volumveränderung des Bauches im Gefolge haben.

---

[1] Weber, Ernst, Der Einfluß psychischer Vorgänge auf den Körper, insbesondere auf die Blutverteilung. Berlin, Jul. Springer 1910.

Zieht man die Quantität der auf einmal aufgenommenen Speisen und Getränke, sowie der auf einmal abgegebenen Fäzes und Urinmenge in Betracht, und denkt man dabei noch an den nicht unbeträchtlichen Gaswechsel zwischen Darm und umspinnender Blutbahn, so erfordert auch der geregelte Ablauf der Ernährung einen zu beachtenden Volumwechsel des Bauches (Abb. 57 b).

Diese Form- und Volumenveränderungen müssen von einer hin- und hergehenden Bewegung der Bauchmuskulatur getragen werden.

Bei der Frau kommen zu dieser auch dem Manne eignenden Hin- und Herbeweglichkeit des Bauches noch die Ansprüche des Fortpflanzungslebens (Abb. 57 c). Die alle vier Wochen zur Erhaltung der Fortpflanzungsbereitschaft einsetzende Blutwelle ver-

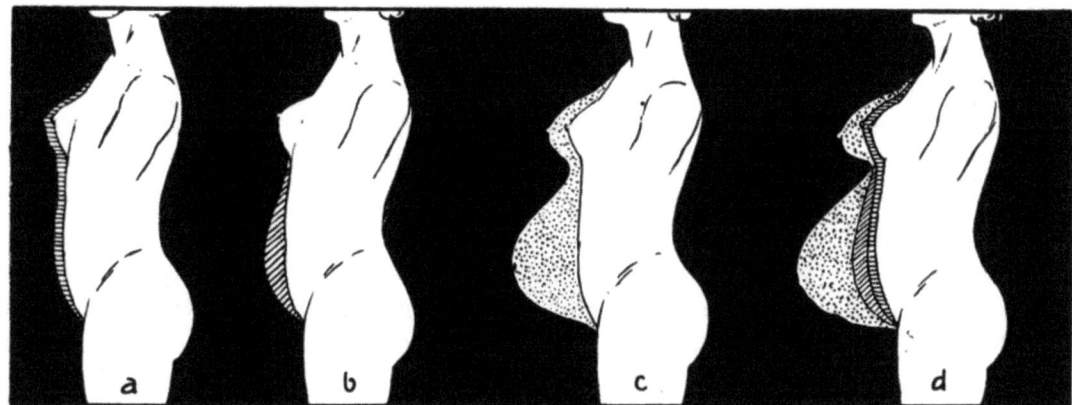

Beanspruchung des Frauenleibes an Hin- und Herbeweglichkeit des Volumens.
a Ein- und Ausatmung. b Füllung und Entleerung des Verdauungsapparates. c Schwangerschaft, Geburt, Wochenbett. — d ist a, b, c.

Abb. 57. Die Volumbeweglichkeit des weiblichen Körpers bei der Atmung, Nahrungsaufnahme und der Fortpflanzungsbetätigung.

mehrt die Blutmenge im Unterleib vorübergehend nicht unbeträchtlich. Die Kongestion beginnt schon einige Tage vor der Regel und verliert sich mit dem Ausbluten des Uterus. Wie gewaltig diese Blutwelle sein muß, können wir aus den krankhaften Steigerungen bei myomatösen Geschwulstbildungen der Gebärmutter entnehmen; dort schwillt das Organ so an, daß sich sein Volumen ums Doppelte vergrößert und direkt als raumbeschränkende Belästigung empfunden wird.

Ganz unvergleichlich groß ist aber die Zunahme des Leibes in der Schwangerschaft und die jähe Wiederabnahme durch die Geburt und die Rückbildung im Wochenbett. Zu diesen Körperveränderungen gesellt sich die gewaltige Zunahme der Brustdrüsen in Schwangerschaft und Wochenbett und ihre Wiederabnahme nach dem Abstillen des Kindes (Abb. 57 c). Die Raumveränderung im Unterleib muß von den Bauchdecken und an den Brüsten von der Hautbedeckung getragen werden.

Um den Anspruch des Frauenleibes an Hin- und Herbeweglichkeit der Form und des Volumens vor Augen zu führen, habe ich in einer Abbildungsserie (Abb. 57 a, b, c, d) nebeneinander in schematischer Weise dargestellt: die Raumveränderung a bei der Einatmung und Ausatmung, b bei der Füllung und Entleerung des Verdauungsapparates, c bei Schwangerschaft, Geburt und Wochenbett und schließlich, wie das ja in Wirklichkeit vorkommt, d bei Atmung, Zirkulationsänderung, Verdauung und Fortpflanzung zusammen bei einer Person. Die Blutflut und Blutebbe ist in der Abbildung außer acht gelassen, um die bildliche Wiedergabe des Vorganges nicht zu sehr zu komplizieren.

Das sind alles Volumveränderungen bei physiologischen Verrichtungen, welchen die Frauenkleidung Rechnung zu tragen hat, und zwar der Volumveränderlichkeit durch Atmung, Zirkulationsänderung und Verdauung ohne weiteres, der durch die Fortpflanzung bedingten, hochgradigeren Veränderung unter Weiterstellung und Wiederengerstellung der Kleidung.

Zu diesen durch lebenswichtige Körperfunktionen bedingten Form- und Größenveränderungen des Leibes gesellen sich noch Formveränderungen durch von außen kommende Anforderungen des alltäglichen Lebens.

Beschäftigung und Beruf bringen mehr oder weniger ausgiebige Körperbewegung auch für die Frau mit sich. Schon bei jemand, der seine Hausarbeit verrichtet, kommt eine Abwechslung zwischen Stehen und Sitzen, Hin- und Hergehen, Heben, Bücken usw. in Betracht. Landwirtsfrauen, die an der Feldarbeit teilnehmen, machen sehr ausgiebige Rumpfbewegungen, wie Hacken, Mähen, Aufladen usw. Auch auf diese Arbeiten, insbesondere auf die damit unvermeidbar verbundene Bewegung und Formveränderung des Rumpfes muß die Kleidung Rücksicht nehmen, sowohl was ihre Schwere als auch was ihre Formbeweglichkeit angeht. Eines paßt da nicht für alles. So sahen wir, daß die Frauen ganz von selbst bei schwerer Arbeit das Korsett ablegten und es sich um den Leib herum leicht machten. Es entstand aus dieser Gewohnheit vielerorts geradezu ein Unterschied zwischen Werktags- und Sonntagskleidung.

Das, was die Landarbeiterin schon durch ihren Beruf erfuhr, merkten auch die anderen Frauen, sobald sie Sport trieben. So verdanken wir zweifellos dem Radfahren, das ja Volksfortbewegungsmittel geworden ist, mancherlei Anregung zur Vereinfachung und praktischeren Gestaltung der Frauenkleidung. Reiten und Tennisspielen tragen in dem Maße dazu weniger bei, als sie den Sport der oberen Zehntausend bilden und nicht Allgemeingut der Bevölkerung geworden sind. Es ist eben immer Zeit und Geld zum Wechseln des Kostümes da. Immerhin gibt es Sportkorsetts und Sportgürtel, welche jenen Sportarten entstammen und schon als Fortschritt in bezug auf die Befreiung des Leibes von Einengung und Druck bezeichnet werden dürfen und, einmal auf den Markt geworfen, auch sonst Schule gemacht haben. Wie der Krieg der Vater aller Dinge ist, so ist auch seine Einwirkung auf die Konstruktion der Frauenkleidung unverkennbar. Im Kriege mußte jede Frau arbeiten und gehörig sich bewegen. Sie lernte einsehen, daß das in der konventionellen, steifen und komplizierten Kleidung nicht oder nicht gut ging. Die selbstverständliche Folge war eine wesentliche Vereinfachung und Entkomplizierung der Kleidung, das Produkt ein bequemes Gewand, in das man leicht hineinschlüpfen und in dem man sich ausgiebig bewegen kann.

b) Die Brustdrüse und die Brustwarzen.

Das, was wir am Bauche mit der fortwährenden, allseitigen Hin- und Herbeweglichkeit als Zusammenhaltfunktion im steten Tonus-Turgorspiele gewährleistet sehen, findet auch an jedem anderen Körperteile statt. Der Vorgang ist freilich überall etwas verschieden. Immer steht aber die äußere Bedeckung mit dem bedeckten Gebilde in einer elastischen Gegenwirkung. Doch ist auch dieses Spiel bei aller Zuverlässigkeit so fein abgestuft, daß von einem nennenswerten Druck der Bedeckung auf die Unterlage nirgends die Rede ist. Dadurch wird der Eindruck einer mäßigen Prallheit, eine Art Strotzen, wie wir es an allen gesunden, jugendfrischen Körperteilen zu sehen gewohnt sind (Abb. 45), hervorgerufen. Jedenfalls können wir überall von einem Tonus der Haut und einem Turgor der darunterliegenden Gebilde reden. Wir haben sofort den Eindruck, daß dieser Zusammenhalt nicht durch die Anordnung der Gewebsteile an sich, sondern vielmehr zum guten Teile durch eine lebendige Funktion aufrechterhalten werde. In diesem Sinne haben wir ein ganz bestimmtes Gefühl für die Unterscheidung des Lebenden von dem Toten, und der Gedanke, daß hier etwas künstlich zu stützen wäre, kommt uns überhaupt nicht (vgl. Abb. 45).

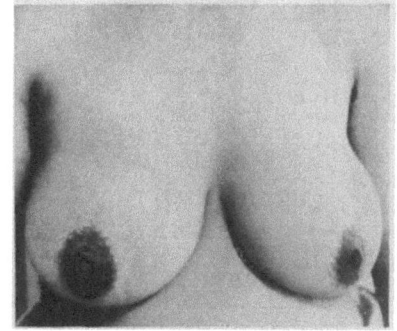

Abb. 58. Brust einer stillenden Frau. (Nach einem Original der A. G. für hygienischen Lehrbedarf in Dresden.)

Der Tonus der Haut ist von der Elastizität der Haut selbst, von dem Spannungsgrade der in ihr ausstrahlenden, feinen Muskelzüge, ihrer Innervation und schließlich von dem Füllungsgrade der ihrerseits auch wieder unter Nerveneinfluß stehenden Hautgefäße abhängig. So viele Faktoren zur Erzeugung dieses Hautturgors beitragen, ebenso viele stehen ihm auch als Reguliermittel zur Verfügung.

Eine gute Hautpflege — an Stelle der im Kulturleben ausfallenden, allseitigen, natürlichen Übung — hat also die Aufgabe, die Haut durch künstliche Übung elastisch und funktionsfähig zu erhalten.

Der Turgor der von der Haut bedeckten Gebilde ist von der Flüssigkeitserfüllung der Gewebsspalten, von der Füllung der Blutgefäße, und diese wieder sind von der Innervation abhängig. Bei drüsigen Teilen kommt noch der Sekretionsdruck in den sekreterfüllten Hohlräumen hinzu, der übrigens bis zu gewissem Grade in einer Wechselwirkung zur Blutzirkulation und ihren Nervenimpulsen steht.

Es handelt sich also bei dem Tonus-Turgorspiele der mit Haut bedeckten Körperformen um das Hin- und Herwogen und Sich-das-Gleichgewichthalten von einem automatisch regulierbaren Spannungszug an der Haut und einem gleichfalls von selbst verstellbaren Quellungszustande des bedeckten Körpergebildes. Ich bin auf diese Art des Tonus-Turgorspieles noch eingegangen, weil es auch in einem uns ganz besonders interessierenden Teile eine hervorragende Rolle zur Befestigung spielt, in der weiblichen Brustdrüse. Das, was der weiblichen Brustdrüse das Volle, das Strotzende, Vielversprechende verleiht und sie in dieser Richtung für das Auge, mehr noch für das Gefühl, von dem übrigen Körper abstechen läßt, ist das an dieser Stelle vollendete Tonus-Turgorspiel, welches uns das waltende Leben direkt verrät.

Es gibt in der Tat außer dem den Fruchthalter beherbergenden Bauche auch keinen Körperabschnitt, der so hochgradiger Volumschwankungen fähig wäre wie die weibliche Brust. Sie vergrößert sich, abgesehen von den inkonstanten und geringfügigen Volumveränderungen parallel dem Menstruationszyklus, in der Schwangerschaft und erst recht im Wochenbett um das Vielfache, um nach dem Absetzen des Kindes ihren ursprünglichen, oder wenigstens fast ihren ursprünglichen Umfang wieder einzunehmen (Abb. 58 und 59). Das gilt wenigstens von dem in Funktion tretenden Drüsengewebe. Das ganze Gebilde einschließlich der es bedeckenden Haut sollte — wie uns das gesunde Beispiel lehrt — diese Volumschwankung vollkommen d. h. wenigstens ohne wesentlichen Rückstand mitmachen.

Eine Täuschung wird oft durch Fettablagerungen bewirkt. Schon an der jungfräulichen Brust an sich, erst recht an der zu lange Zeit brach liegenbleibenden, jungfräulichen Brust füllt Fett das Organ und läßt die Drüsenläppchen für das Gefühl mehr und mehr

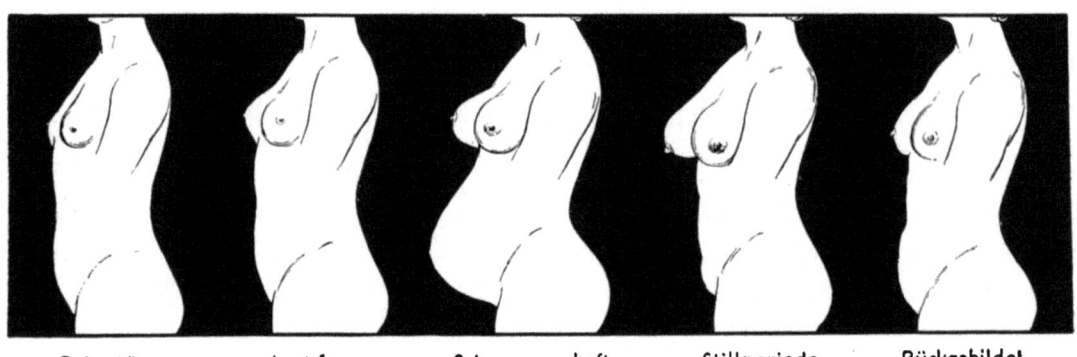

Pubertät.   Jungfrau.   Schwangerschaft.   Stillperiode.   Rückgebildet.
Abb. 59. Volumbeweglichkeit der Brustdrüsen.

verschwinden. In der vollfunktionierenden Brust ist für Fett kein Platz. Doch wird nicht selten durch eine unzweckmäßige Lebensweise in der Zeit der Rückbildung der Brust nach dem Abstillen der von dem sich zurückbildenden Drüsenapparat freigegebene Platz mit Fett ausgefüllt. Somit bleibt der durch die Drüsenfunktion vorübergehend in Anspruch genommene Ergänzungsraum (Komplementärraum) durch unnützes Fettgewebe dauernd besetzt. Dieser Baufehler gilt also sowohl von der zu lange brachliegenbleibenden Jungfrau, als auch von der mit dem — oft verfrühten — Aufhören des Stillens in Luxuskonsumption von Nahrung verharrenden Wöchnerin, also bei Frauen, welche sich in bezug auf die Regulierung ihrer Fortpflanzungsfunktion und ihres Nahrungskonsumes nicht genügend in der Hand haben.

Im Gegensatz zu der häufigen Erscheinung der Fettbrust bei späten Jungfrauen, sowie bei Frauen, die geboren und gestillt haben, sehen wir als Norm — wenn auch in nicht allzu häufigen Fällen — die Brustdrüsen an sich klein und fast nur drüsenhaltig, sowohl bei Jungfrauen als auch Frauen, die rechtzeitig und ausgiebig die Brustdrüsenfunktion absolviert haben. Die Rückkehr von der gewaltigen Zunahme während der Vollfunktion zur ursprünglichen, fast wieder jungfräulichen Größe, Form und Konsistenz beweist eben die natürliche Volumveränderlichkeit dieses Organes mit der Entfaltbarkeit und Wiederzusammenfaltbarkeit ihres Ergänzungsraumes.

Das gleiche Verhalten nehmen wir übrigens auch beim freilebenden Säugetier wahr; dort bleibt — abgesehen von der stärker ausgezogenen Zitze — freilich auch ein kleiner, dauernder Volumüberschuß übrig, der den Jäger aber erst bei genauerem Zusehen ein Stück, das gesäugt hat, von einem, das noch nicht gesäugt hat, unterscheiden läßt. Jedenfalls werden in der freien Natur derartige gewaltige Verunstaltungen der Brust, wie wir sie beim Menschen als Fettbrust und Hängebrust fast als Regel sehen, gänzlich vermißt.

Schon die heutigen Naturvölker können nach den Stichproben, die wir aus Abbildungen und Beschreibungen entnehmen, nicht mehr als gute Beispiele für eine vollkommene Hin- und Herbeweglichkeit des Brustdrüsenvolumens gelten. Wir sehen vielmehr dort oft im Gegensatz zu der ausgezeichneten Rückbildung des Bauches auf seine jungfräuliche Form eine bleibende übermäßige Ausdeh-

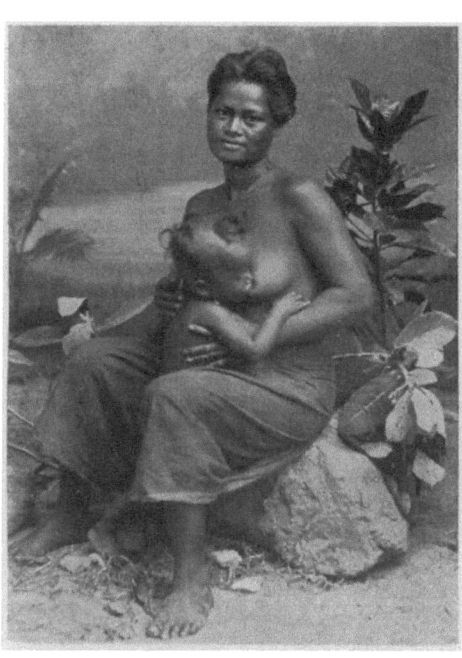

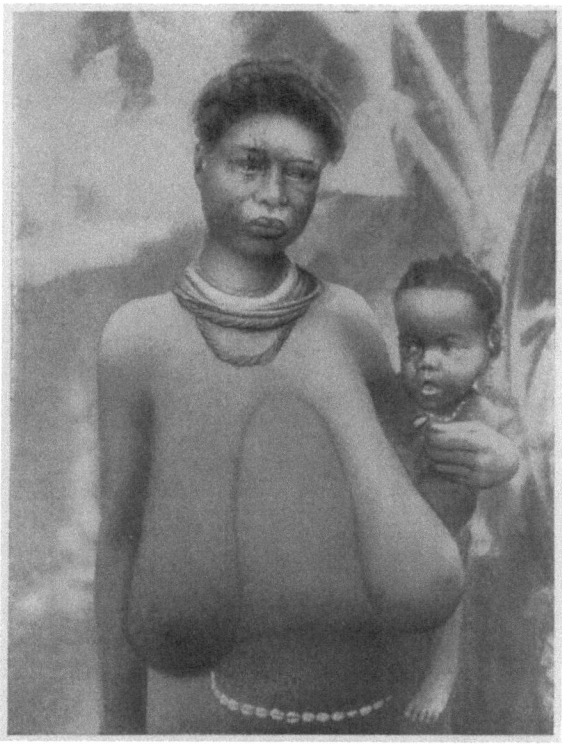

Abb. 60. Übermäßiges Stillen verhindert die Rückbildung der Brustdrüsen (Siamesin).

Abb. 61. Schlauchförmig verlängerte Brust durch die Unsitte, dem auf dem Rücken getragenen Kinde die Brust über die Schulter hinweg oder unter dem Arme hindurch zu reichen.

nung der Brüste. Es scheint das in einem Mißbrauch, in einer Art Übertreibung der Funktion seinen Grund zu haben; besteht doch bei vielen Volksstämmen die Sitte, oder besser gesagt die Unsitte, Kinder lange über das Alter, in dem die Natur durch Auftreten des Gebisses zu erkennen gegeben hat, daß der Sprößling nunmehr an der Mutterbrust nichts mehr zu suchen hat, zu stillen (Abb. 60). Daß da, wo die Natur eine etwa einjährige Besetzung des Komplementärraumes vorgesehen hat, ein Mißbrauch über das Doppelte und Dreifache der Zeit hinaus zu einer Überdehnung und dauernden Hypertrophie führen muß, ist leicht einzusehen. Mit dieser Annahme würde auch überein-

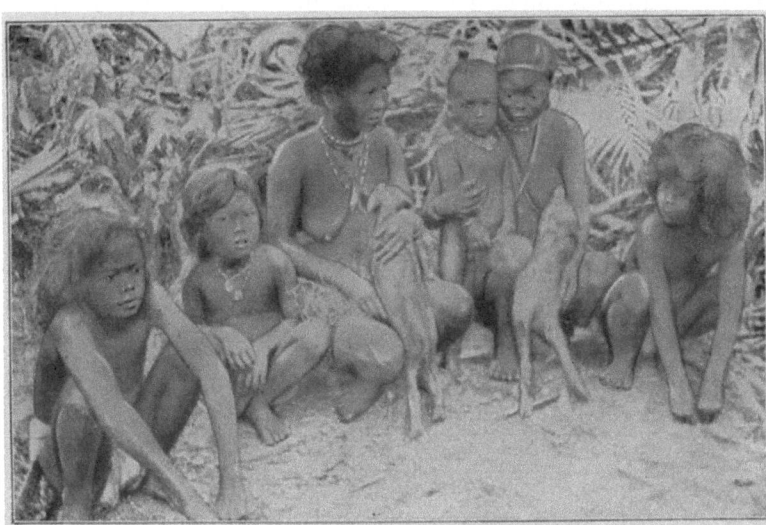

Abb. 62. Das Nähren von Schweinen mit der menschlichen Brust (Sakai-Frauen, Hinterindien).
(Nach Freiherr v. Reitzenstein: Die Frau bei den Naturvölkern.)

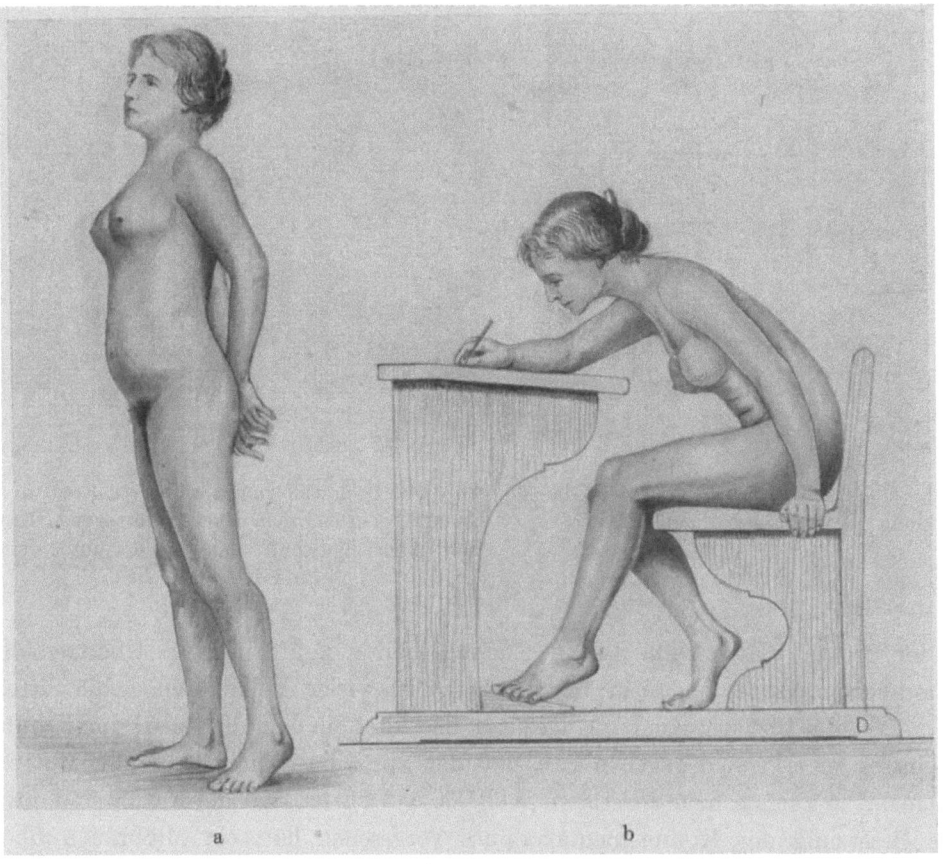

Abb. 63. a Selbsthaltefunktion der Brüste im gesunden Organismus. b Verkümmerung der Brustdrüsen und Lockerung ihrer Befestigung durch schlechte Sitzhaltung in schlechter Schulbank.

stimmen, daß die Verunstaltung der Brust bei Naturvölkern in der Regel mehr eine Hängebrust statt eine Fettbrust ist.

Auch die Unsitte, die Brust künstlich schlauchförmig auszuziehen, um sie über die Schulter oder unter dem Arm hindurch dem auf dem Rücken getragenen Kinde zu reichen, dürfte zu der Verunstaltung der Brüste bei den Urvölkern beitragen (Abb. 61). Der Mißbrauch, statt der Kinder oder abwechselnd mit den Kindern alle möglichen Tiere, wie junge Schweine (Abb. 62), junge Bären, junge Elefanten an der Frauenbrust zu säugen[1], soll hier nur angedeutet werden. Man sieht daraus, daß überall, wo der Willkür des Menschen etwas von natürlicher Funktion anheimgegeben wird, dem Mißbrauch und damit der krankhaften Entartung Tür und Tor geöffnet sind.

Mit der Volumbeweglichkeit der Brust geht auch eine Formbeweglichkeit einher. Zu der durch übermäßige Fettansammlung und mangelhafte Rückbildung im Wochenbett verursachten Vergrößerung gesellt sich oft eine Erschlaffung, die zum Zustande der Schlotterbrust und Hängebrust führt, wie wir diese Zustände in Analogie zu Fettbauch, Schlotterbauch und Hängebauch bezeichnen können.

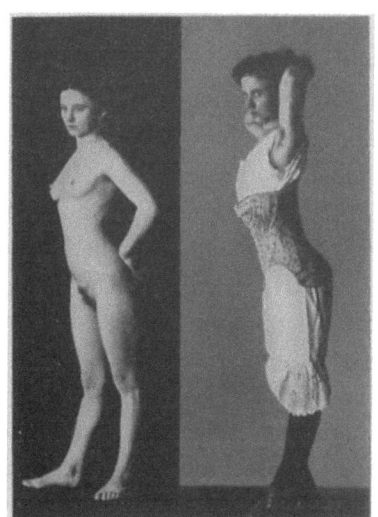

Abb. 64. Verderben der Brust- und Bauchbefestigung durch überflüssigen Ersatz ihrer Selbsthaltefunktion durch Stütz- und Tragapparate. Hängebrust und Atrophie der Bauchmuskeln. Junges Mädchen mit typischer Hohlrückenhaltung infolge Korsettgebrauches.
(Nach einem Original der A. G. für hygienischen Lehrbedarf in Dresden.)

Die Schlotterbrust und Hängebrust haben aber auch oft noch einen anderen Grund. Die schlechte Sitzhaltung in der Schulbank und bei häuslichen Beschäftigungen, vielfach auch ungeeignete Erwerbsarbeit faltet die Brust von ihrer Unterlage ab und lockert ihre Befestigung (Abb. 63, vgl. auch Abschnitt IX). Wird die Brust durch das Stützen und Hochschieben mittels der Korsetts und das Hinaufbandagieren mittels eines sogenannten Büstenhalters von unten her ihrer Selbsthaltefunktion enthoben und getragen (Abb. 64) statt sich selbst zu tragen, so erfolgt dadurch eine Lahmlegung und Schwächung des Tonus-Turgorspieles. Die mangelnde Übung läßt den so fein abgestuften natürlichen Halteapparat verkümmern; die Verrückung aus der natürlichen Lage zieht die Befestigung aus. Die Brust kann sich nicht mehr selbst in ihrer Lage halten und bedarf nun wirklich der Stütz- und Halteapparate, welche sich durch mutwillige Zerstörung der natürlichen Festigungs- und Befestigungsmittel nunmehr ihren Platz erobert haben.

An den Brustwarzen besteht ein hin- und hergehendes Muskelgetriebe, welches diese Gebilde bald aufrichten, bald mehr zusammensinken läßt. Die Brustwarzen können durch zu zarte Bedeckung verzärtelt werden. Sie atrophieren ferner unter dauerndem Druck von Kleidung usw. und ihr Muskelspiel wird durch solche fortwährende Beraubung der freien Beweglichkeit lahmgelegt. Dadurch wird für die Zeiten ihres notwendigen Gebrauches ihre Funktion beeinträchtigt.

---

[1] v. Reitzenstein, Das Weib bei den Naturvölkern. Neufeld u. Genius Berlin.

Jedenfalls geht es an der Brust und an den Brustwarzen wie am Bauche: Für die Förderung und Erhaltung ihrer verantwortlichen Funktionstüchtigkeit, die mit ihrer Gesundheit und Schönheit zusammenfällt, geschieht bei uns so gut wie gar nichts; dagegen aber — wenn auch meist unbewußt — sehr viel.

c) Die Beine und Füße.

Zu den Teilen, die unter unzweckmäßiger Kleidung in hohem Grade zu leiden haben, gehören auch die Beine und besonders die Füße. Dieser Unfug trifft für beide Geschlechter zu. Er schädigt die Frau aber in um so höherem Grade, als sie auf der einen Seite auf eleganten Sitz des Strumpfes und Kleinerscheinen des Fußes im Stiefel größeren Wert legt und auf der anderen Seite bei ihr in der Schwangerschaft höhere Anforderungen an die Tragfunktion des Fußes gestellt werden. Wir wollen daher auch bei diesem wichtigen Körperteil eine Bemerkung über die normale Form und die physiologische Bewegungsfreiheit vorausschicken.

An den Beinen ist nicht viel zu ändern; sind sie häßlich, so böte der lange Rock Gelegenheit, diesen Schönheitsfehler zu verdecken.

Mit vielen hartnäckigen Vorurteilen und falschen Ansichten haben wir bei dem Fuße zu kämpfen. Über seine natürliche Form und über seine fast regelmäßige künstliche Verformung durch fehlerhafte Fußbekleidung bestehen ganz verkehrte Auffassungen. Daß es auch beim Fuße eine physiologische Bewegungsfreiheit gibt, die zu seinem vollkommenen Gebrauch unerläßlich ist, dürfte den wenigsten bekannt sein. Von diesem Körperteil wird gewöhnlich angenommen, daß er ein einfacher Stützapparat, wie Huf oder Stelzfuß wäre. Eine höhere Funktion wird ihm nicht zuerkannt. Es wird dabei ganz übersehen, daß es sich um einen sehr komplizierten Bewegungsapparat handelt, der seine Form und Festigkeit und dementsprechend seine Leistung und Leistungsfähigkeit fortwährend, bei Schritt und Tritt, beim Übergehen von Liegen und Sitzen zum Stehen, ändert und dem ganzen Vorgange etwas Federndes, Elastisches, Leichtes verleiht. Diese physiologische Bewegungsfreiheit ist es überhaupt erst, welche dem an sich gewagten Gebäude des auf zwei Beinen balancierenden Menschenkörpers die Aufrechterhaltung in allen möglichen Positionen ermöglicht. Der Fuß ist also als die wesentlichste Grundlage für das Vollführen des aufrechten Ganges als einer spezifisch menschlichen Erwerbung anzusehen. Es handelt sich um ein Gebilde, das beim Kulturmenschen sehr der Vernachlässigung anheimgefallen ist, und dem die gebührende Hochachtung als menschlichem Attribut höchst selten zuteil wird. Ich will auf das für das Verständnis der Leistungsfähigkeit dieses Kunstwerkes der Natur Wichtigste hier eingehen, um eine Grundlage für die Hygiene und Diätetik zu gewinnen.

Beide geschlossenen Füße mit ihrem Mittelrande aneinanderliegend, bilden ein Ganzgewölbe mit vollkommener Längs- und Querwölbung (Abb. 65 u. 66). Die Längswölbung verläuft in ihrer höchsten Ausdehnung entlang der aneinander geschlossenen mittleren Fußränder. Die Querwölbung geht von der Mitte des seitlichen Fußrandes über die mittleren Ränder der Füße als höchsten Punkt und fällt dann wieder nach der Mitte des anderseitigen Fußrandes ab.

Jeder Fuß für sich ist ein Halbgewölbe mit einer vollkommenen Längswölbung entlang des medialen Fußrandes und einer halben Querwölbung vom seitlichen Fußrande

Die Beine und Füße.

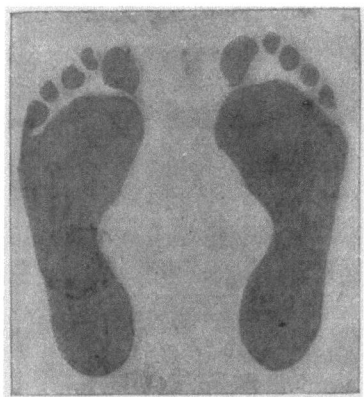

Abb. 65. Jeder Fuß für sich bildet ein Halbgewölbe. (Aus Kahn: Das Leben des Menschen. Frankhsche Verlagsbuchhandlung Stuttgart.)

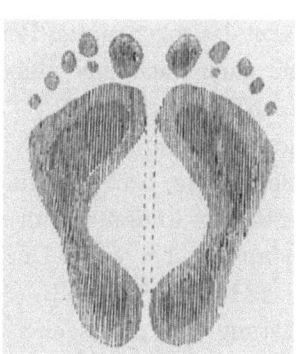

Abb. 66. Das Halbgewölbe jeden Fußes bringt mit dem des benachbarten Fußes zusammen ein Ganzgewölbe zustande.

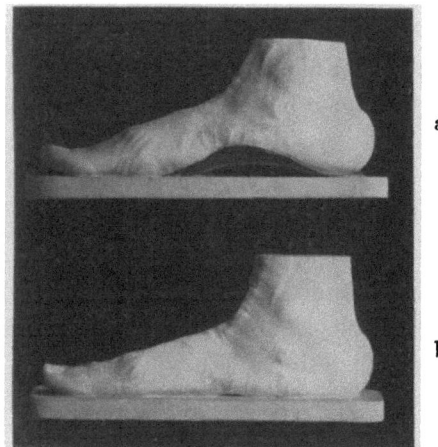

Abb. 67. Fußgewölbe (a) im Gegensatz zum Plattfuß (b).

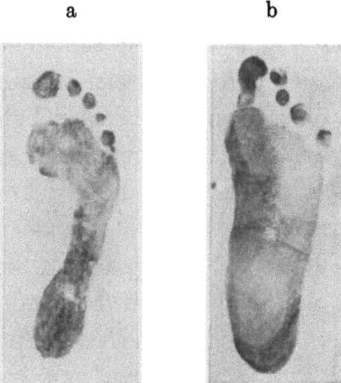

Abb. 68. Abdruck von normalem Fuß (a) und Plattfuß (b).

(Nach Originalen der A. G. für hygienischen Lehrbedarf in Dresden.)

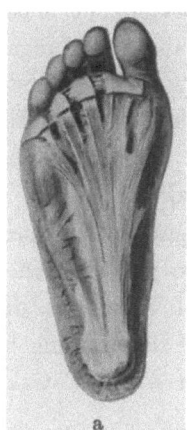 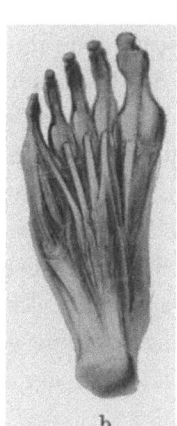 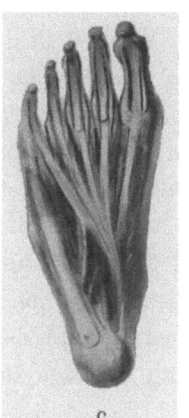 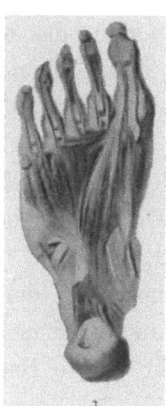

Abb. 69. In vier Etagen angeordnete Muskulatur des Fußgewölbes.
(Nach Sobotta: Anatomischer Atlas. J. F. Lehmann, München.)

Sellheim, Hygiene und Diätetik der Frau.

nach der Höhe des Gewölbes am mittleren Fußrande. Die Asymmetrie und Einseitigkeit des Gewölbes an jedem Fuße spricht sich auch in der Oberflächengestaltung des Gewölbes, in der Form des sogenannten Reihen aus. Seine höchste Wölbung fällt nach dem seitlichen Fußrande ganz flach und allmählich, nach dem mittleren Fußrande steil und plötzlich ab (Abb. 67 und Abb. 70).

Dieser Fußbau mit dem halben Quergewölbe ist insofern gewagt, als er ohne weiteres die Tendenz hätte, bei Belastung sich abzuflachen und nach dem in der Luft schwebenden, freien mittleren Fußrande hin zusammenzusinken. In der Tat erfolgt auch ein solcher Zusammenbruch bei einer Unzulänglichkeit, einer Insuffizienz des Fußgebäudes, beim Plattfuß (Abb. 67 b u. 68 b). Solcher Lockerung seines Gebäudes arbeitet aber bei der Belastung des Fußes eine automatische Befestigung entgegen, welche das Gewölbe in den Zeiten der Inspruchnahme, entsprechend dem Grade der Inspruchnahme leistungsfähiger macht. Es spannen sich dazu, wie exakte anatomische Untersuchungen [1] gezeigt haben, die bandartigen Verstärkungen der Gelenkkapseln, indem die mittleren Fußwurzelknochen in das Gewölbe eingepreßt werden. Dadurch verschärft sich die Gewölbebiegung. Zu diesem passiv in Gang gesetzten Befestigungsmittel des Fußgewölbes gesellt sich noch ein aktives. Alle an der Fußsohle befindlichen und dort auslaufenden Muskeln — und das sind zahlreiche, in vier Etagen angeordnete (Abb. 69a, b, c, d) — straffen sich und ziehen sich zusammen. Durch diese aktive Muskelkontraktion wird das Fußgewölbe sowohl in seiner Längsrichtung als auch in seiner Querrichtung stärker herausgesetzt, stärker gekrümmt und in sich selbst mehr befestigt.

Der Fuß erleidet durch dieses Bänder- und Muskelspiel eine deutliche Form- und Größenveränderung. Während der Belastung beim Stehen mit dem halben Körpergewicht, entsprechend mehr beim Gehen, bei der Belastung des sogenannten Standfußes vorübergehend mit dem ganzen Körpergewicht wird der Fuß automatisch verkürzt und verschmälert, während er beim Aufhören und Nachlassen der Belastung sich entsprechend der Entlastung verlängert und verbreitert und in seinen Ruhestand zurückkehrt. Die Veränderung ist also gerade umgekehrt, wie man sie sich ohne Kenntnis der aktiven Zusammenziehung des Fußes beim Gehen vorzustellen geneigt sein könnte.

Der Fuß ist nicht, wie man gemeinhin anzunehmen pflegt, ein für das Tragen einer maximalen Last ein- für allemal bestimmtes, starres Gerüst; er ist vielmehr ein kunstvolles Organ, das mit dem Wechsel in der Belastung, wie ihn Übergang vom Liegen und Sitzen zum Stehen und die verschiedene Phasen des Gehens notwendig machen, erst recht bei natürlicher und künstlicher Mehrbelastung des Körpers in fein abgestuftem Muskelspiele sich der verlangten Leistung anpaßt. Durch diese sinnreiche Einrichtung konnte das Gebilde bei aller hochgradigen Leistungsfähigkeit so grazil ausfallen.

Die Richtigkeit der Angabe, daß sich der Fuß bei der Belastung zusammenzieht, also kleiner wird, und bei der Entlastung sich wieder ausdehnt, also größer wird, kann jeder bezeugen, der einmal zu enge Schuhe getragen hat. Er weiß zu berichten, daß die Füße im Sitzen mehr schmerzen und das Herumgehen eine gewisse Erleichterung bringt. Das für unsere Betrachtung wichtige Resultat ist, daß der Fuß bei seiner Tätigkeit in

---

[1] Henkel, Alfred, Neue Beobachtungen über Bau und Funktion des menschlichen Fußes und anschließende Diskussion. Verhandl. d. anat. Ges. 1914. Anat. Anzeiger. Ergänzungsheft zu Bd. 46. S. 137. Ferner Hohmann, Georg, Fuß und Bein. München, J. F. Bergmann 1923.

fortwährender Bewegung, insbesondere in einer damit einhergehenden Form- und Volumveränderung begriffen ist, sofern er daran nicht durch sinnlose Einschnürung und schlechtes Schuhwerk gewaltsam gehindert wird.

Zu diesen Bewegungen des Fußes im Fußgewölbe beim Gehen kommen noch die Zehenbewegungen bei der Belastung und Entlastung der Fußhöhle während des Überganges vom Liegen und Sitzen zum Stehen und erst recht beim Gehen. Bei der Belastung spreizen sich die Zehen fächerförmig, als wollten sie der Fußspitze allseitig Halt am Boden verschaffen, sie möglichst breit anschmiegen und sie gewissermaßen verankern (Abb. 70). Mit der Entlastung geben die Zehen diese strahlenförmige Stellung auf und schließen sich wieder mehr zur parallelen Anordnung ihrer Ruhestellung aneinander. Dazu kommt noch die Abwickelbewegung am Fußboden und das Vorfühlen beim erneuten Aufsetzen der Fußspitze.

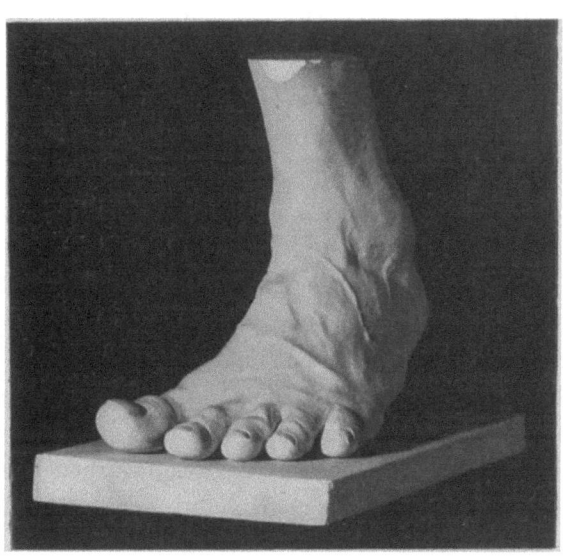

Abb. 70. Fuß in Abwicklung mit Spreizung der Zehen. Die sich spreizenden Zehen vermehren den Halt am Boden und nützen ihn möglichst lange aus.
(Nach einem Original der A. G. für hygienischen Lehrbedarf in Dresden.)

Aus dieser anatomisch-physiologischen Studie über die menschlichen Gehwerkzeuge ergibt sich, daß der einzelne Fuß ein ganz unsymmetrisches Gebilde ist, gewissermaßen nur die Hälfte eines in der Mitte durch eine gerade vom inneren Fußballen bis zur inneren Kante der großen Zehe verlaufenden Linie in zwei Teile zerlegten Gewölbes darstellt. Es zeigt sich ferner, daß dieses Gewölbe eine dem Grade der Belastung entsprechende Befestigungsbewegung macht, und daß auch die Zehen beträchtliche Bewegungen zur Sicherung des Ganges ausführen.

Das Schuhwerk hat also, wenn man die Höchstleistung des Fußes erhalten und das kunstvolle Glied nicht zu einem leblosen Gebilde degradieren will, in hohem Grade nach der Form und physiologischen Bewegungsfreiheit des Fußes sich zu richten.

Der ganze Körper der Frau ist, wie ich andernorts gezeigt habe [1], aufs Hinzubauen in der Schwangerschaft eingerichtet. Feineren Untersuchungen dürfte der Nachweis vielleicht gelingen, daß wir ebenso wie wir von einem Unterschied des Frauenskeletts vom Männerskelett, z. B. an Brustkorb, Wirbelsäule, Becken, Beinknochen usw. reden, zu der Annahme eines solchen Unterschiedes auch am Fuße berechtigt sind, der auf das Hinzubauen in der Schwangerschaft gerichtet ist und die hinzukommende Last tragen hilft. Wenn wir auch heute noch nicht in der Lage sind, einen darauf bezüglichen anatomischen Unterschied herauszufinden, so dürfen wir wenigstens an eine physiologische Rüstung auf eine solche Mehrbelastung im Sinne erhöhter Leistungsfähigkeit denken.

---

[1] Sellheim, Hugo, „Die Befestigung der Eingeweide im Bauch usw." l. c.

Was wir zur Erhaltung dieser durch die Fortpflanzungsbetätigung vorübergehend verlangten erhöhten Leistungsfähigkeit des mit der Frucht beschwerten und vor schwierigere Belastungsaufgaben gestellten Fußgewölbes tun könnten, wäre eine für die Frau ganz besonders notwendige Pflege und Übung des Fußes. Statt dessen müssen wir mit Bedauern sehen, daß die Frau mehr noch als der Mann mit miserablem Schuhwerk und Vernachlässigung der Füße in jeder Richtung die von Natur aus so vorzüglich gestaltete Körperbalanciervorrichtung aufs Gröblichste verdirbt. Kein Wunder, daß so viele Frauen in der Schwangerschaft das Stehen und Gehen so schlecht vertragen. Nicht der kleine Fuß ist schön, sondern der dem ganzen Körpergebäude proportionierte. Beim normalen Menschen soll der Fuß genau so lang sein wie der Vorderarm vom Ellenbogen bis zum Handgelenk[1].

2. Ursprung der Einbuße der natürlichen Form und Bewegungsfreiheit des Frauenkörpers.

Erst die eingehende Untersuchung über den Geschlechtsunterschied des Frauen- und Männerkörpers öffnete uns die Augen über die natürliche Form und die hochgradige physiologische Bewegungsfreiheit des Frauenleibes. Wir entdeckten hier einen Geschlechtsunterschied von fundamentaler Bedeutung und größter praktischer Tragweite.

Der Frauenleib erscheint in allen möglichen Teilen als ein in seiner Hin- und Herbeweglichkeit ganz besonders zart abgestimmtes Gebilde, bei dem alles daran gesetzt werden muß, seine Vollkommenheit in dieser Richtung zu erhalten. Um wirksam einer Störung vorbeugen zu können, wollen wir die Schädlichkeiten, welche auf das Getriebe des Frauenleibes einwirken, und die seither nur hie und da angedeutet werden konnten, im Zusammenhang heraussetzen.

Wir sehen eine Einbuße der natürlichen Form und der physiologischen Bewegungsfreiheit gegenüber der ungehinderten Natur, in der so etwas nicht vorkommt, beim menschlichen Weibe unverhältnismäßig oft auftreten. Das Versagen des Tonus-Turgorspieles am Bauche der Frau, an den Brustdrüsen, ein Versagen des Fußgetriebes ist bei der Frau so häufig, daß man fast sagen möchte, ein vollkommenes Funktionieren ist eher die Ausnahme als die Regel. Die Ursachen für diese Abweichung von dem Plane der Natur müssen in den Verhältnissen, wie sie sich der Mensch bei der Abkehr von der Natur selbst zurecht gemacht hat, gesucht werden.

a) Mißbrauch der Fortpflanzungsfunktion.

Wir sehen die Einbuße der natürlichen Form und physiologischen Bewegungsfreiheit des Frauenleibes zunächst bedingt durch einen Mißbrauch der Fortpflanzung, der in verschiedener Richtung getrieben wird.

α) Ungebührliche Verschiebung der ersten Betätigung auf zu spätes Lebensalter.

In bezug auf die Zeit der ersten Mutterschaft ist es auf Grund unserer statistischen Erhebungen [2] klar geworden, daß eine Nichtbeachtung der Zeit der ersten Reife der sonst

---

[1] Hardy, P., Amerikanische Körperkultur. Leipzig, G. W. Grötner, 4. Aufl. S. 54.
[2] Sellheim, Der Genitalprolaps als Folge später Heirat der Frau. Zeitschr. f. soz. Med. Bd. 5. 1909 und Fetzer, Der Genitalprolaps eine Folge der späten Erstgeburt. Münch. med. Wochenschr. 1910. Nr. 2.

gesunden Mutter und eine willkürliche Verschiebung auf einen späteren Termin eines der wirksamsten Mittel ist, die Frauengesundheit, insbesondere ihr Körpergebäude, zu zerrütten. Mit steigendem Alter der Erstgebärenden nehmen Eingeweidevorfälle als Zeichen,

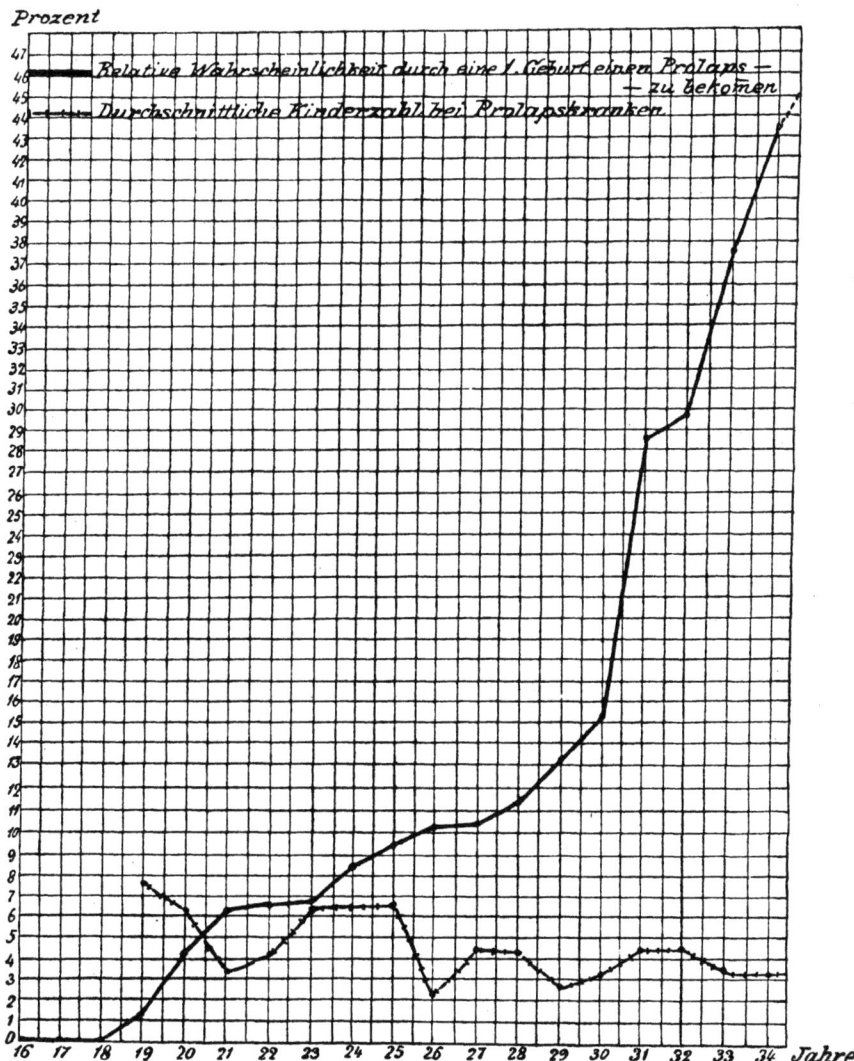

Abb. 71. Die mit dem späten Alter der ersten Geburt steigende Gefahr, einen Vorfall der Unterleibsorgane zu bekommen.

Die ausgezogene Kurve zeigt die relative Wahrscheinlichkeit, durch die erste Geburt einen Vorfall zu bekommen. Mit 18 Jahren ist die Gefahr gleich Null; sie steigt aber schon langsam vom 20. bis 27. Lebensjahre, um von da an rapid in die Höhe zu gehen.

Die gestrichelte Kurve zeigt die durchschnittliche Kinderzahl dieser Prolapskranken. Die Zahl der Kinder an sich erhöht nicht die Prolapsgefahr. Die Frauen mit sieben bis acht Kindern haben sogar in dieser Zusammenstellung eine geringere Chance, einen Vorfall zu bekommen als die Frauen mit drei Kindern, sofern nur die erste Geburt zur rechten Zeit durchgemacht wurde.

(Nach Fetzer l. c.)

daß die Geburtswege zu weit geblieben sind, und Schlotterbauch zum Beweise, daß das Gehäuse des Kindes in der Schwangerschaft sich nicht genügend zurückgebildet hat, ständig zu (Abb. 71).

Hat der Frauenorganismus aber längere Zeit brach gelegen, und hat sich eine längere Zeitspanne zwischen das spielende Wachstum in den Jugendjahren und den verspäteten Anspruch an Wachstum durch eine naturwidrig hinausgeschobene Erstschwangerschaft geschoben, dann braucht man sich nicht zu wundern, daß alle Funktionen, die an Hin- und Herwachstum so große Anforderungen stellen, vom weiblichen Organismus nur unter unverhältnismäßig großer Anstrengung und unvollkommen geleistet werden können. Prolaps, Schlotterbauch, Hängebrüste, Gehstörungen treten als Quittung des unverantwortlichen Mißbrauchs der Frauenorganisation in Erscheinung. Sie sollten uns mahnen, daß hier etwas in bezug auf Hygiene und Diätetik der Frau nicht in Ordnung ist und abgestellt werden muß.

β) Übermaß der Geburtenzahl an sich.

Weniger nachteilig als die verspätete Erstgeburt scheint die häufige Wiederholung der Geburt zu wirken. Auf die Frage, wieviel Kinder eine Frau an sich von Natur aus haben sollte, kann uns keine Statistik, sondern nur die Natur selbst die Antwort geben. Da sich feststellen läßt, daß die Kinder im Durchschnitt bis zum neunten immer stärker werden, von da an aber an Fülle wieder abnehmen, so dürften wir mit der Annahme das Richtige treffen, daß es in dem Plane der Natur liegen müsse, wenigstens das neunte Kind als das beste Produkt, als die weibliche Höchstleistung zu erreichen.

Doch ist mit einer von Natur aus festliegenden Zahl im heutigen Menschenleben deshalb nicht viel anzufangen, weil wir ja die Frau nicht mehr ungestört ihren Fortpflanzungsaufgaben nachkommen lassen, sondern durch Aufhalsung von aller möglichen Konkurrenz für diese unentrinnbare innere Arbeit in Gestalt von Berufsarbeit usw. — von der willkürlichen Verschiebung des Fortpflanzungsbeginnes auf ein dafür ungeeignetes, weil viel zu spätes Lebensalter ganz abgesehen — sie von ihrer natürlichen Aufgabe abdrängen.

γ) Zu rasche Aufeinanderfolge der fruchtbaren Funktionsgänge.

Schädlicher als eine im rechten Lebensalter begonnene, an sich zwar etwas höhere, aber in vernünftigen Zeitabständen zur Welt gekommene Kinderzahl wirkt das zu rasche Tempo der Aufeinanderfolge. Bei der Bestimmung der optimalen Pausen zwischen den Kindern können Vergleiche mit dem Tier nur einen ungefähren Maßstab abgeben. Beim Tier ist mit dem Aufhören der Säugeperiode das geleistet, was dem Jungen zukommt; bei der Frau dürfte das nicht stimmen. Ein Jahr Stillzeit ist auch dem Kinde zu gönnen. Dabei ist die Anstrengung für das menschliche Weib aber viel größer als für das Tier; der Aufbau eines Kilogramm Neugeborenen kostet beim Menschen nach den Untersuchungen von Rubner[1] ungleich mehr Kraft als bei einem beliebigen Säugetierembryo.

In manchen Landstrichen und bei manchen Volksstämmen stillen die Frauen — nicht selten mit dem Hintergedanken, eine neue Empfängnis hinauszuschieben — oft bis zu drei Jahren und mehr. Wenn das Kind seine Zähne bekommt, ist die Zeit des Anlegens wenigstens nach diesem Winke der Natur vorbei. Auf der anderen Seite sind zwölf Monate Stillzeit als Pause zwischen zwei Kindern für das menschliche Weib zu kurz. Es sollte sich nicht um eine Pause zwischen den Geburten, sondern zwischen den vollkommen sich

---

[1] Max Rubner, Das Problem der Lebensdauer und seine Beziehungen zu Wachstum und Ernährung. München u. Berlin, R. Oldenbourg 1908.

auslaufenden fruchtbaren Funktionsgängen handeln, von welchen Schwangerschaft und Geburt nur die eine Hälfte und das Kind ein Jahr stillen die andere Hälfte darstellt.

Dazu muß aber noch die Beziehung zum Kinde kommen; Zeit für das nächste Kind dürfte sein, wenn das vorhergehende ziemlich selbständig geworden und die Bindung an die Mutter einigermaßen entbehren kann. Das ist insofern auch ein natürlicher Maßstab, als danach das Tempo der Aufeinanderfolge der Geburten beim Tiere gerichtet ist. Beim Menschen dürfte aber in Anbetracht der größeren Anstrengung für die Aufzucht die Frist von etwa drei Jahren zwischen zwei Geburten gerade ausreichen. Setzen wir den Zeitraum der Geschlechtsreife vom 18.—45. Lebensjahr, so müßten diese 27 Jahre, wenn vollständig und in vernünftigem Tempo ausgenutzt, uns in der Tat bis zur optimalen Ausbildung der Kinderserie, d. h. bis zum neunten, führen.

Wenn für den Erweiterungsbau der Mutter in der Schwangerschaft neun Monate gebraucht werden, müssen für einen soliden Wiederverengerungsbau mindestens ebensoviel in Rechnung gestellt werden; es darf also angenommen werden, daß der Rückbildungsprozeß auf den ursprünglichen Zustand des Körpergebäudes empfindlich gestört wird,

Wenn die Geburtenschonzeit, d. h. die Zeit zwischen zwei Geburten durchschnittlich beträgt
höchstens zwei Jahre ▭
mehr als zwei Jahre ▪ ,
so kommen auf je 100 Lebendgeborene der betreffenden Klasse

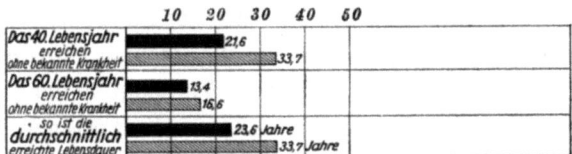

Abb. 72. Geburtenschonzeit der Mütter fördert die Geborenen.
(Nach einem Original der A. G. für hygienischen Lehrbedarf in Dresden.)

wenn vor Ablauf von etwa einem Jahr nach Schluß der Stillperiode eine neue Schwangerschaft eintritt. Dieser Überlegung gegenüber gerät die Theorie, welche ein leichteres Anknüpfen der progressiven Wachstumsprozesse an die noch nicht vollendeten regressiven Veränderungen annimmt, als nicht dem natürlichen Ablauf entsprechend ins Hintertreffen.

Eine graphische Darstellung zeigt (Abb. 72), daß genügend lange Pausen zwischen zwei aufeinanderfolgenden Geburten auch dem Kinde zugute kommen, während eine Kurve (Abb. 31) erkennen läßt, wie unter dürftigen Verhältnissen jedes nachfolgende Kind zum Konkurrenten bereits vorhandener wird.

Jedenfalls sehen wir in unserem heutigen Leben gegenüber der freien Natur einen Mißbrauch in der Fortpflanzungsbetätigung der Frau, der sich nicht nur in einer willkürlichen Verschiebung der Erstgeburt aus dem natürlichen Lebensalter in ein unnatürliches, sondern auch in einer mangelhaften Respektierung der notwendigen Rückbildungsvorgänge, weniger in einer Überanstrengung der Frau durch zu viele Kinder an sich, ausspricht. Das sind Faktoren, durchaus geeignet, das Körpergebäude der Frau zu zerrütten und ihre natürlichen Kraftquellen zu verschütten.

δ) **Konkurrenz der Fortpflanzungsanstrengung mit zu vieler, zu schwerer und unzeitgemäßer Belastung durch anderweitige, äußere Arbeit.**

Schließlich rächt sich jede Störung der Fortpflanzungsaufgabe durch übermäßige Belastung mit Arbeit und Berufsarbeit in der angrifflichen Umbauzeit der Schwangerschaft und des Wochenbettes am Körpergefüge der Frau und bekommt auch dem Kinde schlecht, wie wir oben gezeigt haben (vgl. Abschn. V, Kap. 5).

b) Ernährungsschäden: Unterernährung, Überernährung, falsche Ernährung. Besetzen von Komplementärräumen mittels Fett, statt sie durch Benützung der rückwärts gerichteten Volumbeweglichkeit wieder zum Verschwinden zu bringen. „Zunahme der Körperfülle statt Früchte zu bringen."

Ein weiteres Moment, das eine Einbuße der natürlichen Form und physiologischen Bewegungsfreiheit des Frauenkörpers im Gefolge hat und sich in einen gewissen Zusammenhang mit der Fortpflanzungsbegabung und der Fortpflanzungsbetätigung der Frau bringen läßt, sind Ernährungsschäden. Sie entspringen vielfach Fehlern im Ernährungsregime.

Ein Fehler, für den niemand etwas kann, ist die Unterernährung. Sie spielte im Kriege und in der ersten Nachkriegszeit und spielt heute infolge der maßlosen Bedrückung von immer noch nicht beruhigten äußeren Feinden eine große Rolle. Wenn die Organe, welche in Hin- und Herwachsen die Hin- und Herbeweglichkeit besorgen, dürftig ernährt werden, können sie ihre Pflicht des Zusammenhaltens des Körpers zu einem Ganzen, besonders über die Zeit des gestörten Gleichgewichtes, nur unvollkommen erfüllen. Dazu kommt noch, daß exzessiver Fettschwund die Verpackung der Eingeweide im Bauche lockert; das gilt besonders für solche Gebilde, die auf die Festlegung in einer Fettkapsel angewiesen sind, wie z. B. die Nieren, oder die durch ein Fettlager unterpolstert sind, wie Magen und Därme durch das große Netz. Es entsteht der Schlotterbauch mit seinen verschiedenen Teilerscheinungen, insbesondere Wanderniere und sonstige Eingeweidesenkungen.

Die Schäden der Unterernährung durch den Krieg am weiblichen Organismus habe ich in einem eingehenden Referat über die Konstitution der deutschen Frau in den letzten 10 Jahren auf der Jahresversammlung des Deutschen Vereins für öffentliche Gesundheitspflege Bonn 1925 zusammengestellt[1].

Schlimmer noch als die Unterernährung wirkt — wenigstens in gewissen Grenzen — die Überernährung. Allenthalben wird bei Überernährung Fett angesetzt; der Ballast wirkt bewegungshemmend. Zum Teil tritt an Stelle des Bauchzusammenhaltes durch flinkes Muskelspiel ein „Ausgestopftsein". Wer der Fettsucht anheimfällt, lebt in der Regel in einem mangelhaften Einklang von Nahrungsaufnahme und Nahrungsverwertung. Ein solches Mißverhältnis entspringt oft genug einer Unkultur des Körperhaushaltes. Solche Körperverfettung erinnert an das Schönheitsideal mancher Negerstämme, welche ihre Weiber künstlich mästen (Abb. 73). Wenn man aber das Dickerwerden züchten kann, so muß auch das Gegenteil im Bereiche der Möglichkeit liegen, durch gehörige Selbstzucht mittels geeigneter Diät seine Körperfülle im Zaume zu halten, wenn dabei Veranlagung und Krankheit natürlich in vielen Fällen auch eine Rolle spielen[2].

---
[1] Sellheim, Der Einfluß des Krieges auf die Konstitution der deutschen Frau und ihres Kindes. Deutsche Zeitschr. f. öffentl. Gesundheitspflege 1926.

[2] Tannhauser, Die verschiedenen Typen der Fettsucht. Vortrag auf dem internat. Fortbildungskurs in Karlsbad 1925. Jena, Gustav Fischer.

Ein mit Fett ausgestopfter Körper, sowohl in den Eingeweiden, als auch in der umgebenden Bauchwand, hat an Stelle des natürlichen Zusammenhaltmittels, des Tonus-Turgorspieles, offensichtlich eine unnatürliche, dauernde, zu feste Verpackung gesetzt.

Beim nachfolgenden Abspecken ist es schwer, die ursprüngliche Elastizität und das die Elastizität ersetzende, sich leicht anpassende Tonus-Turgorspiel in den durch die Herausnahme des Fettes erschlafften Teilen wieder herzustellen. Deshalb ist hier vernünftiges Vorbeugen durch Regulierung der Ernährung besser als nachträglicher Kurierversuch. Es gibt besonders zwei Klippen im Frauenleben, an welchen oft genug die schlanke Frauenfigur scheitert. Ich habe sie im Laufe unserer Ausführungen schon angedeutet.

Zum Vollführen der Fortpflanzungsaufgaben gehört eine gewisse Hin- und Herbeweglichkeit des Körpervolumens. Der weibliche Organismus verfügt über Komplementärräume, die durch das wachsende Produkt und seine Ernährungsorgane, sowie die dafür getroffenen mütterlichen baulichen Einrichtungen vorübergehend ausgefüllt werden. Um die Aufbauarbeit im Mutterleibe und an der Brust mühelos und reibungslos zu vollbringen, bedarf die tragende und stillende Frau einer gewissen vorübergehenden Körperfülle. Sie muß gewissermaßen aus dem Vollen schöpfen können. Die gesteigerten Ausgaben des Körperhaushaltes für die Bedürfnisse des Kindes erfordern einen vermehrten Stoffumsatz. Sie können nur bei einer genügenden Erweiterung der Nährmittelfabrik und des Nahrungsspeichers spielend geleistet werden.

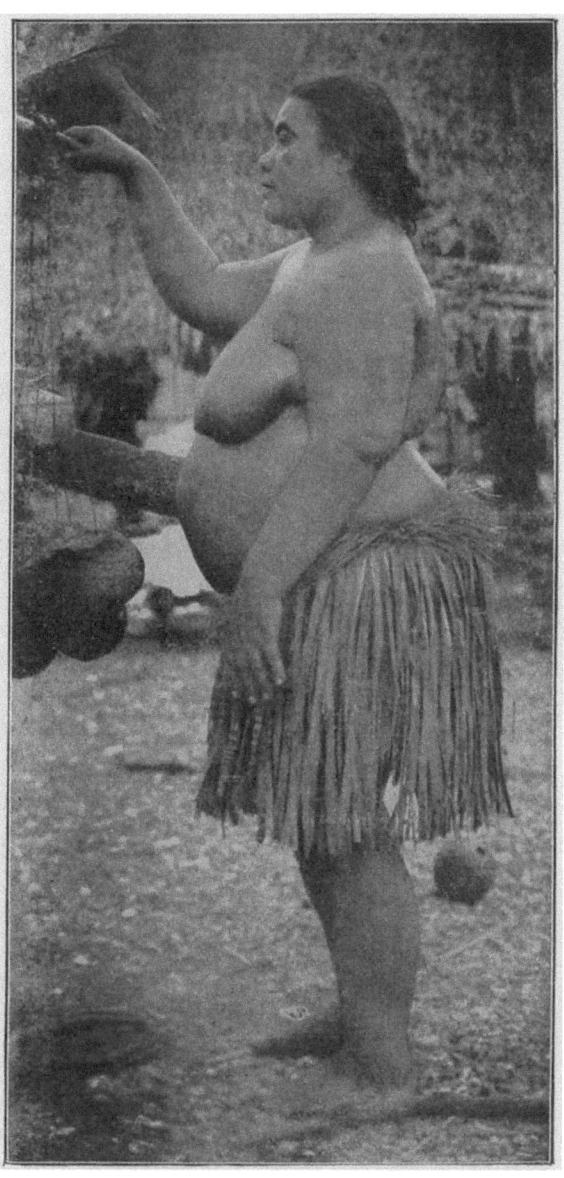

Abb. 73. Gemästetes Nauruweib.
(Nach Freiherr v. Reitzenstein: Das Weib bei den Naturvölkern.)

Viele Frauen geben auf ihre Ernährung und auf ihren Stoffwechsel vor allen Dingen in den Übergangszeiten vom nichtschwangeren Zustand in den schwangeren und vom Stillen zum Nichtstillen nicht acht, sondern essen und trinken das eine wie das andere Mal einfach drauflos. Sie bringen es so leicht fertig, aus der Anlage zu einer vorübergehenden Besetzung der Komplementärräume und dem damit verbundenen, vorübergehenden natürlichen Verlangen nach einem größeren Nahrungsquantum und erweiterten Nahrungsspeicher einen dauernden Körperzustand zu machen. Ähnlich ist es beim Wegfall des monatlichen Ersatzes des mit der Regel verbundenen Säfteverlustes in den Wechseljahren.

Im weiblichen Leibe sahen wir eine Neigung zur Verstopfung schon aus einer widerrechtlichen Besetzung des von der Natur ausgesparten Komplementärraums im Bauche entstehen (Abb. 24c). Daher bei so vielen Mädchen und Frauen die Darmträgheit, die bei letzteren häufig aus dem Wochenbett hergeleitet wird. Aus gleichem Grunde füllt sich der relativ schlaffe Leib der Wöchnerin ganz besonders leicht mit Fettablagerungen.

Etwas Ähnliches, wie es am Unterleibe der Frau nach dem Freiwerden des Brutraumes geschieht, nehmen wir auch an den Brustdrüsen nach dem Absetzen des Kindes wahr. Der freiwerdende Komplementärraum im Bereich der Brustdrüse verfällt nicht naturgemäß der Rückbildung, sondern wird widerrechtlich mit Fett besetzt. Fettsucht ist, wie wir sahen, an sich der Fortpflanzung feindlich. Fette Frauen beweisen durch ihre gleichzeitige Sterilität nur zu oft, daß sie an Körperfülle zugenommen haben, statt Früchte zu tragen. Im übrigen gehen viele Frauen aus Schwangerschaft, Geburt, Wochenbett und Wechseljahren mit einer vom natürlichen Standpunkte durchaus ungerechtfertigten, lästigen und der natürlichen Hin- und Herbeweglichkeit unzuträglichen Fülle hervor.

Den Antrieb zur Überernährung gibt oft ein gewisses Gefühl der Schwäche, das durch Hineinstopfen von möglichst viel Nahrung zu kompensieren gesucht wird. Eine gesunde Schwangere und Stillende sollte bei normaler Nahrungsaufnahme weder müde, schlaff, noch hungrig sein. Die gesunde und gerade reif gewordene, zum erstenmal in die Fortpflanzungsbetätigung eintretende Frau verfügt vermöge ihrer hinausgezogenen Jugendlichkeit („protrahierte Jugendlichkeit") [1] über die eigenartige Potenz, der Mehrbelastung spielend gerecht zu werden. Ihr steht noch die besondere Möglichkeit, die aufgenommene Nahrung zum Aufbau von Organischem optimal auszunutzen, in höherem Grade als einem nur für sich selbst sorgenden weiblichen Organismus zur Verfügung.

c) Mangelhafte Übung von Haut, Muskulatur und gesamtem hin- und hergehendem Bewegungsapparat. Schlechte Haltung. Vorteile der Links- und Rechtsausbildung.

Zum Mißbrauche der Fortpflanzung, zur Konkurrenz der Fortpflanzung mit zu vieler und zur Unzeit zugemuteter Belastung durch äußere Arbeit und zu den Ernährungsschäden gesellt sich als vierter Faktor, der zur Einbuße der natürlichen Form und physiologischen Bewegungsfreiheit des Frauenkörpers führt, eine Art Selbstversteifung infolge mangelhafter Übung von Haut, Muskulatur und dem gesamten Bewegungsapparate. Da wir bei Völkern im Urzustande nach den vorgenommenen Stichproben sehen, daß die Frauen sich über die Geburten eine Jungfräulichkeit der Bauchform bewahren und bei ihnen insbesondere die bei uns so häufigen Dehnungsstreifen der Haut und Überdehnung der Muskelfaszienschicht vermißt werden, so muß man bei jenen Frauen eine größere natürliche Übung der Haut und Bauchmuskeln annehmen, die bei unseren Frauen verloren gegangen ist [2]. Bei uns geschieht in der Tat zur Verwöhnung der Haut durch Kleidung und der

---

[1] Sellheim, Hugo, „Geheimnis vom Ewig-Weiblichen".
[2] Sellheim, Weiterstellung des Bauches, Schwangerschaftsstreifen der Haut und Fasziendehnung. Monatsschr. f. Geburtsh. u. Gynäkol. Bd. 63.

Bauchmuskeln durch eingezogenes häusliches Leben alles, während bei den Urvölkern und Naturvölkern die ungebundene Lebensweise mancherlei Übung dieser Teile mit sich bringt, die beim Kulturmenschen entfällt. Daß in unserer Haut die gleiche Elastizität von Haus aus in der Anlage noch drinsteckt, kann man daran erkennen, daß es bei uns auch gelingt, durch künstliche, systematische Übung der Haut in Form von Massage die Bildung von Schwangerschaftsstreifen hintanzuhalten[1]. Vielleicht läßt sich etwas Ähnliches an der Bauchmuskelschicht durch geeignete Übung erzielen[2]. Nur ist der schwangere Bauch ein mit Vorsicht zu behandelndes Massageobjekt.

Die erste hygienische Forderung, die wir für die in unser Menschenleben eingepferchte Frau aufstellen müssen, ist das **Freilassen einer ungehinderten Entwicklung des weiblichen Körpers**.

Ich will hier nur die „Schulschäden" andeuten. Das Wesentliche ist das **Zukurzkommen der körperlichen Ausbildung und Übung im Vergleich zu der Überladung** mit allem möglichen Wust von Geistesbildung, von dem schließlichen Endes, wenn man einmal später nachforscht, recht oft kaum etwas Nützliches und Erfreuliches fürs Leben übrig bleibt. Es wäre keine unbillige Forderung, den Vormittag dem geistigen Ausbau und den Nachmittag der körperlichen Ertüchtigung zu widmen.

Der Krebsschaden ist das **Sitzen in einer schlechten Bank vor dem Pult in der Schulstube**[3]. Der Körper wird über seine Vorderfläche in Bauch- und Brustgegend zusammengeknickt. Wo bleibt die stolze Haltung des aufrechten Menschen? Die Eingeweide werden zusammengepreßt, was Herz, Lungen und Unterleib nicht gerade gut bekommt (Abb. 74). Die Bauchmuskeln werden durch das Zusammenknicken geschädigt. Die Brustdrüsen werden an ihrer freien Entfaltung gehindert und erfahren, wie wir sahen, durch das Zusammenschieben in ihren Ansätzen eine Abfaltung von ihrer Unterlage und Lockerung über Gebühr. Alle diese Nachteile sieht

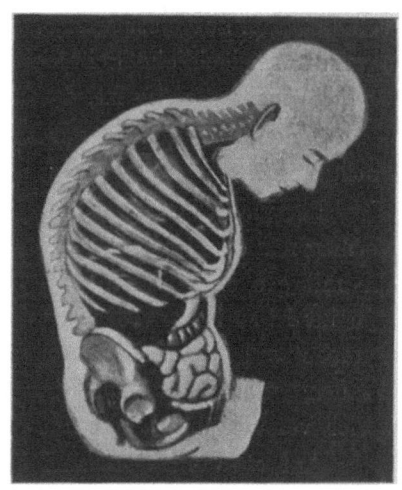

Abb. 74. Zusammenpressung der Eingeweide in der zusammengebogenen Schulsitzhaltung.
(Nach einem Original der A. G. für hygienischen Lehrbedarf in Dresden.)

man auf einen Blick, wenn man die erhabene und ausgeglichene Haltung einer aufrecht stehenden, quellenden Mädchenknospe, bei der niemand auf den Gedanken kommt, irgend etwas, sei es Bauch oder Brust, künstlich zu stützen, mit der durch die schlechte Schulbank eingezwängten Körperhaltung vergleicht (Abb. 63 a u. b). Die schlechte Gewohnheit wird aus der Schule ins Haus (Abb. 75 a) und ins spätere Leben mitgenommen (Abb. 76 a und 77 a).

---

[1] Stratz, Körperpflege der Frau. Stuttgart, Ferd. Enke 1907. Barfurth, Über Schwangerschaftsstreifen und ihre Verhütung. Zentralbl. f. Gynäkol. 1911. S. 1705.

[2] Mc. Pheeters, Americ. journ. of obstetr. a. gynecol. 1922. Ref. Zentralbl. f. Gynäkol. 1923. Nr. 12. S. 491.

[3] Es gibt auch gute Schulbänke, z. B. die sog. „Rettigbänke".

Ein Umstand wirkt besonders schädlich mit: durch die schräge Heftlage infolge der nach rechts geneigten Handschrift wird der Körper verbogen und verdreht (Abb. 78). Dabei ist die Schrägschrift durch nichts in dem Bau und der Funktion des Körpers organisch begründet. Es handelt sich um nichts mehr als um eine freilich hartnäckig festgehaltene Modesache. Jahrhunderte lang hat man sich ausweislich von Bildern aus alter Zeit der Steilschrift mit grader Haltung des Körpers mit größtem Vorteil bedient (Abb. 79).

So entstehen die meisten Rückgratverkrümmungen [1]. Der Kopf hängt vornüber. Die Augen — mit Flüssigkeit erfüllte nachgiebige Kugeln — sollen beim Vornüberneigen des Kopfes durch den Flüssigkeitsdruck nach vorn hin ausgebuchtet, verlängert und, da sich die parallel einfallenden Lichtstrahlen nicht mehr auf der Netzhaut vereinigen können, auf diese Weise kurzsichtig werden [2]. Diese Theorie paßt natürlich nicht für die angeborene Myopie.

Was im Unterleib durch dieses Zusammengedrücktwerden in natürlicher Haltung von Schäden ausgelöst wird, kann man im einzelnen nicht ganz leicht nachweisen. Daß aber die unglückliche Schulhaltung jedenfalls einer freien Entfaltung der Unterleibsorgane nicht günstig ist, dürfte wohl stimmen (Abb. 74).

Jedenfalls geschieht zur Konservierung der dem Weibe von Haus aus eigentümlichen hochgradigen Form- und Volumbeweglichkeit des Bauches so gut wie nichts.

Der Mann kann alles üben, was er von seiner Bauchmuskulatur erwartet. Die Frau vermag nur die Formbeweglichkeit zu üben, um daraus vielleicht für ihre Originalleistung, die mit großer Volumbeweglichkeit einhergeht, einen Vorteil zu ziehen, denn für diese von ihr in so hohem Grade verlangte Volumbeweglichkeit an sich sind außer der Atemgymnastik künstliche Übungen nur schwer ausfindig zu machen. Auf diese spezielle Frauengymnastik kommt der Abschnitt IX „Unnatur unseres Frauenlebens und Ausgleichsversuch durch Körperkultur" eingehend zu sprechen.

Auf ein unbeachtet und brachliegendes Feld, dessen Kultur Frau und Mann zugute kommen könnte, soll im Rahmen dieser Abhandlung noch kurz hingewiesen werden.

Es ist das Verdienst von Jackson [3] und Manfred Fraenkel [4], in eindringlichster Weise gezeigt zu haben, daß im Gegensatz zu der rechtsseitigen Ausbildung, die wir der Hand angedeihen lassen, die doppelseitige Ausbildung links wie rechts dem Menschen erst seine volle Kraftentfaltung ermöglicht und ihm eine Waffe für den schweren Kampf ums Dasein in die Hand drückt, die er eigentlich mißachtet und leichtsinnig weggeworfen hat. Ich folge zunächst den Darlegungen Manfred Fraenkels, dessen Buch nur jedem Gebildeten zur Einführung in das Thema aufs wärmste empfohlen werden kann. Der Mensch ist nach diesem Autor im Bereich der Schöpfung das einzige Beispiel eines Lebewesens, das sich seine Gliedmaßen künstlich verkümmert. Nicht genug, daß die Füße in unzweckmäßigen Schuhen ruiniert werden, auch in der funktionellen Entwicklung

---

[1] Jackson, Ambidexterity 1905 London. Zit. bei Manfred Fraenkel, Die doppelhändige Ausbildung. Berlin 1915. Schötz, S. 21.

[2] Levinsohn, Zit. bei Manfred Fraenkel, S. 21 u. 22. l. c.

[3] Jackson Ambidexterity 1905. London.

[4] Manfred Fraenkel, Die doppelhändige Ausbildung und ihr Wert für Schule und Staat. II. Aufl. Berlin, Rich. Schötz 1915.

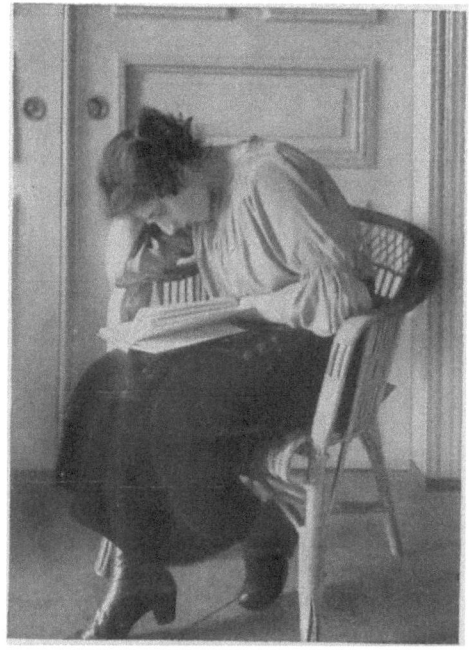
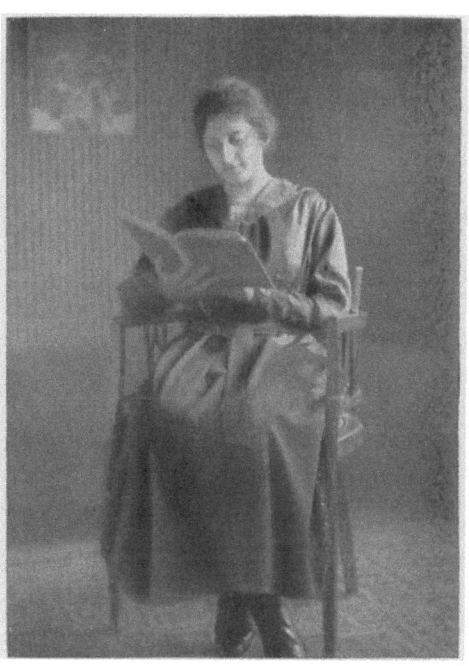

a b

Abb. 75. a Schlechte Sitzhaltung bei der häuslichen Beschäftigung. b Gute Haltung bei der häuslichen Beschäftigung.
(Nach einem Original der A. G. für hygienischen Lehrbedarf in Dresden.)

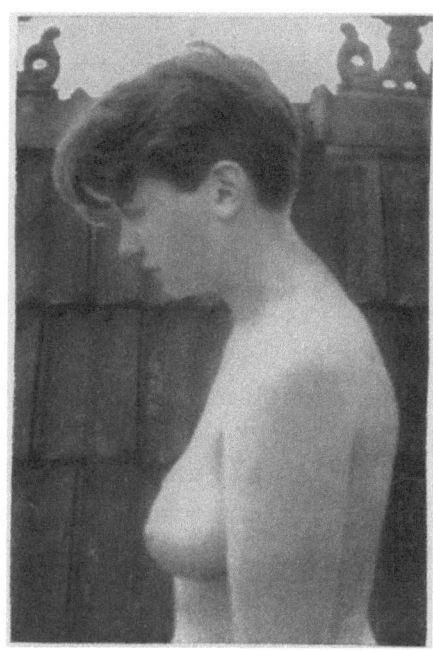
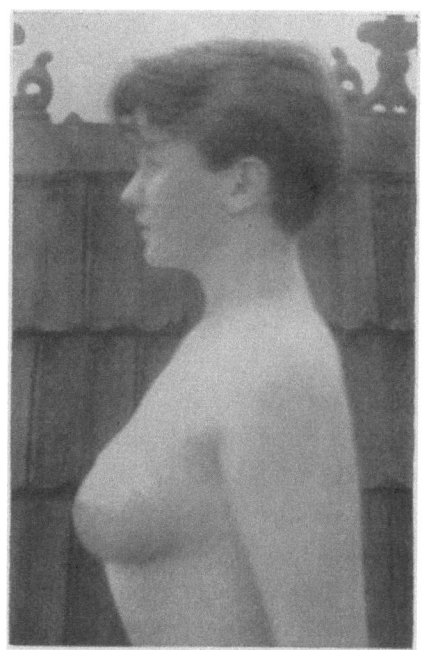

a b

Abb. 76. a Schlechte Kopfhaltung. b Gute Kopfhaltung.
(Aus Giese und Hagemann: Weibliche Körperbildung.)

der Hand wird eine Unterlassungssünde begangen. Das Kind bringt zwei völlig gleichmäßig geformte Gliedmaßen mit zur Welt, die sich unter dem Einfluß bewußter willkürlicher Hemmungen in verschiedener Weise entwickeln, die Hände. Wenn man bedenkt, daß die „Hand der Mensch ist", so liegt der enorme Vorteil, den die Ausbildung auch der linken Hand mit sich brächte, klar vor Augen. Wir können eine Unzahl von Beschäftigungen anführen, bei denen mit Deutlichkeit die doppelhändige Ausbildung ihren

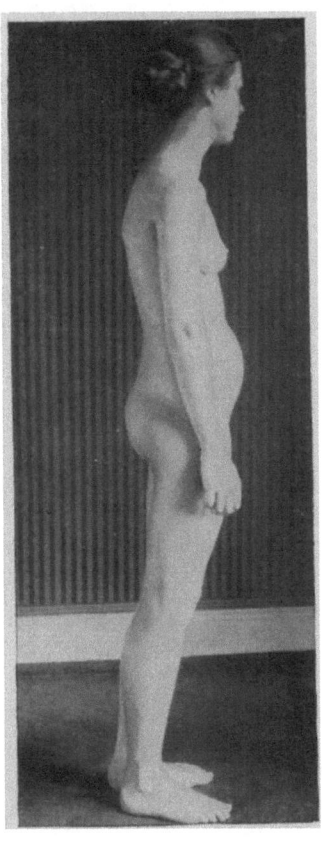
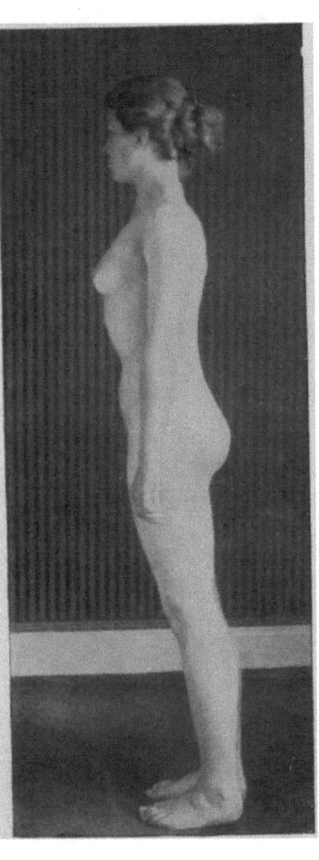

a   b

Abb. 77. a Schlechte allgemeine Körperhaltung. b Gute allgemeine Körperhaltung.
(Aus Giese und Hagemann: Weibliche Körperbildung.)

Nutzen und Vorteil erkennen läßt und durch sie eine physische und geistige Vervollkommnung des Individuums mit sich bringt.

Es soll möglich sein, zwei Dinge zur selben Zeit zu tun. Jedes intelligente Kind soll ebenso geschickt in der Ausführung von zwei besonderen und unzusammenhängenden Arbeiten werden, als bisher von einer.

2 Briefe mit verschiedenem Inhalt an verschiedene Personen gleichzeitig gerichtet (Abb. 80), Zeichnungen von zwei verschiedenen Objekten gleichzeitig gefertigt (Abb. 81), mögen als greifbares Beispiel dienen für die Möglichkeit, daß sich jede Hand für sich üben und gleichzeitig nach verschiedenen Richtungen benutzen läßt.

Zielt nicht Sport jeder Art, Musik, Chirurgie, Ingenieurfach und eine Unmenge von anderen Tätigkeiten auf den Besitz zweier gleich geschickter Hände hin, die der Mensch gleichzeitig mit gleicher Zuverlässigkeit gebrauchen kann?

Die Geburtshilfe und Gynäkologie erfordern geradezu eine doppelhändige Ausbildung. Wir können zweihändig (bimanuell) fühlen, wie wir zweiäugig (binokular) sehen [1].

Stanley erzählt in seinem Bericht, daß die Wilden in Zentralafrika den Speer gleich gut mit der rechten wie mit der linken Hand schleudern können, und er ist der Ansicht,

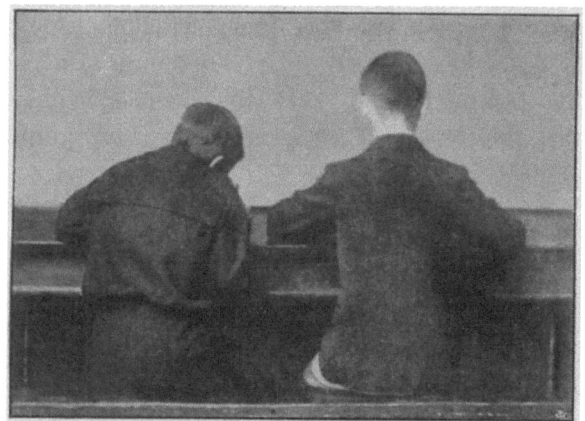

Abb. 78a. Schlechte Haltung bei Schrägschrift; gute Haltung bei Steilschrift.

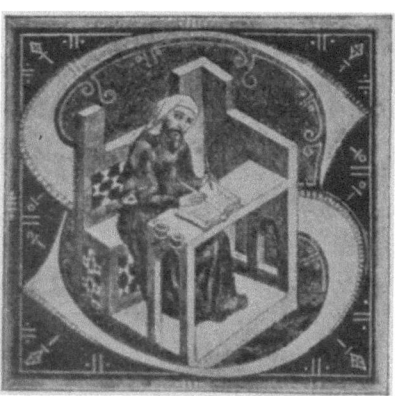

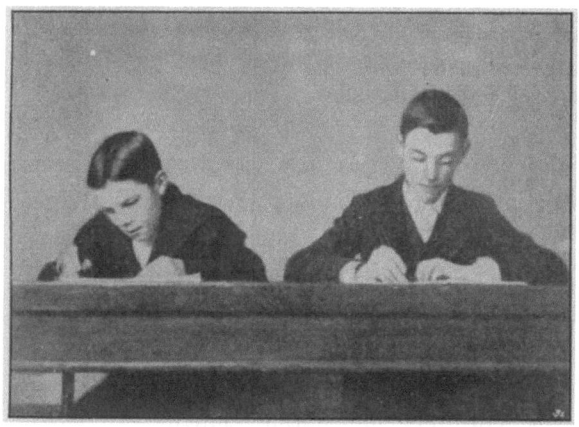

Abb. 78b. Schlechte Haltung bei Schrägschrift; gute Haltung bei Steilschrift. (Nach Jackson.)

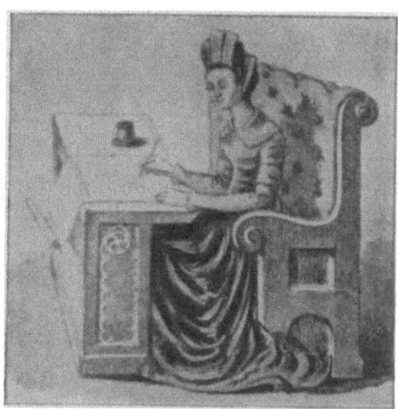

Abb. 79. Steilschrift und Geradehaltung in früherer Zeit. (Nach Fraenkel.)

Aus Fraenkel: „Die doppelhändige Ausbildung und ihr Wert für Schule und Haus". Schötz, Berlin.

daß sie das mit dem vollen Bewußtsein des Nutzens dieser Fertigkeit pflegen und weiter entwickeln. Sie haben so vor den Europäern einen ganz gewaltigen Vorteil voraus.

Jackson weist darauf hin, daß der lange Krieg gegen die Buren, der nach seinen eigenen Worten den kühnsten Erwartungen und größten Bemühungen Hohn sprach, und der die Mittel der Engländer so schwer belastete, für die Engländer so unglücklich ausfiel, weil die Buren zweihändig, die englischen Soldaten aber nur einhändig ausgebildet waren

---

[1] Sellheim, Das Auge des Geburtshelfers. Eine Studie über die Beziehungen des Tastsinnes zum geburtshilflichen, gynäkologischen Fühlen. Wiesbaden, J. F. Bergmann 1908.

und so hinter den Buren an Geschicklichkeit und Gewandtheit zurückstanden. Die Buren zeichneten sich ihrerseits gerade durch diese Fertigkeit, durch Tapferkeit und ungewöhnliche Beweglichkeit aus.

Neben der Kriegsgeschichte der Buren lehrt besonders und vornehmlich die Entwicklung der Japaner die Bedeutung dieses Faktors. Auch sie sind rechts wie links gleichmäßig ausgebildet. Die Japaner sind vom grauen Altertum an zweihändig und haben diese Eigenschaft stets weitergepflegt und fortgepflanzt. Sie sind eine erstaunliche Rasse, was Tüchtigkeit, Zähigkeit und Ausdauer anlangt. Daß ihnen ihre Doppelhändigkeit und Doppelhirnigkeit hierbei in erster Linie zu passe kam, ist fraglos. Ihre für uns so bewundernswerte und oft Staunen erregende technische und manuelle Geschicklichkeit steht jedenfalls fest, und hat ebenso wie ihre militärische Tüchtigkeit ihren Hauptgrund gerade eben in der doppelhändigen Ausbildung.

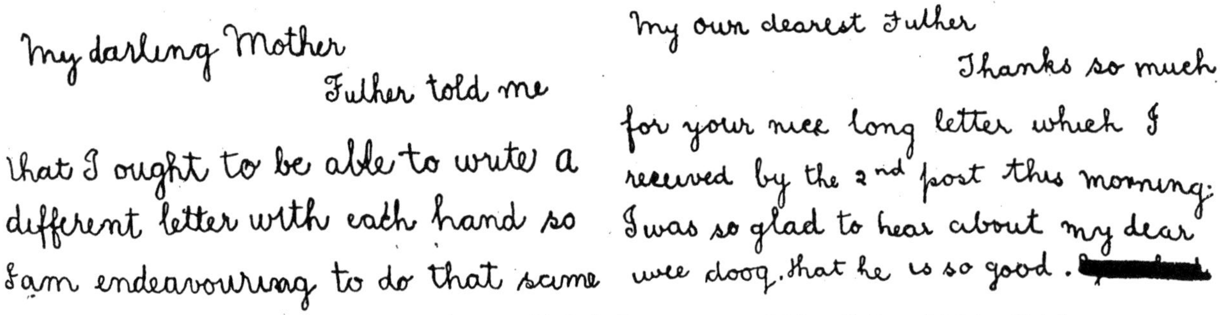

Abb. 80. Abschriften zweier an verschiedene Personen zu gleicher Zeit gerichteter Briefe.
(Nach Jackson.)
(Aus Fraenkel: Die doppelhändige Ausbildung.)

Schon die Bibel spricht ausdrücklich von jenen 700 Benjamiten als etwas Besonderem, die sich durch gleichmäßige doppelseitige Fertigkeit im Schleudern, Werfen und Bogenschießen vor den anderen auszeichneten.

Man kann auch einige Krankheiten mit der einseitigen Rechtshändigkeit in Zusammenhang bringen. Das kommt daher, daß sich die einseitige Rechtshändigkeit mit andauerndem schiefen Sitzen und damit einseitigem und ungleichmäßigem Drucke auf die Eingeweide verbindet. Nach den Ausführungen von Manfred Fraenkel wird beim anhaltenden, vornüber gebeugten, schiefen Sitzen die Unterrippengegend zusammengedrückt, die große feste Leber bietet rechts Widerstand, ebenso der gefüllte Magen; es sammeln sich aber im Colon transversum, besonders in seinen Ausbuchtungen zwischen Magen und Milz, Gase und Exkremente an, da sie weniger Widerstand finden. Diese Ansammlungen drücken zurück auf die großen Gefäße, auf das Herz, auf die linke Lunge, kurz, es treten durch den Druck auf die untere Rippengegend sehr wesentliche Verschiebungen der Organe ein. Nicht allein der viel schreibende und viel sitzende Beamte und Gelehrte hebt den rechten Arm und den rechten Schultergürtel, neigt sich nach links, die Eingeweide zusammendrückend; nicht er allein leidet an Stockungen, an Stauungen im Unterleib, an Stuhlverstopfung, sondern auch das in der Entwicklung begriffene Kind hält beim Schreiben, Zeichnen, beim Sticken, das Mädchen beim stundenlangen Sitzen an der Nähmaschine seine rechte Seite freier und höher unter unausgesetztem Gebrauche der rechten Hand und drückt die linke Seite zusammen. Hier entsteht nicht nur Stuhlverstopfung, sondern auch wesentliche Behinderung im Blutlauf der Bauchgefäße. Und das um so mehr bei einseitigem Gebrauch der rechten Hand und halb schiefem Sitzen.

Den schwersten Schaden jedoch fügt die Einhändigkeit der Gehirnentfaltung zu, denn infolge und parallel der Rechtshändigkeit wird nur eine, und zwar die korrespondierende linke Gehirnhälfte entwickelt, während die rechte zwar alle Anlagen wie die linke besitzt, aber infolge der einseitigen Übung an höherer Entfaltung viel einbüßt.

In Amerika gibt es eine Linkskultur, und in London hat sich eine Gesellschaft für die doppelhändige Ausbildung konstituiert und bereits gute Resultate erreicht.

Manfred Fraenkel versteigt sich sogar zu dem Schluß, die Aufgabe jeder wahren Erziehung, vollkommene Entfaltung von Geist und Körper, sei nur durch Einführen der linkshändigen Ausbildung möglich. Er meint, die Leistungsfähigkeit der Menschen könne auf diese Weise um etwa 50% gesteigert werden.

Der Begeisterung von Fraenkel für die Linkskultur stehen aber auch mehr zurückhaltende Stimmen gegenüber. Zunächst wird geltend gemacht, daß auch bei Tieren auf der rechten Seite die Kraft und die Haltung ein Übergewicht vor der linken hat. Ferner soll die Bevorzugung der rechten Hand von Jugend auf keine Folge der Nachahmung oder Gewohnheit oder gar des Zufalles sein, sondern sie wird als angeboren angesehen.

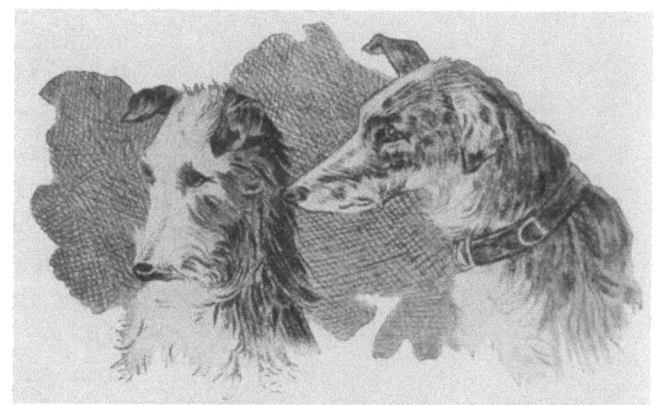

Abb. 81. Zwei Tierbildnisse zu gleicher Zeit, das eine mit der rechten, das andere mit der linken Hand entworfen. (Nach Fraenkel: Die doppelhändige Ausbildung.)

Ähnlich wie beim Arm ist es beim Bein. Auf keinen Fall zu bestreiten ist die Tatsache, daß die linke Gehirnhälfte des jetzt lebenden Menschen besser ausgebildet und besser entwickelt ist als die rechte. Wenn wir also linkshirnig sind, so ist wohl der Schluß berechtigt: Wir sind rechtshändig, weil wir linkshirnig sind. Ursprünglich ist die Anlage symmetrisch. Es unterliegt keinem Zweifel, daß eine bewußte Ausbildung der linken Hand ausgezeichnete Erfolge erzielen kann. Selbstverständlich verdienen zwei geschickte vor einer geschickten Hand den Vorzug. In einzelnen Fällen mag der Versuch, durch Übung der zugehörigen linken Hand die minderbegabte rechte Gehirnhälfte besser zu erziehen, zu Hoffnungen berechtigen, aber dem Überschwang einzelner Autoren, die solche Versuche verallgemeinern möchten, sollte entgegengetreten werden. Wegen der etwa vorhandenen 3% Naturlinkshänder dürfte es sich wohl kaum lohnen, den Schulplan um ein neues schwieriges Fach zu bereichern.

Man sieht, es gibt im Gegensatz zu Manfred Fraenkel und Jackson auch noch Autoren, die in manchen Punkten anderer Ansicht sind. Nach ihrer Auffassung ist der Mensch durch jahrtausendlange Entwicklung Rechtshänder geworden, und es wird niemals gelingen, dem gleichmäßig sich drehenden Rad der Entwicklung in die Speichen zu fallen [1].

Immerhin sind Versuche in der Schule gut ausgefallen. In unseren halleschen Schulen befinden sich bereits Anfänge insofern, als von den Schülern mit beiden Händen wenigstens symmetrische Zeichnungen gemacht werden (Abb. 82).

Die moderne Körperkultur berücksichtigt freilich mehr oder weniger unbewußt die gleichmäßige Körperausbildung in ihren sogenannten Unabhängigkeitsübungen (Dr. Freund, Hellerau), bei welchen rechts und links die entsprechenden Körperteile in verschiedener Richtung Bewegungen ausführen.

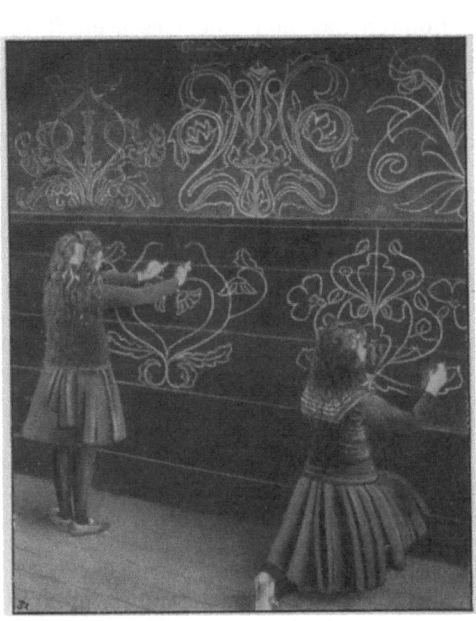

Abb. 82. Das Zeichnen mit beiden Händen.
(Aus der Schule der Zweihandbewegung in London nach Fraenkel.)

Die Angelegenheit hat für die Frau vielleicht noch eine ganz besondere Bedeutung. Niemand leugnet, daß Frauen viel häufiger und in viel weiteren Graden als das stärkere Geschlecht ambidexter sind, hauptsächlich als Folge des Klavierspiels, ihrer häuslichen Arbeiten, wo der gleichzeitige und getrennte Gebrauch beider Hände dringend geboten ist. Ja, man will sogar daraus eine Erklärung für die größere „Sprachfertigkeit" der Frauen herleiten.

Jedenfalls liegt in der Zurücksetzung der linken Hand und in der relativen Stromlosigkeit der entsprechenden rechten Gehirnhälfte noch ein Brachfeld, das durch doppelseitige Ausbildung der Hände besser erschlossen und nutzbar gemacht werden könnte. Ein noch unabsehbares Gebiet für die Betätigung und Vervollkommnung der Körperkultur!

---

[1] Literatur bei Dr. Omega, Die linke und die rechte Hand, E mundo medici. Mitt. f. Ärzte, vom physiol.-chem. Laboratorium Hugo Rosenberg, Freiburg i. Br. 1925. Nr. 2. Außerdem:

Lüddeckens: Rechts- und Linkshändigkeit. Leipzig 1900.

Liersch: Die linke Hand. Berlin 1893.

Liepmann: Wissenschaftliche Grundlagen der Linkskultur. Deutsche med. Wochenschr. 1911. Nr. 27/28.

Stier: Armeestatistik über Linkshändigkeit. Vortr. d. militärärztl. Ges. Berlin 21. Juli 1911. Auch bei G. Fischer, Jena.

Petermann, Verfahren zur Ermittelung von Linkshändern. Münch. med. Wochenschr. 1912. Nr. 4.

Klähn, Hans: Das Problem der Rechtshändigkeit. Gebr. Bornträger, Berlin 1920.

Bethe, A., Zur Statistik der Links- und Rechtshändigkeit und der Vorherrschaft einer Hemisphäre. Deutsche med. Wochenschr. 1925. Nr. 17.

Hochstätter: Klavierwerke für Einarmige

Derselbe: Einhändige pianistische Kunst. Sonderabdr. aus der Frankfurter Zeitung vom 4. Nov. 1916 und 23. April 1917.

d) Unzweckmäßige Kleidung.

Zu all diesen Mißbräuchen und Vernachlässigungen des Frauenleibes kommt aber noch eine Mißhandlung, die deshalb wohl viel zu wenig beachtet wird und aus diesem Grunde gerade so gemeingefährlich ist, weil sie unter dem Deckmantel eines Pflegemittels des Körpers einhergeht: die Kleidung. Die Kleidung, die zum Schutze des Körpers ersonnen ist, wird in ihrer unzweckmäßigen Gestalt zu einer großen Gefahr für die Erhaltung der natürlichen Körperform und deren Beweglichkeit.

α) Am Rumpfe.

Die Bekleidung des Rumpfes drückt nur dann nicht, wenn sie auf das höchste Volumen des Körpers bei der Einatmung und der Eingeweidefüllung mühelos einstellbar ist. Da mit der Ausatmung und Leibesentleerung das Volumen kleiner und bei der Einatmung und Leibesfüllung größer wird, so muß die Kleidung mit diesen Rumpfbewegungen hin und her gehen. Aus diesem Grunde ist jede starre und erst recht jede beengende Umhüllung des Rumpfes zu verwerfen. Jedes Kleidungsstück, das die Exkursion der Rumpfwand hindert, kostet den Körper einen unnötigen Kraftaufwand, beschränkt die lebensnotwendigen Körperfunktionen und verdirbt durch Lahmlegung der Bewegungsmittel die Körperform und das Körpergebäude. Wenn das Kleidungsstück über diese Anfänge hinaus noch drückt oder schnürt, führt es zu einer Verdrängung der Eingeweide und schädigt Haut, Muskulatur, Skelett, Eingeweidefunktion, Atmung und Blutzirkulation im höchsten Grade. Diese sogenannten Schnürschäden konnte man in besonders ausgeprägtem Grade bei dem Korsett beobachten (Abb. 83). Aber

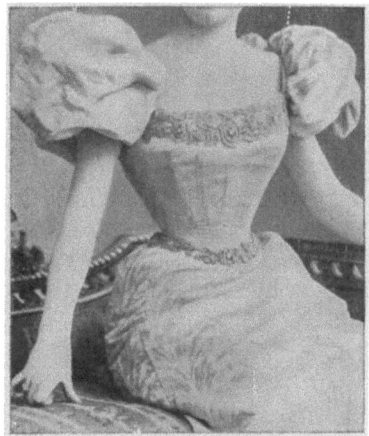

Abb. 83. Schnürung durch das Korsett.
(Nach Schulze-Naumburg: Die Kultur des weiblichen Körpers.)

auch die neben dem Korsettgebrauch herrschende Unsitte, Unterkleider und Oberkleider in der sogenannten Taille, d. h. in der Weichteilmitte zwischen Brustkorb und Beckengürtel zu binden, bringt Schaden (Abb. 84). Von außen nach innen gezählt wird zuerst verdorben die Haut; sie zeigt Striemen, Verdünnung, Pigmentation, Schwielenbildung (Abb. 85). Das Unterhautfettgewebe schwindet und wird nach oben brustwärts und nach unten bauchwärts und hüftwärts verdrängt. Die Muskulatur an Bauchdecken und Rücken verfällt unter solchem Kleiderdruck, wie es vom Gipsverband her bekannt ist, dem Schwunde (Abb. 64). Kein Wunder, daß dann von einer richtigen Hin- und Her-Verstellfunktion, vor allen Dingen mit einer Wiederkehr der ursprünglichen Form nach der Belastung mit den Fortpflanzungsaufgaben, nicht mehr die Rede sein kann. Der Schwund der Rückenmuskulatur (Abb. 64) untergräbt die Festigkeit des Körpergebäudes, dessen Aufrechterhaltung in der Hauptsache auf dem intakten Spiele dieser Muskeln basiert. Der Nachteil macht sich besonders bei der Mehrbelastung des Frauenkörpers in der Schwangerschaft geltend. Ein guter Teil der Rückenschmerzen überhaupt, die von Frauen so häufig geklagt werden, beruht auf nichts anderem als auf einer oft genug von einem Kleiderschaden herrührenden Insuffizienz der Rückenmuskeln.

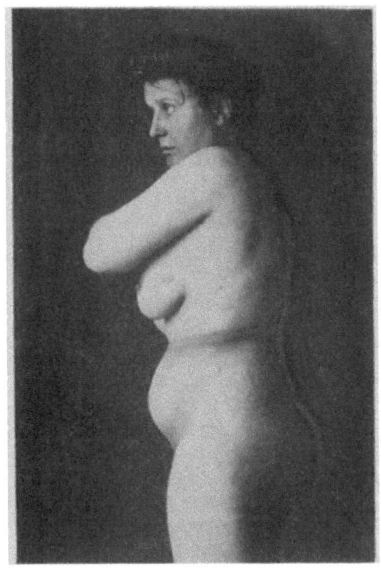

Abb. 84. Schnürende Wirkung des Rockbandes ohne Korsett.

(Nach einem Original der A. G. für hygienischen Lehrbedarf in Dresden.)

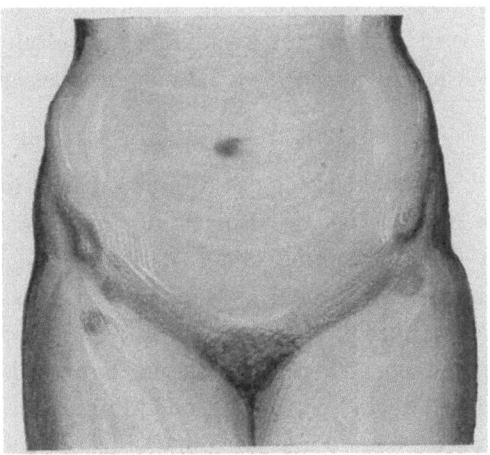

Abb. 85. Schwielenbildung infolge schlechten Korsetts.

(Nach W. Liepmann: Die Frau, was sie von Körper und Kindern wissen muß.)

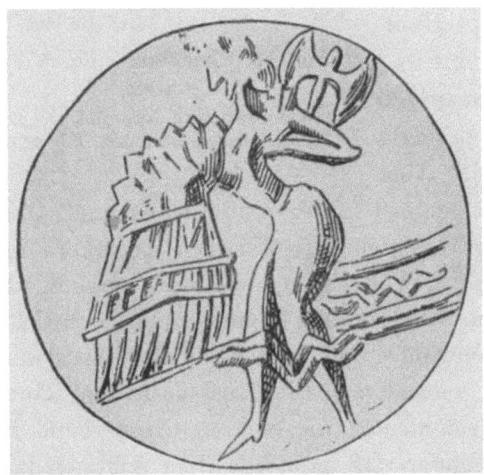

Abb. 86. Siegelstein aus Knosos. Nach Annual of Brit. School VIII. Frau mit Doppelbeil (Labrys) und einem Prachtgewand als Opferspende.

Die aus 1600 v. Chr. stammende griechische Münze zeigt schon eine hochgradige Taillenschnürung mit Herauspressen der Brüste, des Beckens und des Gesäßes und Freilassen eines großen Teiles des Beines von der Gewandung. Ganz ähnlich wie bei der europäischen Mode von letzthin.

(Nach F. v. Baumgarten: Die hellenische Kultur.)

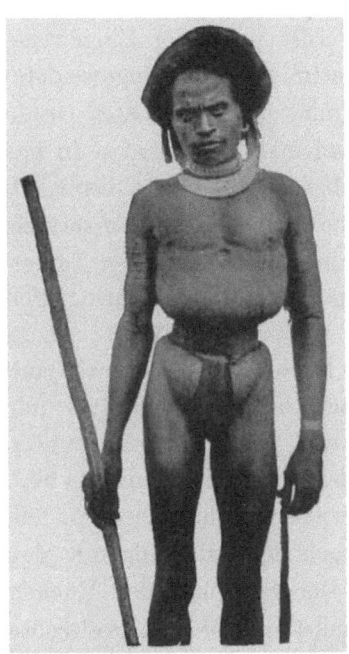

Abb. 87. Neger mit Taillenschnürung, das afrikanische Gegenstück zum europäischen Korsett.

(Nach Kahn: Leben des Menschen).

Das Schnüren. 213

Die Unsitte des Schnürens ist nicht nur bei uns und in der Neuzeit Mode. Eine Münze, 1600 Jahre vor Christi, zeigt, daß auch die alten Griechen Wert darauf legten (Abb. 86). Auch bei Negern findet man diesen Mißbrauch (Abb. 87).

Wenn der elastische Rippenkorb auch mit dem Nachlassen der Schnürung wieder ein Stück aufspringt, also der höchste Grad der Deformierung nur ein vorübergehender ist und der Korsettträgerin niemals in seinem vollen Umfange zu Gesicht kommt, so wird doch im Laufe der Zeit ein immer größerer Teil der Verformung zu einer dauernden. Ana-

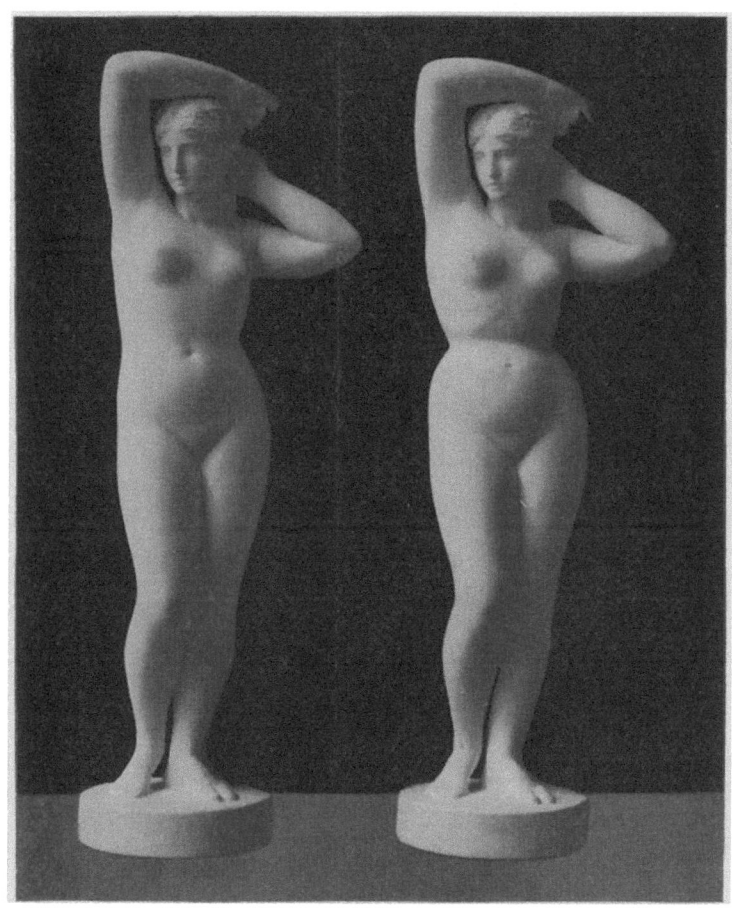

Abb. 88. Normale Frauenfigur und verschnürte Frauenfigur nach einer Darstellung des Bildhauers Mörlin in Dresden.

tomische Präparate beweisen, bis zu welch hohem Grade von Verunstaltung ein länger fortgesetztes Schnüren führen kann. Der Unterschied gegenüber einer Normalfigur ist von dem Bildhauer Mörlin in Dresden in deutlichster Weise dargestellt (Abb. 88). Es ist ein durch die Taillenschnürung heraufbeschworener Fehler, sich den unverformten Frauenkörper mit einer Taille vorzustellen. Die Abbildungen einer Venus (Abb. 89) und eines unverdorbenen Frauenrumpfes von heute (Abb. 90) zeigen, daß ein annähernd zylindrischer Rumpf ohne wesentliche Taillenausbildung das Normale ist. Da in die Taillendruckregion Magen und Leber fallen, so werden vor allen Dingen diese beiden Organe aus ihrer Querstellung mehr in eine senkrechte Hochkantstellung gedrängt und dann in ihrer Mitte sanduhrförmig in zwei Teile zerschnürt. Der Druck wirkt auch auf die Gallenblase. Die bei Frauen allenthalben häufiger vorkommenden Gallensteine werden mit diesem Schnürschaden in gewissen Zusammenhang gebracht. (Graphische Darstellung Abb. 91). Gleichzeitig werden dabei Magen und Leber tiefer gedrückt. Mit ihnen zusammen müssen Dickdarm und Blinddarm gleichfalls nach unten ausweichen, während das Zwerchfell nach oben verschoben wird und den Druck aus der Bauchhöhle in die Brusthöhle und in

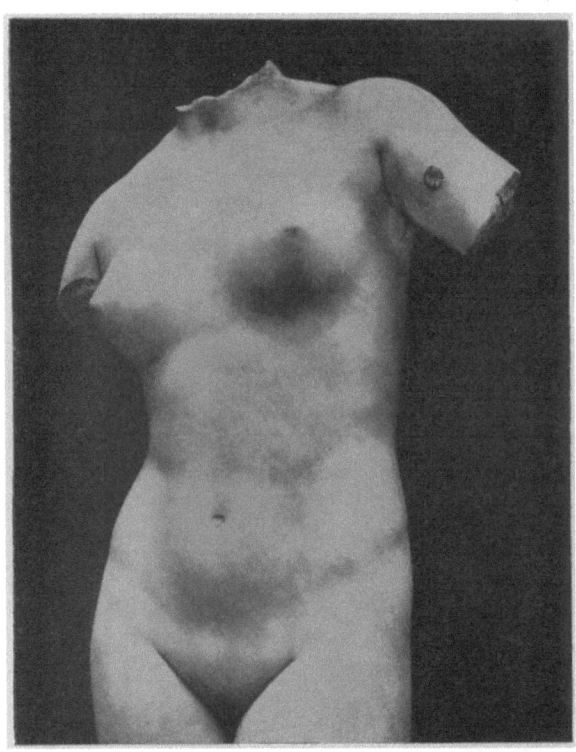

Abb. 89. Aphrodite von Kyrene. Unverdorbener Frauenrumpf ohne Taillenschnürung in mehr zylindrischer Form.
(Aus dem Kunstwart Heft 12. Sept. 1925.)

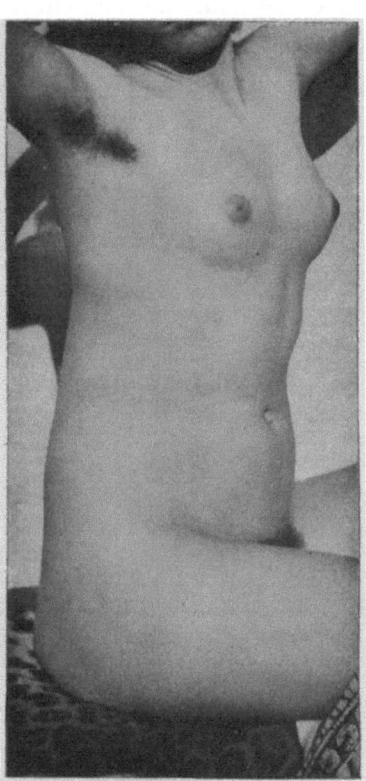

Abb. 90. Zylindrischer Thorax ohne wesentliche Taillenausbildung.
(Aus Schultze-Naumburg: Die Kultur des weiblichen Körpers.)

Man fand bei je 100 Leichen männlichen und weiblichen Geschlechtes Gallensteine in

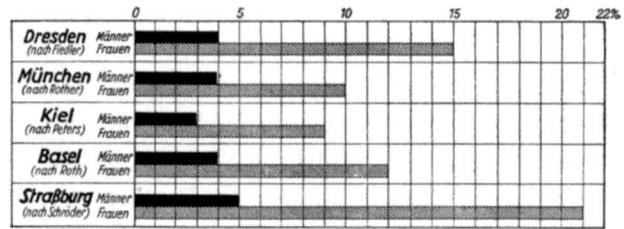

Abb. 91. Häufigkeit der Gallensteine bei Frauen und Männern.
(Nach einem Original der A. G. für hygienischen Lehrbedarf in Dresden.)

Bei Frauen werden Gallensteine drei- bis viermal so oft als bei Männern gefunden, und das sollen sie dem Korsett verdanken.

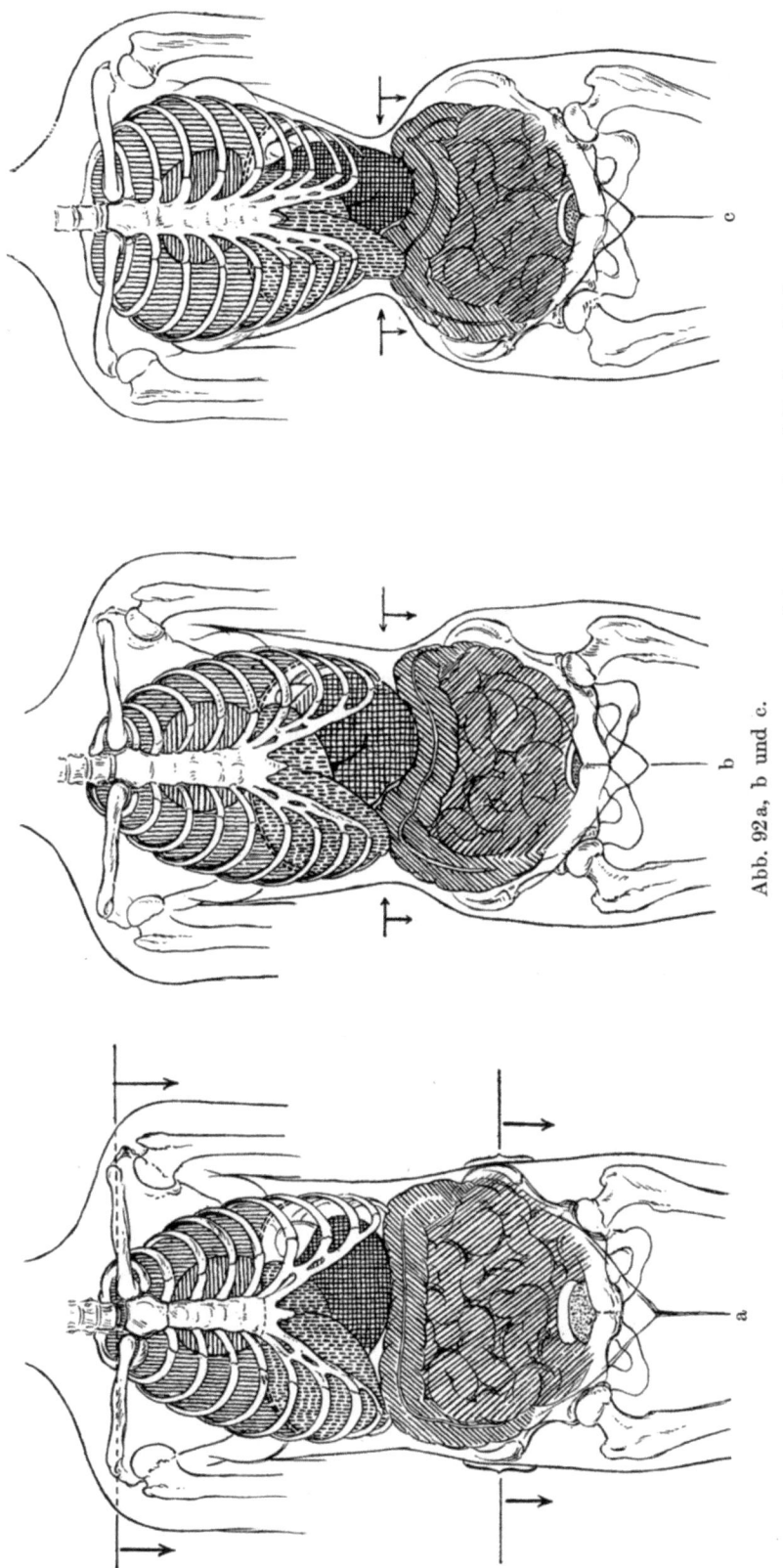

Abb. 92 a, b und c.

a Die normale Lage der Eingeweide und die zulässigen Stützpunkte für die Kleidertracht an Schultergürtel und Beckengürtel.
b Mäßige Schnürwirkung an der Weichteilbrücke zwischen Schultergürtel und Beckengürtel.
c Starke Schnürwirkung an der Weichteilbrücke zwischen Schultergürtel und Beckengürtel unter starker Beschädigung von Haut, Muskulatur, Rippenkorb und Eingeweide.

die dort eingefügten Lungen, das Herz und die großen Blutgefäße weitergibt (Abb. 92a, b, c). Der Druck nach unten betrifft auch die Nieren und wird durch die Eingeweide auf die Geschlechtsorgane fortgesetzt. Wesentlich dadurch sollen Verlagerungen dieser Teile, vor allen Dingen der Gebärmutter, zustande kommen. Die Möglichkeit, daß durch starken

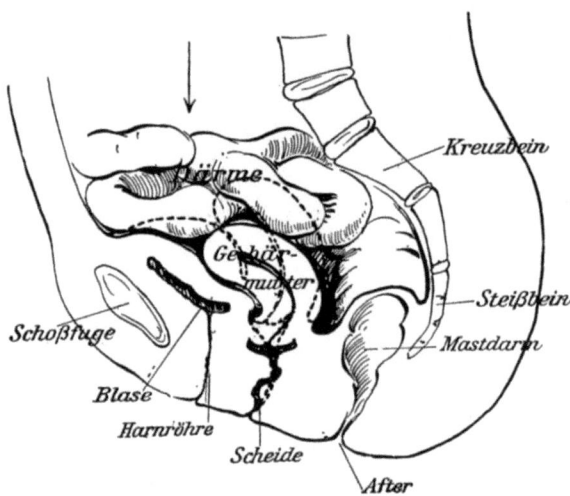

Abb. 93. Fortsetzung der Druckwirkung des Schnürens in der Taillengegend auf die Unterleibsorgane. Durchschnitt durch das Becken einer Frau. Die ausgezogene Linie zeigt, wie Harnblase und Gebärmutter beim Tragen eines Korsetts nach unten gedrückt werden und beim Drucknachlaß wieder in die punktierte Lage zurückkehren.
(Nach W. Liepmann: Die Frau, was sie von Körper und Kind wissen muß.)

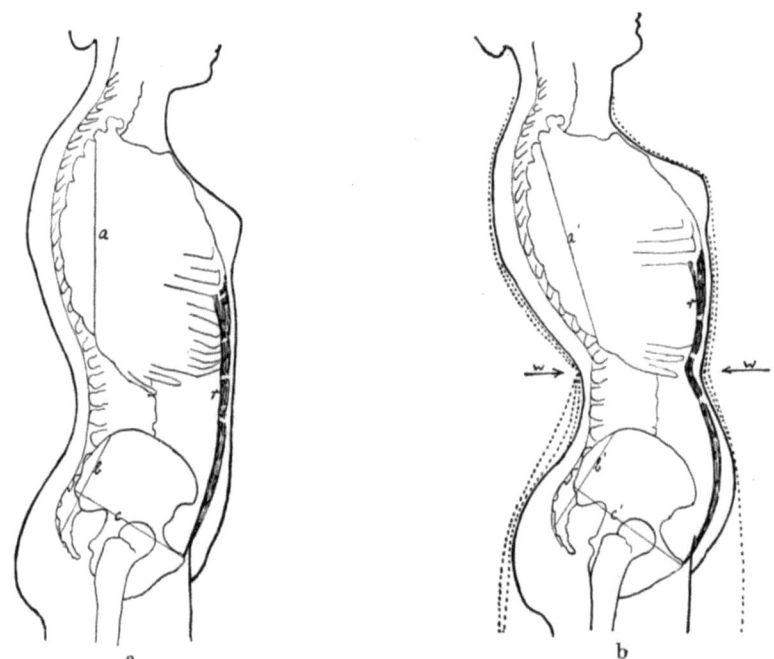

Abb. 94a und b. Einknickung der Wirbelsäule von hinten durch das Korsett und dadurch Drehung des Beckens und Verlagerung seiner Eingeweide. a Normalfigur. b Korsettfigur.
(Nach Schultze-Naumburg: Die Kultur des weiblichen Körpers.)

Korsettdruck dieses wichtige Organ tiefer gedrückt wird und mit dem Nachlassen des Druckes wieder nach oben federt, muß durchaus zugegeben werden [1] (Abb. 93).

Durch Einknickung der Wirbelsäule von hinten her soll sogar das Becken gedreht und seine Neigung verstärkt werden (Abb. 94a u. b). Es ist das eine Veränderung im Körpergebäude, die auch nicht ohne Einfluß auf die Lage der Geschlechtsorgane bleiben kann, ganz abgesehen von der dadurch erzwungenen, permanenten Muskelanstrengung, den Körper in dieser gekünstelten Haltung mit seinem Schwerpunkt über der Unterstützungsfläche zu balancieren.

Daß bei einem Körperteile wie dem Bauche, bei dem alles in feinstem Muskelspiel darauf angelegt ist, den Druck durch und durch um den Atmosphärendruck herum pendeln zu lassen, wie es für die Aufrechterhaltung der Eingeweidefunktionen das zuträglichste ist, jede Störung dieses Muskelspieles die Verdauungsfunktion und die Blutzirkulation aufs empfindlichste schädigen muß, ist ohne weiteres klar. Nicht nur wird der Druckausgleich gestört, wenn ein ständiger, zirkulärer Druck auf den Bauch ausgeübt wird, sondern auch das Muskelzusammenspiel des Bauchwandtonus mit dem Eingeweideturgor wird mehr oder weniger unterbunden. Die Bauchwandmuskeln können sich, weil daran direkt gehindert, zum guten Teil überhaupt nicht mehr bewegen und verfallen durch diese dauernde Funktionsstörung mehr und mehr der Atrophie. Auch der Eingeweideturgor kommt nicht zur völligen Auswirkung, weil in der unter permanenten Druck gesetzten Region die Blutzirkulation gestört wird.

β) An den Brustdrüsen und Brustwarzen.

Der Schaden durch die Kleidung an diesen Organen fängt da an, wo die Brustlockerung durch fehlerhafte Sitzhaltung in Schule und Haus oder durch unzweckmäßige Erwerbsarbeit aufhört. An der Brust kommt es infolge des Gebrauches ganz unangebrachter Stützapparate zu einer höchst unzweckmäßigen Verwöhnung. Statt die natürliche Brustbefestigung zu üben, sieht man schon bei Jungfrauen eine Erschlaffung des die Form erhaltenden, selbsttätigen Tonus-Turgorspieles einsetzen, welche dann das von den künstlichen Bandagen befreite Organ als Hängebrust erscheinen läßt.

Die in Vollfunktion befindliche Brust zu stützen, mag einer Berechtigung nicht entbehren.

Eine Stütze der Brust in der Zeit der Rückbildung im Wochenbett ist auch angebracht. Sie wirkt wie die Binde am Bauch der Wöchnerin. Der leichte Druck unterstützt das Rückwärtswachstum und verhindert die Ansammlung von Fett in dem durch die Rückbildung des Drüsenapparates freiwerdenden Raum.

Wenn dagegen außer der Zeit der Rückbildung der Brust aus der Vollfunktion im Wochenbett auf den ursprünglichen Zustand die zur Erschlaffung der automatischen Brustbefestigung schon im jungfräulichen Zustande führenden Stützen durch Korsett und Hinaufbandagieren durch Büstenhalter benutzt wurden, ist dem Fortschreiten der Erschlaffung an Stelle der funktionellen Übung der Halteapparate erst recht Tür und Tor geöffnet. So wird durch die Einsperrung der Brust bald ein Zustand künstlich herangezüchtet, der dann den

---

[1] Liepmann, W., Die Frau, was sie von Körper und Kind wissen muß. Stuttgart-Leipzig-Berlin, Union-Verlagsgesellschaft.

Brusthalter unentbehrlich erscheinen läßt. Es kommt zur unheilvollen Verwechslung von Heilmittel mit krankmachender Praktik.

Die Brustwarzen, deren Funktion auch in einer Hin- und Herbeweglichkeit ihres Volumens beim Stillen besteht [1], können leicht durch Kleiderdruck geschädigt werden. In dieser Richtung muß man besonders einige Volkstrachten anschuldigen. Die Warzen mögen beim Druck des Mieders sehen, wo sie bleiben.

Durch zu weiche Unterkleiderstoffe werden die Brustwarzen verzärtelt. Wenigstens findet man eine so hochgradige Empfindlichkeit der Brustwarzen, die bei der Inanspruchnahme beim Nähren des Kindes leicht zur Brustdrüsenentzündung führt, wie unter dem feinen Batist, nicht unter dem groben Bauernhemd.

γ) An den Beinen und Füßen.

Die Beine leiden unter der Unsitte der elastischen oder gar festgeschnallten Strumpfbänder, die unter oder über den Knien getragen werden; durch diesen zirkulären Druck auf die Oberschenkel und Unterschenkel wird die Blutzirkulation gehemmt. Krampfadern und andere Stauungserscheinungen sind die Folge; die Beine werden in ihrer Form gänzlich verdorben und häßlich (Abb. 95a). Üble Schnürfurchen und häßliche Verdickungen der Beine unterhalb der Schnürstelle treten auf.

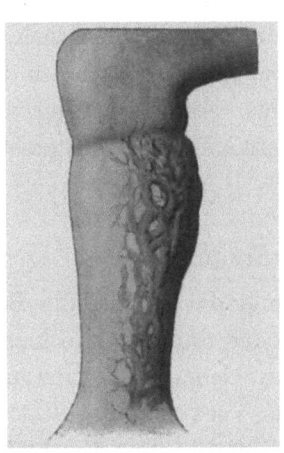

Abb. 95a. Die Entwicklung von Krampfadern durch Tragen schnürender Strumpfbänder.

(Nach W. Liepmann: Die Frau, was sie von Körper und Kind wissen muß.)

In oben an dem Hüftgürtel zu befestigenden Strumpfzügeln hat man einen guten und allseitig befriedigenden Ersatz gefunden, der all den aufgezählten Übeln leicht steuert. Leider hat die Mode der kniefreien Kleider dazu geführt, dem Strumpfband als Zierrat wieder mehr und mehr Eingang zu verschaffen (Abb. 95b).

Die Strumpfbandschnürung erinnert an die sogenannte Wadenplastik unter wilden Stämmen (Abb. 96). Erfrorene Unterschenkel sind infolge der zu dünnen Strumpftracht und zugleich der kurzen Kleider keine Seltenheit. Unproportioniertheit, wie sie ein zu kleiner Fuß vortäuschen soll, ist doch gewiß keine Schönheit, sondern nur eine Geschmacksverirrung.

Für das Verderben durch unzweckmäßige Kleidung sind die Füße des Kulturmenschen Zeugen; die von der Naturform künstlich abgedrängten und in Bezug auf Form und Bewegungsfreiheit verkümmerten Füße tragen den Stempel unzweckmäßigen Schuhwerkes an sich; es geht mit dem Einengen der Füße genau so wie mit dem Schnüren des Leibes, es resultiert eine Verkrüppelung, eine Lahmlegung des Bewegungsapparates und damit eine Funktionsschädigung.

Bei dem natürlichen Fuße, den man bei uns zu Lande ab und zu noch einmal sieht, und den man bei dem Vergleich mit antiken Statuen und Naturvölkern, die ohne Stiefel gehen, als richtig anerkennen kann, bilden innere Knöchel, Großfußzehenansatz und große

---

[1] Sellheim, Brustwarzenplastik bei Hohlwarzen. Zentralbl. f. Gynäkol. 1917. Nr. 13.

Fußzehe eine gerade Linie (Abb. 97a u. b). Die Zehen sind gut ausgebildet und rund. Zwischen großer und Nachbarzehe befindet sich ein größerer, zwischen den übrigen Zehen ein etwas geringerer Spielraum. Beim Aufsetzen des Fußes und beim Abwickeln spreizen sich die Zehen in Form einer Befestigungsbewegung am Boden. Das Fußgewölbe ist sowohl in der Längs- wie auch in der Querrichtung gut ausgebildet und spielt mit der abwechselnden Belastung und Entlastung deutlich hin und her. Der Reihen, nach der inneren Seite des Fußes steiler abfallend als nach der äußeren, ist gut entwickelt. Der Fuß mit seinen Zehen

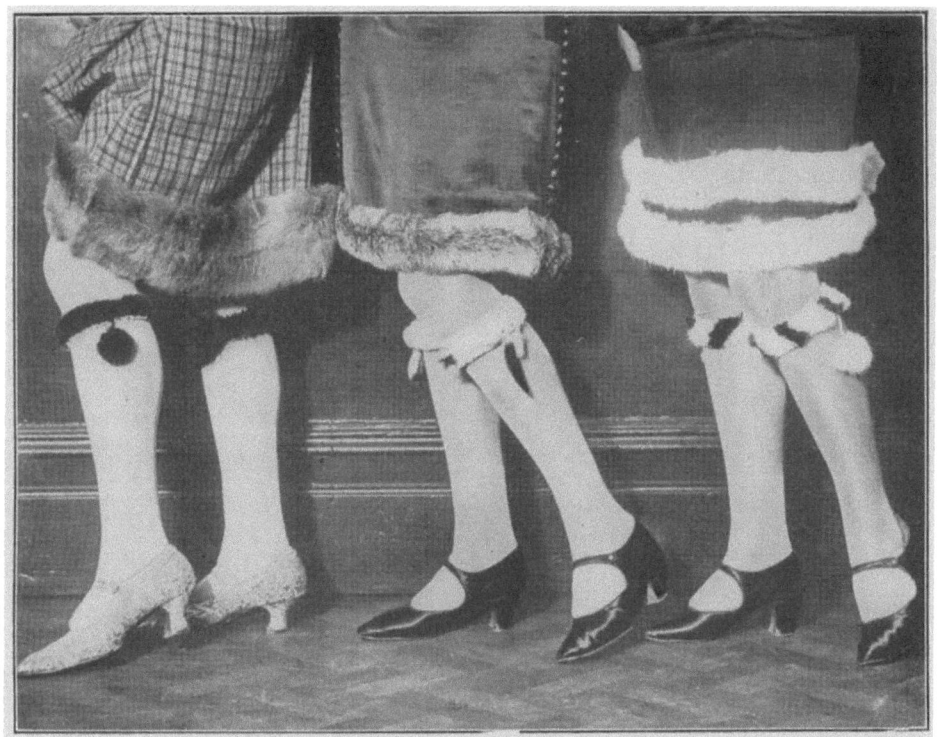

Abb. 95 b. Leider hat die Mode der kniefreien Kleider dazu geführt, dem Strumpfband als Zierrat wieder mehr oder weniger Eingang zu verschaffen.

macht wirklich, entsprechend den an ihn herantretenden Anforderungen, ausgiebige Bewegungen; er benutzt die ihm zustehende, für die Ausübung seiner Vollfunktion, das gewagte Körpergebäude des Menschen mit Sicherheit auf zwei Beinen zu balancieren, notwendige Bewegungsfreiheit.

Wie sieht dagegen ein im Prokrustesbett des modernen Schuhwerks verkümmerter Fuß aus! Die Deformität oder künstliche Mißbildung ist ganz typisch, weil der Fehler des Schuhmachers, der nach seinem oder seiner Klientel falschen Ideal arbeitet, immer derselbe bleibt. Der Fuß wird in eine gleichmäßig von beiden Seiten zugespitzte Form mit einem nach beiden Seiten gleichmäßig abfallenden Reihen gezwängt (Abb. 97c). Gerade als ob er ein symmetrisch gebautes Gebilde wäre. Die Herstellung der Schuhe mag ja so am bequemsten sein; das Tragen ist jedenfalls für den Anfang das unbequemste, was man sich denken kann, und eine Qual, die nur der Mode zuliebe überwunden wird.

Das geht so lange fort, bis der Fuß in den Stiefel paßt, und beim nächsten Einkauf auch der Stiefel an den Fuß paßt.

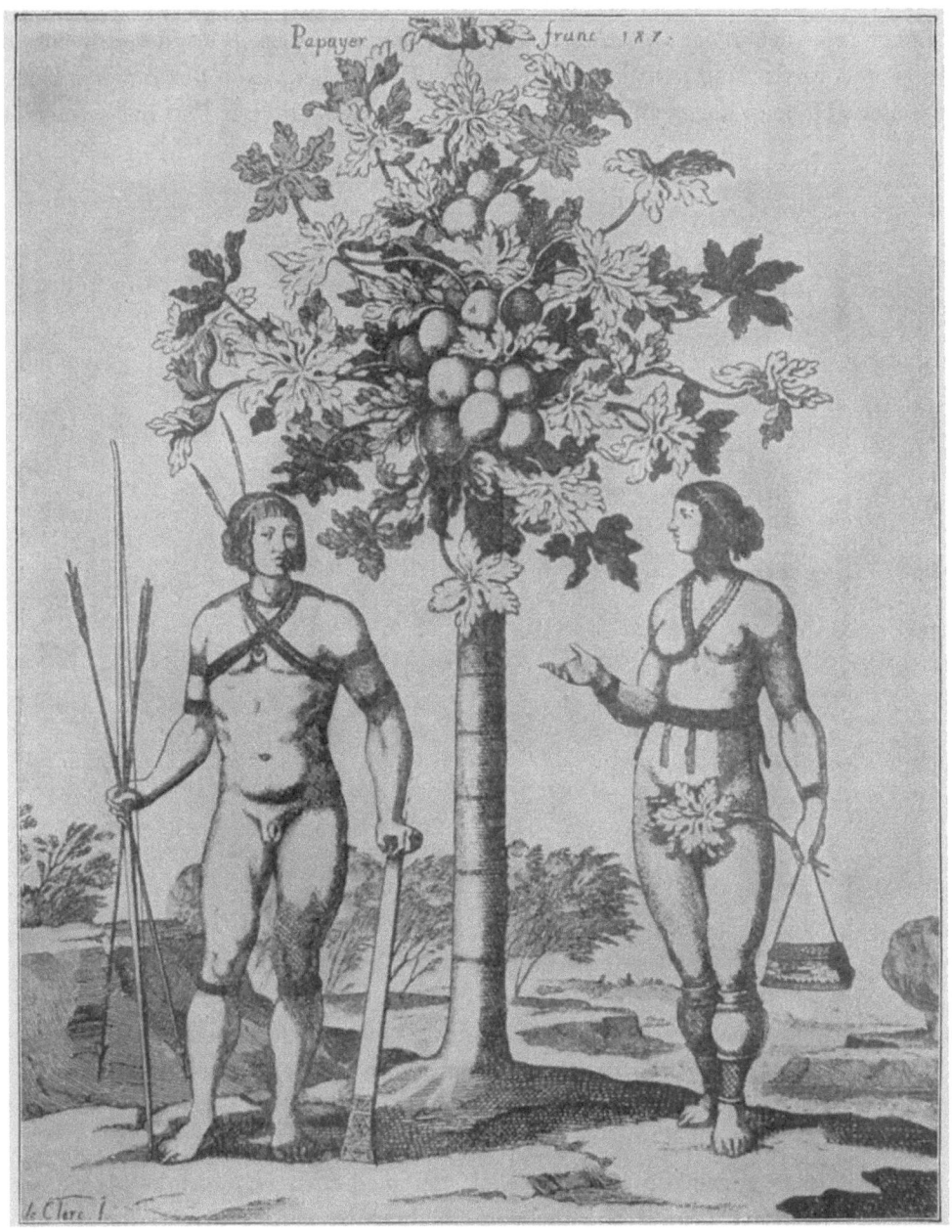

Abb. 96. Wadenplastik.
(Nach Freiherr v. Reitzenstein: Das Weib bei den Naturvölkern.)

Der Fuß ist eben kein symmetrisches Gebilde. Gerade dieser Eigentümlichkeit des Fußes müßte durch eine vernünftige, links und rechts mehr individualisierende Fußbekleidung Rechnung getragen werden. Besonders sollte darauf Bedacht genommen werden, daß der Fuß auch in den Schuhen seine Hin- und Herbewegung vollziehen kann. Dafür muß ihm ein nicht unbeträchtlicher Spielraum belassen werden.

Als Folge des falschen Schuhwerkes finden wir regelmäßig die große Zehe von der geraden strahlenförmigen Verlängerung ihres Mittelfußknochens in mehr oder weniger scharfem Winkel medialwärts abgedrängt, wodurch der Großzehenwulst stark vorspringt. Die übrigen Zehen werden von dem äußeren Fußrande her der großen Zehe entgegen-

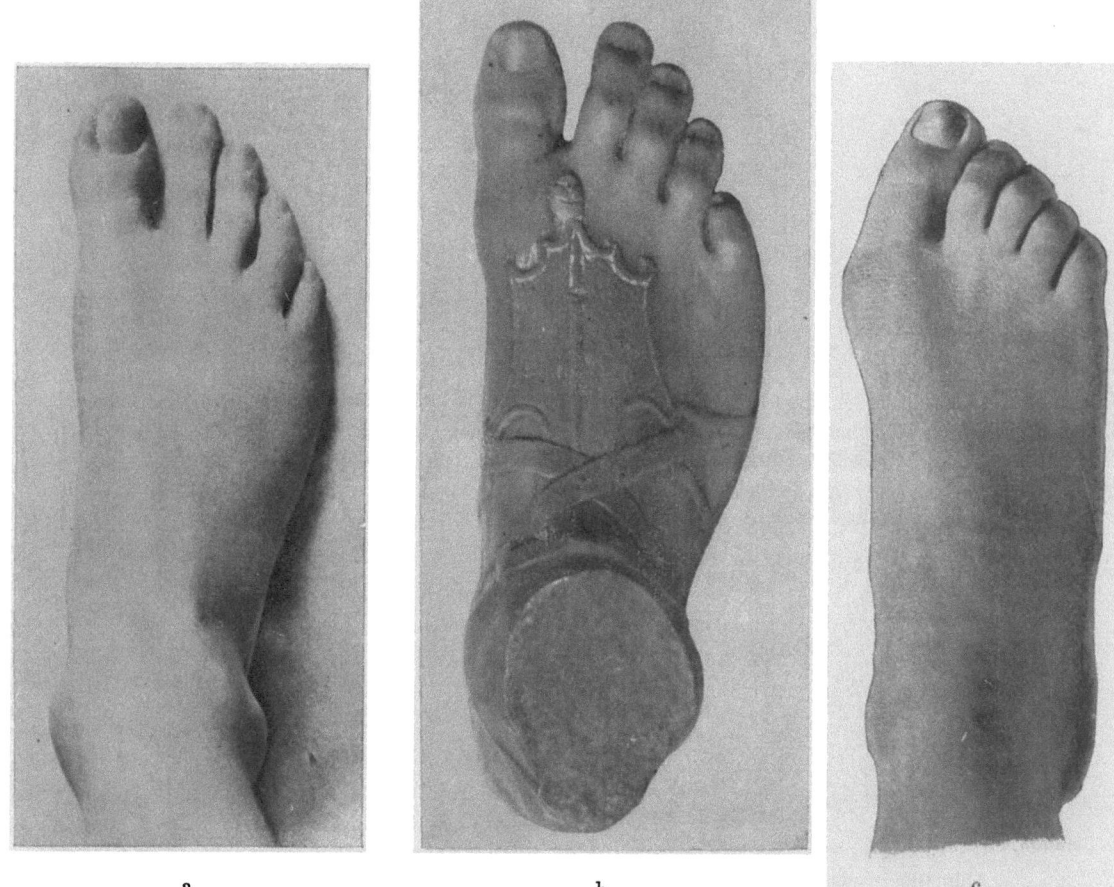

Abb. 97 Der normale Fuß (a), der fein entwickelte antike Fuß (b), typisch verbildeter Fuß von heute (c). (Nach Schulze-Naumburg: Die Kultur des weiblichen Körpers.)

gepreßt. Da der Stiefel in der Regel nicht nur zu schmal, sondern auch vorn zu kurz ist, werden die Zehen über ihre untere Fläche nach abwärts gebogen; sie verlieren in dem engen Gefängnis natürlich ihre freie Stellung gegeneinander. Die Zwischenräume zwischen großer und nächster Zehe ganz besonders, aber auch zwischen den übrigen Zehen sind verschwunden; die Zehen haben ihre runde, individuelle Gliedmaßengestalt eingebüßt. Sie sind mehr oder weniger drei- oder vierkantig geworden, wie die Zigarren in einer Kiste an der Stelle stärkster Pressung, nur daß sie dazu noch über die Unterfläche krallenförmig zusammengekrümmt sind. Um die Ventilation ist es in den engen Verhältnissen natürlich auch auf das Allerschlechteste bestellt. Allenthalben findet man in Form von sogenannten Hühneraugen empfindliche Druckstellen.

Ein solcher Fuß ist in bezug auf ein ausgiebiges Zehenspiel, aber auch in bezug auf das Befestigungsspiel der Fußgewölbe mehr oder weniger lahmgelegt. Der Fuß wird zu

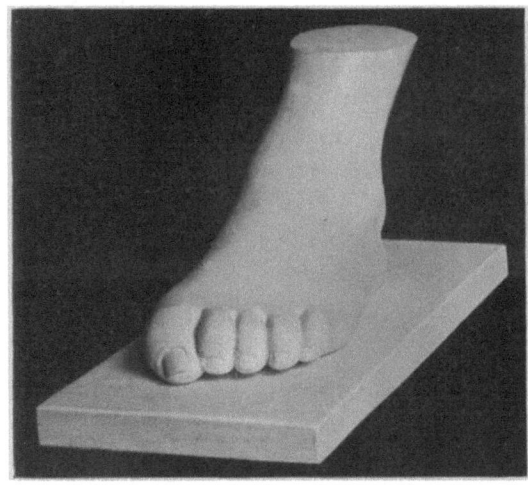

Abb. 98. Im schlechten Schuh verkrüppelter Fuß, dessen Zehen ihrer Beweglichkeit und somit ihrer Unterstützung der Abwickelbewegung beraubt sind. (Nach einem Original der A. G. für hygienischen Lehrbedarf in Dresden.)

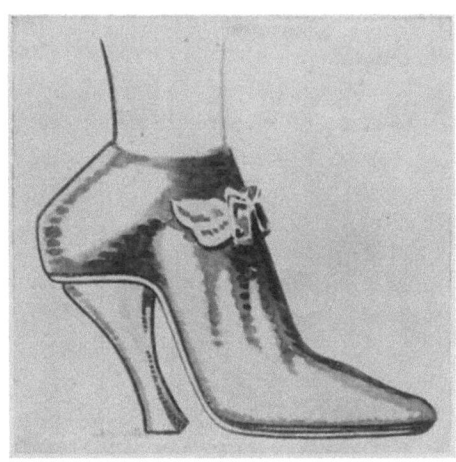

Abb. 99. Stöckelschuh aus dem 18. Jahrhundert. (Nach einem Original der A. G. für hygienischen Lehrbedarf in Dresden.)

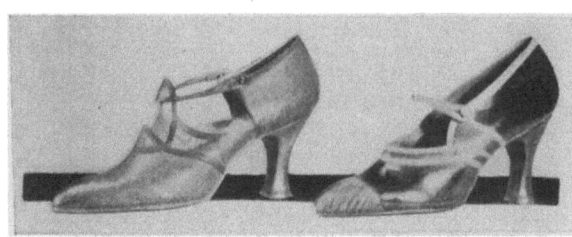

Abb. 100. Schuhmode 1925.

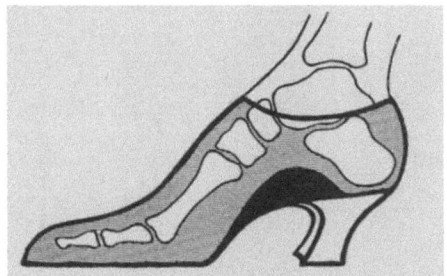

Abb. 101. Wie eine moderne Schuhfabrik sich die Lage der Fußknochen in ihren freilich orthopädischen Stiefeln mit besonderer Einlage für die Stützung des Fußgewölbes denkt. Die Knochenverbiegung erinnert in entferntem Grade an das Röntgenbild eines Chinesenfußes (Abb. 106).

einem halbtoten Gebilde, das natürlich zur Vollfunktion eines absolut sicheren Ganges nicht mehr befähigt ist. Darüber werden aber um so weniger Worte verloren, als die Fußkrüppel niemals im Besitz der Idealform und Vollfunktion ihrer Füße gewesen sind und sich an schwierige Balancierungsaufgaben, wie sie von Fischern, Jägern, Bergsteigern, Kletterern usw. im Hochgefühl ihrer hohen Leistungsfähigkeit vollbracht werden, niemals heranwagen. Zum Hin- und Hertrippeln genügen solche verdorbenen Füße, im übrigen bekommt sie ja niemand zu sehen. Der Seiltänzer zeigt uns, was man mit dem Fuß als Haft- und Balancierorgan bei Übung alles fertig bringen kann, während der Durchschnittsmensch mit seinen fast zu Hufen herabgedrückten Füßen im Modeschuh einherstampft.

Eine Schwächung der Fußgewölbebefestigung findet statt, wenn das Gewölbe nicht durch richtigen Gebrauch geübt, überanstrengt oder in falscher Richtung in Anspruch genommen wird. Viel können zu einer solchen Insuffizienz Schuhe von unrichtiger Form beitragen. Es handelt sich vor allen Dingen um Schuhe, welche eine ausgiebige Hin- und Herbeweglichkeit des Fußgewölbes und der Zehen im Wechsel der Belastung — also eine gehörige Übung dieses diffizilen Muskelapparates — verhindern oder einschränken (Abb. 98). Das führt zur Atrophie des Bewegungsapparates.

Eine Andeutung von Absatz gilt insofern als Vorteil, als er die ganze Haltung des Körpers mehr strafft. Ein zu hoher Absatz bringt die Fußfläche aus einer parallelen, sich

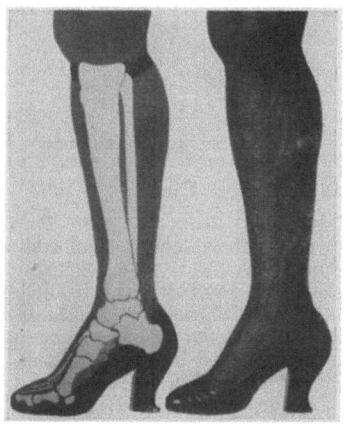 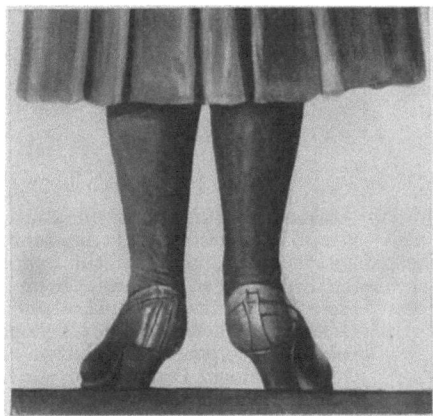

Abb. 102. Die Verstellung des Fußgewölbes und der Fußknochen beim zu hohen Absatz.
(Nach einem Original der A. G. für hygienischen Lehrbedarf in Dresden.)

Abb. 103. Abknickung des Fußgewölbes gegen die Unterstützungsebene bei zu hohem Absatz. Schleudern des Fußgelenkes nach dem Auftreten des Beines.
(Nach einem Original der A. G. für hygienischen Lehrbedarf in Dresden.)

breit dem Fußboden anschmiegende Lage in eine schiefe Ebene (Abb. 99—101). Die Unterstützungsfläche des Körpergewichtes rutscht nach vorn hin, nach der Fußspitze zu, zusammen (Abb. 99—102 und 104—105). Die Hebung des hinteren Fußendes überträgt sich auf die Beine und von da auf das Becken und die Wirbelsäule. Um den Schwerpunkt des Körpers über der Unterstützungsfläche in den Fußsohlen zu balancieren, muß das Becken zwischen den Oberschenkelköpfen nach hinten gedreht werden. Die Lendenwirbelsäule erfährt eine vermehrte Aushöhlung nach hinten, die durch eine verschärfte Vorwärtsbiegung der Brustwirbelsäule wieder ausgeglichen werden muß. Kurzum, der Schwerpunkt des Körpergewichtes, der durch diese Verschiebung infolge des hohen Absatzes vor die Unterstützungsfläche zu fallen und den Körper vornüber zu stürzen droht, muß durch vermehrte, den ganzen Körper von unten bis oben durchsetzende Muskelanstrengung wieder künstlich über den Unterstützungspunkt eingerenkt werden. Man denke nur daran, wieviel unnötige Kraft das eine Frau kostet, die außer ihrem übrigen Körpergewicht noch das eines Kindes und seines Gehäuses mit zu tragen, und die damit an sich schon genug veränderte Körperhaltung durch entsprechendes Muskelspiel auszugleichen hat. Wenn es auch nicht gleich zur Ausbildung eines Plattfußes mit Zusammensinken des Fußgewölbes zu kommen braucht, so ergibt sich doch auf alle Fälle eine Schwächung der automatischen Fußbefestigung, die zu leichter Ermüdbarkeit und Schmerzen beim Stehen und Gehen

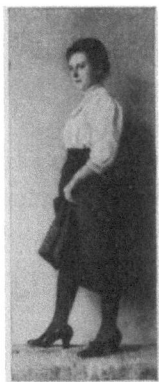 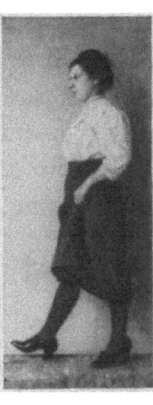 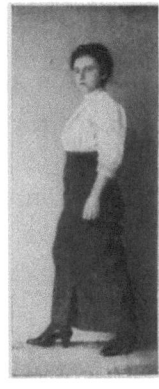

Stehen.   Aufsetzen.   Der knickebeinige stelzende Gang auf hohem Absatz.

Abb. 104. Erschwerung des Ganges durch zu hohen Absatz.

Durch den Absatz wird die Ferse unnatürlich gehoben und der sonst senkrecht zum Bein stehende Fuß mehr oder minder gestreckt, ja bei sehr hohem Absatz beinahe überstreckt. Dadurch wird das Knochengefüge verändert, die Muskeln und Sehnen werden überdehnt und arbeiten unter anderen, viel schwereren Bedingungen als sonst. Beim Aufsetzen des Fußes z. B. muß der Fuß bei jedem Schritt über den Absatz hinübergehebelt und überstreckt werden. Kein Wunder also, wenn die Trägerinnen hoher Absätze leicht schmerzende Füße bekommen, schnell ermüden und zur Erleichterung des Ganges knickebeinig trippeln oder stelzen. Je niedriger der Absatz, desto besser der Gang.
(Nach einem Original der A. G. für hygienischen Lehrbedarf in Dresden.)

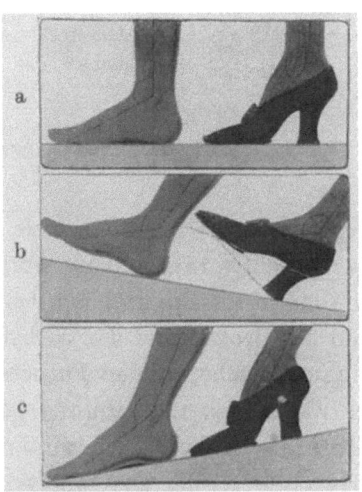

Abb 105. Fuß und Absatz

a Der Absatz hebt die Ferse und dadurch wird der Fuß ganz anders belastet, als wenn er flach steht; seine Muskeln, Sehnen und Bänder wirken in einer ungewöhnlichen Lage und Richtung.
b Beim Schreiten, und selbst beim Aufwärtsschreiten muß der Fuß über den Absatz hinübergehebelt werden. Er wird dabei stark erschüttert und überdehnt. Außerdem wird er mit jedem Schritt mehr gegen die Schuhspitze gedrängt. Dadurch wird der Gang unsicher, stelzend, schnell ermüdend — zumal auf abwärts geneigtem Boden oder beim Laufen.
c Je höher der Absatz, desto stärker die Schädigung.
(Nach einem Original der A. G. für hygienischen Lehrbedarf in Dresden.)

führt. Der hohe Absatz arbeitet dem Plattfuß sogar scheinbar bis zu einem gewissen Grade entgegen. Wenigstens findet ein Plattfuß sich relativ häufiger beim Kellner (der freilich in sehr viel jüngeren Jahren seinen Beruf beginnt als seine Kollegin) mit seinen niedrigen Absätzen und relativ seltener bei der Kellnerin mit hohen Absätzen. Wird mit der Höhe des Absatzes eine zu starke Ausschweifung der hinteren Fläche nach vorn und eine zu schmale Stützfläche auf dem Boden verbunden, wobei die Absätze sich sehr weit unterhalb des Fußes befinden, so wird das Fußgewölbe leicht abgeknickt und in schiefer Stellung belastet, und dem Gang jede Sicherheit genommen, was man an dem Hin- und Herschleudern des Fußes auf dem wackligen Absatz nach dem Aufsetzen des Fußes wahrnimmt (Abb. 103).

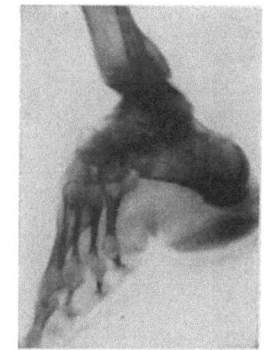

Abb. 106. Röntgenbild vom verkrüppelten Fuß einer Chinesin. Das Skelett ist quergeknickt und die Zehen sind unter die Fußwölbung gedrückt.
(Nach einem Original der A. G. für hygienischen Lehrbedarf in Dresden.)

Fußschwäche ist ein Leiden, das für die Frau eine ganz besondere Bedeutung hat, so daß sich gerade die Frau die Fußpflege am meisten angelegen sein lassen müßte.

Nichtsdestoweniger werden in unseren aufgeklärten Tagen eigene Vorlesungen über die beste Art des Hufbeschlages, aber nicht über die Pflege der Menschenfüße gehalten [1].

Der Kulturmensch kann sich darauf berufen, daß die Damen anderer Völker ihre Füße noch mehr deformieren. Die vornehmen Chinesinnen suchten geradezu etwas darin, die Füße bis zur völligen Untauglichkeit zu verkrüppeln (Abb. 106); als Fortbewegungsmittel muß der Rücken einer Dienerin herhalten. Die Revolution hat mit diesem Unfug aufgeräumt.

Es gibt aber auch Völker, die uns eher zum Muster dienen könnten, weil sie ihre Fußbeweglichkeit im hohen Grade erhalten, indem sie eine darauf achtende, sehr sorg-

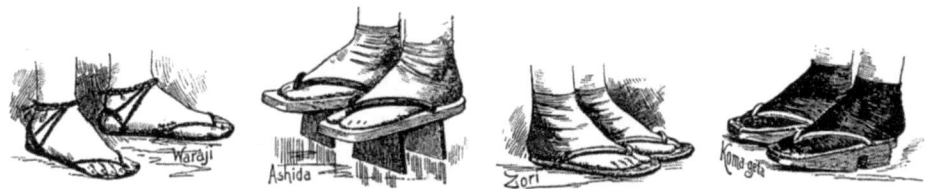

Abb. 107. Arten der Fußbekleidung der Japanerinnen.
(Nach Ernst v. Hesse-Wartegg: China und Japan.)

fältige Fußbekleidung tragen. So z. B. die Japaner (Abb. 107). Auch die Inder lassen der funktionellen Entwicklung des Fußes zur Beherrschung des Bodens freien Lauf (Abb. 108). Manche Völkerschaften treiben auch Überkultur durch Behang mit Schmuck an Fußgelenken und Zehen (Abb. 109).

Wir sehen also als Ursache der Einbuße an natürlicher Form und physiologischer Bewegungsfreiheit allenthalben am Frauenkörper die gewaltsame Mißbildung der

---

[1] Carus, C. G., Symbolik der menschlichen Gestalt. Neubearbeitet von Prof. Th. Lessing. Niels-Kampmann-Verlag, Celle 1925.

Form und die Unterdrückung ihrer für die normale Funktion so notwendigen Formbeweglichkeit durch unzweckmäßige, beengende Kleidung. Diese Verstümmlung wiederholt sich in ganz ähnlicher Weise an Rumpf, Brustdrüsen, Brustwarzen, Beinen und Füßen.

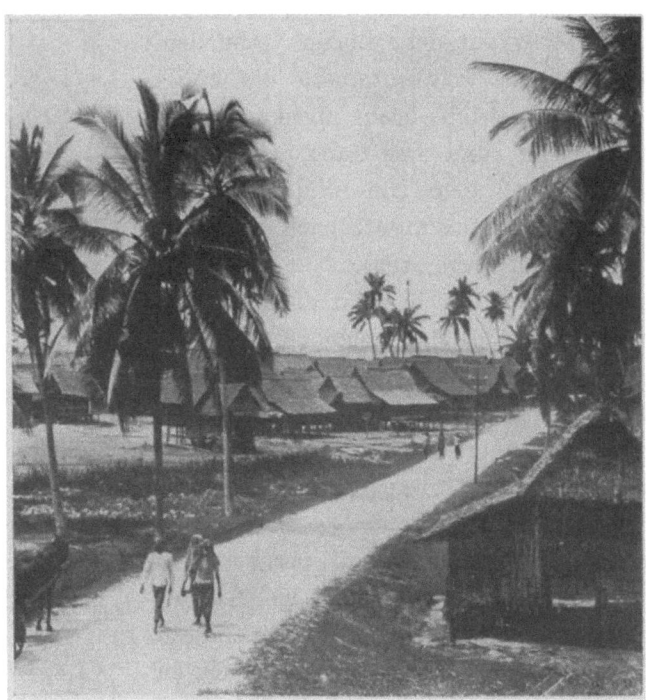

Abb. 108. Edler Gang der Inder.

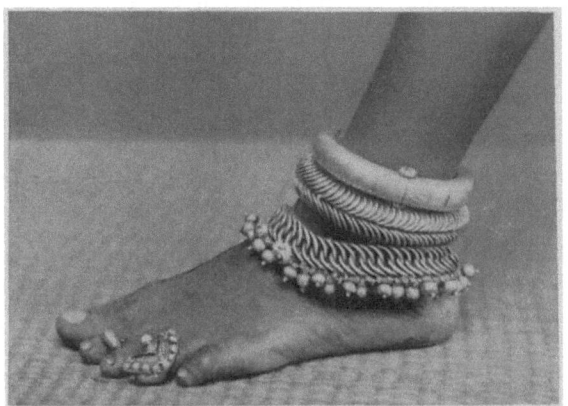

Abb. 109. Schmuck am Fuße eines Hindumädchens.

e) Degeneration gegenüber der ungebundenen Natur.

Es bleibt uns noch ein Gesichtspunkt übrig, dem man so gerne bereit ist, die Einbuße an Natürlichkeit zuzuschreiben. Das ist die „Degeneration". Sie ist zu einem bequemen Schlagwort geworden, mit dem so vieles zugedeckt wird, was man selbst verschuldet hat, und das bei etwas mehr Umsicht und Achtung vor seinem Körper hätte vermieden werden können. Es ist richtig, daß wir gegenüber der ungestörten Natur viel an Leistungsfähigkeit und Anpassungsfähigkeit eingebüßt haben. Das meiste, was in dieser Richtung uns als Defekt entgegentritt, ließe sich aber durch geeignete Übung im Sinne der funktionellen Entwicklung mehr oder weniger zurückdrängen, beruht es ja doch zum guten Teil auf dem Ausfall des wichtigen Entwicklungsfaktors der funktionellen Entwicklung (vgl. Abschn. IX). Immer und immer wieder bringt die Natur eine genügend gute Anlage mit auf die Welt. So können wir z. B. durch geeignete Übung mit experimenteller Sicherheit verhindern, daß als Zeichen der obligaten Kulturunzulänglichkeit an der Haut Schwangerschaftsnarben auftreten. Man darf wohl das gleiche von Unzulänglichkeiten im Muskelfaszienzusammenhalt des Bauches behaupten; sehen wir doch z. B. eine Unversehrtheit des Bauchgefüges die Fortpflanzungsbetätigung überdauern bei Artisten und auch bei Frauen, die sonst ihren Bauchdecken die notwendige, konsequente und nicht nur gelegentliche Pflege haben angedeihen lassen. Auch der Fuß ist hierfür ein gutes Beispiel.

Gewiß gibt es Degeneration; und es wird auch so manches von mangelhafter Konstitution vererbt; im großen und ganzen wird aber dieser Faktor übertrieben[1]. Wir sind in hohem Grade geschützt, weil erworbene Eigenschaften, besonders Selbstverstümmelung im allgemeinen nicht, zum mindesten nicht leicht vererbt werden.

Es dient das Wort Degeneration zur bequemen Bemäntelung der Degeneration unserer Gesinnung gegenüber unserem Körper, für den rein gar nichts mehr geschieht, gegen ihn aber alles, wie die Unzweckmäßigkeit in der Kleidung nur andeuten wollte. Die Körper werden in jeder Richtung vernachlässigt. Die Freude am eigenen, schönen Körper hat aufgehört, und von dem eines anderen verlangt man, wenn er einmal aus der modernen Zwangsjacke herausgelassen wird, auch nicht mehr viel. Wir haben den Geschmack an der Schönheit des Körpers und die Hochachtung vor ihrer Erhaltung verloren. Wir sind in dieser Richtung gesinnungslos, verständnislos und abgestumpft geworden. Nur hier kann der Hebel angesetzt werden, wenn wir helfen wollen. Es hat den Anschein, als ob sich wirklich schon eine Wandlung zum Besseren anbahnte. (Vgl. Abschnitt IX.)

3. Zweck der Kleidung.
a) Entwicklungsgeschichte der Kleidung.

Es gibt kaum ein Gebiet, auf dem trotz aller modischen Schwankungen die Macht der Gewohnheit größer ist und etwas nur deshalb für richtig gilt, weil es alle tun, wie die Frauenkleidung. Da dabei oft allen gesundheitlichen Regeln ins Gesicht geschlagen wird, findet die wissenschaftliche Untersuchung der Grundforderungen, die das Körpergetriebe an eine zuträgliche Kleidung stellt, eine dankbare Aufgabe. Die Sache hat eine um so größere allgemeine Wichtigkeit, als die Vernachlässigung dieses Kapitels, wie alles, was die Frau angeht, nicht nur die Gesundheit der jetzigen Generation aufs Spiel setzt, sondern auch das dem durch falsche Kleidung verdorbenen Mutterleibe entsprießende, folgende Geschlecht in Gefahr bringt.

---

[1] Kruse und Selter, Gesundheitspflege des Kindes. Rassenhygiene von Kruse. Stuttgart, Enke 1914 und Kruse, Deutsche Rassenhygiene und Volkshygiene. Vortrag auf d. Versamml. d. deutsch. Ges. f. öffentl. Gesundheitspflege Bonn 1925. Berlin, Julius Springer.

Die Kleidung entspringt einer Naturnotwendigkeit. Sie ist das Mittel, das dem Menschen die Ausbreitung über die ganze Erde ermöglicht hat. Unter warmen Himmelsstrichen bedarf die Frau keiner besonderen Kleidung. Für sie kam vielleicht nur die Verhüllung der Schamteile und das Behängen des Körpers mit Schmuck in Betracht[1].

Die Tatsache, daß zahlreiche Volksstämme in tropischen Landstrichen nur die Lenden oder nur die Schamteile bekleiden — hier und da auch nur bei einem Geschlecht oder nur nach Beginn der Pubertät — ist beweisend für eine Rolle der Bekleidung als einer schamhaften Verhüllung[2].

Die Bekleidung die Rolle eines Zierates spielen zu lassen, lag aber um so weniger Veranlassung vor, als ein natürlicher, wohlgeformter Frauenkörper, der seine technische Befähigung symbolisch[3] ausdrückt, keiner weiteren Verschönerung durch künstliche Zutaten fähig ist. Eher gäbe es etwas zu verhüllen, wenn das Körpergebäude infolge von Mißbrauch der Frauenorganisation Bankrott gemacht hat.

Nach dem Äußeren des Menschen und nach der Zusammensetzung der Muttermilch, die ganz charakteristische klimatische Schwankungen bei den Tieren der verschiedenen Breiten zeigt, zu schließen, muß die Wiege der Menschheit in einer südlichen, warmen Gegend gestanden haben[4]. Die Kleidung wurde notwendig, als der Mensch mit der Kälte in Berührung kam. Mit dem Aufkommen der Kleidung als Schutzmittel traten weitere Aufgaben hervor, welchen die künstliche Körperverhüllung gerecht werden sollte. Die Kleidung wird zu einem sexuell bedeutungsvollen Faktor, indem sie gleichsam durch Verhüllung etwas enthüllt (Elster). Sie mußte durchschimmern lassen, daß unter ihr ein gesunder weiblicher Körper sich barg.

Mit der Schönheit des gesunden Körpers an sich wurden durch die künstliche Verhüllung auch diejenigen Punkte der weiblichen Schönheit mehr oder weniger dem Blicke entzogen, welche den Mann anlocken, das Spezifisch-Weibliche. Da die Frau keine Einbuße an Anziehungskraft erleiden wollte und durfte, mußte die Kleidung außer der körperlichen Gesundheit an sich auch ihre Eignung als Frau, die Geschlechtsmerkmale des weiblichen Körpers, wieder zum Ausdruck bringen. Zarte Andeutung hätte genügt und auch am besten echt weiblichem Sinne — dem alles Aufdringliche abhold ist — entsprochen. Da sich aber in der Frauenkleidung oft weniger der Geschmack der Frau als die Moderichtung der in der Kleiderbranche tätigen Industrie ausspricht, so ist man auch hier über das Ziel hinausgeschossen. Kleidung an sich schließt ja schon die Gefahr in sich, mehr aufzutragen als da ist. Durch die teilweise Verhüllung wird, wie bei allem, was in magisches Halbdunkel getaucht ist, erst recht Gelegenheit gegeben, die Phantasie zu entzünden. Auch hier hat, vor allen Dingen weil sich das Geschäft dieser Geschmacksrichtung bemächtigte, an Stelle der geschmackvollen Andeutung eine geschmacklose Übertreibung sich breitgemacht, die aber gerade, weil fast alle kritiklos mittun, den wenigsten zu Bewußtsein kommt. Die Kleidung wird in dieser Richtung selbst von naivsten und unschuldigsten

---

[1] Stratz, C. H., Frauenkleidung. Stuttgart, Enke 1904. 3. Aufl.

[2] Elster, Alexander, Kleidung und Mode. Handwörterbuch der Sexualwissenschaft von Max Marcuse. 2. Aufl. 1926, S. 361. Bonn, A. Marcus und E. Webers Verlag.

[3] Carus, G., Symbolik der menschlichen Gestalt. Neubearbeitet von Theodor Lessing. Niels-Kampmann-Verlag 1925.

[4] v. Bunge im Lehrbuch der Physiologie des Menschen. 2. Bd. Leipzig, F. G. Vogel 1901.

Mädchen systematisch geradezu zu einer Fälschung der Wahrheit mißbraucht. Sie soll — zu mindesten im Sinne des Kleiderfabrikanten — mehr vortäuschen als da ist. Man denke nur daran, wie durch Korsett und alle möglichen Büstenstützen die Brüste weit über ihr natürliches, bescheidenes Volumen zu einer Größe, wie sie stillende Mütter haben, hervorgehoben wurden und, um ein anderes Beispiel zu nennen, wie oft genug durch die Mode ein sonst unaussprechlicher Teil, der ja von Natur bei der Frau auch etwas mehr betont ist als beim Manne, mit Gewalt herausgepreßt, zeitweise sogar durch besondere Auflagerungen

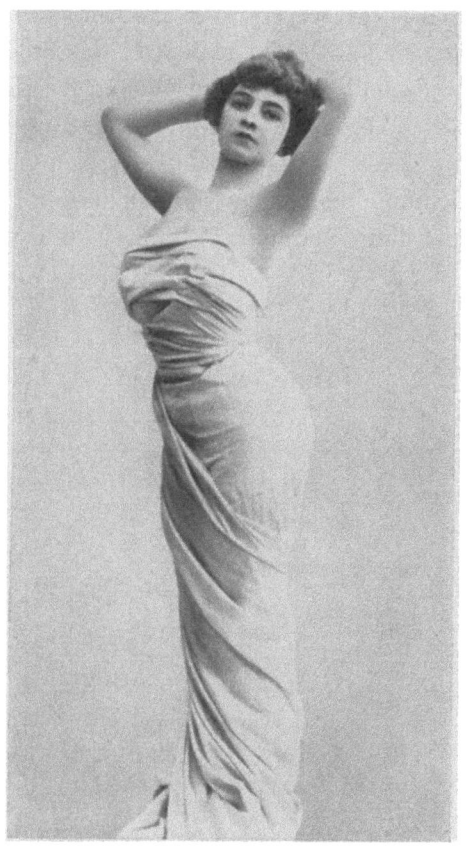

Abb. 110. Herauspressen der weiblichen Merkmale.

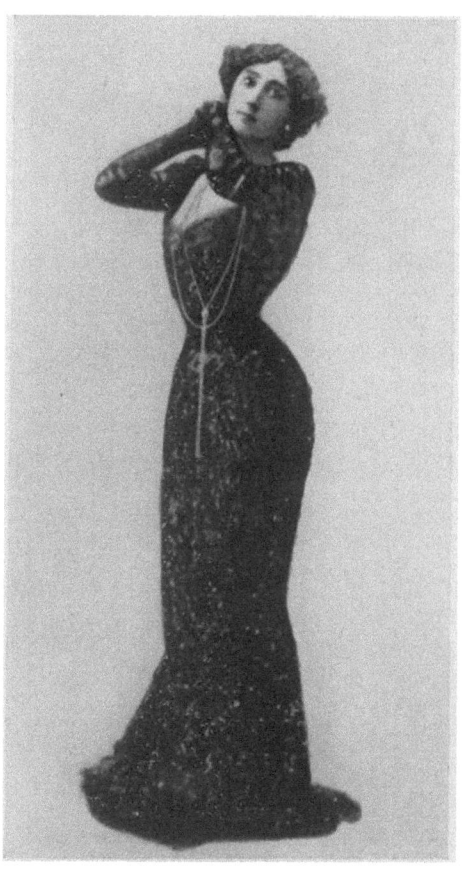

Abb. 111. Auf das Kleid sind in marktschreierischer Weise die weiblichen Merkmale von außen aufgemalt.

vergrößert worden ist. Eine gewisse Empfehlung ist ja ganz angebracht, aber der Philosoph hatte ganz recht, der sagte: „Die weiblichen Brüste sind nicht dazu da, die Leute auf der Straße zu ärgern, sondern dem Kinde seinen Lebensunterhalt zu spenden." Zwischen dezenter Empfehlung und Marktgeschrei ist ein Unterschied (Abb. 110, 111, 112). Man ist zur Zeit von der Ausstellung der erwähnten Teile etwas mehr abgekommen, dafür zeigt man um so mehr von den Beinen, was ja schließlich auf dasselbe hinausläuft, denn es kann niemand die Phantasien hindern, welche die vorübergehenden Straßenpassanten daran knüpfen. Die Mode wirkt natürlich nur, solange sie neu ist oder durch weitere Zutaten immer wieder neu aufgeputzt wird (Abb. 32, 33, 34 u. 95b).

Einer unserer besten Helfer im Aufräumen mit dem Unsinn der stark betonten Taille ist gegenwärtig die Mode geworden. Die parallele Linie hat gesiegt (Abb. 113). Manchmal wird sogar der dem natürlichen Zustande widersprechende Eindruck eines Zusammenlaufens der Linien von oben nach unten durch die Kleidung erweckt (Abb. 114). Das ist natürlich eine Übertreibung. Ja, man nimmt eine konvexe Vorbuchtung in der früheren Taillengegend der Mode nicht einmal übel. Hier und da wird der Mann in der Kleidung nachgeahmt (Abb. 115).

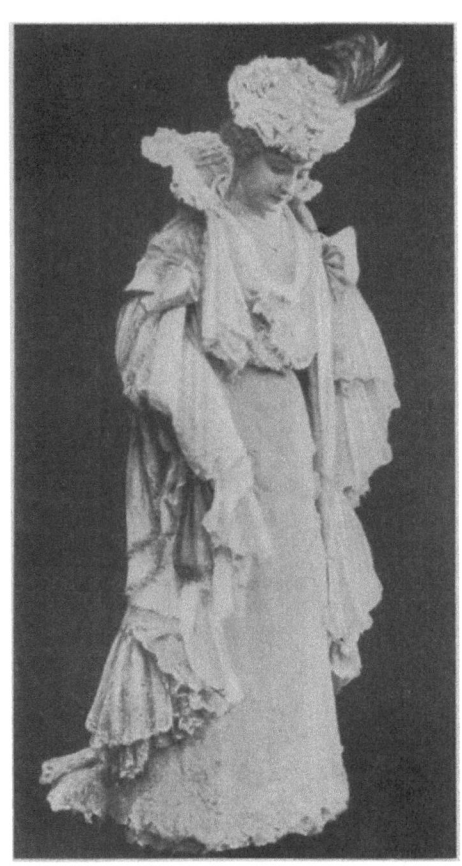

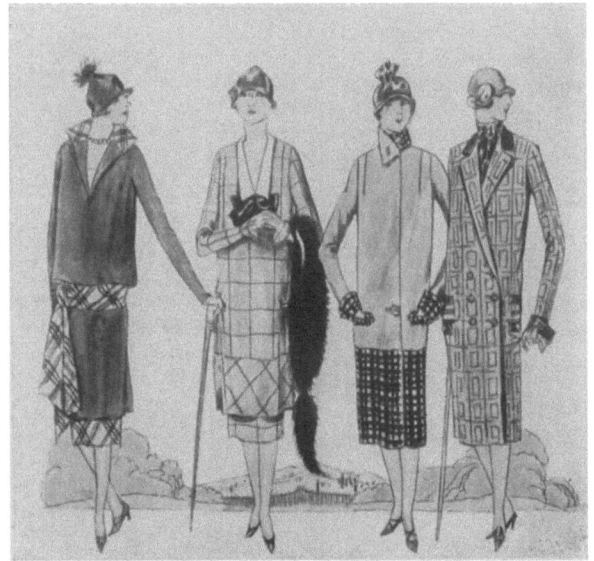

Schließlich übernimmt es die Kleidung, Gebrechen des Körpers den Blicken der Mitmenschen zu entziehen; man darf das an sich als ein freundliches Entgegenkommen gegenüber den Verunstalteten und Verkrüppelten ansehen; gegen die Benutzung der sich durch die Kleidung bietenden, willkommenen Gelegenheit zum Verhüllen von Defekten wäre

Abb. 112. Das Bild zeigt in dezenter Weise: „Hierunter ist eine Frau verborgen".

Abb. 113. Die parallele Linie hat gesiegt. (Nach: Die Dame. Verlag Ullstein, Berlin. H. 10. 1925.)

nicht das geringste einzuwenden, wenn das Bestreben der Verschonung seiner Mitmenschen mit seinen Gebrechen nicht unmerklich in das Gebiet der Täuschung überginge, mit der Absicht, einen allenthalben gesunden Körper an Stelle des insuffizient und defekt gewordenen vorzuspiegeln. Damit fängt schon die Verlogenheit an. Doch trifft in diesem Punkte die Frau meist keine Schuld; sie greift ahnungslos und ohne sich weitere Gedanken und Pläne zu machen, zu den von der Industrie ihr gebrauchsfertig in die Hand gespielten Aufmöbelungsapparaten und Gerüstwerken. Den Naturforscher kann nur Mitleid mit solchem Frauenschicksal als Begleiterscheinung unseres sogenannten Kulturlebens erfüllen.

Da die meisten weiblichen Körper in der Pflege und Ernährung vernachlässigt, durch unzweckmäßige Kleidung verdorben, durch unverantwortlichen Mißbrauch der Fortpflanzungsfunktion zerrüttet und nur zum geringsten Teile durch die mit der Abwendung von der Natur fortschreitende Entartung verfallen sind, — ich bin den Beweis für diese Behauptung nicht schuldig geblieben — muß gewissermaßen aus der Not eine Tugend gemacht werden; die Kleidung wird dazu benützt, diese Defekte des Frauenleibes zuzudecken zu beschönigen. Künstliche Stützen erwecken den Eindruck einer sich selbsthaltenden Form des Körpergebäudes. An Stelle der natürlichen stolzen Haltung der Frau, die von Gesundheit und Fortpflanzungstüchtigkeit strotzt, tritt der künstliche Ersatz durch ein raffiniertes Rüstzeug von Stützapparaten und Aufhängebandagen. In der Tat gibt es keinen von Krankheit erworbenen Defekt am menschlichen Körper, für dessen Ver-

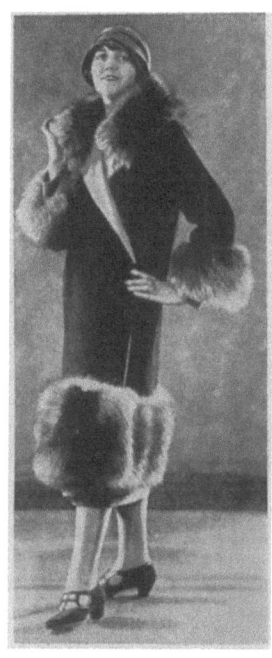 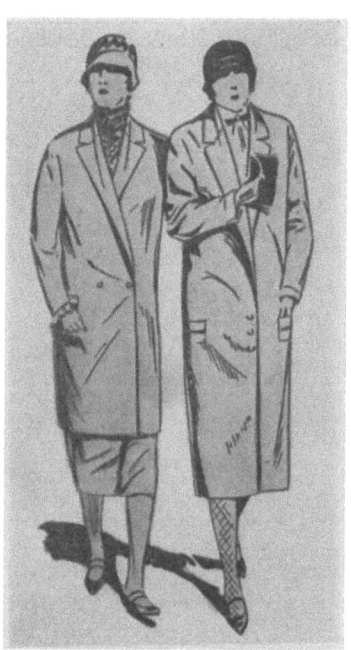

Abb. 114. Zusammenlaufen der Linien nach unten als Übertreibung. Anklang an die männliche Figur.
(Aus einem Modeblatt.)

Abb. 115. Deutlicher männlicher Einschlag in der weiblichen Kleidung.
(Aus einer Zeitungsannonce.)

deckung und Kompensation uns so viele technische Hilfsmittel von der Industrie zur Verfügung gestellt würden, als für den zerrütteten Frauenleib. Man weiß oft gar nicht mehr, wo die Grenze zwischen Krankheit (Abb. 116) und Gesundheit liegt. Die Industrie befaßt sich mit dem Leiden fast als mit etwas Selbstverständlichem; weder Patient noch Arzt haben oft eine Ahnung davon, daß es sich hier in der Tat um eine Krankheit handelt. Das Unglück wird dadurch nicht besser, daß so gut wie alle Frauen diesem Schaden verfallen, und wenn das, was hier faul in unseren Lebensverhältnissen ist, nicht gebessert wird, unrettbar immer wieder und wieder verfallen müssen.

Wir haben also in diesem Entwicklungsgang streng zwischen zwei Arten von Frauenkleidung zu unterscheiden: einer gesundheitsgemäßen, welche dem gesunden Körper seine natürliche Zusammenhaltfunktion in steter Übung beläßt und so durch funktionelle Entwicklung die Haltung vor Schwächung bewahrt, und einer zweiten Sorte, auf den zerrütteten Körperzustand zugeschnitten, welche die Defekte des natürlichen Zusammenhaltes verdeckt. Leider wird dieser kardinale Unterschied nicht immer streng festgehalten und dabei übersehen, daß man durch Verabreichung einer auf den krankhaften Leib zugeschnittenen Kleidung an den gesunden, also durch eine ganz ungerechtfertigte, künstliche Verformung und Verwöhnung schließlichen Endes den gesunden Körper auch für die auf den krankhaft entarteten Körper gemünzte Stütze reif macht.

Wir sehen ferner aus diesem Entwicklungsgang, daß sich bei aller Unentbehrlichkeit der Kleidung vornehmlich bei der Frau mancherlei Übertreibungen eingeschlichen haben. Es handelt sich dabei nicht nur um eine Geschmacklosigkeit, die man ja noch ruhig hingehen lassen könnte, sondern, was gerade den Arzt auf den Plan ruft, um tiefgreifende Funktionsstörungen und auf ihrem Boden wachsende Gesundheitsschädigungen des zwar an sich so leistungsfähigen, aber doch sehr diffizilen Frauenkörpergebäudes.

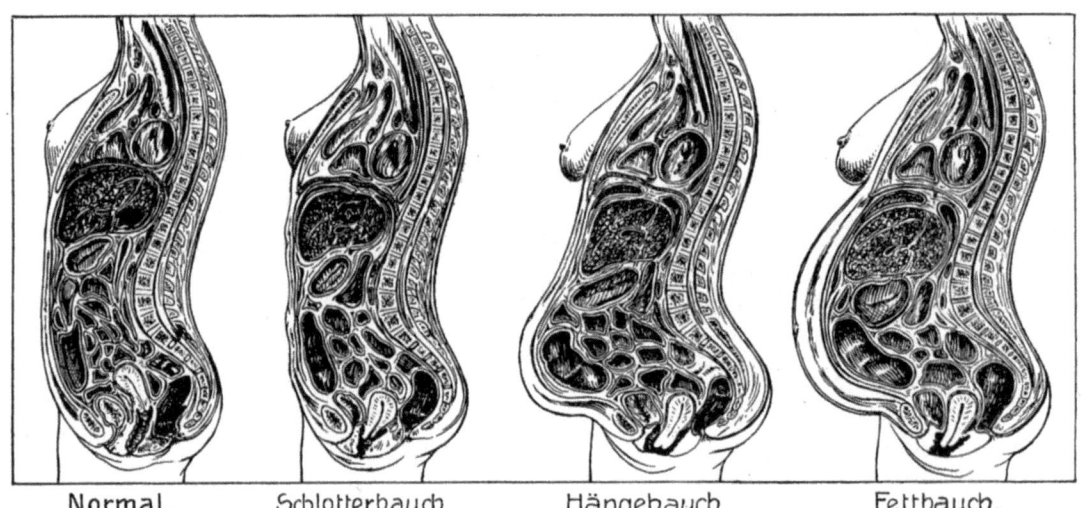

Normal. Schlotterbauch. Hängebauch. Fettbauch.
Abb. 116. Die verschiedenen Arten der Zerrüttung des Frauenkörpers, die in den verschiedensten Kombinationen vorkommen.

Es ist bei diesem Stande der Angelegenheit nicht damit getan, rücksichtslos die Schäden der Frauenkleidung aufzudecken, sondern es wird zur unabweisbaren Pflicht, positive Arbeit zu leisten und die Grundsätze einer gesundheitsgemäßen Frauenkleidung aus einer naturwissenschaftlichen Untersuchung des normalen Körpergebäudes und Körpergetriebes abzuleiten. Das ist so recht eine Aufgabe der Gynäkologen, wenn sich die Frauenärzte mit diesem Thema seither auch nur vereinzelt und selten befaßten und die Beschäftigung damit mehr allgemeinen Praktikern, Künstlern usw. überlassen haben, denen wir wichtige und bahnbrechende Anregungen verdanken. Auch die Industrie selbst ist in ihren Ansichten und ihren Produkten schon recht vernünftig geworden.

Der Gynäkologe muß sich aber mit der Frauenkleidung intensiv befassen, weil ihre Unzweckmäßigkeit den Körper zerrüttet und ihre Zweckmäßigkeit auf der einen Seite den Körper intakt erhält und schließlich mit anderen Modellen dem zerrütteten Körper wieder Halt verleiht.

Die Haltlosigkeit, Zerrüttung und Insuffizienz des Frauenkörpers ist das wichtigste gynäkologische Leiden überhaupt. Und das ist gewiß nicht zuviel gesagt. Das Leiden ist nur so weit verbreitet, daß man dagegen schon blind geworden ist und die Neigung hat, einen Fehler, den fast alle aufweisen, gar nicht mehr als eine Abweichung von der Natur und somit als einen Fehler, sondern als eine normale Begleiterscheinung der Kultur einzuschätzen.

Wir fühlen die Verpflichtung zur Revision der Lehre von der Frauenkleidung, oder, da diese Lehre noch in den Kinderschuhen steckt, wollen wir versuchen, eine wirkliche Lehre von der Frauenkleidung zu begründen.

Man kann zweifelhaft sein, ob der Arzt dazu der Berufene ist. Es gibt sicher künstlerische und technische Fragen, für deren Beantwortung der Künstler und der industrielle Techniker besser am Platze sind. Es muß aber jedenfalls in erster Linie alles berücksichtigt werden, was von ärztlicher Seite, und speziell frauenärztlicher Seite zur Lösung des schwierigen Problems beigetragen werden kann. Ein Hauptteil der Arbeit fällt also jedenfalls dem Arzte zu. Er ist wie kein anderer befähigt, nachzuweisen, welche Aufgaben der Frauenleib unter seiner Bekleidung zu leisten hat, und wie das Körpergebäude über alle Fährlichkeiten des Frauenlebens durch natürliche Mittel von selbst zusammengehalten wird. An ihm ist es ferner, die Schäden aufzudecken, welche zu der maßlosen Zerrüttung des Körperzusammenhaltes bei der modernen Frau führen. Er soll die Wege zeigen, auf welchen diesem unermeßlichen Schaden, unter dem die Frau seufzt und ihr Kind leidet, abgeholfen werden kann. Die Prinzipien für eine gesundheitsgemäße Frauenkleidung werden sich dann für den Sachverständigen ganz von selbst ergeben. Das ist der Weg, die Einsichtigen dahin zu bringen, die Kleidung auf ihren wahren Hauptzweck zurückzuführen, gegen die Unbill der Witterung zu schützen, ohne zu schaden. Die den Auswüchsen der Kultur, insbesondere der unvernünftigen Anwendung der Kleidung, bereits zum Opfer Gefallenen werden nach wie vor darauf angewiesen bleiben, die mehr oder weniger selbstverschuldeten Defekte ihres Körpers mit der Kleidung zuzudecken.

Im folgenden will ich den Versuch machen, in Grundzügen herauszusetzen, welche Zwecke der Kleidung heutzutage noch anerkannt werden dürfen und im letzten Kapitel, wie den gerechten Forderungen an die Kleidung in der Praxis nachgekommen werden kann.

b) Prinzip der Kleidung: Schutz gegen die Unbill der Witterung. — Stoffe.

Die erste Forderung: Die Kleidung soll ein Schutz sein gegen die Witterung, ohne die Form- und Volumbeweglichkeit des Körpers zu behindern.

Zunächst kommt die Wahl der Stoffe in Betracht. Vorzügliche Winke in dieser Richtung erteilt Lahmann[1], dem wir uns in vieler Richtung anschließen. Der hauptsächlichste Wärmeverlust erfolgt durch Ausstrahlung. Bei dem geringen Wärmeleitungsvermögen der Luft kommt die Wärmeabgabe durch Leitung nur bei bewegter und feuchter Luft in Frage; beide Wärmeverlustarten werden beschränkt durch Zwischenschaltung einer die Strahlen behindernden, sowie die Luftbewegung abhaltenden Schicht zwischen Körper und umgebender Luft. Dazu kann eine Behausung dienen, deren Luftinhalt durch Strahlung des Körpers angewärmt ist, wie wir sie z. B. bei unseren Haustieren in Form des Stalles in Anwendung bringen. Der moderne Mensch ist von dieser Selbsterwärmung seiner Wohnung längst zur künstlichen Beheizung übergegangen. Dafür hat er sich aber

---

[1] Lahmann, H., Die Reform der Kleidung. 4. Aufl. Stuttgart, A. Zimmers Verlag 1903.

in Form der engeren und weiteren Gewandung eine transportable Behausung geschaffen, die er, wie die Schnecke ihr Haus, überall mit hinnehmen kann.

Die Hauptforderung, die man an die Bekleidungsstoffe zu stellen hat, ist, daß sie für alle durch die Haut austretenden, ausscheidungsbedürftigen Stoffe durchlässig sein muß. Enge Gewebe hindern an sich die Verdunstung der Haut. Werden sie durch Schweiß feucht, so quellen die Fäden auf und verlegen die an sich schon engen Maschen völlig. Daß die Verdunstung da aufhört, wo man durch Stärke, wie an der Hemdenbrust, jede Öffnung verkleistert, oder wo durch Appretur lackierte Kattunfutter absolut undurchlässig gemacht werden, die infolgedessen gesundheitsschädlich sind, dürfte danach auf der Hand liegen.

Nächst der Durchlässigkeit ist die wesentlichste Anforderung an einen auf der Haut liegenden Bekleidungsstoff, daß er nicht reizt. Wolle hat sich aus diesem Grunde nicht

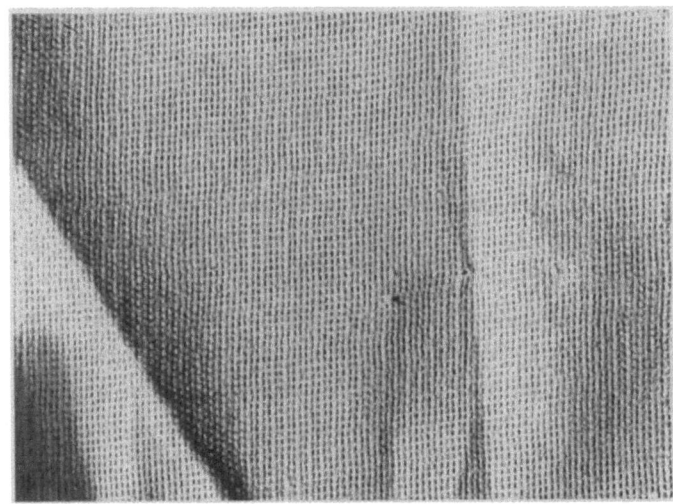

Abb. 117. Vergrößerter Aufbau des Gewebes, um die zwischen den Maschen stehende Luftschicht zu zeigen.
(Nach einem Original der A. G. für hygienischen Lehrbedarf in Dresden.)

als Unterkleidung bewährt, weil sie die Haut irritiert. Indifferent ist nur die Pflanzenfaser. Aus ihr hergestellte, lockere und durchlässige Gewebe erfüllen am besten die beiden Forderungen, durchlässig und reizlos zugleich zu sein. Das Leinen kommt hier weniger in Frage, da man es wegen seiner besonderen Faser nicht locker verarbeiten kann. Am meisten scheint den Anforderungen an eine gute Unterkleidung in besonderer Weise locker gewebte Baumwolle zu genügen, die in der Form von sogenannter Reformbaumwolle auf Veranlassung von Dr. Lahmann hergestellt wird. Die lockere, durchlässige Art des Gewebes ermöglicht eine gute Hautverdunstung und sorgt dafür, daß der Schweiß aufgefangen wird und abdunstet, ohne daß eine Verkühlung der Haut stattfinden kann, weil in den größeren Zwischenräumen des Gewebes reichlich erwärmte Luft lagert (Abb. 117); dabei kann die Haut ihre Tätigkeit selbständig entfalten, die Baumwolle irritiert die Haut nicht. Mittels der **reichlich in den größeren Maschen ruhenden, erwärmten Luftschicht hält demnach die baumwollene Unterkleidung warm**, ohne zugleich, wie es bei Wollunterwäsche der Fall sein muß, permanent zu reizen.

Für die Oberkleidung ist bei allem Warmhalten auch die Hauptforderung die Durchlässigkeit. Hier ist die Auswahl in bezug auf die Stoffe viel größer, weil auch Wolle, die ja, von der Haut durch passende Unterkleidung getrennt, nicht reizen kann, in ausgiebigstem Maße Verwendung finden darf. Durch die Verwendung von Unterkleidung und Überkleidung werden an dem tragbaren Gehäuse doppelte Wände mit zwei dazwischen liegenden, vorgewärmten Luftschichten errichtet und somit der Wärmeschutz verdoppelt. Durch einen Überzieher kann er verdreifacht werden. Das, was warm hält, ist wie bei dem Stalle weniger die Wand selbst, als die von der Wand umschlossene, vom Körper vorgewärmte Luftschicht.

Schon nach der Dicke, Schwere und Vielschichtigkeit ist also die Kleidung verschieden warm. Es wird das Gefühl der Behaglichkeit abhängen von dem Verhältnis der Wärmeproduktion zum Wärmeverlust. Wir können nicht nur durch die Wahl der Kleidungsstoffe die Wärmeabgabe regulieren; wir sind auch imstande, die Wärmeproduktion weitgehenden Schwankungen zu unterwerfen. Das Mittel der Steigerung ist körperliche Arbeit, das Mittel der Verminderung Ruhe. Daraus ergibt sich schon, daß nicht die gleiche Kleidung für jede Form der Beschäftigung behaglich ist. So sehen wir auch die Menschen bei stärkerer Anstrengung sich leichter bekleiden oder ihre Oberkleider ablegen und beim ruhigen Sitzen sich dichter einhüllen und eher noch eine Schicht hinzufügen.

Wir müssen also schon nach der Beschäftigung und erst recht nach der Jahreszeit unsere Kleidung modifizieren, wenn wir unserer Hauttätigkeit nicht übermäßige Anpassungstätigkeit zumuten wollen.

Für die Nachtbekleidung, das Nachtgehäuse, das Bett, gilt das gleiche Prinzip wie für die Tageskleidung. Die Unterkleidung, Hemd und Bettücher, müssen durchlässig sein, ohne zu reizen. Die Daunen- und Wolldecken dürfen wärmer sein, müssen dabei aber Durchlässigkeit nicht vermissen lassen. Auch hier sind es mehr die durch den Körper vorgewärmten, in der Bettkleidung festgehaltenen Lufthüllen, als die Stoffe selbst, die warm halten.

c) Rücksichtnahme auf Körperform und physiologische Bewegungsfreiheit.

Jetzt komme ich zu dem schwierigsten Kapitel der Kleidung, speziell der Frauenkleidung: der Befestigungsfrage unter gebührender Rücksichtnahme auf die natürliche Form und die physiologische Bewegungsfreiheit des Körpers. Die Bekleidungsfrage wäre leicht zu lösen, wenn man nicht auf die natürliche Form und vor allen Dingen nicht auf die Form- und Volumbeweglichkeit Rücksicht zu nehmen brauchte. Gewöhnlich wird man nur veranlaßt, an die Hin- und Herbeweglichkeit des Körpers zu denken, wenn sehr starke Schwankungen in Erscheinung treten. So wird jede Frau ganz von selbst ihre Kleidung, während sie sich in anderen Umständen befindet, weiter und im Wochenbett wieder enger stellen. Doch wird der gleichen Forderung bei den alltäglichen Volumveränderungen durch Atmung, Verdauung, Zirkulation, Gehen und Stehen, Arbeiten und Ruhe nicht in entsprechender Weise Rechnung getragen.

Die Rücksichtnahme auf die physiologische Bewegungsfreiheit bezieht sich in allererster Linie auf den Rumpf, der bei der Inspiration aufgeweitet wird und bei der Expiration wieder zusammenfällt. In ähnlicher Weise sehen wir bei der Nahrungsaufnahme eine Füllbewegung und bei der Harn- und Stuhlentleerung eine Entleerungsbewegung, der die

Kleidung wenigstens in gewissem Grade gerecht werden muß. Die Kleidung sollte also an allen Stellen, die sich hin und her bewegen, genügenden Spielraum aufweisen. Alle Stellen des Spielraumes entfallen also von vornherein für die Kleiderbefestigung. Sie dürfen nur lose Hüllen haben, von einem „Sitzen" der Kleidung kann an diesen Stellen gar keine Rede sein; die Kleidung muß im Stadium der höchsten Auftreibung des Körpers gerade ausgefüllt sein und im übrigen der Hin- und Herbewegung spielend, d. h. ohne Kraftaufwand und ohne viel Reibung, folgen.

Aus diesem negativen Grundsatze folgt ohne weiteres der zweite, der etwas Positives über die Kleiderbefestigung aussagt. Die Kleiderlast darf nur an denjenigen Stellen auf-

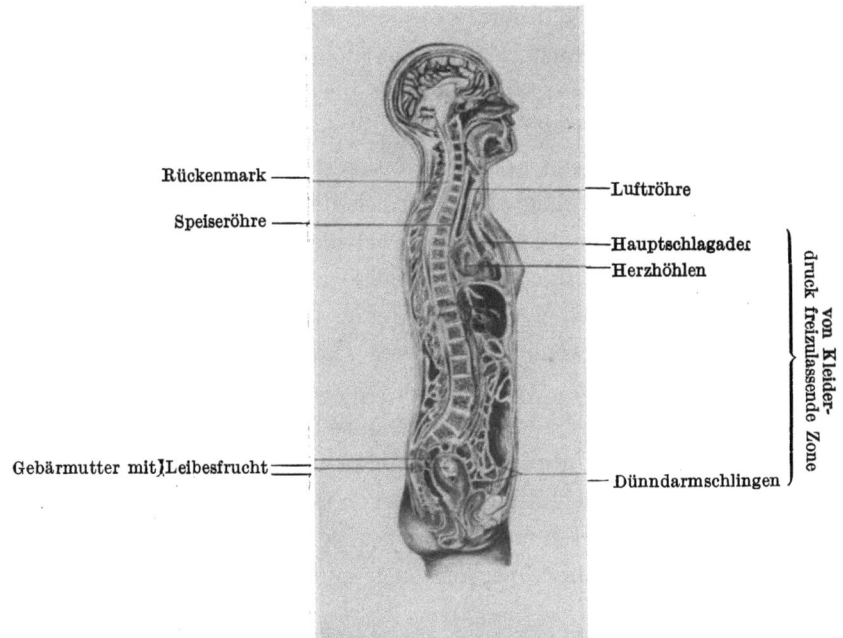

Abb. 118. Längsschnitt durch den menschlichen Körper mit Vorführung der vom Kleiderdruck frei zu lassenden Zone.

gehängt werden, welche von den hin- und hergehenden Rumpfbewegungen nicht in Mitleidenschaft gezogen werden, sondern stillstehen. Das sind die obere und untere Begrenzung des Rumpfes, der knöcherne Schultergürtel und der knöcherne Beckengürtel (Abb. 92a, 122 und 123). Beide Stellen sind als zwei stabile Ringe mit Strebepfeilern an der Wirbelsäule angesetzt; zwischen beiden Gegenden spielen sich die fortgesetzten automatischen Form- und Volumbewegungen des Körpers ab.

Es ist demnach die physiologische Forderung klar: die Kleidung am Schultergürtel und Beckengürtel zu befestigen, die dazwischen liegende Rumpfpartie aber für ihre unerläßlichen Hin- und Herbewegungen absolut frei zu lassen (Abb. 118).

Beim Manne ist die Kleiderbefestigungsfrage in dem Sinne gelöst, daß unter Zuhilfenahme der Hosenträger die Kleiderlast über dem Schultergürtel befestigt wird. Das geht für Zeiten nicht besonders übermäßiger Körperbewegung. Bei starker Anstrengung, z. B.

Schmieden, Mähen usw., beim Sport, z. B. Fechten, aber auch beim Tropenaufenthalt an sich, wo Herz und Lungen im Zustand der Ruhe schon gewaltig arbeiten müssen, legt jeder ganz von selbst die Hosenträger ab und läßt die Hosen am Bund, d. h. am Beckengürtel, Halt finden, um Herz- und Atembewegung nicht zu beeinträchtigen.

Leichte Kleidung kann bei der Frau allein am Schultergürtel aufgehängt werden. Hier muß unter Umständen auch eine Art Träger zu Hilfe genommen werden. Im allgemeinen hat aber die Frau von jeher mehr die Neigung, ihre Kleidung in zwei Teile zu teilen, einen am Schultergürtel aufzuhängen, einen anderen in der Lücke zwischen Brustkorb und Beckengürtel anzuschnüren; die Schnürung erfolgt entweder unmittelbar in der Weichteilmitte, oder durch Vermittlung eines Korsetts oder Korsettersatzes, welche die Weichteillücke vom Brustkorb nach dem Beckengürtel zu überbrücken. Geschnürt wurde aber auf jeden Fall und so nicht nur der Rumpf in seinen Exkursionen gehindert, sondern auch in seiner Form verdorben. Je nach dem Grade des Schnürens entstanden Mißbildungen und Störungen der lebenswichtigen Funktionen.

Was kann man nun für Abänderungsvorschläge machen? Die Kleiderlast allein auf den Schultern anzuhängen, dürfte unter Umständen zu viel werden. Soll daher noch nach einem anderen Stützpunkte gesucht werden, so bietet sich als durchaus erlaubt dafür der Beckengürtel an, aber nur dieser und nicht die darüber vorhandene Weichteillücke. Das übermäßige Behängen des Schultergürtels mit Kleidung hat bei der Frau noch die besondere Gefahr, daß durch den Zug schwerer Stoffe die auf der Vorderfläche des Brustkorbes hervorragenden Brustdrüsen und Brustwarzen gedrückt werden, daher diese Gegend von Druck freizulassen und, wenn nötig, durch Träger oder Verstärkungszügel seitlich zu umgehen ist. Diese Aussparungen dürfen nur eine leichte, weiche und bauschige Bedeckung erfahren.

Eine besondere Stütze braucht der gesunde weibliche Körper weder in der Brustgegend in Form des beliebten Büstenhalters, noch in der Unterleibsregion im Sinne eines steifen Korsetts oder Leibchens, oder welchen Namen man für solche Dinge noch erfinden mag.

Trotzdem es dank der Bemühungen einzelner Männer — wie besonders Schultze-Naumburg[1] — gelungen ist, die Menschheit davon zu überzeugen, es sei eine Sünde wider die Natur, den weiblichen Körper durch ein Korsett oder unvernünftiges Binden von Kleidern in der Weichteillücke zwischen Brustkorb und Beckenring zu verunstalten, wird immer noch an einer Bauchstütze und Bruststütze irgendwelcher Art festgehalten und werden immer wieder neue Modelle von Korsettersätzen auf den Markt geworfen, welche angeblich den Bauch stützen und die Brüste tragen wollen, ohne den Leib zu drücken.

Weder Frauenwelt noch Industrie, (welche heute imstande ist, wirklich gute Kleiderbefestigungsmittel an Schultergürtel und Beckengürtel, die nicht zugleich Bruststützen und Bauchstützen sein wollen, zu liefern, und auf der anderen Seite wahre Wunder für allseitige Stützung von Schlotterbrüsten und Schlotterbäuchen ersonnen hat), unterscheiden leider oft nicht scharf genug zwischen dem, was für einen unverdorbenen, jungfräulichen und fraulichen Körper zur Konservierung und Übung seiner gesunden Selbsthalteform nützlich

---

[1] Schultze-Naumburg, Die Kultur des weiblichen Körpers als Grundlage der Frauenkleidung. Leipzig, E. Dietrichs, 1903.

ist, und zwischen dem, was dem defekt gewordenen Körper nottut, bei dem Brust- und Bauchstütze in ihr Recht eintritt und mit der Aufhängefunktion für die Kleider an Schultergürtel und Beckengürtel kombiniert werden muß.

d) Kleidung als Mittel, die darunter verborgenen Gesundheits- und Geschlechtsmerkmale durchschimmern zu lassen.

Neben ihrer Hauptaufgabe, Schutz gegen Witterungseinflüsse zu gewähren, übernimmt die Kleidung auch die Pflicht, das, was sie zudeckt, doch hinlänglich zum Ausdruck zu bringen. Jedenfalls soll man erkennen, daß unter der Hülle eine Frau, und zwar eine gesunde und gut gebaute Frau verborgen ist. Die Geschlechtsmerkmale sollen nicht ertötet werden, sie sollen noch viel weniger entstellt und übertrieben herausgepreßt werden, aber ihre zarte Andeutung soll nicht verloren gehen. Es ist das Recht der Frau, ihren Geschlechtscharakter durchschimmern zu lassen. Die Ausübung eines Reizes auf den Mann ist der Natur der Sache nach durchaus gerechtfertigt. Die Kleidung, wie wir sie gesundheitlich für gut befunden haben, mit Befestigung am Schultergürtel und Beckengürtel, mit Lockerlassen der Brust- und Bauchregion verrät genug vom weiblichen Typus, ohne ihn aufdringlich werden zu lassen. Korsett und Büstenhalter pressen mehr heraus als da ist und das dadurch bedingte Wogen des Busens tut das Seine zum Aufmerksammachen auf das unter der Kleidung verborgene Frauentum. Er muß wogen, weil die Unterleibsatmung unterdrückt und somit nur die Brustatmung freigelassen ist. Dieses Herauspressen gilt sowohl für das Emporschieben und Vortretenlassen der Brüste, als auch für die übermäßige Betonung der Hüftbreite (Abb. 110—111). Zudem ist eine übermäßige Hüftbreite durchaus keine Empfehlung für ein gutes, zur Geburt geeignetes Becken. Da die Hüftbreite mehr auf der Neigung der Darmbeinschaufeln und dem Klaffen der Darmbeinschaufeln nach vorne und der Form des Oberschenkelhalsansatzes beruht, als auf einer genügenden Weite des Beckeninnenraumes, kann sie geradezu zum Zeichen eines krankhaft verunstalteten und von vorn nach hinten verengerten, platten (rhachitischen) Beckens werden. Hier wie da sollte also die zarte Andeutung genügen (Abb. 112 und 119). Die Frau würde ganz gewiß nicht mit ihren Sexualmerkmalen auf offener Straße prahlen, wenn es ihr so recht zum Bewußtsein käme, daß sie sich damit eigentlich vor aller Welt bloß stellt. Also auch in dieser Richtung ist eine Verfeinerung der Geschmacksrichtung bei der dezenten Ausführung der Kleidung zu erzielen.

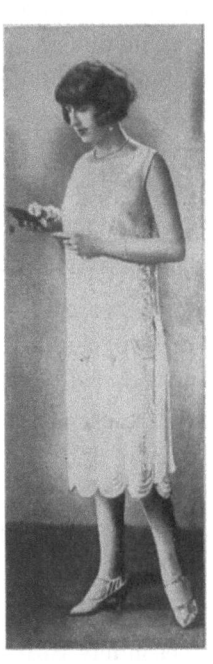

Abb. 119. Die Sexualmerkmale zart, aber genügend deutlich markiert durch moderne Frauenkleidung.

e) Kleidung als Mittel, um — zur Steigerung der Reize — Abwechslung in die Erscheinung zu bringen.

In das gleiche Kapitel gehört die Rolle der Kleidung als Schmuck in dem Sinne einer Gelegenheit, in die Erscheinung Abwechslung zu bringen. Gegen dieses Bestreben,

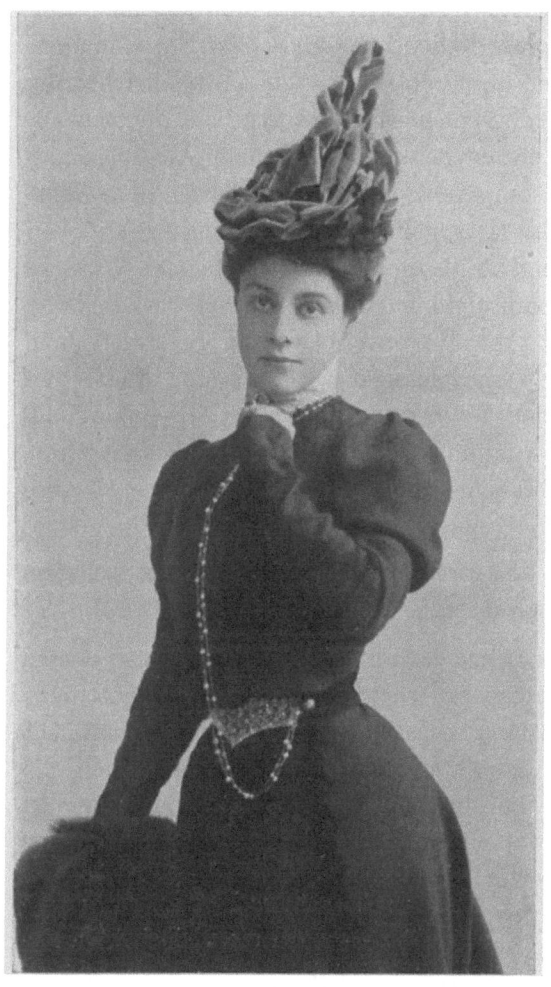 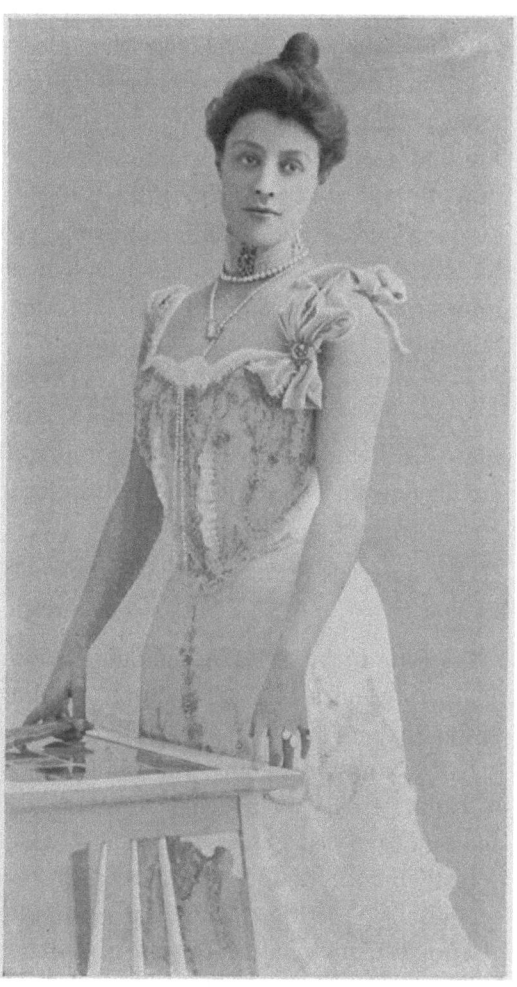

Abb. 120. Dame im weiblichen Straßenkostüm.   Abb. 121. Dieselbe in Balltoilette.
(Nach Stratz: Frauenkleidung.)

Die beiden Bilder zeigen, wie die Kleidung geeignet sein kann, Abwechslung in die Erscheinung zu bringen.

in vornehmem und mäßigem Grade gehandhabt, ist ganz gewiß nichts einzuwenden; die Wirkung sieht man besser, als wenn man darüber viel Worte machen würde, auf zwei Abbildungen (Abb. 120 u. 121), bei welchen freilich das Korsett weg zu wünschen wäre. Es ist der Frau damit Gelegenheit gegeben, ihren guten Geschmack zu zeigen, was sie in den Augen der Interessenten für ihre Reize gewiß nur empfehlen wird. Unsere Bilder zeigen die Frau in verschiedener Aufmachung, und wir erkennen in der Tat, daß die Kleidung viel Abwechslung in die äußere Erscheinung der Frau bringen kann, mehr als vielleicht allgemein bekannt sein dürfte; wie die Frau überhaupt an ihrer äußeren Erscheinung vieles zu tun pflegt, was den Männern unbemerkt bleibt.

Die Kleidung hat eine gewisse Funktion als Schönheits- und Werbemittel. In solchem Sinne gehört schon die Tätowierung hierher, die um so ausgebreiteter den Körper bedeckt, je weniger Kleidung der Körper trägt. Da die Kleidung eine sexualpsychologische, eine erotische Bedeutung hat, so liegt es nahe, in der Mode als Kleidungsfunktion eine Unterstützung der sexualpsychologischen Bedeutung zu erblicken. Neben dem Nachahmungstrieb und dem Wunsche sozialer Differenzierung durch die Mode steht als allerwichtigstes Moment das erotische Variationsbedürfnis. Mode nennen wir vorübergehend herrschende Formen menschlicher Kleidungsstücke, deren Entstehen auf erotischem Abwechslungsdrange und deren Ausbreitung auf den massenpsychologischen Tendenzen der Nachahmung und sozialen Differenzierung beruhen. Das ganze Spiel des Zeigens und Verhüllens der Reize und die Mode haben die Aufgabe übernommen, die geheimen Wünsche immer, sei es im Kampfe, sei es in einem Kompromiß mit den Sittengesetzen zum Vorschein zu bringen. So wird die Mode zum Anwalt der unbewußten Sehnsucht und des zurückgedrängten Triebes. Die lange Vernachlässigung bestimmter Reize des Körpers läßt sie mit vergrößerter Kraft wieder betonen und führte z. B. dahin, daß man die Beine wieder sichtbar werden ließ, Fuß und Schuh und Strumpf hervorhob, auch ohne daß das Kleid gerafft zu werden brauchte[1].

f) Kleidung als Stütze, um das vernachlässigte und zerrüttete Körpergebäude vor weiterem Verfall zu bewahren.

Eine wichtige Rolle spielt die Kleidung als Stütze des vernachlässigten und zerrütteten Körpergebäudes. Es wird durch sie die verlorengegangene Gesundheit in diesem Sinne einigermaßen wieder hergestellt, die Funktionsfähigkeit des Körpers notdürftig aufrecht erhalten und ein Schutz vor weiterem Verfall gewährt. In dieser Richtung spielt die Kleidung, wenn auch keine normale, so doch eine durchaus berechtigte Rolle. Nur darf man nicht in den Fehler verfallen, zu glauben, daß einem in normale Zusammenhaltformen künstlich gepreßten Körper in der Tat ein normal zusammengehaltenes Körpergebäude entspricht. Die künstlichen Hilfsmittel halten das Körpergebäude zur Not aufrecht; man darf sich nicht zu dem Irrtum verleiten lassen, zu glauben — wozu die vielbeliebten Bezeichnungen vieler Stützapparate als „Körperformer", „Edelformer" usw. verführen könnten, — als vermöchten sie an sich dem einmal ruinierten Körper in der Tat seine natürliche Form und Formbeweglichkeit vollkommen wiederzugeben. Sie halten, solange sie getragen werden, die Form des Körpers aufrecht, um ihn aber sofort in seine Formlosigkeit wieder zurückfallen zu lassen, sobald sie abgelegt werden. Sie heilen einen Körperschaden, der auf Elastizitätsverlust beruht, ebensowenig wie z. B. ein Ring einen Vorfall. Man ist auch im Irrtum, wenn man glaubt — wie das manche Fabrikanten zu machen scheinen — durch Einfügen von elastischen Stoffen oder Verwendung von nur elastischen Stoffen, wie z. B. Gummi, die Verformungsarbeit vom entarteten Körper zum normalen zurück besser bewerkstelligen zu können. Außer der Unterstützung einer an sich schon im Gang befindlichen Rück-

---

[1] Elster, Alexander, Kleidung und Mode. Handwörterbuch der Sexualwissenschaft von Max Marcuse. 2. Aufl. A. Marcus und E. Webers Verlag Bonn 1926. S. 361.

bildungsarbeit, wie sie z. B. im Wochenbett sich findet, kann man mit derartigen Veranstaltungen an einem wirklich verdorbenen Bauche nichts oder wenigstens nicht viel ausrichten. Dem elastischen Druck, wie das auch behauptet wird, eine Massagewirkung zuzuschreiben, die z. B. das Fett zum Verschwinden bringen könnte, beruht auf einer falschen Vorstellung, zumal man ja selbst durch richtige Massage auf diesem Gebiete nicht allzuviel ausrichten kann. Außerdem sitzen solche elastischen Bandagen nur einmal und nicht immer; sie sitzen entweder von vornherein, dann werden sie bald ausgeleiert und schlapp; oder sie sind von vornherein zu straff, dann erreichen sie erst allmählich mit gewissen Qualen über einen kurz dauernden Zustand des Sitzes schließlichen Endes auch das Stadium der Erschlaffung. Gummi ist eben doch keine lebendige Muskulatur, die mit ihrer hin- und hergehenden Tätigkeit den höchsten Grad der Elastizität, den man sich überhaupt denken kann, gewährleistet, nachahmt und letzteren in seiner Leistungsfähigkeit noch übertrifft.

Daß durch solche Stützen einem an sich in seiner Zusammenhaltfunktion verdorbenen Körper wieder seine ursprüngliche Form und Halt gegeben werden könnte, ist wohl eine zu kühne Hoffnung; sie muß aufs Gründlichste zerstört werden, um bei den Frauen den notwendigen Ernst zu einer vorbedachten Körperpflege, wenn es noch Zeit ist, zu erwecken. Ist einmal eine Ersatzbandage notwendig geworden, so muß sie mit ins Grab genommen werden.

Zu verdecken sind durch passende Prothesen angeborene Schäden, wie sie sich bei gewissen Konstitutionsanomalien (angeborene Asthenie) finden. Hierher rechnet vor allen Dingen der Infantilismus, der nicht selten mit einer mangelhaften Befestigung des Körpergebäudes, insbesondere einer Art Schlotterbauch mit Eingeweidesenkungen, einhergeht. Ein großes Kontingent stellt die schlechte zusammengeknickte Körperhaltung in Schule, Haus, in manchen Fabriken. Sie führt zu Schädigungen des Körperzusammenhaltes, wie das andernorts schon angedeutet wurde. Ferner gibt es immer noch Schnürschäden durch Korsett oder direktes Zerschnüren der Weichteillücke zwischen Schultergürtel und Beckengürtel durch grausam einschneidende Rock- und Kleiderbänder. Hierher gehören dann auch noch überflüssige Verwöhnung der Muskulatur usw. durch Stützen an Brust und Bauch, statt diesen Teilen ihre normale Selbstbefestigung und die sie darin bestärkende Selbstbefestigungsbetätigung zu belassen.

Infolge zu später Erstgeburt und mangelhafter Übung machen sich in hohem Grade Fortpflanzungsschäden breit: Schlotterbauch (Abb. 116), Schlotterbrust, Brüche und Eingeweidevorfälle. Dazu gesellen sich die Ernährungsschäden durch unvorsichtige und unvernünftige Ernährung, besonders bei den durch Schwangerschaft, Stillzeit, Absetzen des Kindes und Wechseljahre bedingten, für das Eintreten einer Verfettung so bedenklichen Umschwüngen. Schlotterbauch und Hängebauch an sich kombinieren sich nicht selten mit allen möglichen Brüchen in der Leistengegend und Schenkelgegend, Vorfällen der Scheide, Gebärmutter mit ihren Nachbarorganen, Harnblase und Mastdarm (Abb. 56e), so daß man im schlimmsten Falle genötigt ist, die Frau ihren ganzen Bauchinhalt mittels mehr oder weniger komplizierter Bandagen an Hüftgürteln und Schulterträgern usw. mit sich herumschleppen zu lassen.

Die Industrie für Ersatz des Bauchzusammenhaltes unterscheidet gewisse Typen ihrer besonderen Form-, Stütz- und Tragapparate, mit denen sie bei den verschiedenen Gebrechen je mit einem besonderen Modell aufwartet, so für die fette Frau, die Frau mit mäßigem Schlotterbauch, mit Brüchen, mit höheren Graden von Schlotterbauch, für solche Frauen, die trotz ihres Gebrochenseins in bezug auf den Bauchmuskelzusammenhalt zu schwerer Arbeit genötigt sind, und solche, bei denen Senkungsbeschwerden von seiten des Magens, der Leber und Nieren im Vordergrunde stehen.

Unsere Untersuchungen über den Geschlechtsunterschied im Körperbau im allgemeinen ergaben eine höhere und vielseitigere Leistungsfähigkeit, damit aber auch eine größere Kompliziertheit und Verletzlichkeit des Frauenleibes. Aus der größeren Feinheit resultiert die größere Empfindlichkeit des Getriebes, die ihrerseits eigentlich die zarteste Rücksichtnahme und sorgfältigste, vorbedachte Pflege erforderte. Zu diesem natürlichen Anspruch steht aber in grellem Gegensatz die Vernachlässigung, Mißachtung und Mißhandlung, welche unser heutiger kultureller und sozialer Zustand dieser Grundlage aller Frauengesundheit gegenüber angedeihen läßt. Man möchte fast sagen, mutwillig wird der Zusammenhang des Körpergefüges untergraben. Hier kann nur eine vertiefte Kenntnis vom Wesen und Werte der Frau, wie ich sie z. B. durch meine Schrift vom Geheimnis des Ewig-Weiblichen anstrebe [1], einen Umschwung bringen.

g) Kleidung als Ausdrucksmittel der Selbstachtung des Menschen vor seinem Körper und daraus entspringende Pflege.

Da man allen im Rahmen dieser Abhandlung zutage getretenen Schäden in hohem Grade vorbeugen kann, so gehört die Zukunft der Prophylaxe. Worin sie zu bestehen hat, geht aus der Aufzählung der Ursachen der Schäden hervor. Aber hinter der bessernden Betätigung in dieser Richtung müßte der energische Wille dazu stehen. Den Willen kann aber nur jemand aufbringen, der dem Leibe gegenüber die rechte Gesinnung hegt. Die Frau selbst und der Mann, der sie heimführt, müssen Gefühl für die Schönheit des Frauenkörpers im Sinne seiner Gesundheit und Zweckmäßigkeit bekommen; dann wird uns auch die Kleidung zum menschlichsten Ausdrucksmittel der Selbstachtung und Pflege unseres Körpers werden. Der Pflege des Körpers entsprungen, darf sie nicht in Mißhandlung des Körpers ausarten. Es ist der Frau als Mädchen, Gattin und Mutter höchste sittliche Pflicht, gesund und in diesem Sinne schön und verlockend zu erscheinen. Das bezieht sich aber weniger auf die Kleidung als auf den Menschen, der drinnen steckt und dessen Gesinnung.

4. Kleidung für den gesunden, den im Hin- und Herbauen begriffenen, den in seiner Funktion geschädigten und den gebrochenen Frauenkörper.

a) Allgemeines über Frauenkleidung.

Der gesunde Frauenkörper ist eine Idealforderung, der heuzutage leider nur selten in vollkommenem Grade entsprochen wird. Wir müssen bei unseren Betrachtungen von dem gesunden Frauenkörper ausgehen, in der Hoffnung, gerade durch eine naturgemäße Kleidung möglichst viele Frauen gesund zu erhalten. Eine solche Gewandung hat allen

---

[1] Stuttgart, Enke, 1924. 2. Aufl.

billigerweise an sie zu stellenden Anforderungen zu genügen. Hier soll der Versuch gemacht werden, einer schützenden, hinreichend geschlechtsbetonten, beweglichen, gesundheitsgemäßen und vernünftiger Forderung der Mode entsprechenden Frauenkleidung den Vorzug zu geben.

Das Tragen der Kleiderlast ist im Prinzip nichts anderes als das Tragen jeder Last, die man dem Körpergebäude zumutet[1]. Die Grundzüge leiten sich von dem Tragen des eigenen Körpergewichtes her. Beim Tragen der Kleidung ist zwischen Mann und Frau von dem Gesichtspunkte aus, wie den Anforderungen am besten Genüge geleistet wird, kein Unterschied.

Der Träger der Weichteile des Körpers an sich ist das Knochengerüst mit seinen beiden stabilen Knochengürteln, dem Schultergürtel und dem Beckengürtel. Beide werden verbunden durch die tragfähige Wirbelsäule. Sie übermitteln den Druck der Rumpflast über den Beckengürtel durch die Beine auf die Unterstützungsfläche der Füße, auf den Boden.

Selbst wo Weichteile mittragen helfen, wie an den Bauchdecken und dem Beckenboden, finden diese ihre Befestigung an Schultergürtel, Beckengürtel und Wirbelsäule. Von ihnen wird das Gewicht der Eingeweide durch Vermittlung des Zuges an Knochen gestützt und von diesen auf die Wirbelsäule und die Beine übertragen.

In dieser natürlichen Gewichtsanordnung, Gewichtsverteilung und Unterstützung durch das Knochengerüst ist uns das Beispiel gegeben, wie wir auch die Kleidung aufs beste, d. h. müheloseste, sicherste, natürlichste und zwangloseste befestigen können.

Diese Anordnung „nach dem kleinsten Zwange" — wie ich das nennen möchte — wird uns auch dafür bürgen, daß wir gesundheitsschädliche Wirkungen vermeiden, insbesondere alle die fürs Tragen der Kleidung ungeeigneten Weichteile von nachteiligem Drucke freilassen.

Die Aufgabe, das Kleidergewicht auf die beiden sich von Natur aus bietenden Vorzugsstellen, den Schultergürtel und den Beckengürtel, die durch die Wirbelsäule zu einem einheitlichen Gerüst des Rumpfes verbunden werden, zu übertragen, wird technisch durch die Verwendung von besonderen Tragvorrichtungen gelöst. Diese Belastung an bester Stelle, ohne die freie Bewegung zu hindern, erinnert lebhaft an das Satteln und Belasten eines Pferdes. Es liegt daher nahe, diese Vorzugsstellen, an welchen das Kleidergewicht mittels bester Tragvorrichtung auf das Körpergebäude übertragen wird, in ihrer Eignung als beste Belastungsstelle, geradezu als „Sattelstelle", und die Tragvorrichtungen selbst als Sättel zu bezeichnen. Die Sattelstellen sind oben der Schultergürtel, unten der Beckengürtel mit den an sie anschließenden Wirbelsäulenabschnitten, also oben die obere Brustwirbelsäule, unten die Lendenwirbelsäule, das Kreuz. Auf diese Weise werden an dem Rumpfzylinder nicht nur die fürs Tragen am besten geeigneten Teile belastet, sondern auch die fürs Tragen ungeeigneten Teile von Druck freigelassen, was all den mit hin- und herbeweglichen Geweben, insbesondere den mit Muskeln ausgestatteten Weichteilwänden und den sich fortwährend im Wechsel von Füllung und Entleerung hin- und herbewegenden Eingeweiden zugute kommt. Die Konstruktion der Tragapparate für die

---

[1] Sehr geistreiche Gedankengänge über den „Menschen und seine Trachten" findet man in dem Buche von Fritz Rumpf. Berlin, Alfred Scholl. Vergleiche auch P. Schmidt, zur Hygiene der Kleidung, Zentralblatt f. allgem. Gesundheitspflege XXXIII. Jahrg. 1914.

Kleiderlast selbst ergibt sich aus der Gestalt von Schultergürtel und Beckengürtel, also den Angriffspunkten der Last zu den verfügbaren Unterstützungspunkten. Der Schultergürtel muß von oben her, der Beckengürtel ringsum belastet werden. Alles weitere geht aus der praktischen Durchführung bei der Betrachtung einer Bilderserie hervor.

In einer ersten Abbildung (Abb. 122) sind die beiden für die Kleiderbefestigung in Betracht kommenden Sattelstellen mit Druckpfeilen an einer Vollfigur angegeben. Die Sättel selbst werden am Schultergürtel in Form von bandartigen Achselträgern —

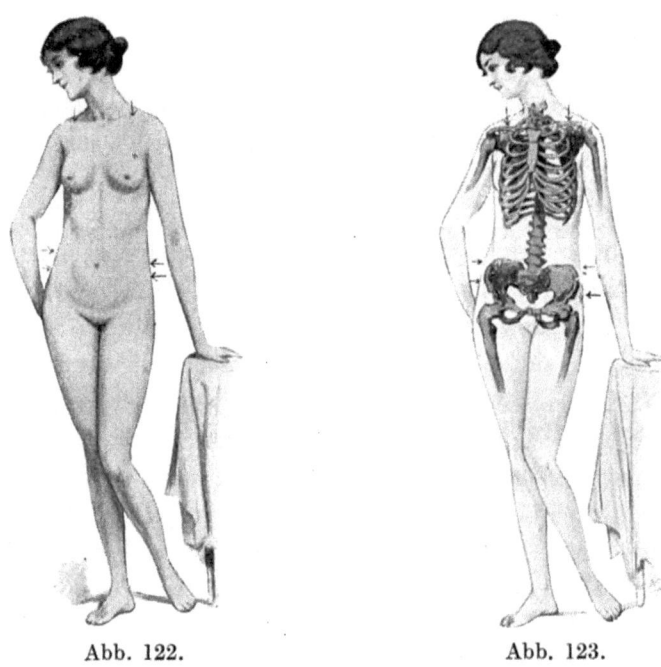

Abb. 122. Abb. 123.

Abb. 122. Frauenkörper mit Übertragungsstellen des Kleidergewichtes auf das Körpergebäude am Schultergürtel und Beckengürtel: „Sattelstellen".

Abb. 123. Frauenkörper mit eingezeichnetem Skelett. Die auf der Vollfigur (Abb. 122) angedeuteten „Sattelstellen" für die Übertragung der Kleiderlast fallen mit den Vorzugsstellen für die Skelettbelastung überhaupt, knöchernem Schultergürtel und Beckengürtel zusammen. Es werden nur tragfähige Knochenteile belastet, dagegen bleibt der hin- und herbewegliche Rumpfzylinder von Druck und Zug frei.

bei der Frau analog den Hosenträgern[1] des Mannes, aber mit den für die Besonderheiten der weiblichen Gestalt umfassenden Abänderungen — am Beckengürtel in Form eines oberen Schoßfugenrand, Darmbeinkämme und Kreuz umfassenden Beckengürtels befestigt. Die Tragbänder am Schultergürtel werden durch quere Verbindungsstücke auf dem Rücken und vorn knapp über den Brustdrüsen am seitlichen Abgleiten gehindert (Abb. 124—127 und 128—130). Eine stärkere Verbreiterung der Tragstellen am Schultergürtel unter

---

[1] Der Strumpf hat sich aus der Hose entwickelt (im Plattdeutschen heißt heute noch der Strumpf „Hose"). Die Hosen der frühesten Zeit waren nach Scheuer* sackartig, hüllten das ganze Bein bis unten ein und waren in Wirklichkeit also große Strümpfe. Alsbald schnitt man aus Zweckmäßigkeitsgründen diese Riesenstrümpfe unter oder über dem Knie durch, so entstand die Kniehose und der Strumpf. Die neueste Pariser Mode bringt ausgesprochene Hosenträger.

* Scheuer, O. F., Strumpf und Strumpfband. Handwörterbuch der Sexualwissenschaft. Von Max Marcuse. 2. Aufl. S. 765. Bonn A. Marcus und E. Webers Verlag, 1926.

vollkommener Ausnützung dieser Tragstellen in Leibchenform ist bei den Frauen heutzutage wenigstens für Unterkleidung weder beliebt noch brauchbar, weil dadurch die Dekolletage unliebsam gestört würde. Außerdem ist ein Leibchen an sich schon bis zu gewissem Grade schädlich, weil es immerhin einen geringen Druck auch auf die unterhalb des Schultergürtels gelegenen Brustkorbteile, insbesondere auf die Brüste und Brustwarzen ausübt.

Der den Darmbeinkämmen durch guten Schnitt exakt angepaßte Beckengurt wird durch den Zug der Strumpfzügel am Abgleiten nach oben verhindert und auf dem oberen Beckenrande festgehalten. Voraussetzung für den guten Sitz des Beckengurtes ist, daß er in geschickter Weise den Begrenzungsflächen des knöchernen Beckengürtels, insbesondere den hauptsächlichen Haltepunkten an Darmbeinkämmen und Kreuz, angeschneidert ist (Abb. 129). Das gleiche gilt für alle Kleidungsstücke, welche durch Vermittlung des Beckengurtes am Beckenring Halt finden sollen. Sie müssen alle mit einer Art schrägem Bund versehen sein, der sich dem Beckengurt allenthalben breit anlegt (Abb. 132).

Eine weitere Abbildung (Abb. 123) stellt den Frauenkörper mit eingezeichnetem Skelett dar. Sie will mittels der durch Druckpfeile an Schultergürtel und Beckengürtel markierten Partien zeigen, daß die auf der ersten Vollfigur (Abb. 122) angedeuteten Sattelstellen in der Tat als Vorzugsstellen für die Skelettbelastung richtig gewählt sind.

Die Befestigung der Frauenkleidung läßt sich technisch erreichbar und praktisch anwendbar im Prinzip in zwei Formen durchführen. Zwischen diesen beiden Grundformen sind die verschiedensten Übergänge möglich. Hier kann es uns nur darauf ankommen, das Prinzip herauszuarbeiten. Wir wollen zeigen, wie man in Übereinstimmung mit der Praxis entweder alle notwendigen Kleidungsstücke am Schultergürtel allein oder zum einen Teil am Schultergürtel, zum anderen Teil am Beckengürtel befestigen kann. Zur Durchführung dieses Planes empfahl sich die Zusammenarbeit von Arzt und Kleidungstechniker. Ich habe die hygienischen Forderungen und ihre Erfüllbarkeit auf Grund der Mechanik des Körpergebäudes geprüft und herauszusetzen gesucht. Die Firma für gesundheitsgemäße Bekleidung Thalysia in Leipzig-Connewitz, Kochstraße 122 — besonders ihre Mitinhaber, Frau Garms und ihr Sohn, Herr Dr. med. H. Garms — haben den Versuch gemacht, meinen Bestrebungen praktische Brauchbarkeit zu verleihen. Es hat sich dabei gezeigt, daß dem einfachen hygienischen Grundsatz, unter allen Umständen alle Weichteile vom Druck freizulassen, in technisch vollendeter Weise in allen billigen Ansprüchen an Bequemlichkeit, Zweckmäßigkeit und Schönheit der Frauenkleidung Genüge geleistet werden kann. Auch mit der Mode, wenigstens der zur Zeit herrschenden, die uns ja durch die Bevorzugung der parallelen Linie, d. h. der Anerkennung der Zylinderform des weiblichen Rumpfes als der natürlichen und schönen Körperbegrenzung, die Sache leicht gemacht hat, haben wir uns in einer allseitig befriedigenden Weise abgefunden. Unter diesen Gesichtspunkten bitte ich in eine Prüfung der von uns gut befundenen Bekleidungssysteme einzutreten. Zunächst für den gesunden Frauenkörper.

b) Kleidung für den gesunden Frauenkörper.

α) Befestigung aller notwendigen Kleidungsstücke am Schultergürtel.

Die bandförmigen Kleiderträger kommen etwa über die Mitte der Schultern zu liegen, ähnlich wie die Hosenträger des Mannes. Diesen Trägern fällt aber bei der Frau infolge der Anwesenheit der gegen Druck so empfindlichen und unter allen Umständen vor Druck zu schützenden weiblichen Brustdrüse und Brustwarze noch die Aufgabe zu, außer zu tragen, auch die Brust und Brustwarzen für den Druck und Zug der Träger in geschickter Weise zu umgehen und ihre Form weiterhin vor dem Druck etwa darüber liegender Kleiderschichten zu schützen. Wir haben es hier also weniger mit dem Prinzip des weitverbreiteten „Büstenhalters" (Abb. 136) als vielmehr mit dem viel höher stehenden Prinzipe des „Büstenschützers" (Abb. 124) zu tun. Es handelt sich um ein hohl-

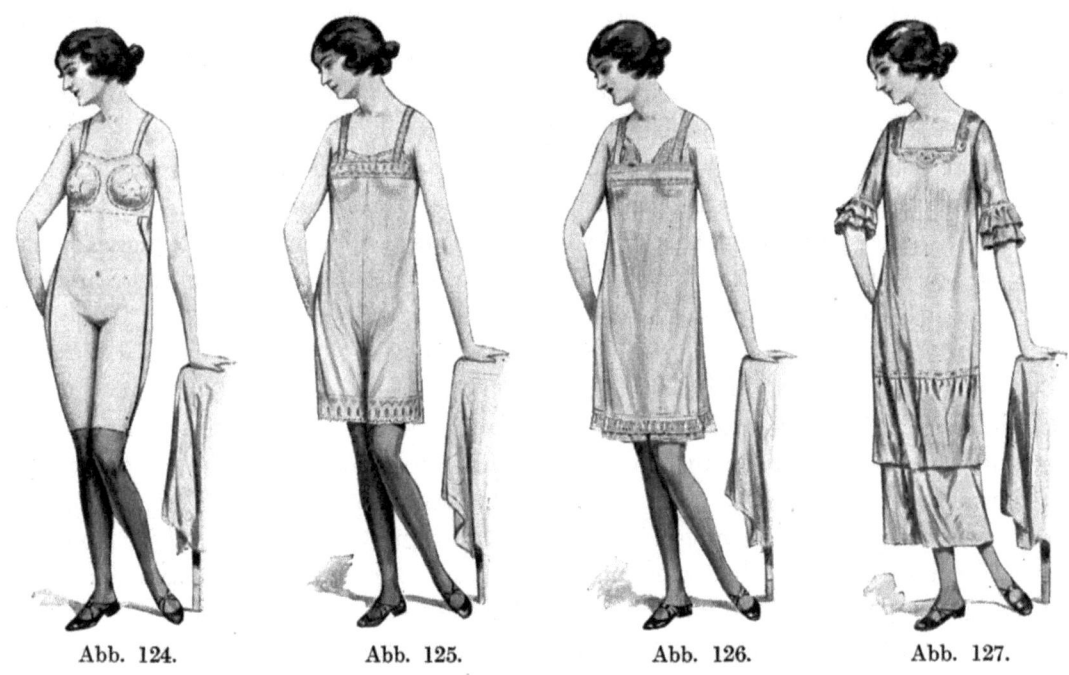

Abb. 124.   Abb. 125.   Abb. 126.   Abb. 127.

Frauenkleidung bei reiner Schulterbelastung.

Abb. 124. Unterste Schicht. Büstenschützerachselträger: „Thalysia Sport-Edelhalter", seitlich vorn und seitlich hinten herabziehende Strumpfzügel und lange Strümpfe.
Abb. 125. Zweite Schicht: Hemdhose.
Abb. 126. Dritte Schicht: Sogenannter Prinzeßrock mit Thalysia Büstenhalter, Modell B.
Abb. 127. Vierte Schicht: Schlupfkleid.

kugelähnliches, ausgespartes, aus weichem Stoff bestehendes, aber doch die normale Vorwölbung von Brust und Brustwarze überdachendes, in der Hauptsache durch seinen geschickten Schnitt einigermaßen formfestes Gebilde. Der Büstenschützer ähnelt der „Brustbrünne" der Brunhild. Es ist in das Trägersystem derart eingeschaltet, daß der Trägerzug und -druck Brustdrüse und Brustwarze umgeht und freiläßt. Im übrigen hat der Büstenschützer noch den Zweck, durch eine gewisse Stabilität seines Baues wie durch eine Art Gehäuse den wenn auch auf noch so große Flächen verteilten Druck darüber angeordneter Kleiderlagen fernzuhalten.

Eine Funktion dieser Brustkapsel als Büstenhalter, d. h. als wirkliche Stütze der Brust ist bei einer gut entwickelten, sich selbst in ihrer Form haltenden Drüse nicht nur überflüssig, sondern sogar schädlich. Durch Aufhebung des sich Selbsthaltens wird diese natürliche Funktion lahmgelegt und damit die vorher überflüssige Stütze unentbehrlich. Bei einer gesund entwickelten Brust mit unverdorbener Selbsthaltefunktion könnte es höchstens erwünscht sein, sie vor zu großen Schwingungen wie beim Laufen, Hüpfen, Reiten, Tanzen, Springen usw. zu bewahren. Dieser Forderung wird ausreichend und ohne gleich die ganze Selbsthaltefunktion aufzuheben, von dem Büstenschützer Genüge geleistet. Wo aber aus diesem oder jenem Grunde die natürliche Selbsthaltefunktion der Brust verloren gegangen ist, kann bei diesem krankhaften Zustande durch den Büstenschützer, durch das Aufruhen der zum Hängen neigenden Brust auf der unteren Umgrenzung der halbkugeligen Kapsel eine weitere Zunahme der Verunstaltung verhütet werden. In solchem Falle wird das als Büstenschützer gedachte Kleidungsstück zum notwendigen Büstenhalter, indem die halbkugelige Schutzhülle einer weiteren Senkung energisch Halt gebietet, und tritt nun in seiner weiteren Funktion als Büstenhalter in sein Recht.

In diesem Sinne ist der Büstenschützer kombiniert mit den Schulterträgern und einer geeigneten Fortsetzung nach unten, um einen Teil der Kleiderlast, insbesondere die langen Strümpfe, die bei der Frauengewandung zum guten Teil die Hosen des Mannes vertreten, wirklich eine die weibliche Eigenart des Körpergebäudes respektierende Modifikation der Hosenträger des Mannes.

Durch die Möglichkeit, an dem Büstenschützer die Strumpfzügel zu befestigen, wird auch das schädliche, leider viel gebrauchte Strumpfband ersetzt. Die Strangulationsmale beweisen ja deutlich genug, daß hier keine Sattelstelle zur Aufhängung irgendwelcher Kleidungsstücke gegeben ist.

Nach dieser Auseinandersetzung über die Schultertragbänder bei der Frau und ihre Zusammenhänge mit dem Büstenschützer ist die Abbildung 124 als die erste — unterste — Schicht der Frauenkleidung bei reiner Schulterbekleidung leicht zu verstehen. Der Büstenschützerachselträger ist so weich gearbeitet, daß er unmittelbar auf der Haut getragen werden kann. Die langen Strümpfe werden durch seitlich vorn und seitlich hinten nach oben ziehende elastische Strumpfzügel durch Vermittelung des Büstenschützers über den Achseln aufgehängt.

Die weitere Schichtfolge ist nunmehr einfach, weil für den Schutz der Brust und Brustwarze durch den Büstenschützer ein für allemal Vorsorge getroffen ist. Die Abb. 125 zeigt als nächste Schicht die Hemdhose, die Abb. 126 den darauffolgenden sogenannten Prinzeßrock, die Abb. 127 als Abschluß ein Schlupfkleid.

Alle diese Schichten können durch besondere Tragbänder über den Trägern des Büstenschützers befestigt werden. Ihr Zug zieht nach außen an der Brustdrüse und Brustwarze vorbei. Das Oberkleid gewinnt naturgemäß breitere Beziehung zu den tragenden Schultern. Der Büstenschützer hält seinen Druck von Brust und Brustwarze genügend fern.

In dieser Weise läßt sich das Prinzip der Kleiderbefestigung am Schultergürtel allein zu aller Zufriedenheit durchführen. Das gilt wenigstens uneingeschränkt für leichte Kleidung.

β) Befestigung der notwendigen Kleidungsstücke zum einen Teil am Schultergürtel, zum anderen Teile am Beckengürtel.

Soll neben dem Schultergürtel auch noch der Beckengürtel zur Kleiderbefestigung mit herangezogen werden, so muß eine Teilung der Tragaufgabe des Körpers und auch dementsprechend eine Teilung der Kleidungsstücke selbst in solche, die am Schultergürtel bzw. in der Hauptsache am Schultergürtel, und solche, die am Beckengürtel Halt finden sollen, eintreten. Die Durchführung ist so einfach, daß ich ohne weiteres die Schichtenfolge in Bildern vorführen kann.

Die Hemdhose ist als unterste Schicht mit Schulterträgern befestigt (Abb. 128).

Der Beckengurt (Abb. 129) hält mittels seitlich vorn und seitlich hinten herabziehenden elastischen Zügeln die langen Strümpfe nach oben und umgekehrt tragen die

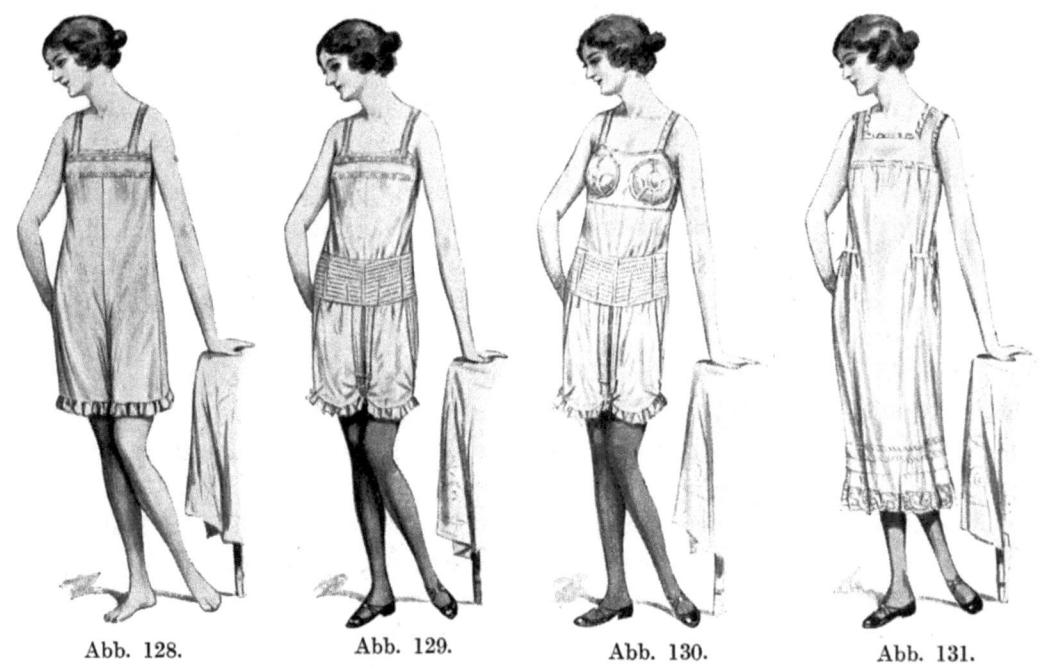

Abb. 128. Abb. 129. Abb. 130. Abb. 131.

Frauenkleidung bei Verteilung der Kleiderlast auf Schultergürtel und Beckengürtel.
Abb. 128. Erste Schicht: Hemdhose.
Abb. 129. Zur ersten Schicht noch gehörig: Beckengurt (Thalysia-Beckengurt), der nur in dem knöchernen Beckenring Halt findet, mit seitlich vorn und seitlich hinten herunterziehenden Strumpfzügeln.
Abb. 130. Zur ersten Schicht noch gehörig, außer Beckengurt: Büstenhalter (Thalysia Sport-Edelhalter).
Abb. 131. Zweite Schicht: Sogenannter Prinzeßrock, haftet über den Schultern, ist aber in der Gegend des Beckengürtels derart eingehalten, daß er hier einen zweiten Halt findet.

Strumpfzügelhalter zur unverrückbaren Befestigung des Beckengürtels auf dem Beckenrande bei.

Ein Brustschützer, der in diesem Falle über der Hemdhose getragen werden kann, ist auf alle Fälle, um einen Druck der folgenden Schichten — Prinzeßrock, Bluse, Jackett usw. — fernzuhalten, erwünscht, wenn die Strümpfe auch anderweitig ihren Halt finden (Abb. 130).

Der sogenannte Prinzeßrock hängt über den Schultern, ist aber in der Gegend des Beckengurtes derart eingehalten, daß er hier einen zweiten Halt findet (Abb. 131).

Die Oberkleidung ist durchweg in zwei Teile getrennt, was sie, da dadurch ihre Last auf Schultergürtel und Beckengürtel gleichmäßig verteilt wird, auch für die Benutzung schwerer Stoffe geeignet macht. Das Oberkleid besteht aus Kleiderrock, Bluse und Jackett oder Jackett allein. Der Kleiderrock ist dem Beckengurt mittels einer Art schrägen Bundes angeschneidert und findet auf diese Weise ausgiebigen Halt (Abb. 132). Bluse (Abb. 133) und Jackett (Abb. 134) schmiegen sich breit den Schultern an und werden so getragen.

Über der auf diese Weise entweder nach dem Prinzip I nur über dem Schultergürtel befestigten oder nach Prinzip II auf Schultergürtel und Beckengürtel verteilten Kleidung

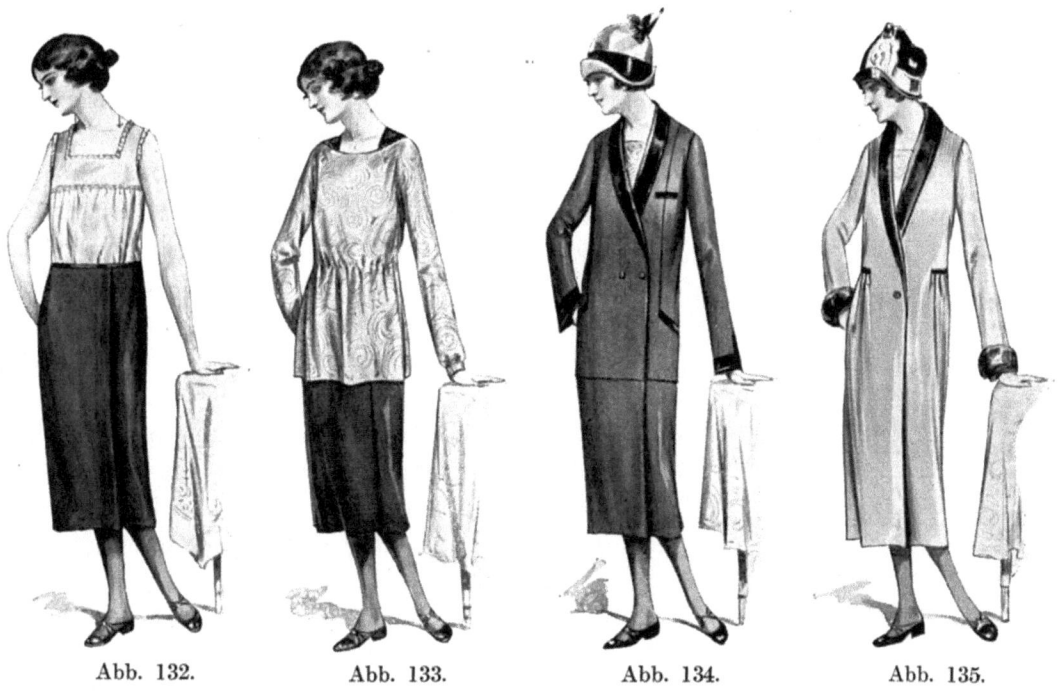

Abb. 132.   Abb. 133.   Abb. 134.   Abb. 135.

Frauenkleidung bei Verteilung der Kleiderlast auf Schultergürtel und Beckengürtel.

Abb. 132. Dritte Schicht: Kleiderrock. Das Kleidungsstück wird allein vom Beckengurt und knöchernen Beckengürtel getragen.

Abb. 133. Dritte Schicht: Bluse.

Abb. 134. Vierte Schicht: Jakett.

Abb. 135. Fünfte Schicht: Mantel, am Beckengurt und knöchernen Beckengürtel etwas eingehalten, um das Gewicht auf Schultergürtel und Beckengürtel zu verteilen.

kann in der kalten Jahreszeit nach Belieben noch ein Mantel getragen werden, der in der Hauptsache auf den Schultern ruht, aber durch geschickten Schnitt, wie alle Ganzkörperkleider (vgl. oben Abb. 131), auch in der Beckengurtgegend eingehalten, dort durch Reibung einen gewissen Halt finden mag (Abb. 135).

So ist eine Gewandung geschaffen, die bei Auswahl der geeigneten Stoffe gegen Unbill der Witterung schützt, die weiblichen Merkmale in dezenter Weise genügend durchschimmern läßt, welche der Frau die zu jeder Arbeit erforderliche Bewegung gestattet, einer Mode, welche die Gesundheit berücksichtigt, nicht im Wege steht, und bei alldem doch den Anspruch machen kann, in keiner Weise gesundheitsschädigend zu sein.

c) Kleidung für den im Hin- und Herbauen begriffenen Frauenkörper.

Während die kräftige gesunde Frau die Tragzeit ohne jede besondere Stütze durchmachen kann, bedarf die Frau unserer Kulturverhältnisse oft genug gewisser Hilfsmittel in der Schwangerschaft und im Wochenbett, als der Zeit des Hinzubauens im Körper und der Zeit der Abrüstung.

Durch die ganze, eigenartige, von der Natur abgekehrte Lebensweise, insbesondere Schule, Erwerbsarbeit, zu späten Eintritt der ersten Mutterschaft usw., gehen der Frau große Teile ihrer natürlichen Hin- und Herbeweglichkeit verloren. Deshalb sind gewisse schützende und die natürlichen Vorgänge unterstützende Vorkehrungen an Brüsten und Frauenleib am Platze.

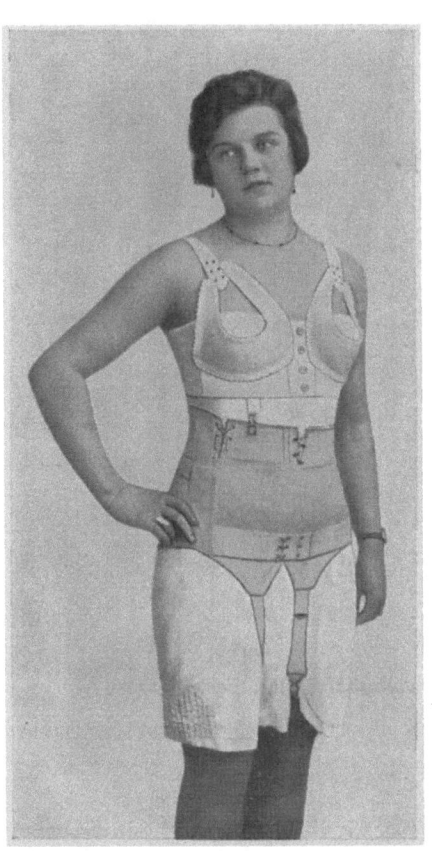

Abb. 136. Thalysia-Umstands-Frauengurt mit Thalysia-Büstenhalter Modell B.

Für die in ihrer Masse stark vergrößerte Brust ist jetzt ein sich nach ihrem wechselnden Umfange richtender Büstenhalter (Abb. 136) nötig. Für den Leib empfiehlt sich ein Halter, der in seinem Aufbau möglichst weitgehend die natürlichen Muskelzüge kopiert, wie das bei dem Thalysia-„Frauengurt" (Abb. 136) durchgeführt ist.

„Frauengurt" und der auch später noch zu besprechende Thalysia-„Edelformer" sind konstruiert als Bauchdeckenersatz, gleichsam als künstliche Bauchdecken, gerichtet nach Anatomie und Physiologie der Bauchdecken, besonders der Zugrichtungen der Muskeln in Längsrichtung, Querrichtung und Schrägrichtung (Abb. 137, Ia, b, c, IIa, b, c, IIIa, b, c). Der Zug der Bauchmuskeln ist keineswegs ein gleichmäßiger, sonst müßte der Bauch sich jener Form anpassen, bei der er unter der kleinsten Oberfläche das größte Volumen unterbringt, nämlich der Kugel bzw. Halbkugel. Das ist aber in Wirklichkeit nur dann der Fall, wenn die Bauchmuskeln als lebendige Stützen versagen. Ein mit gutfunktionierenden Bauchmuskeln ausgestatteter Leib ist keine Halbkugel, sondern ein Weichteilzylinder oder höchstens in der letzten Zeit der Schwangerschaft ein längsovales Gebilde, das bei gleichmäßigem Innendruck in seiner Form nur dadurch aufrecht erhalten werden kann, daß ein verstärkter Muskelzug in querer und in sich kreuzender schräger Richtung und nur ein geringerer in der Längsrichtung sich bemerkbar macht. Durch eine solche Anordnung auch im Ersatzgebilde wird den Bauchdecken ein wirksamer Halt verliehen.

Trotzdem wird es bei diesem Frauengurt als dem mildesten Grade des künstlichen Tragapparates vermieden, daß die Bauchdecken nun gar keine Arbeit mehr zu leisten hätten und somit eine Lahmlegung der natürlichen Kräfte mit der Folge einer Verschlechterung des Zustandes eintreten würde. Die Eigenart der leichten Konstruktion hilft nur tragen und verhindert eine Überdehnung der aus diesem oder jenem Grunde nicht mehr ganz den Anforderungen der Schwangerschaft entsprechend entwicklungsfähigen Bauchdecken, wie sie besonders durch Erschütterungen und Stöße verursacht werden. Also auch hier gilt ähnlich wie beim Büstenschützer mehr das Prinzip einer Kapsel im Sinne eines Bauchschützers als eines wirklichen Bauchhalterersatzes.

Diese Schwangerschaftsbandage besitzt eine dem wachsenden Körperumfange sich leicht anpassende Verstellmöglichkeit bis zum denkbar größten Maße, ohne daß dadurch sich die Wirkung im geringsten ändert.

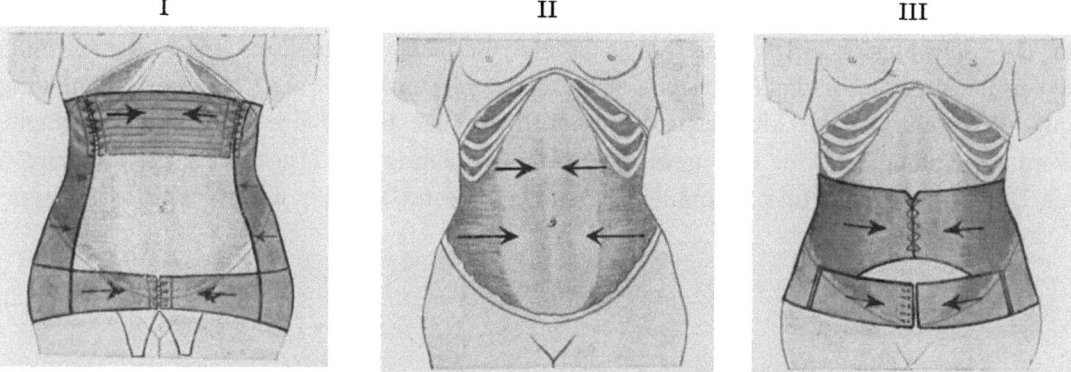

a Nachahmung des zirkulären Zuges der queren Bauchmuskeln.

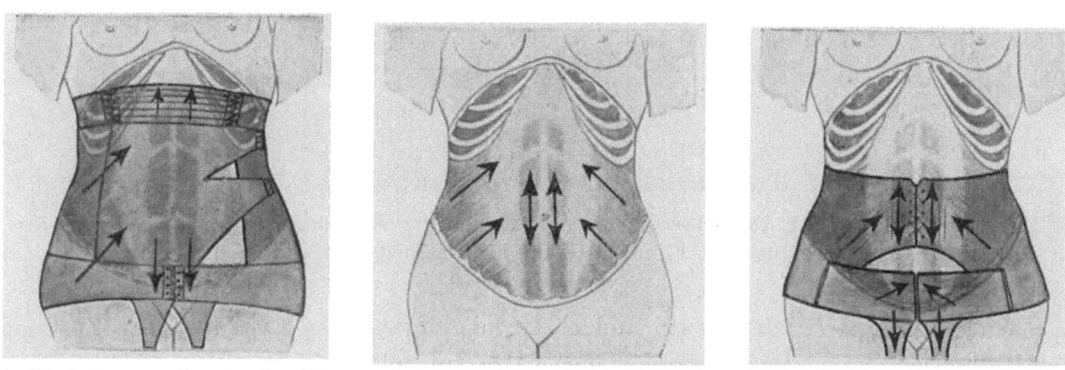

b Nachahmung des in der Mittellinie sich kreuzenden, von unten und außen nach innen und oben gerichteten Zuges der inneren schrägen Bauchmuskeln und des in der Längsrichtung wirkenden Zuges der geraden Bauchmuskeln.

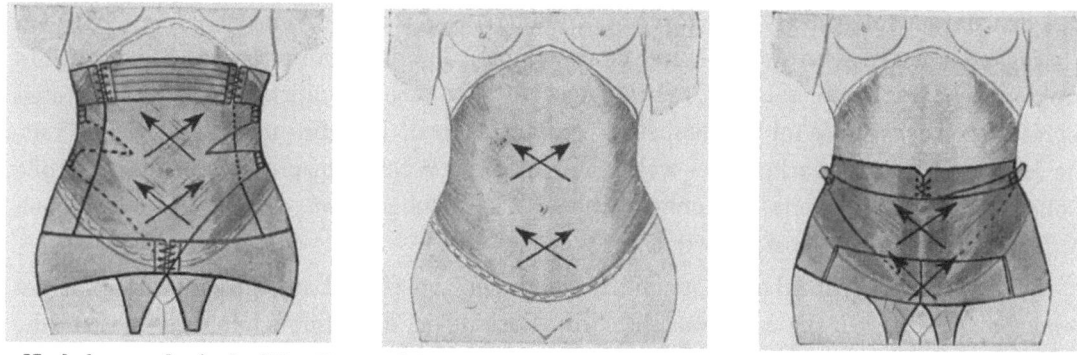

c Nachahmung des in der Mittellinie sich kreuzenden, von innen und unten nach außen und oben gerichteten Zuges der äußeren schrägen Bauchmuskeln.

Abb. 137. Konstruktion der wichtigsten Zugrichtungen der Bauchdeckenersatzbandagen des Thalysia-Edelgurtes I und des Thalysia-Frauengurtes III nach der natürlichen Ordnung der drei Schichten der Bauchmuskulatur II.

Während dieser Frauengurt mit seinen von ihm erhofften formerhaltenden Eigentümlichkeiten das Vorwärtswachstum des Bauches in der Schwangerschaft in Obhut nimmt, kann er im Wochenbett durch geeignete Rückwärtsstellung zu einem wirksamen Mittel werden, das Rückwärtswachstum des Bauches, insbesondere der Bauchmuskulatur, zu unterstützen und zu beschleunigen.

Die Rückbildung des durch die Schwangerschaft so außerordentlich weit gestellten Bauches im Wochenbett geschieht — wie Untersuchungen von mir und H. Küstner beweisen (Abb. 54) — in der Hauptsache durch ein Rückwärtswachsen der in der Schwangerschaft vorwärtsgewachsenen Bauchdeckengebilde, unter denen auch dabei die Muskulatur die Hauptrolle spielt. Diesem Umstande muß bei der Rückbildung und erst recht bei der künstlichen Unterstützung der Rückbildung Rechnung getragen werden. Anfänglich wird eine gewisse Zusammenziehung der Muskulatur gewissermaßen als Lückenbüßer zu Hilfe genommen. Dann aber setzt das für den Wochenbettzustand

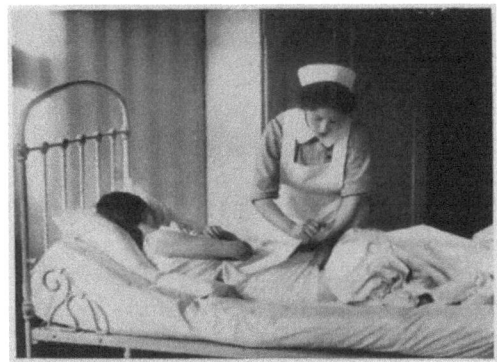

Abb. 138. Das Einbinden des Leibes im Wochenbett.
(Nach einem Original der Firma A. G. für hygienischen Lehrbedarf in Dresden.)

eigenartige Rückwärtswachstum ein und hätte die Aufgabe, den ursprünglichen Zustand wieder herbeizuführen. Daß so viele Frauen dabei auf halbem Wege stehen bleiben, liegt daran, daß sie sich durch schlechte Schulhaltung oder Erwerbsarbeit die Bauchdecken verdorben, nichts zu ihrer Konservierung getan und sich mit ihrer ersten Schwangerschaft und den darauf folgenden Reparationsbestrebungen viel zu weit von der Jugend als dem Vorzugsalter des Wachstumes — und zwar wie man bei der Frau sagen muß, sowohl des progressiven Wachstumes in der Schwangerschaft als auch des durchaus nicht leichteren regressiven Wachstumes im Wochenbett — entfernt haben. Die Hin- und Herbeweglichkeit, die Hin- und Herformbarkeit, bei welchem Fall diese Wachstumsprozesse eine sehr große Rolle spielen, hat bereits in unnatürlicher Weise nachgelassen, wenn die natürlichen Anforderungen an sie gestellt werden.

Es wird im Wochenbett ja reichlich Gebrauch von einer Bandagierung des Bauches gemacht (Abb. 138). Sie hat zweifellos ihre Vorteile in dem Sinne, daß sie erstens die Bauchmuskeln vor Überdehnung schützt und in einen Zustand bringt, aus dem sie bequem Hin- und Herbewegungen machen können. Diese Hin- und Herbewegungen müssen aber zur Wiederherstellung des richtigen Bauchumfanges durch die künstliche Bandage noch hinzukommen, wenn diese ihre volle Wirkung entfalten soll (Abb. 139, 140, 141). Exakte

Untersuchungen an meiner Klinik durch Siedentopf[1] haben den Nachweis erbracht, daß durch systematische Wickelung des Bauches im Frühwochenbett die Rückbildung der Bauchdecken außerordentlich günstig beeinflußt wird.

Ferner hat dieser künstliche Ersatz des Bauchdeckenzusammenhaltes im Wochenbett die Aufgabe der Kleinhaltung des Bauchvolumens und der Erziehung der Hohlorgane

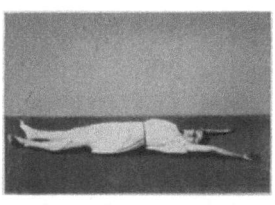
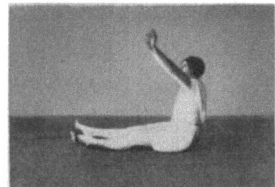
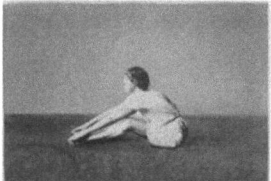
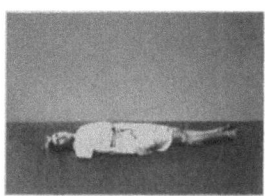
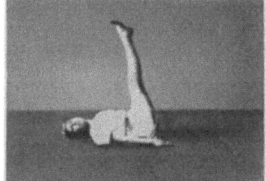
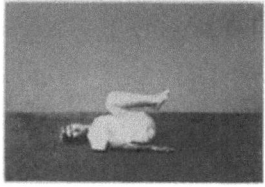

Abb. 139. Übungen der Bauchmuskulatur im Wochenbett durch Aufrichten und Wiederniederlegen des Oberkörpers.
(Nach einem Original der Firma A. G. für hygienischen Lehrbedarf in Dresden.)

Abb. 140. Übungen der Bauchmuskulatur im Wochenbett durch Anheben und Wiederniederlegen der Beine.
(Nach einem Original der Firma A. G. für hygienischen Lehrbedarf in Dresden.)

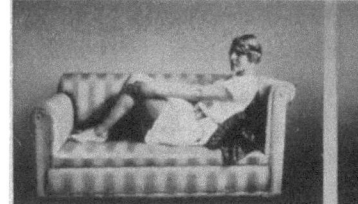
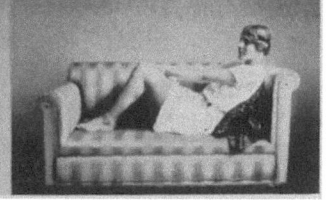

a   b

Abb. 141. Widerstandsübungen zur Stärkung der Oberschenkel und zur Stärkung der Beckenbodenmuskulatur.
a Die Beine werden gespreizt, während die Arme dagegen halten,
b Die Beine werden geschlossen, während die Arme dagegen halten.
(Nach einem Original der Firma A. G. für hygienischen Lehrbedarf in Dresden.)

zur prompten Entleerung. Es sind das zwei wichtige Faktoren, welche das Rückwärtswachstum der Bauchdecken begünstigen.

Der sogenannte „Frauengurt" nimmt im Spätwochenbett beim Aufstehen — denn von da an ist es wieder angezeigt — gewissermaßen den Druck der inneren Organe auf

---

[1] Siedentopf, Objektive Kontrolle der Rückbildung der Bauchdecken im Wochenbett. Vortrag auf der Versamml. d. mitteldeutsch. Ges. f. Geburtsh. u. Gynäkol. Halle 1925. Monatsschrift f. Geb. und Gyn. 1926.

sich und beseitigt somit die Widerstände, die sich so leicht der völligen Rückbildung der Bauchdecken entgegenstellen. Diese Widerstände, die sich in dem in bezug auf Harnblase und Darm leicht sich füllenden und überfüllenden Leibe vorfinden, bilden einen der Hauptgründe, weshalb bei so vielen Frauen in der Rückbildung der Bauchdeckenmuskulatur keine Vollkommenheit erreicht wird. Diesem Umstande ist mit größter Sorgfalt Rechnung zu tragen, denn was einmal versäumt ist, läßt sich nicht wieder gut machen. Die Epoche des physiologischen Rückwärtswachsens ist zeitlich begrenzt. Ist das Rückwärtswachsen in dieser Zeitspanne nicht vollständig erledigt, dann bleiben Reste von Weiterstellung zurück, welche die erste Stufe für den späterhin immer deutlicher auftretenden Schlotter- oder Hängebauch bilden.

Interessant ist in bezug auf die Nutzung dieser physiologischen Rückbildungsperiode die Beobachtung, daß in verschiedenen Fällen von angehendem Hängeleib bei einem Rückstand, der auf vorausgegangene Entbindung mit Vernachlässigung der offiziellen Rückbildungszeit zurückzuführen war, sich doch noch eine einigermaßen vollkommene Rückbildung des Leibes nach einer weiteren Geburt unter gründlicher Ausnützung der natürlichen Rückbildungsgelegenheit mit Hilfe des Frauengurtes erzielen ließ.

d) Kleidung für den in seinen Funktionen geschädigten Frauenkörper.

In bezug auf die Brüste haben wir bei unseren heutigen jungen Mädchen zwei Kategorien zu unterscheiden. Erstens gesunde, sich durch und durch selbst haltende und nur normales Drüsengewebe mit wenig Fett beherbergende Brüste, die ohne jeden Stützapparat zu lassen das beste ist.

Zweitens müssen wir rechnen mit einer Anzahl von jungen Mädchen, bei welchen die Selbsthaltefunktion aus diesem oder jenem Grunde verdorben oder das Gewicht der Brüste durch ungebührlichen Fettansatz so stark vermehrt ist, daß eine künstliche Stütze in Form eines Büstenhalters wohl angebracht sein kann (Abb. 142).

Ganz anders liegt die Sache bei einer ausgesprochenen Schlotterbrust, Hängebrust, Fettbrust oder den verschiedenartigsten Kombinationen dieser krankhaften Zustände. Insbesondere die Frau der vergangenen Korsettmode war durch diese Tracht derartig an ihrer Brust deformiert, daß sie einer sehr kräftigen Stütze des meist erschlafften und hängenden Organes bedurfte.

In solchen Fällen tritt der „Büstenhalter" (Abb. 136 u. 143) in sein Recht. Er ist in der Ausführung, wie er von der Firma Thalysia in den Handel gebracht wird, den anatomischen Formen des schönen Frauenkörpers angepaßt. Die weiche Ausführung gestattet, ihn auch auf nacktem Körper zu tragen. Die Dekolletage ist hierbei bis zum höchsten Maße möglich. Das tragende Prinzip ist der Natur nachgeahmt, indem der Halter, der Brustform angepaßt (Abb. 136), durch Träger über den Schultern seinen Halt findet, während die dreiviertelkreisförmige Hülle die Brust in geringstem Grade drückend von unten stützend umfaßt. Die Brustwarze bleibt unter allen Umständen von Druck frei.

Diese Brusthalter werden je nach den Schwierigkeiten der Korrektur der eingetretenen Haltungsabweichung und je nach der Größe der Brust in verschiedenen Größen, Formen und Stärken geliefert.

Es gibt Entwicklungsstörungen, in welchen das Tonus-Turgorspiel durch eine infantile, unzureichende Bauchwandbeschaffenheit, insbesondere an der Bauchdeckenmuskulatur derartig lahmgelegt ist, daß man von einer angeborenen Anlage zu einem Schlotter- und Hängebauch sprechen kann. In solchen Fällen dürfte von vornherein eine gewisse Stütze im Sinne eines künstlichen Bauchdeckenersatzes als wohltätig empfunden werden.

Ein guter künstlicher Bauchdeckenersatz wirkt in allen im Bauchzusammenhalt geschädigten Fällen entlastend auf das Spiel der Bauchdecken. Eine gewisse Einbandagierung hält das Bauchvolumen klein, sie zwingt die Bauchhohlorgane zu einer mehr oder weniger regelmäßigen Entleerung. Sie wirkt in diesem Sinne geradezu erzieherisch da, wo in der Einhaltung dieser Funktion — wie bei der Frau von heute so oft — eine

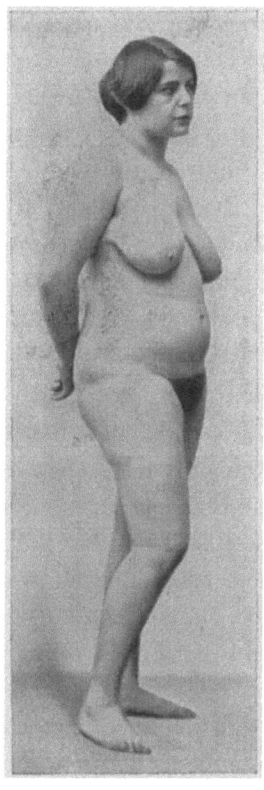
Abb. 142.

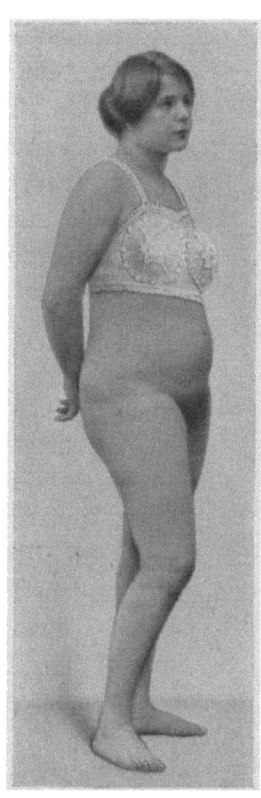
Abb. 143.

Abb. 142. Junges Mädchen mit Fettbrust, Schlotterbrust, Hängebrust.
Abb. 143. Dasselbe wie in Abb. 142, korrigiert durch den Thalysia-Sport-Edelhalter.

Unordnung eingerissen ist. Dieser Faktor der Kleinhaltung des Bauchvolumens und des Zwanges zur regelmäßigen Bauchentleerung hat eine größere Exkursionsbreite der geschädigten Hin- und Herbeweglichkeit der muskulösen Bauchdecken im Gefolge und kann durch Ausnützung dieser größeren Bewegungsmöglichkeit zu Hin- und Herbewegungen wieder gestärkt werden.

Bei dem „Büstenschützer" (Abb. 124), der für die normale Figur das beste ist, bedeckt die halbkugelige Form des Schnittes nur die Brust und schützt gegen Druck, ohne eine tragende Wirkung auszuüben.

Bei vielen Frauen, die noch einen annähernd normalen Körper haben, die aber doch einer gewissen Stütze des Rumpfes schon bedürfen, kommt ein leichter Körperhalt in

Betracht, der sich in Form des Thalysia-„Edelformers" bewährt hat (Abb. 144). Auch Kalasiris und andere Firmen fertigen ähnliches an. Diese Körperhalter sind nach den Formen des schönen Frauenkörpers konstruiert unter der Berücksichtigung völliger Bewegungsfreiheit des Körpers. Beim Thalysia-„Edelformer" läßt der stabfreie und dehnbare vordere Bauchwandteil die inneren Organe frei von Druck und gestattet höchste Bewegungsfreiheit. Er gibt dennoch einen guten Halt. Die angewandten Stäbe sind nicht verarbeitet, um direkt eine Formung des Körpers vorzunehmen, sondern lediglich um den Stoff straff zu halten und um ein Zusammenrutschen zu verhindern. Diese leichten Rumpfhalter umfassen Frauenkörper, die eines gewissen Haltes bedürfen, weil ihre Selbsthaltefunktion bereits gelitten hat, in einer gesundheitlich unschädlichen Weise. Sie gleichen Verunstaltungen in mäßigem Grade, wie beginnenden Hängebauch, aus. Vor allen Dingen verhüten sie das Schwingen bestimmter Körperteile. Das ist von großer Bedeutung für nervöse Frauen, bei welchen dadurch eine fortwährende Beunruhigung in Wegfall kommen kann.

e) Kleidung für den gebrochenen Frauenkörper.

Um ausgesprochene Grade von Schlotterbrust, Hängebrust und Fettbrust sowie von Schlotterbauch, Hängebauch und Fettbauch und ihre möglichen Kombinationen in einigermaßen richtige Lage zu bringen und zu erhalten, sind kräftigere Modelle von Büstenhaltern und Bauchhaltern am Platze. Hier handelt es sich auch weniger um eine Aussicht, den Zustand zu bessern, als vielmehr ihn erträglich zu machen und nicht noch schlimmer werden zu lassen.

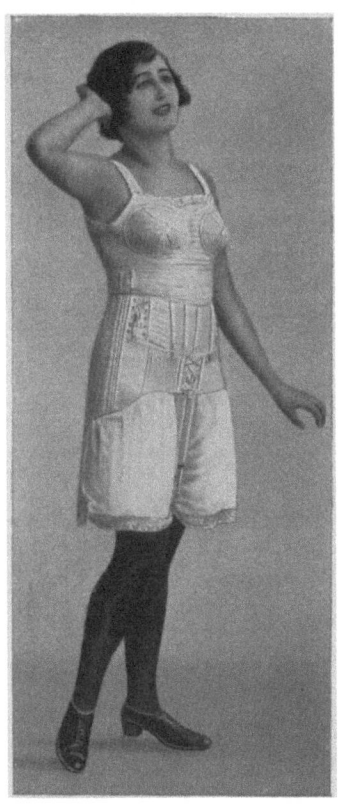

Abb. 144. Thalysia-Edelformer. Modell 8.

Für die Büstenhalter sind die von unten her die aus der Form geratenen Brüste umfassenden und an den Schultern befestigenden Thalysia-Modelle, welche die Brustwarze durch eine zentrale Aussparung von Druck freilassen, sehr gut geeignet (Abb. 136). Sie werden in verschiedenen, den sehr wechselnden Größen entsprechenden Nummern hergestellt. In schwierigen Fällen muß eine Anfertigung nach Maß stattfinden.

Für den aus Rand und Band gegangenen deformierten Bauch sind sehr energisch wirkende, die Bauchdecken, insbesondere die Bauchmuskeln, ersetzende Leibbänder am Platze. Die von Thalysia gefertigten Modelle, die unter dem Namen „Edelgurt" (Abb. 145) gehen, sind genau nach den wichtigsten Muskelzügen der Bauchdecken in Längsrichtung, Querrichtung und sich durchkreuzender Schrägrichtung (Abb. 137) konstruiert. Sie reichen auch höher hinauf als der nach gleichem Prinzip konstruierte „Frauengurt" für die Schwangerschaft. Wichtig ist außer der Richtung des Zuges der Bauchdecken auch das Maß dieses Zuges. Der Zug der Bauchmuskeln ist keineswegs gleichmäßig, wie das oben schon aufgeführt worden ist, und das muß besonders bei diesem kräftigeren Modell auch durchführbar sein.

Diese Bandage für den gebrochenen Frauenleib besitzt auch der von ihr verlangten erhöhten Leistungsfähigkeit entsprechend mehr durchgebildete Zugvorrichtungen und Zugmöglichkeiten als jene einfache Schwangerschaftsbandage. Dadurch ist dieser Gurt wie nichts anderes geeignet, selbst die schwierigsten Schlotter-, Hänge- und Fettbäuche zu halten, in eine einigermaßen normal gestaltete Bauchform zurückzuführen und so einen wirklichen Bauchdeckenersatz zu bilden. Abb. 146 sucht die Lage der inneren Organe zu dem Thalysia-Edelgurt und Sport-Edelhalter vor Augen zu führen. Diese künst-

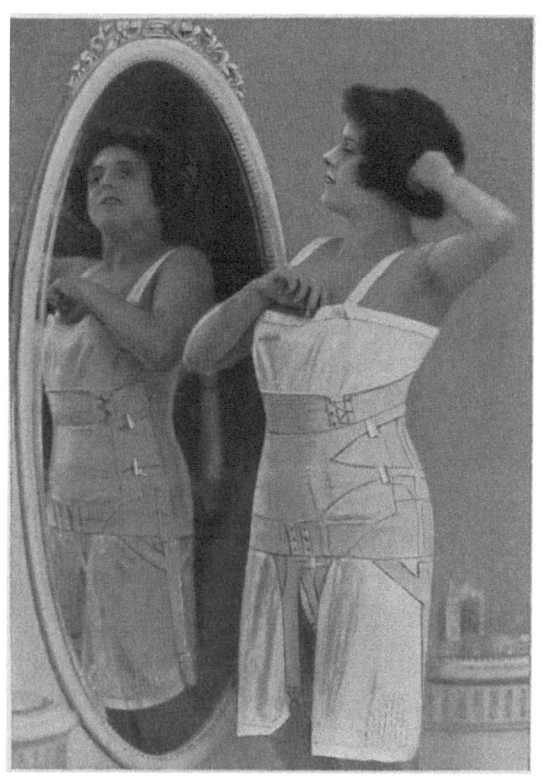 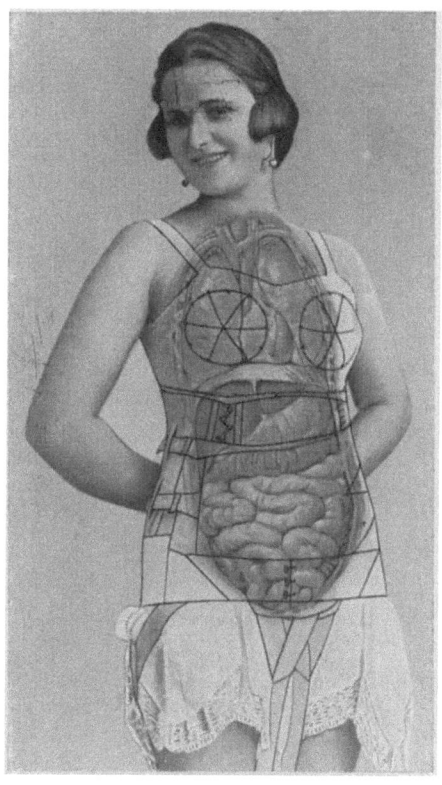

Abb. 145. Abb. 146.
Abb. 145. Thalysia-Edelgurt.
Abb. 146. Darstellung des Sitzes des Thalysia-Edelgurtes und Sportedelhalters in bezug auf die Lage der inneren Organe. Man beobachte, daß die großflächigen, stabfreien, künstlichen Bauchdecken nirgends einen Druck ausüben können.

lichen Bauchdecken nähern sich, soviel ich sehe, am meisten von allen bisher bekannten Konstruktionen den physiologischen Wirkungen der normalen Muskulatur, da sie keine Stäbe besitzen und somit bei allem Halt reichliche Bewegungsfreiheit der Bauchmuskeln gewährleisten.

Das Anwendungsgebiet des sogenannten „Edelgurtes" ist naturgemäß sehr groß. Er bildet nicht nur einen vollkommenen Ersatz der Bauchdecken bei Hänge- und Schlotterbauch (Abb. 147 a u. b), sondern er wirkt auch wenigstens in gewissem Grade rückbildend in allen Anfangsstadien. Aber nur dann, wenn gleichzeitig mit dem Tragen des Bauchdeckenersatzes systematische Übungen, besonders Einziehungsübungen an den geschädigten Bauchdecken vorgenommen werden.

Die großflächige Beschaffenheit macht den Edelgurt besonders geeignet, gewisse Formen von Bauchbrüchen (Nabelbrüche, Operationsbrüche) ohne Pelotte zurückzuhalten. Auch Wandernieren werden gestützt, indem ein Auseinanderfallen der Bauchorgane unmöglich gemacht wird. Auf Erschlaffungszustände der Organe des kleinen Beckens mag insofern vielleicht günstig eingewirkt werden, als der Druck des Eingeweideblocks von der Leibstütze aufgenommen wird und nicht mehr mit seinem vollen Gewichte auf dem Beckenboden lastet. Schließlich kommt es auch hierbei zu einer Ruhestellung aller Bauchorgane, was wieder besonders von nervösen Frauen, die unter den von ihnen selbst empfundenen

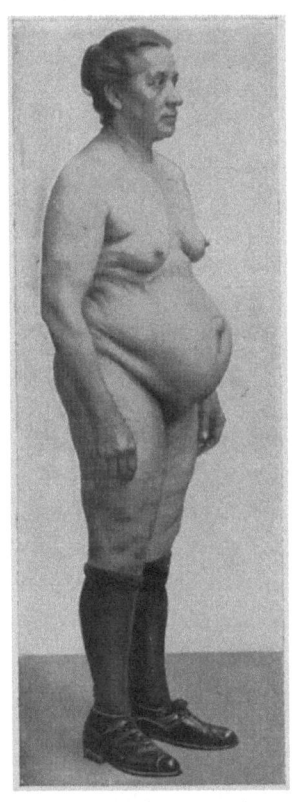 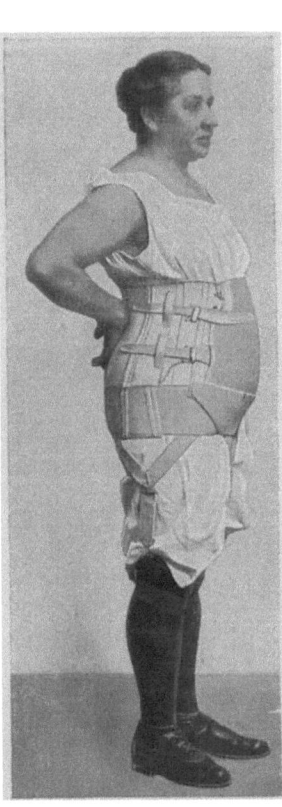

a	b

Abb. 147. a Schwerer Fall von Schlotterbauch und Hängebauch und b Rückführung mittels Thalysia-Edelgurtes, wobei dieser als vollständiger Bauchdeckenersatz wirkt.

Eigenschwingungen der gelockerten Organe leiden, angenehm empfunden wird. Abb. 147 a u. b zeigen einen hohen Grad von Schlotterbauch und Hängebauch und seine Korrektur durch den „Edelgurt".

So bedauerlich es ist, daß so viele Frauenkörper aus der Probe, welche die Fortpflanzung an sie stellt, zerrüttet hervorgehen, so erfreulich ist es, zu sehen, daß es der Technik gelungen ist, an Brüsten und Bauch ebenso wie an anderen in ihrer Haltung defekt gewordenen Organen durch brauchbare Konstruktionen künstlichen Ersatz zu schaffen. So kann diesen Frauen ihre Form und ihre Leistungsfähigkeit doch wenigstens einigermaßen wiedergegeben und erhalten werden.

Freilich sehen wir schwere Fälle, in welchen man mit den im Handel befindlichen gebräuchlichen Nummern der Ersatzteile nicht auskommt, dann tritt eben die Anfertigung nach Maß von sachverständiger Seite in ihr Recht. Ich habe in dieser Richtung mit der Firma Thalysia Leipzig die allerbesten Erfahrungen gemacht.

Diese Maßanfertigung ist ja auch an sich nichts Besonderes. Wer einen gut gebauten Körper hat, kommt mit den nach Nummern käuflichen Kleidungsstücken und Schuhen aus. Bei einem mißgestalteten Körper muß man doch auch zu einem Kleiderkünstler gehen, wenn man seine Defekte verhüllen will. Bei den Brust- und Bauchstützen handelt es sich aber nicht nur um eine Frage der Schönheit, sondern auch um eine Frage der Leistungsfähigkeit. Und um diese in den schwierigsten Fällen wieder herzustellen, können wir der Hilfe einer sachverständigen Technik nicht entraten.

Ich habe mich in dieser Abhandlung in der Hauptsache mit den Modellen von Thalysia beschäftigt, weil mir durch das liebenswürdige und sachverständige Entgegenkommen dieser Firma die Möglichkeit einer fruchtbaren Zusammenarbeit gegeben war und sie auf alle meine Ideen in verständnisvoller Weise eingegangen ist. Damit soll aber nicht gesagt sein, daß nicht auch andere Firmen Gutes leisten können. So habe ich speziell von den Fabriken Kalasiris in Bonn und Emylis in Darmstadt recht Gutes gesehen. Auch diese Firmen haben mir in dankenswerter Weise Gelegenheit gegeben, ihre gangbaren Modelle zu probieren. Doch würde es hier zu weit führen, einen Vergleich anzustellen. Mir kam es hier nur darauf an, das Prinzip zu zeigen und darzutun, daß wir heute wirklich so weit sind, dem gesunden Frauenkörper eine gesundheitsgemäße und über die Zeit des physiologischen Hin- und Herbauens ausreichende Tracht zu bieten. Auch für den in Zerrüttung begriffenen und den gänzlich zerrütteten Frauenkörper besitzen wir die Möglichkeit, weiterem Verfall Einhalt zu tun und einen zweckmäßigen Ersatz für den verloren gegangenen natürlichen Halt zu schaffen.

f) Schuhwerk.

Für die Schuhe empfiehlt sich eine Form und Größe, welche der natürlichen Fußform und der natürlichen Fußbeweglichkeit ihr Recht läßt. Die Schuhform hat die natürliche Form des Fußes zu umschreiben, und zwar an der inneren Seite geradlinig, vom Knöchel bis zur Fußgroßzehenspitze, unter Aussparung des Halbgewölbes. Der Seitenrand mag sich in sanfter Biegung der Großzehenseite nähern; die Schuhe müssen außer dieser natürlichen Form genügend weit sein. Dabei ist den Zehen freier Spielraum im Sinne ihrer Spreiz- und Wiederzusammenschließbewegung im Muskelspiele des Ganges zu lassen. Der Schuh hat so geräumig zu sein, daß dem Fuß im aus gebreiteten Zustande der Ruhe bequem Platz geboten wird, und er sich von da aus bei Vollbelastung spielend zusammenziehen und bei der Entlastung wieder frei ausdehnen kann. Die Hauptsache ist, daß der Schuh die natürliche Form des Fußes wiederspiegelt. Man wird sich, nun einmal an ein falsches Ideal gewöhnt, erst wieder umgewöhnen müssen, um die natürliche Umschreibung des Fußes schön zu finden (Abb. 148 u. 149 b u. d).

Wie eine zweckmäßige Schuhbekleidung ungefähr aussehen müßte, zeigen die Abb. 150—151. Es sind mancherlei Versuche gemacht worden, Schuhe und Strümpfe wieder auf die natürliche Gestalt zu bringen. So ist insbesondere viel von sogenannten zweiballigen Strümpfen und Schuhen die Rede [1].

---

[1] Krebs, Wie sollen sich unsere jungen Mädchen kleiden? Allg. verständliche hygienische Abhandlung. Breslau, Heinrich Handel 1903.

Nach der starren, schablonenmäßigen, alles im engen Raume zusammenzwängenden Form des gebräuchlichen und für schön geltenden Schuhes zu urteilen, ist der Fuß für die vom Fabrikanten ersonnene Form, nicht — wie es sein sollte — der Schuh für die Beherbergung des individuell schon so verschiedenen, seine Größe und Form im Sinne der Funktion und Belastung fortwährend ändernden und sich der Situation unentwegt anpassenden

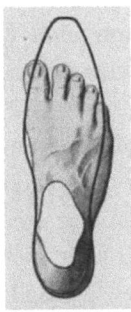 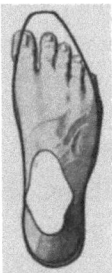 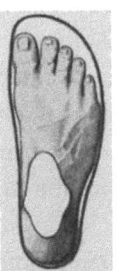

Der zweiballige Schuh ist symmetrisch — in der Mittellinie spitz — gebaut. Der unsymmetrische, vorn breite Fuß findet nicht Platz darin. Er schafft ihn sich deshalb durch Ausweiten und fügt sich durch Verkümmern.

Im einballig spitzen Schuh ist immer noch kein genügender Platz für den normalen, vorn breiten Fuß. Deshalb werden die Zehen zusammengeklemmt, biegen sich ab und verkümmern, der Blutumlauf wird gestört.

Der einballig breite Schuh allein ist zweckmäßig, gesund und schön. Er muß so lang, breit und weit sein, daß die Zehen in ihm gerade liegen und sich bewegen können, daß sich auch der Fuß etwas strecken kann.

Abb. 148. Fuß und Schuhform.
(Nach einem Original der Firma A. G. für hygienischen Lehrbedarf in Dresden.)

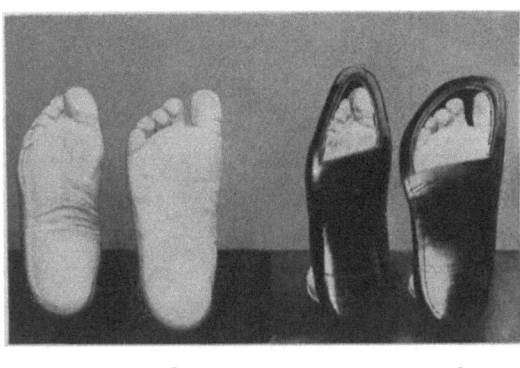

a   b   c   d

Abb. 149. a Verkrüppelter Fuß, b normaler Fuß, c verkrüppelter Fuß im zu engen Schuh und d normaler Fuß im richtigen Schuh.
(Nach einem Original der Firma A. G. für hygienischen Lehrbedarf in Dresden.)

Fußes da. Die Folge ist leider eine recht traurige. Wenn die Frauen, wie ihre Hände, auch die Füße zeigen wollten, sollte ihnen bald ein Sinn für diese Vergewaltigung und Verunzierung eines ihrer wertvollsten und kostbarsten Körperwerkzeuge aufgehen. Die öffentliche Kritik würde dieser gewerbsmäßigen Verhunzung der Füße bald ein Ende bereiten.

Wir besitzen ganz gute Anfänge für die gesundheitsgemäße Umgestaltung der Fußbekleidung: Zehenstrümpfe und Zehenschuhe nach Max Mannesmann (Abb. 152

u. 153) wollten z. B. jeder Zehe das Recht der Sonderausbildung und Sonderbewegung belassen. Hier sollte wenigstens das richtige Prinzip gewahrt werden, wenn die praktische Brauchbarkeit auch noch zu wünschen übrig ließ. Der Mannesmannsche Gedanke mit den Zehenstrümpfen und Zehenschuhen war natürlich eine Übertreibung, denn schließ-

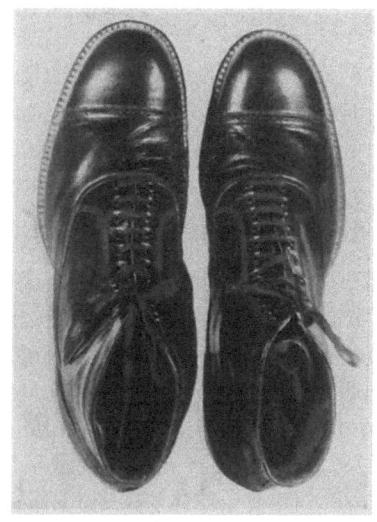

Abb. 150. Gutsitzende Hananschuhe.

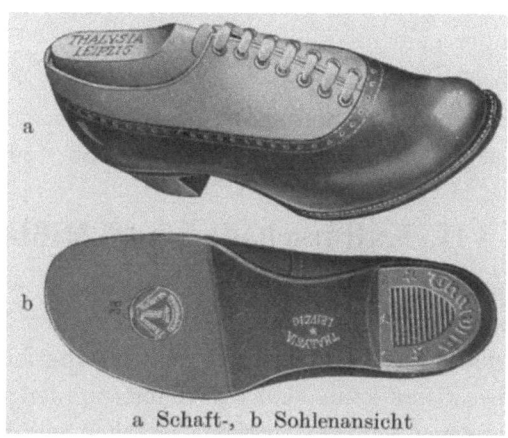

a Schaft-, b Sohlenansicht
Abb. 151a und b. Thalysia-Normalform-Schuhwerk.
Man beachte die fast gerade verlaufende Linie des inneren Sohlenrandes, während der äußere Rand dem normalen Fuße entsprechend gewölbt ist.

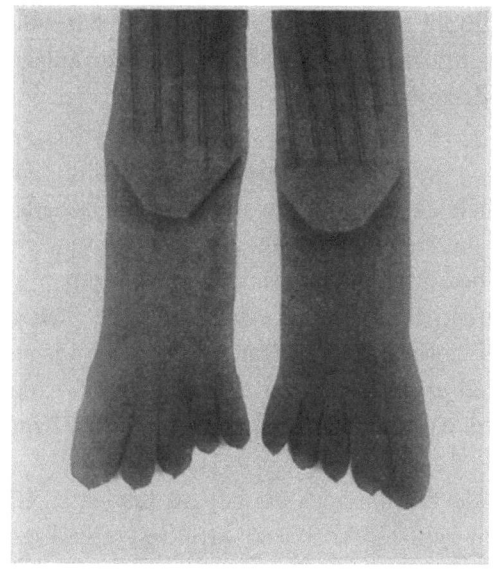

Abb. 152. Zehenstrumpf nach Max Mannesmann.

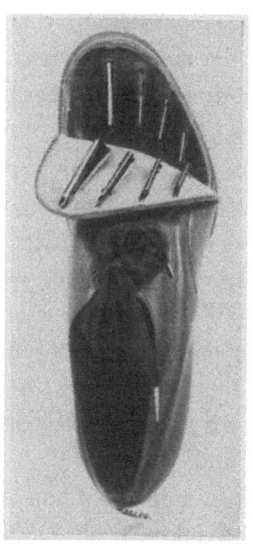

Abb. 153. Zehenschuhe nach Max Mannesmann.

lich will ja der Durchschnittsmensch nicht mit seinen Zehen Klavier und Violine spielen lernen, schreiben oder malen, was ein Virtuose schon fertig bringt. Aber dankenswert war eine solche Anregung doch, weil sie geeignet ist, dem Fuße wenigstens zu seinem Rechte zu verhelfen, als Trag- und Fortbewegungsorgan seine volle Funktionstüchtigkeit zu entfalten und sich seine Funktion nicht durch unpassendes Schuhwerk verkümmern zu lassen.

Die bildliche Zusammenstellung von normalem Fuß, verdorbenem Fuß, abnormem und normalem Stiefelumriß (Abb. 148 u. 149) besagen das Nötige, um ein Verständnis für eine richtige Fußbekleidung aufkommen zu lassen, wenn ein wirklicher durchgreifender Umschwung auch noch lange auf sich warten lassen dürfte; gilt es doch, die Menschen und die Gilde der Schuhmacher und Schuhfabrikanten von einem uralten und immer wieder auferstandenen Irrtum zu bekehren.

Die Firma Thalysia, Leipzig, und andere Firmen des In- und Auslandes fertigen recht gute, den Anforderungen der Hygiene entsprechenden Stücke, die neben ihrer Brauchbarkeit auch elegant aussehen (Abb. 150 u. 151).

VII. Kulturschaden und Mißbrauch der Frauenkraft.

Organbau und Organfunktion stehen in einer bestimmten Wechselwirkung. Der Bau ermöglicht die Funktion. Die Funktion übt den Bau, erhält und verbessert ihn durch diese „funktionelle Übung" im Sinne der Funktion. Es sind zwei Seiten einer Gleichung[1]. Auf keiner Seite kann etwas geändert werden, ohne eine entsprechende Veränderung auf der anderen Seite zu bewirken. So sehen wir, daß vernunftgemäße Übung eines Organes seinen Bau im Sinne der Funktion konserviert und verbessert und damit die funktionelle Leistung gleichfalls aufs Beste vollbracht und gesteigert wird. Umgekehrt führen Brachliegenlassen der Funktion, fehlerhaftes, unvollkommenes und auch übermäßiges Funktionieren zu einer Störung der Funktion. Die Funktion wird nicht nur ungenügend, sondern hat auch eine Verkümmerung des der Funktion zugrundeliegenden Baues zur Folge. Das, was für die einzelnen Organe gilt und sich, wie wir z. B. an Haut und Muskulatur sehen, mit experimenteller Sicherheit immer wieder erhärten läßt, gilt auch für den ganzen Organismus.

Die Spezialfunktion des weiblichen Organismus ist die Fortpflanzung. Wird vernünftiger Gebrauch davon bei einer an sich gesunden Frau gemacht, so schadet ihr im Sinne des oben angeführten Naturgesetzes das nicht nur nichts, es trägt vielmehr zu ihrem Sichausleben in Richtung der Gesundheit bei. Wir sehen gesunde junge Frauen gekräftigt aus dem Wochenbett hervorgehen. Der Organismus ist mit seinen höheren Zielen in jeder Richtung gewachsen und funktionstüchtiger geworden. Die Frau ist jetzt erst ausgewachsen. Die Fortpflanzungsbetätigung wird geradezu zum Gradmesser der Konstitution, die gute Konstitution bewährt sich und gewinnt; die schlechte Konstitution versagt und verliert.

Es gibt heute schon Ärzte, welche die Schwangere als ein im höchsten Grade mit Blut überfülltes („plethorisches") und mit schlechten Säften erfülltes („dyskrasisches"), also mehr oder weniger krankes Individuum ansehen[2]. Die Geburt wird als ein Vorgang gewertet, den man durchaus nicht mehr sich selbst überlassen könne; die Erweiterung des Geburtsweges, welche die Natur allein nicht mehr fertig bringe, habe die Hand des

---

[1] Leuckart zitiert bei Hesse-Doflein, Tierbau und Tierleben. 1. Bd. Berlin, Leipzig, B. G. Teubner, S. 768.

[2] Aschner, Beziehungen der Drüsen mit innerer Sekretion zum weiblichen Genitale, und in Halban-Seitz, Biologie und Pathologie des Weibes. Wien, Urban u. Schwarzenberg 1925.

Derselbe, Über schädliche Spätfolgen nach Uterusexstirpation sowie operativer und radiotherapeutischer Kastration. Arch. f. Gynäkol. Bd. 124.

Geburtshelfers zu übernehmen¹. Das Kind müsse aus der Kopflage, in der es sich gewöhnlich präsentiert, auf die Füße herumgedreht und künstlich daran herausgezogen werden². Wenn die Stimmen, die solche Lehren verbreiten, auch vereinzelt geblieben sind, so zeigen sie doch an, daß auch schon in Ärztekreisen die Auffassung um sich greift, die Frau sei durch die Fortpflanzungsaufgaben derart belastet, daß sie sich nicht mehr selbst helfen könne. Wenn weiter, wie das jüngst H. Sachs auf dem Heidelberger Röntgenkongreß anführte, die sogenannten Labilitätsproben des Blutes bei der Trias, Lues, Krebs und Schwangerschaft beim Menschen nachgewiesen werden können, so wird in diesem Punkte die Schwangerschaft des menschlichen Weibes schon unumwunden zu den Krankheiten gerechnet.

Wenn das alles auch zu weit gegangen sein dürfte, so können wir uns doch der Tatsache nicht verschließen, daß beim menschlichen Weibe die Kraftanstrengung in Sachen der Fortpflanzung in der Tat von Natur aus bis an die höchste Grenze der Leistungsfähigkeit herangerückt ist.

Bei dieser Sachlage ist es klar, daß Mehrforderungen und Erschwerungen, die sich dazu noch aus einer Abkehr von der Natur und einer Zuwendung zur Kultur herleiten, geeignet sind, den Frauenorganismus an den Rand seiner Kräfte zu bringen und ihn bei noch weiterer Steigerung der Anforderungen zum Bankrott zu treiben.

Die Hygiene und Diätetik hat die dringende Aufgabe, sich dieses widrigen Frauenschicksales in unserem modernen Leben und der daraus entspringenden Gefahr für Leben und Gesundheit anzunehmen und zunächst den Ursachen der Verschlechterung des Frauenloses unter unseren heutigen Lebensverhältnissen nachzugehen³.

Daß Frauen so oft unter der Betätigung der Fortpflanzung leiden, liegt, ganz allgemein gesagt, an einem Mißbrauch der Frauenorganisation⁴. Der Mißbrauch wird in verschiedener Richtung getrieben.

Es bedeutet schon einen Mißbrauch der Frauenorganisation, einem kranken, schwachen, mangelhaft konstituierten Körper und Geiste, der, um über Wasser zu bleiben, mit sich selbst genug zu tun hat, weibliche Fortpflanzungsaufgaben zuzumuten. Taugt der Frauenkörper an sich nichts, so braucht man sich nicht zu wundern, daß er unter dem Anspruch der Fortpflanzungsfunktion, die den Organismus in allen Teilen, Körper und Seele, in Anspannung versetzt, leidet.

Es bedeutet auch manches Mißbrauch der Frauenorganisation, was man nicht ohne weiteres dafür hielt.

Der Mensch erhebt den Anspruch, neben der sexuellen Betätigung mit dem Endzweck der Fortpflanzung auch noch einen ehelichen Verkehr zu seinem Vergnügen, und zwar zeitlich uneingeschränkt, als ein dem Menschen zustehendes Recht zu pflegen. Man hat sich seither keine Gedanken darüber gemacht, ob das etwas der Natur Ent-

---

[1] Aschner, Über Abkürzung der Geburtsdauer. Verhandl. d. dtsch. Ges. f. Gynäkol. Heidelberg 1923.
Derselbe, Die überragende Bedeutung der Eröffnungsperiode und der Weichteilschwierigkeiten für Dauer, Schmerzhaftigkeit und Ausgang der Geburt. Zeitschr. f. Geburtsh. u. Gynäkol. Bd. 89, H. 2. 1925.
[2] Potter, J. W., Version. Americ. journ. of obstetr. a. gynecol. 1921. 1. Nr. 6; The place of version in obstetr. St. Louis, C. V. Mosbycom 1922.
[3] Sellheim, Hugo, Natur, Kultur und Frau. Im „Geheimnis vom Ewig-Weiblichen". l. c. S. 371.
[4] Den Ausdruck „Mißbrauch der Frauenkraft" finde ich zuerst bei Ellen Key.

sprungenes oder erst ein durch die Reflexion des Menschen in das Sexualleben hineingetragenes Kunstprodukt sei.

Die Beobachtung von der spermafeindlichen Reaktion des weiblichen Körpers auf fortgesetzte Kohabitation[1] dürfte geeignet sein, gerade das ununterbrochene sexuelle Verkehren des bloßen Vergnügens halber schon vom Standpunkte der Natur aus als etwas Naturwidriges, als einen gewissen Mißbrauch der weiblichen Organisation anzusehen, so sehr er auch durch den Gebrauch geheiligt erscheint und man sich mit solchen Behauptungen die Feindschaft der gesamten Männerwelt zuzuziehen Gefahr läuft. Jedenfalls ist es aber ein Mißbrauch, der zunächst nur theoretisches Interesse hat; man kann ihm zur Zeit, abgesehen von der Konzeptionsverhinderung in einzelnen Fällen, einen sichtbaren Nachteil nicht nachrechnen. Die Beobachtung zeigt aber, wie exakt sich die Natur an ihre Gesetze hält und wie prompt sie sich gegen eine vom Menschen hineingetragene künstliche Regelung auflehnt. Ich verfüge z. B. über einen Fall, in dem scheinbar durch nichts anderes als durch eine bewußte Verkehrsregulierung mit Einlegung von hinlänglich langen Pausen Sterilität geheilt wurde.

Gegenüber diesem unschädlichen Mißbrauch der Frauenorganisation gibt es aber des Schädlichen genug. Schon der scheinbar unschädliche Mißbrauch kann in einen schädlichen übergehen. Um die natürlichen Folgen des Geschlechtsverkehrs, die Konzeption, zu verhindern und nur die von der Natur darauf gesetzte Lustprämie zu genießen, werden alle möglichen antikonzeptionellen Mittel gebraucht. Sofern sie einen künstlichen Eingriff in den normalen Ablauf eines Körper und Seele in höchstem Grade in Aufruhr bringenden Vorganges darstellen, sind sie alle mehr oder weniger schädlich. Bei manchen läßt sich der Nachteil direkt beweisen. Coitus interruptus führt zu Metropathie, die mit dem Aufgeben dieses Mißbrauches verschwindet[2]. Von dem Schaden, den der Mann nimmt, braucht hier nicht weiter geredet zu werden. Ausspülungen mit antikonzeptionellen, chemischen, vor allem mehr oder weniger reizenden Mitteln im Stadium maximaler Erregung der weiblichen Sexualorgane können unter Umständen zu katarrhalischen Entzündungserscheinungen usw. führen. Ähnlich wirkt das prophylaktische Einbringen von samentötenden Mitteln in die weiblichen Genitalien. Was in dieser Richtung alles im Geschlechtsleben, oft erst wenn auf die Dauer gebraucht, krank macht, darf billig als ein, wenn auch unserer heutigen Geschlechtsnot entsprungener, Mißbrauch angesehen werden. Viel verderblicher als dieses Verhindern der Empfängnis wirkt die Beseitigung einer wider den Willen aufgekommenen Schwangerschaft. Hier wird direkt Leben und Gesundheit der Frau aufs Spiel gesetzt.

Viele weitere Schädlichkeiten sind in den vorhergehenden Kapiteln eingehend behandelt. Hier sei nur noch weniges hervorgehoben.

Zunächst ist höchst bedauerlich im Sinne der gewaltsamen Unterbindung des weiblichen Sichauslebens, daß es nicht möglich ist, jeder Frau zum Kinde zu verhelfen.

Bei denjenigen Frauen aber, die in den Genuß der Mutterschaft kommen, muß man mit Betrübnis konstatieren, daß die Fortpflanzung als etwas abgemacht wird, das man nur so nebenbei besorgt. Jedenfalls gilt die Fortpflanzung nicht als das, was sie ist, als die Hauptsache; sie wird gewissermaßen im Nebenberuf erledigt. Man denke nur an die

---

[1] Siehe III, 2, da auch Literatur.
[2] Sellheim, Metroendometritis u. Metropathie. Dtsch. med. Wochenschr. 1923. Nr. 22 u. 23.

willkürliche Verschiebung auf einen Moment, in dem gerade alle möglichen anderen Rücksichten die Bahn zur Befruchtung einmal zufällig freigeben. Wie wenigen Menschen wird es dabei bewußt, daß sie sich zu ihrer höchsten Lebensleistung anzuschicken, im Begriffe stehen, sich zu verewigen und sich zu diesem Zwecke in die beste Form — wenigstens für die kurze Zeit der Erzeugung der Kinder — begeben sollten. Herbeiführung optimaler Bedingungen für die Erzeugung von Nachkommen wird heutzutage zu einer immer dringlicheren Forderung, seitdem wir durch die experimentellen Untersuchungen H. Stieves[1] innegeworden sind, in wie hohem Grade die Tätigkeit der männlichen und weiblichen Keimzellen von allen möglichen Einflüssen der Umwelt und des Innenlebens abhängig ist.

Die Verhältnisse liegen meistens so, daß Frauen, die ein Kind tragen, sich genötigt sehen, von einer intrauterinen Pflege ihren Sprößlingen so gut wie nichts angedeihen lassen zu können; sie müssen oft schwer arbeiten und bewirken dadurch, daß ihre Kinder um 10% leichter an Gewicht geboren werden, als sie bei gehöriger Pflege hätten zur Welt kommen können.

Mit dem Indieweltsetzen weiterer Kinder sollte aufgehört werden, wenn sich die Selbstregulation der Inanspruchnahme der Eltern insofern geltend macht, als alle Kinder zusammen eine erhebliche Aufzuchtaufgabe mit Erziehungs- und Bildungspflichten an die Mutter stellen, für die sie einige Jahre ihrer Blütezeit noch zu verwenden hätte.

Viele Mütter nehmen in gewissen gewerblichen Betrieben Gifte auf, die neben der Schädigung ihres eigenen Körpers das Kind gefährden, in seiner Entwicklung hemmen oder gar abtöten.

Die Nötigung der Frau, im Erwerbsleben tätig zu sein, sich in Industriebetrieben einer exakten Tageseinteilung zu unterwerfen, schädigt Fruchtbarkeit, Schwangerschaft, Geburt, Wochenbett, Stillgeschäft, Kinderaufzucht, kurz alles, was originelle Mutterleistung bedeutet und stellt noch ein großes Kontingent zu den Frauenkrankheiten. Weiteres darüber ist in Abschnitt V, Kapitel 5, Gesundheitliche „Schädigung und Fortpflanzungsbeeinträchtigung der Frau durch das Berufsleben", ausgeführt.

Jede angefangene Schwangerschaft, die unterbrochen wird, jedes Kind, das bei der Geburt oder später zugrunde geht, jede Schwangerschaftserkrankung, jeder Geburtsschaden, jede Wochenbettserkrankung, jede Frauenkrankheit, die bei der notwendigen Sorgfalt hätte vermieden werden können, bedeutet in krassester Weise Mißbrauch von Frauenkraft und Frauenorganisation. Es ist das eine Benachteiligung der Frau, der mit allen Mitteln gesteuert werden muß, wie in den einzelnen Kapiteln, die sich damit speziell beschäftigen, des weiteren ausgeführt ist.

Anhangsweise sollen hier bei der Aufzählung von Schädlichkeiten für den Frauenorganismus noch einige Bemerkungen über die auch bei der Frau mit dem Fortschreiten der Kultur aufgekommenen Laster der Vollständigkeit halber Platz finden.

Es scheint, als ob der weibliche Organismus sowohl gegen Alkohol als auch Nikotin[2] viel empfindlicher ist als der männliche. Wie alle der Euphorie dienenden Betätigungen des Menschen hat nach Elster[3] auch das Tabakrauchen erkennbare, nicht unerhebliche

---

[1] Stieve, Über den Einfluß der Umwelt auf die Lebewesen. Klin. Wochenschr. 1924. Nr. 26.
[2] Hofstätter, Die rauchende Frau. Wien, Hölder-Pichler, Tempski A. G., 1924.
[3] Elster, Alexander, Tabakrauchen. Handwörterbuch der Sexualwissenschaft von Max Marcuse. 2. Aufl. S. 768. Bonn, A. Marcus und E. Webers Verlag 1926.

Beziehungen zum Sexualleben. Es dient als Ablenkung oder als Lustersatz. Dazu kommt natürlich die Geschmackswirkung des Tabaks.

Hofstätter hat eine klinische, psychologische und soziale Studie über den Einfluß des Rauchens auf das weibliche Geschlecht angestellt. In dem lehrreichen Buche wird die Zigarette als eine „fürchterliche Verführerin unserer Jugend" hingestellt. Sie ist die „Wegweiserin für alles Böse". Im übrigen gibt es nichts im Frauenleben, dem der Tabakgenuß, auch schon die Beschäftigung mit Tabakarbeit, nicht schädlich werden soll; das gilt für alle Sexualfunktionen, Menstruationen und Ovulationen, Sexualverkehr, Schwangerschaft, Stillgeschäft.

Dieser Autor stellt es auch so dar, als ob die psychische Beruhigung der erotischen oder sexuellen Wünsche auf dem Wege anderer Vergnügungen, darunter auch des Tabakgenusses, gesucht würden, weil die Sexualmoral dem Weibe zu viel Hindernisse in den Weg legt.

VIII. Frauenpflege[1].

1. Frauenpflege als wichtigster Teil der Fortpflanzungspflege.

Die Erkenntnis, daß wir im Kampfe ums Dasein untergehen müssen, wenn wir uns nicht vermehren, und daß der drohende Bevölkerungsstillstand den Anfang des Unterganges bedeutet, hat die Gemüter allenthalben aufgerüttelt.

Weil es sich bei der Bevölkerungsfrage nicht allein um das Sich-vermehren-Können, sondern auch um das Sich-vermehren-Wollen handelt, brauchen wir zwar die Hoffnung auf eine gedeihliche Zukunft unseres Volkes vorderhand nicht aufzugeben, müssen aber doch unsere Hände rühren, um sowohl dem Können als auch ganz besonders dem Wollen aufzuhelfen.

Vom Geburtshelfer wird man am ehesten erwarten, daß er sich nicht allein von dem dringlichen Wunsche der Nachkommenschaftsvermehrung fortreißen läßt. Man darf ihn vielmehr als denjenigen, der gewissermaßen an der Quelle alles Volkslebens sitzt, für geeignet halten, in der schwebenden Frage das Können gegen das Wollen objektiv abzuwägen[2].

Mehr Kinder, weniger Abtreibung! Das war ja immer schon unser Ziel, nur soll es jetzt ernster, weitsichtiger und mit neuen Mitteln angefaßt werden[3].

Die Unterweisung gibt Ärzten, Hebammen, Pflegerinnen usw. die Mittel bekannt, welche die Frucht in der Tragzeit zum Gedeihen bringen, das ausgetragene Kind unversehrt zur Welt kommen lassen und das Neugeborene erhalten. Hie und da mag auch etwas verlauten über die Beförderung der Befruchtung und über die besten Bedingungen zur Erzeugung der Nachkommenschaft. Die Pflege des Neugeborenen geht über in die Fürsorge für den Säugling und das Kleinkind[4]. Die Anwendung dieser Mittel in ihrer Gesamtheit

---

[1] Der Inhalt dieses Abschnittes hat in zwei Vorträgen über Fortpflanzungspflege und natürliche Arbeitsteilung in meinem Buche „Geheimnis vom Ewig-Weiblichen" Stuttgart. 2. Aufl., Enke 1925, eine eingehende Beachtung gefunden.

[2] Vgl. dazu auch die Ausführungen von v. Franqué, Geburtenrückgang, Arzt und Geburtshelfer. Würzburger Abhandlungen. Würzburg, Curt Kabitzsch 1916.

[3] Winter, G., Unsere Aufgabe in der Bevölkerungspolitik. Zentralbl. f. Gynäkol. 1916. Nr. 5. — Derselbe: Die Einschränkung des künstlichen Aborts. Zentralbl. f. Gynäkol. 1917. Nr. 1. — Döderlein: Geburtshilfliche Kriegsprobleme. Ärztl. Ver. München. Münch. med. Wochenschr. 1916. S. 941.

[4] Die Fäden zum Anknüpfen liegen bereit. Man halte sich z. B. nur an die mustergültige Organisation A. Schloßmanns im Regierungsbezirk Düsseldorf.

in der Praxis ist die eine Seite — sagen wir, um einen kurzen Ausdruck zu gebrauchen — die positive Seite der unserer Obhut anvertrauten unmittelbaren Fortpflanzungspflege.

Ihr steht eine negative Seite gegenüber. Als Kehrseite der „Erhaltmittel" erscheint eine lange Reihe von „Verderbmitteln" der Nachkommenschaft; von der Achtlosigkeit in der Einhaltung der Vorbedingungen zur Erzeugung einer gesunden Nachkommenschaft angefangen, über den Wunsch der Empfängnisverhütung und die künstliche Unterbrechung der Schwangerschaft bis zur Kindestötung. Auch damit muß sich unsere Lehre befassen, weil die Maßnahmen zur Verhütung und Unterbrechung der Schwangerschaft in der Hand des Arztes gelegentlich Verwendung finden, um der Mutter Leben zu retten. Von diesem auf wenige Fälle beschränkten Gebrauch in der Kunsthilfe haben sich die angedeuteten Mittel in den Dienst des Widerwillens gegen das Kind gestellt und zu einem uferlosen Mißbrauch in der Hand des Laien, aber auch in der Hand gewissenloser Hebammen und Ärzte geführt[1].

Von dem Beschneiden der üblichen Auswüchse der negativen Seite der Fortpflanzungspflege hört man am meisten. Auf die nächstliegenden Maßnahmen: die Geschlechtskrankheiten hintan zu halten oder wenigstens vor dem Eintritt in die Ehe auszuheilen, ferner die ärztliche Indikation zum Verhüten und Unterbrechen der Schwangerschaft einzuschränken, durch Erschwerung des Handels mit antikonzeptionellen Mitteln mehr Ehepaare zur Fortpflanzung zu nötigen und schließlich dem Verbrechen gegen das keimende Leben das Handwerk zu legen, braucht nicht weiter eingegangen zu werden, besonders, nachdem uns Winter[2] darüber so praktische Vorschläge gemacht hat.

Manche von den Mitteln erscheinen als zweischneidige Waffe. Die antikonzeptionellen Maßnahmen sind zum Teil auch Vorbeugungsmittel gegen die Ansteckung mit Geschlechtskrankheiten. Wer absolut keine Kinder will, wird auch, wenn man ihm die antikonzeptionellen Mittel entzieht, Mittel und Wege finden — freilich auf viel gefährlichere Weise — das Kind los zu werden.

Es läßt sich aber gewiß nicht leugnen, daß der Arzt durch den Kampf gegen die Verderbmittel der Nachkommenschaft manches Kindesleben erhalten kann. Wir müssen, wie das Siegel[3] getan hat, mit allem Nachdruck dafür eintreten. Den uferlosen Sondengebrauch am Uterus außer zu Zwecken, welche durch die Tastmethode nicht ebensogut, dazu noch auf ungefährlichere Weise erfüllt werden können, sollte man nicht mehr weiter hingehen lassen. Die Lehrer müßten dagegen noch entschiedener, als es seither geschehen ist, Front machen. Nur zu leicht können laxe Anzeichen zum Sondieren, z. B. zur Feststellung der Lage des Uterus oder zur Aufrichtung des etwas von seiner Lage abgewichenen Uterus, zur Schwangerschaftsstörung führen.

In weniger auffallender Weise als die Versuche zur Unterdrückung der Mittel, welche der Fortpflanzungspflege entgegen arbeiten, haben bis jetzt in Deutschland die Bestrebungen

---

[1] Bumm, Zur Frage des künstlichen Abortus. Monatsschr. f. Geburtsh. u. Gynäkol. Bd. 43, S. 385, und Nürnberger, Die Stellung des Abortes in der Bevölkerungsfrage. Monatsschr. f. Geburtsh. u. Gynäkol. Bd. 45, Nr. 1, S. 23 usw. 1917.
Sellheim, Schutz dem keimenden Leben. Vortrag im Verein für sexuelle Ethik in Halle.
Derselbe in Geheimnis vom Ewig-Weiblichen: l. c. 342.
[2] Winter, l. c.
[3] Siegel, Abort und Geburtenrückgang. Zentralbl. 1917. Nr. 11.

zur Förderung der unmittelbaren Fortpflanzungspflege in positiver Richtung Erörterung gefunden. Dazu mag beitragen, daß sich ihre Besprechung bei uns in engerem Kreise vollzog. Halten doch die Versammlungen von Geburtshelfern und Gynäkologen die Sitte hoch, von ihren Verhandlungen nichts in die Tagespresse gelangen zu lassen. Wenn hie und da der Anschein zu erwecken gesucht wurde, als sei man auf diesem Gebiete in Deutschland weniger weit voran als in Nachbarländern [1], so dürfte das seinen zureichenden Grund darin haben, daß man dort in höherem Grade die Neigung zeigt, mit dem Erreichten Eindruck in der Öffentlichkeit machen zu wollen als in Deutschland.

Wenn wir mit der Aufzählung der Mittel zur Fortpflanzungspflege ganz von vorn anfangen wollen, werden wir wohl in der Lage sein, schon für die Mehrerzeugung von Menschen etwas zu leisten. Vor allem dürfte eine Fortsetzung der vergleichenden Forschung uns über die Umstände und Nebenumstände der Befruchtung besser belehren und uns damit in der Behandlung von manchen Fällen von Sterilität mehr Erfolg in Aussicht stellen [2].

Verbesserte Schwangerschaftspflege schützt das Kind im Fruchthalter vor den Gefahren, die der Frau im Berufsleben drohen. Von den bis zur Reife gediehenen Kindern sollte bei der Geburt theoretisch so gut wie keins mehr verloren gehen [3]. In diesem Punkte muß sich der Fortschritt unserer Geburtshilfe in Erkennung der Mechanik, Verbesserung von Asepsis und Technik zeigen.

Um einen so hohen Stand des Wissens und Könnens zu erreichen, hat vieles mitgewirkt und muß, um diesen Stand zu erhalten, fortwirken, was in geburtshilflichen Lehrbüchern nachzusehen ist [4]. Hier sollen nicht mehr als einige Andeutungen Platz finden. Ich will nur einige Punkte, die besonders interessieren, streifen.

Der Operationskurs darf sich nicht auf Zange, Wendung und Verkleinerungsoperationen beschränken. Wozu haben wir die Modelle für das praktische Üben von Uterusaustastung, Befühlen der Nachgeburtsstelle, Nachgeburtslösung, Entfernen von Nachgeburtsresten, Freilegen des Uterushalses, Zuklemmen von Rißverletzungen (Zervixrissen), Uterus- und Scheidentamponade, vorübergehender bimanueller Kompression des blutenden Fruchthalters, Abortausräumung usw.? [5]

---

[1] Veit, Technik und Wissenschaft in der Medizin. Hallesche Universitäts-Reden. S. 6. Halle a. d. S. 1917.

[2] Literatur usw. bei Sellheim, Befruchtung, Unfruchtbarkeit und Unfruchtbarkeitsbehandlung. Zeitschr. f. ärztl. Fortbildung 1924.

[3] Für die höhere Bewertung des kindlichen Lebens ist in Deutschland vor allem Krönig mit Nachdruck eingetreten, zuletzt noch „Grenzverschiebungen zwischen operativer und nicht operativer Therapie in der Gynäkologie und Geburtshilfe". Monatsschr. f. Geburtsh. u. Gynäkol. Bd. 43, S. 309. 1916. — Vgl. auch Seitz, Über die fötale Indikation der Zange. Zentralbl. f. Gynäkol. 1916. Nr. 26.

[4] Siehe auch Sellheim, Geburt des Menschen nach anatomischen, vergleichendanatomischen, physiologischen, physikalischen, entwicklungsmechanischen, biologischen und sozialen Gesichtspunkten. Wiesbaden, J. F. Bergmann 1923. — Derselbe, Die Geburt nach dem kleinsten Zwang. Verhandl. d. dtsch. Ges. f. Gynäkol. Heidelberg 1923 und Klin. Wochenschr. 1923. Nr. 36. Ferner: Die normale Geburt. Halban-Seitz. Biologie und Pathologie des Weibes. Wien, Urban u. Schwarzenberg 1925.

[5] Sellheim, Notwendigkeit und Möglichkeit, die Studierenden in den gewöhnlichen Blutstillungsmethoden der Nachgeburtsperiode und in der Abortbehandlung usw. praktisch auszubilden. Kongr. d. deutsch. Ges. f. Gynäkol. Wien 1925.

Derselbe, Die Verantwortlichkeit der Abortbehandlung. Vortrag im Ärzteverein des Bezirks Merseburg. Münch. med. Wochenschr. 1920.

Derselbe, Unglücksfall, Fahrlässigkeit und Unfähigkeit in der Geburtshilfe. Zeitschr. f. Gynäkol. 1926. Nr. 1. (Fortsetzung der Anmerkung siehe nächste Seite.)

Aussicht auf schmerzlose Entbindung nimmt manchen Frauen die Angst vor dem Gebären und hilft so die Geburtenzahl vermehren. Besser freilich wäre noch eine Erziehung und Lebenshaltung, welche diese übertriebene Ängstlichkeit gar nicht erst aufkommen ließe.

Der Unterricht hat die Aufgabe, die Lehre, daß der Geburtsbeistand so zurückhaltend und schonend, aber auch so sicher wie möglich auszuüben sei, weiter zu verbreiten.

Es ist uns heutzutage nicht leicht gemacht, die Ärzte in der Geburtshilfe durch und durch zu bilden.

Die Form des theoretischen Unterrichtes ist gewiß verbesserungsbedürftig geworden. Unter der Macht des vielen Neuen, sogar aus den entlegensten Gebieten in die Frauenheilkunde und Geburtshilfe Importierten, und unter der Hast, mit der alles probiert und assimiliert werden mußte, hat die Solidität des Grundbaues Schaden genommen. An Stelle der so notwendigen Zusammenfassung ist alles auseinander geflossen. So entstehen Werke, die sich zwar selbst als kurzgefaßte Lehrbücher bezeichnen, aber das Fassungsvermögen des Studenten übersteigen und auch schon zu ihrer Herstellung oft vieler Männer bedürfen. Hier wäre völlige Reformation unter deutlicher Hervorkehrung des pädagogischen Gesichtspunktes am Platze; freilich ist Kritisieren leichter als Bessermachen.

Die praktische Unterweisung am Kreißbett hat durch die Einführung der Gummihandschuhe an Verantwortlichkeit abgenommen. Sie müßte nur unter Zuhilfenahme des praktischen Jahres über die engbegrenzte Studienzeit fortgesetzt werden. Alle Anstalten, in welchen Frauen niederkommen, sollten ihre Türen weit öffnen, um an der praktischen Schulung der angehenden Ärzte mitzuhelfen und so den Nutzen zu vervielfältigen. Meist sind die Frauen, wenn sie nur wissen, daß sie vielen ihrer Geschlechtsgenossinnen und deren Nachkommenschaft einen unersetzlichen Dienst leisten, gegenüber der Unterweisung von Ärzten am Kreißbett gar nicht so engherzig, wie es von Seiten dargestellt zu werden pflegt, die, statt den der Klinik so unentbehrlichen Zustrom von physiologischen und pathologischen Geburtsfällen mit allen Mitteln zu fördern, seiner Begünstigung teilnahmslos gegenüberstehen oder gar — aus verdrehter Humanität — ihn hemmen zu müssen glauben.

Im Wochenbett werden wir noch mehr als früher darauf halten, daß der Säugling der optimalen Ernährung an der Mutterbrust teilhaftig wird [1] und sind sogar im Notfalle bereit, da, wo anatomische Fehler an der Warze das Stillen voraussichtlich erschweren oder gänzlich unmöglich machen, auf Wunsch eine plastische Korrektur zu versuchen [2].

Die Wöchnerinnen- und Neugeborenenpflege muß den Anschluß an die in einzelnen Teilen des Reiches schon recht gut organisierte Säuglings- und Kleinkinderpflege erreichen,

---

Derselbe, Das Auge des Geburtshelfers, eine Studie über die Beziehungen des Tastsinnes zum geburtshilflich-gynäkologischen Fühlen. Wiesbaden, J. F. Bergmann 1908.

Derselbe, Über „Wissen" und „Können" der alltäglichen geburtshilflichen Operationen. Grundsätze fürs Lernen und Vervollkommnung der alltäglichen geburtshilflichen Operationen. Sonderdruck aus Medizinisch-Kritische Blätter. Bd. 1. Hamburg, Lucas Gräde u. Sillem 1910.

Derselbe, Verhandl. d. dtsch. Ges. f. Gynäkol. S. 467. Straßburg i. E. 1909 und Wien 1925.

Derselbe, Zur Begründung der Technik, Indikation und Nomenklatur der Schnittentbindung mit Umgehung von Becken und Bauchhöhle. Gynäkol. Rundschrift, 3. Jahrg. Nr. 16. Wien usw.

[1] v. Jaschke, Ein Beitrag zum Thema: Unsere Aufgaben in der Bevölkerungspolitik. Zentralbl. f. Gynäkol. 1907. Nr. 3.

[2] Eigene Mitteilung über Mamillarplastik bei Hohlwarzen. Zentralbl. f. Gynäkol. 1917. Nr. 13.

um in der Beaufsichtigung unseres Volkszuwachses keine Lücke mehr zu lassen, die nur zu leicht das, was die Geburtshilfe erhalten, wieder dem Verderben anheimfallen läßt. Jeder Fortschritt in der Geburtshilfe, der in die Praxis zu übersetzen ist, kann die Geburtenzahl unseres Volkes steigern.

Wenn aber soviel für die Ausbildung geschieht, wird es zur gerechten Forderung, daß man den jungen Geburtshelfern, die wir in allen Sätteln gerecht gemacht und womöglich in langen Assistentenjahren zur völligen Beherrschung des Faches gebracht haben, in der Praxis nicht die Tür vor der Nase zuschlägt, sie lediglich in die Gebärstube des Privathauses verweist, statt ihnen für die Ausführung ihrer schwierigen und viel Technik und Asepsis verlangenden Operationen ein aseptisches Milieu zur Verfügung zu stellen [1]. Wir verlangen nichts anderes als den gleichen Entwicklungsgang, den die Chirurgie auch hat nehmen müssen, um in der Praxis etwas leisten zu können. Die Geburtshilfe ist nachgerade zu wichtig geworden, um nur so im Nebenamte auf der inneren Abteilung eines Krankenhauses mitbetrieben zu werden! Die sozialen Verbände, die sonst so gut für die Behandlung ihrer Pfleglinge sorgen, müßten Abhilfe schaffen.

Der Nutzen einer in der Praxis durchführbaren Geburtshilfe wird in der Gynäkologie die schönsten Früchte zeitigen. Gute Geburtshilfe ist imstande, einem großen Teil der Gynäkologie den Boden abzugraben! Je weniger durch unvorsichtige und verkehrte Geburtshilfe geschadet wird, um so weniger braucht die Gynäkologie wieder gut zu machen.

Zu den vielen Punkten unseres unmittelbaren Helfenkönnens gehört auch die Mitarbeit an den Verbesserungen auf dem Gebiete der „Niederen Geburtshilfe" (wie man die Hebammengeburtshilfe in einiger Verkennung ihrer Wichtigkeit gelegentlich früher im Gegensatz zur Geburtshilfe der Ärzte zu nennen beliebt hat.) Bessere Bildung der Hebammen, Anstellung von offiziellen Säuglingspflegerinnen, Kleinkinderpflegerinnen und Wochenbettspflegerinnen durchs Gemeinwesen, vor allen Dingen aber auch Freizügigkeit der Hebammen, insbesondere im Sinne des Ausschreibens frei werdender Stellen für die Besetzung mit der tüchtigsten und bewährtesten Hebamme, die man bekommen kann, anstatt die erste beste aus dem Ort, „die sich dazu hergibt", als gänzlich unbeschriebenes Blatt in den Unterricht zu schicken. Die Hebammenbeschäftigung muß zu einem Berufe werden mit dem Recht und dem Ansehen eines jeden anderen auch, denn wichtige und schwerwiegende Pflichten verlangt man von ihm ja genug. Die moderne Entwicklung des Hebammenberufes unterbindet in gewissem Grade die Auswahl der Tüchtigsten.

Die Diskussion darüber [2], wer die unabweislich gewordene Ausdehnung der sozialen Fürsorge auf die Mutter, ihren Säugling und das Kleinkind in der Praxis übernehmen soll, wäre zum guten Teile überflüssig, wenn man die Hebammen allenthalben beizeiten, oder wenigstens mit der Zeit mitgehend, zu einer Bildung emporgehoben hätte, welche sie zur Erfüllung dieser Aufgabe befähigt. Soziale Fürsorge ist etwas, was gelernt sein will. Man darf es sich nicht so leicht vorstellen. Halbe Maßnahmen wären verkehrt. Soziale Fürsorge, sie mag gelten, wem sie will, kann niemals das Privileg eines Standes werden.

---

[1] Frühere Mitteilung des Verfassers, „Die Verbesserung der Geburtsleitung durch Ausführung der großen geburtshilflichen Operationen von Praktikern". Zentralbl. f. Gynäkol. 1909. Nr. 37.

[2] Tagung der Vereinigung zur Förderung des deutschen Hebammenwesens vom 21. Oktober 1916 zu Hannover. Ref. im „Hebammenwesen, Mutterschutz und Säuglingspflege". 1. Jahrg. H. 1. 1917.

Man muß alle Stände dazu anleiten, die Hebammen in erster Linie. Fürs Weitergeben des Gelernten ist das Anleiten die Hauptsache, und das kann der Durchschnitt unserer heutigen Hebammen auf dem Gebiete der sozialen Fürsorge gewiß noch nicht.

Für das Hebammenwesen wäre es natürlich gut, wenn die ordentlichen Vertreter der Geburtshilfe, wenigstens an den kleineren Landeshochschulen, nicht von jeglichem Einfluß auf den Gang der Dinge in den ihre Klinik umgebenden Landesbezirken abgeschnitten würden, wie das noch hie und da der Fall ist. Es entsteht dann zu leicht ein eigentümliches Mißverhältnis. Derjenige, welcher von Amts wegen berufen ist, die Geburtshilfe in ihren höheren Sphären zu pflegen, dazu noch den Titel „öffentlicher" Professor trägt, hat nicht einmal die Möglichkeit, nach dem Rechten zu sehen, wenn die Statistik z. B. mit glänzenden Zahlen prunkt, aber Wochenbettfieber über Wochenbettfieber die Klinikhilfe in Anspruch nimmt oder die vielen Nachkrankheiten wenigstens zeigen, daß hier etwas in der Rechnung nicht stimmt.

Der Anschluß einer Hebammenlehranstalt an eine Universitäts-Frauenklinik hat auch eine günstige Rückwirkung auf den Unterricht in der Geburtshilfe überhaupt. Der Hebammenlehrerstand ist ein Stand, den durchlaufen zu haben jedem, der Ärzteunterricht geben will, nur nützlich sein kann. Nichts frommt dem Unterricht mehr, als der Zwang, sich möglichst einfach auszudrücken, weil nichts vorausgesetzt werden darf.

Die Wichtigkeit dieser „niederen Geburtshilfe" fürs Volkswohl erhellt daraus, daß nicht die Ärzte, sondern die Hebammen in der Hauptsache diejenigen Geburten versorgen, auf die es uns für das Gedeihen des Volkes am meisten ankommen muß, nämlich die Entbindungen der in allen Stücken ganz Gesunden, die normalen Entbindungen.

Mit all dem, was wir als geburtshilfliche Lehrer im Fachunterricht der Ärzte, Hebammen, offiziellen Wochenbettspflegerinnen und Säuglingspflegerinnen tun können, werden wir zwar einen greifbaren, im besten Falle aber doch nur einen beschränkten Gewinn an Volkskraft erzielen, sofern der Widerwille gegen das Kind unvermindert fortbesteht. Gegen passiven Widerstand ist man so gut wie machtlos. Wir werden höchstens erhalten, was uns bereits als erzeugt dargeboten wird, abgesehen von den wenigen Fällen, in denen wir durch gelungene Sterilitätsbehandlung einen Treffer erzielen. Wir werden aber bei verbesserter Einsicht in dieses seither dunkle Gebiet in Zukunft viel mehr leisten können [1].

In diesen Fragen der unmittelbaren Fortpflanzungspflege, und zwar sowohl in der Richtung der Hinderung allen Fortpflanzungsverderbnisses, als auch in der Richtung der Förderung aller Fortpflanzungsverbesserung arbeiten wir von jeher. Doch dürfen wir uns meines Erachtens damit keineswegs begnügen. Die Geburtshilfe vermag ihre Aufgabe weiter zu fassen und ihr Ziel höher zu stecken, als nur zu erhalten, was erzeugt ist. Sie scheint dazu berufen, an der Vermehrung der Erzeugung mitzuarbeiten. Sie wird damit einen Schritt unternehmen, der im Vergleich zu dem, was sie vor dem Verderben zu schützen vermag, einen viel größeren Gewinn an Volkskraft zum mindesten in Aussicht stellt.

Vor dem Kriege beschäftigten sich nur vereinzelte von uns mit den letzten Ursachen des „Nicht-mehr-Kinder-zeugen-Könnens und -Wollens". Jetzt ist die Frage auf einmal so aktuell, daß man auch diese Seite des Themas in unseren Fachkreisen erörtert. Der

---

[1] Sellheim, Wiederbelebung der Sterilitätsforschung durch die Erfindung der Tubendurchblasung. Med. Klinik 1923. Nr. 46/48 usw. — Derselbe, Fruchtbarkeit, Sterilität und Sterilitätsbehandlung. Zeitschr. f. ärztl. Fortbildung. 1924.

Entwicklungsgang ist gut. Denn in der Tat darf man wohl von den Frauenärzten als den zur Zeit am besten biologisch geschulten Frauenkennern erwarten, daß sie die eine oder andere mehr versteckt liegende Seite der brennenden Frage des Geburtenrückganges zu beleuchten imstande sind.

Die Beschäftigung mit dem „Mehr-erzeugen-können" führte mich schon vor längerer Zeit auf eine energetische Auffassung[1]. Der Geburtenrückgang erklärt sich zum Teil aus einem Wettbewerb vieler Faktoren um die gemeinsame, an sich in ihrer Leistungsfähigkeit aber begrenzte Kraftquelle des Organismus. Wirtschaftsleben und Fortpflanzung sind die zwei am stärksten in Konkurrenz geratenden Ansprüche. Kriegsvorträge boten mir Gelegenheit, die letzte Ursache des Völkerringens mit der gewaltsamen Beschneidung der freien Entfaltungsmöglichkeiten des deutschen Volkes durch Mißgunst von außen her in gewissen Zusammenhang zu bringen[2]. Ich habe dann im systematischen Weiterarbeiten auf diesem Gebiete zu begründen gesucht, daß bei der Frau „ein großes Gebiet ihres Könnens für Fortpflanzungszwecke von vornherein gesperrt" ist. Das bringt ihr gegenüber dem Manne, der mit der Verwertung seiner Kräfte freier umgehen kann, eine Benachteiligung im Wirtschaftsleben, für die ihr eine Leichterstellung im Kampfe ums Dasein gebührt.

Frauenpflege erscheint jedenfalls als ein unentbehrlicher Bestandteil weitsichtiger Fortpflanzungspflege[3].

Wenn wir durch gerechte Verteilung von Fortpflanzungsarbeit und Lebensarbeit (vgl. folgendes Kapitel) zwischen den beiden so ungleich belasteten Geschlechtern auch manches in bezug aufs Mehrerzeugenkönnen zu bessern vermögen, so ist damit das Übel vom Geburtenrückgang doch immer noch nicht an der Wurzel gefaßt.

Das „Nicht-mehr-erzeugen-können" ist ganz gewiß nicht der Hauptgrund der drohenden Abnahme der Bevölkerung. Der Hauptgrund liegt im Abflauen des Zeugungswillens, worüber ja niemand von denen, die in der letzten Zeit zu dem Thema das Wort ergriffen, im Zweifel ist. Die wirtschaftlichen Gründe haben freilich viel Schuld an diesem Widerwillen gegen das Kind. Sie bilden aber in zahlreichen Fällen nur den Deckmantel für das Nichtwollen, das einer völligen Entfremdung von einem Gefühl für die natürlichen Pflichten entspricht. Das ist des öfteren in dieser oder jener Form gesagt und besonders von seiten Bumms[4] in zu beherzigender Weise zum Ausdruck gebracht worden.

Bis jetzt sehe ich aber noch von keiner Seite, besonders nicht von seiten eines Gynäkologen, den Versuch gemacht, in dieser Richtung zur Besserung des Zustandes etwas Tatsächliches beizutragen. Und doch scheint mir gerade unser Fach auch in dieser Beziehung leistungsfähig.

Um den verlorengegangenen Zeugungswillen wieder zu erwecken, ist es notwendig, sich erst einmal klar zu machen, wie tief wir gesunken sind. In bezug auf den

---

[1] Produktionsgrenze und Geburtenrückgang. Stuttgart, Enke 1914. Vortrag 13 im Ewig-Weiblichen.

[2] „Was tut die Frau fürs Vaterland?" Nach Kriegsvorträgen der Universität Tübingen. Stuttgart, Enke 1915. Vortrag 10 unter dem Titel: Frauenkraft als Quelle der Volkskraft im Geheimnis vom Ewig-Weiblichen. l. c.

[3] Vgl. auch die treffenden Ausführungen von Menge über Hygiene und Diätetik des Weibes im Handbuch der Frauenheilkunde von Menge und Opitz.

[4] Bumm, Ernst, Über das deutsche Bevölkerungsproblem. Rektoratsrede, Berlin 1916.

Kernpunkt der Bevölkerungspolitik besteht ein recht unerquicklicher Gegensatz zwischen Reden und Handeln. Der eine sagt zum anderen, „er solle sich recht zahlreich fortpflanzen"! Das bezieht sich also auf die **Volksvermehrung**.

Wie weit wir aber davon noch entfernt sind, wirklich bewußt und konsequent das Beste an die **Qualität der Nachkommen** setzen zu wollen, mag man aus der Entstehungsgeschichte und dem sich daran anschließenden Schicksal des Kindes ermessen. Selten nur wird ein Kind das Licht der Welt erblicken, zu dessen Erzeugung die Eltern sich wirklich in die beste Form nach Lebensalter, Gesundheitszustand usw. mit allem Vorbedacht begeben haben. In dieser Richtung hat die Forschung mit den Vorstudien kaum begonnen. Das Kind ist — ich möchte fast sagen — in diesem Sinne reines Zufallsprodukt, und — auch das muß gesagt werden — es darf froh sein, wenn es der Familie nicht unerwünscht kommt.

Bei unehelichen Kindern ist bekanntlich die Empfangsfreude noch weit geringer. Wie manches Kind wird — kaum geboren — wieder getötet oder mit mehr oder weniger Beihilfe und Raffinement allmählich um die Ecke gebracht. Der Volksmund sagt, um die ganze Scheußlichkeit jenes Gewerbes zu ironisieren: „zum Engel gemacht".

An diesem Übelstande dürfte sich wohl auch schwerlich etwas bessern lassen durch „Vorschriften" die im geringsten nach „Fortpflanzungspolizei" riechen.

Es gibt wohl nur den einen Weg: **Alle Menschen davon zu überzeugen, daß die Fortpflanzung die einzige wahre Gelegenheit darstellt, höchstes menschliches Streben überhaupt zu verwirklichen, nämlich im Kampfe ums „Dableiben" sich zu verewigen.**

Ich glaube, die klare Erkenntnis dieses Zustandes birgt in sich die Fäden, an welche angeknüpft werden kann, um den Zeugungswillen wieder zu beleben und zu stärken. Und zwar muß die Geburtshilfe diese Aufgabe vollbringen oder wenigstens ihr Teil dazu beizutragen suchen. Uns Lehrern der Geburtshilfe erwächst die Pflicht, unsere Schüler das **Fortpflanzungsproblem** von höherer Warte anschauen zu lehren.

Die Gelegenheit dazu bietet sich für die **Medizinstudierenden** zunächst in den Vorträgen über allgemeine Geburtshilfe und über allgemeine Gynäkologie.

Freilich ist bei genauerem Zusehen dem Thema heute der Rahmen zu eng geworden. Wir werden wohl nicht umhin können, eine neue Art „Frauenkunde" als das die allgemeine Geburtshilfe und allgemeine Gynäkologie umfassende und ihnen übergeordnete Gebiet zu kultivieren. Machen wir uns aber überhaupt einmal ans Zusammenfassen, so ergibt sich daraus ganz von selbst, daß wir diese neue Sorte **Frauenkunde** als die in die Biologie der Frau einführende physiologische Grundlage gegenüber der „**Geburtshilfe**" engeren Sinnes auf der einen Seite und der „**Frauenheilkunde**" auf der anderen Seite mehr herauszusetzen versuchen müssen, als das seither bei dem Kapitel der allgemeinen Geburtshilfe und allgemeinen Gynäkologie üblich und möglich war.

Ist aber einmal diese Dreiteilung reinlich durchgeführt, dann gibt es kein medizinisches Fach, durch welches man die Studierenden besser in die großen Gedanken der Biologie überhaupt einführen, und auf dessen so gewonnener Grundlage man das menschliche Fortpflanzungsproblem in „ansprechenderer" Weise zu erörtern vermöchte, als die Frauenkunde. Erscheint doch die Schwangerschaft z. B. gerade als die Zeit, in welcher, ausweislich der Mobilmachung aller Lebenskräfte, die es überhaupt im organischen Leben gibt oder je gegeben hat, die Tierstammentwicklung in der Eigenentwicklung im Schoß der Mutter buchstäblich rekapituliert wird.

Man braucht aber nicht zu fürchten, daß man durch die Einfügung der so herausgenommenen allgemeinen Geburtshilfe und Gynäkologie im Sinne einer zusammenfassenden Frauenkunde in den Lehrplan noch mehr von der Studienzeit verbraucht. Dafür sorgt schon die innige Bindung zu einem Ganzen, welche der Trennung in drei Teile parallel gehen muß. Was in der Frauenkunde alles vorweggenommen werden kann, braucht ja dann nicht erst, wie es jetzt in allen Lehrbüchern geschieht, sowohl in der Geburtshilfe, als auch in der Gynäkologie, also zweimal, als einführende oder hie und da eingezwängte Kapitel wiederholt zu werden. Ich glaube daher — an der Hand des vorgenommenen praktischen Versuches im Unterricht —, daß wir mit der Dreiteilung: Frauenkunde, Geburtshilfe und Frauenheilkunde unseren Stoff übersichtlicher disponieren, an Zeit nichts verlieren und doch den Gesichtskreis unserer Schüler wesentlich erweitern können, zumal unsere Kenntnisse über die normale Frau, was man alles von ihr erwartet und alles, was man an ihn gesündigt hat, auf dem besten Wege sind, zu einem abgerundeten Gebiete zu gedeihen.

Die Abgrenzung verspricht dem Fache der Gynäkologie und Geburtshilfe selbst weitere Früchte zu bringen. Insofern erst nach der Heraussetzung einer solchen „von allem krankhaften Beiwerk gesonderten Lehre von der Frau" wegen ihrer allgemeinen besseren Verständlichkeit es möglich werden dürfte, die verbindenden Fäden zu den unsere Disziplin befruchtenden Grenzgebieten, zur allgemeinen Biologie [1], Entwicklungsgeschichte, Physiologie, Anatomie usw. entsprechend den auf diesen Gebieten gemachten Fortschritten hinüber und herüber leichter und inniger zu knüpfen.

Nur durch eine schärfere Sonderung des allgemein Physiologischen und speziell Pathologischen dürfte auch der „formale Bildungswert", den man aus der Geschichte der „Sonderentwicklung der Frau" zur Beleuchtung von Entwicklungsfragen überhaupt herausziehen kann, sich für Arzt und Naturforscher nutzbar machen lassen.

Die besondere Behandlung der Frauenkunde ist vielleicht auch für die Frau selbst noch von Vorteil [2]. Können doch dadurch die Wechselwirkungen zwischen gesunder und nach Sichausleben mit aller Macht drängender Frauennatur und dem immer kompliziertere Formen annehmenden sozialen und wirtschaftlichen Leben für jeden, der sich für das Können der Frau interessiert und an Mißständen auf diesem Gebiete zu bessern bereit ist, in helleres Licht gesetzt werden.

Schließlich werden wir durch das Aufkommenlassen und Nähren eines gewissen, biologisch begründeten Stolzes auf die Fortpflanzung in all unserem Unterricht viel Gutes stiften können. Denn unsere nächsten Schüler — Arzt und Hebamme, in Zukunft auch Säuglingspflegerin und Kleinkinderpflegerin oder Säuglingsfürsorgerin und Kleinkinderfürsorgerin — finden reichlich Gelegenheit, im Berufsleben und Leben überhaupt durch Wort und eigene Handlungsweise den besseren Geist im Fortpflanzungsleben in weite Volkskreise zu tragen.

---

[1] Mittlerweile ist die Biologie und Pathologie der Frau von Halban und Seitz, Berlin. Urban und Schwarzenberg, im Erscheinen begriffen, die sich einer weitergehenden Berücksichtigung der Frauenkunde befleißigt. Ein Archiv für Frauenkunde blüht schon seit längerer Zeit usw.

[2] Sellheim, Geheimnis vom Ewig-Weiblichen. II. Aufl. Stuttgart, Enke.

Warum aber von den zukünftigen Führern des Volkes, wie sie die Hochschule bildet, nur einen kleinen Bruchteil, nur die Mediziner und nicht alle erfassen? Sind wir doch nicht umsonst als öffentliche Professoren der Geburtshilfe auf unseren Posten berufen worden und dürften — wenn wir auch dazu gar nicht, wie „alle sittlichen Faktoren des öffentlichen Lebens [1]" besonders aufgefordert wären — zum mindestens daraus die Pflicht herleiten, sofern es von unserem Standpunkte aus möglich erscheint, das öffentliche Interesse mit allen Mitteln zu fördern.

Mit gelegentlichen Vorträgen vor einem erweiterten Zuhörerkreis ist freilich für die moralische Stärkung des Zeugungswillens nicht viel zu erreichen. Die Zeit ist zu kurz, die Gelegenheit nicht ernst genug gewählt. Der Sinn ist nicht biologisch aufgeschlossen. Die Einführung in das Problem kann nicht tiefgründig genug erfolgen, um die Gemüter umzustimmen und um einem besseren Geiste in der Fortpflanzungsfrage zur Geburt zu verhelfen und noch werbende Kraft zu verleihen. Wohl aber tut sich ein Weg dazu auf, wenn wir allen Studierenden eine entsprechend abgestimmte Vorlesung über „Frauenkunde" zugänglich machen.

Ich habe diesen Plan in die Tat umgesetzt und mehrere Semester hindurch eine von rein medizinischem Beiwerk gereinigte und auf breite biologische Grundlage gestellte Vorlesung über Frauenkunde vor Juristen, Theologen, Kameralisten, Forstleuten, Naturwissenschaftlern, Mathematikern, Philologen und Philosophen gehalten. Das Thema hat verfangen. Ich habe niemals einen aufmerksameren und dankbareren Zuhörerkreis um mich versammelt gesehen. Nur die jungen Mediziner waren zum guten Teil ferngeblieben, wohl weil sie glauben mochten, etwas, was für alle Fakultäten zugeschnitten wäre, müßte ihnen Bekanntes enthalten.

Ich fand bei der Abhaltung der Vorlesung durchaus die Meinung, von der ich ausgegangen war, bestätigt, daß die Frauenkunde einen wesentlichen Bestandteil der Art von Bildung darstellen kann, wie wir sie unseren Hochschülern fürs Leben mitzugeben wünschen, um sie zu Führern des Volkes in Wort und Beispiel zu verpflichten. Ganz besonders erstrebenswert erschien mir dabei der Versuch, in dieser Form der Einkleidung einen besseren Fortpflanzungswillen von oben her den Volkskörper durchsickern zu lassen nach unten hin, wo dieser Fortpflanzungswille an sich in noch höherem Maße ungebrochen fortzubestehen scheint. So könnten die beiden Quellen des Vermehrungsdranges, die verstandesmäßig bewußte von oben her und die instinktiv unbewußte von unten her, in der Mitte des Volksganzen einander begegnen und eine allgemeine maximale Ausnutzung des Volkswachstumes herbeiführen. Ähnliche gute Erfahrungen habe ich mit Volkshochschulvorträgen gemacht.

Darum muß meines Erachtens von uns Frauenkunde getrieben werden im Unterricht der Ärzte, Hebammen, Pflegerinnen von Wöchnerinnen, Neugeborenen, Säuglingen, Kleinkindern usw., aber um die notwendige Kraft dahinter zu setzen, sind womöglich auch alle Studierenden an der Hochschule, sogar alle Personen, die überhaupt durch eine systematische Belehrung zu erfassen sind, durch einen Einblick in das großartige Naturgeschehen zu begeistern für den Gedanken, daß der Mensch sich nicht außerhalb der natürlichen Verpflichtungen stellen darf.

---

[1] Vgl. die Ausführungen des preußischen Ministers des Innern im Februar 1916 im Abgeordnetenhause.

Nur dieser Weg erscheint gangbar, um auch von der naturwissenschaftlichen Seite her etwas dazu beizutragen, beim Volke und zuerst bei seinen zukünftigen Führern in allen Berufen die Fortpflanzung wieder zu einer Angelegenheit höherer und höchster Art den Aufschwung nehmen zu lassen. Wo wäre aber ein besserer Platz, solche Gedanken in die Welt zu setzen und ihnen für ihre allseitige Weiterverbreitung und Durchdringung des Volkskörpers von allen Seiten her Schwung zu verleihen, als an der Hochschule?

Wenn wir Geburtshelfer uns einmal daran machen werden, den besseren Geist, den wir aus der uns in so reichem Maße sich bietenden unmittelbaren Berührung mit dem biologischen Geschehen im Fortpflanzungsleben des Menschen schöpfen können, soweit zu verbreiten, als unser Einfluß reicht, und wenn uns dieser Einfluß nicht künstlich beschnitten wird, so werden wir wirklich Frauenpflege und damit Fortpflanzungspflege auf der ganzen Linie zu treiben die Möglichkeit haben, wie kein anderer Stand.

2. Gerechte, an den Geschlechtsunterschied anknüpfende und ihn allenthalben respektierende Arbeitsteilung zwischen Frau und Mann.

Neben den vielen Unterschieden, die zwischen den Menschen bestehen und gemacht werden und schließlich auch bei der Arbeitsteilung Berücksichtigung finden, gibt es einen, dessen natürlicher Ursprung sich nie verleugnen läßt. Das ist der Geschlechtsunterschied. Zunächst nur Grundlage der Arbeitsteilung im Fortpflanzungsleben, ist er zum bewährten Ausgangspunkte der Fortsetzung der Arbeitsteilung über das Fortpflanzungsleben hinaus, weit ins übrige Leben hinein geworden.

Daß die sexuell bedingte Anlage des Körpers und Geistes, die sexuelle Konstitution, auch beim Arbeiten mitspricht, erscheint auch einem unserer besten modernen Kenner des Leibseeleproblems, Giese[1], dem ich zunächst folge, selbstverständlich. Erst die Gewinnung einer Arbeitswissenschaft, wie wir sie heute erstreben, hat neue Beziehungen zwischen Arbeitsart und Geschlecht erkennen lassen. Sie können beeinflußt werden durch die körperliche Geneigtheit des einen Geschlechtes zu bestimmten Tätigkeiten.

Auf der anderen Seite ist grundsätzlich auch die Beziehung zwischen Geschlecht und Arbeit dahin auszudrücken, daß wir nach der seelischen Seite, dem inneren Verhältnis zwischen Arbeit und Arbeitendem, fragen. Es wird nicht wundernehmen, daß dort abermals Geschlechtsunterschiede sich zeigen können. Man vermag drittens noch allgemeiner zu fragen, inwieweit das Geschlechtliche überhaupt die Arbeit beeinflusse? Diese Frage zerfällt in zwei Teile: Erstens einmal, ob die Arbeit „erotisierbar" ist, und zweitens, inwieweit die Geschlechtlichkeit des Menschen ihn arbeitstauglich, arbeitsreif macht?

Es gibt Gebiete, die der Frau näher liegen als dem Manne. Somit gibt es auch spezifisch weibliche Berufstätigkeiten. Uns interessiert, zu wissen, ob bestimmte Tätigkeiten mehr dem Manne als der Frau gelegen sind. Hierbei kann noch eine Zwiespaltung der Frage kommen. Man kann nach den Höchstleistungen fragen, dem bestmöglichsten Arbeitsvertreter, den Begabten oder sogar Talenten, oder man fragt schlechthin nach seelischen Anlagen überhaupt und berücksichtigt den Durchschnittsmenschen. Immer bewegt man sich dabei auf psychologischem Gebiete. Dabei kann jede andere Frage,

---

[1] Giese, Fritz, Arbeit und Beruf. Handwörterbuch der Sexualwissenschaft von Max Marcuse 2. Aufl. S. 35. Bonn, A. Marcus und E. Webers Verlag, 1926.

inwieweit der Körper mitspricht, in gewissem Grade außer Betracht bleiben, wenn sie auch innerlich in diesen Unterschieden verborgen sein kann.

Man sieht, wie die Frau zurücksteht in berufsproduktiver Arbeit. In der freien Produktion dagegen ist sie stärker. Im Technischen findet sich kaum je eine Frau, dagegen ist ihr Feld die Kunst und das praktische Dasein. Das gilt wenigstens, wenn man gehobene Persönlichkeiten ins Auge faßt.

Auf einem anderen Gebiete liegt die Frage, wie es denn mit dem einfachen Mittelmenschen steht, dem Menschen ohne besondere Begabung! Auch hier liegen schon umfänglichste internationale Untersuchungen vor.

Wichtig ist hier, daß Liepmann zugleich ein gewisses „Intervariationsgesetz" der Geschlechter fand. Das männliche Geschlecht hat eine große Intervariation der Leistung, es ist Träger der Spitzenleistungen nach oben wie nach unten. Die Frau arbeitet viel einheitlicher in ihrer Art. Der Mann kennt ebensoviel sehr gute wie minderwertige Leistungen. Der „Durchschnitt ist typisch für die Frau".

Dazu kommt die Erfahrung der Praxis. Die Frau arbeitet anders als der Mann, wie auch ihre persönliche Stellung zur Arbeit anders ist.

Einmal arbeitet sie grundsätzlich unregelmäßiger als der männliche Partner und nähere Forschungen haben die klare Beziehung zur Periodik des weiblichen Organismus erkennen lassen. Endlich hat sich gezeigt, daß die Frauen viel öfter die Stelle wechseln, also gewissermaßen ein unruhiges Element auf dem Arbeitsmarkt darstellen.

Daß es praktische Berufe gibt, in denen die weibliche Arbeit unentbehrlich ist, zeigen Fälle wie die Landwirtschaft. Unentbehrlich ist die Frau beispielsweise im Krankenpflegedienst, der Telephonie, im Kunstgewerbe und der Büroarbeit. Sie arbeitet praktisch überall gut, wo es auf Reproduktion ankommt, auf andauernde, gleichförmig bleibende Tätigkeit, die der Handgeschicklichkeit nicht entbehrt. Daß die Frauen auf dem Arbeitsmarkte fluktuieren, hängt mit der Tatsache zusammen, daß die allermeisten beim Eingehen einer Ehe den Beruf aufgeben.

Hierzu kommen noch einige allgemeine praktische Erfahrungen, die immer wieder wesentliche innere Unterschiede zwischen der Berufsarbeit der Geschlechter andeuten. Die Verteilung der Aufmerksamkeit ist in vielen Fällen nicht so günstig wie beim Manne. Nach Untersuchungen an Kindern und Jugendlichen fanden sich männliche Höhepunkte zum Jahresende, weibliche zum Beginn eines Jahres.

Schließlich sind noch starke, sogenannte geopsychische Einflüsse zu bemerken. Doch fehlen auch hier ebenso genaue Unterlagen wie hinsichtlich der Arbeitsschwankung im Laufe eines Arbeitstages und einer Arbeitswoche.

Alle bisherigen Erhebungen haben erwiesen, daß die weibliche Arbeit in ihren Kurven anders gelagert ist als die männliche, daß aber, abgesehen vom Zeitrhythmus, keine wesentlichen Unterschiede im Ablaufe der regelmäßigen Wellenlinien der Arbeitsergebnisse bei den Geschlechtern zu bestehen scheinen.

Obwohl der Unterschied der Geschlechter ein natürlicher und die darauf begründete Arbeitsteilung zwischen den Geschlechtern, bei welcher die Frau mehr für die Fortpflanzung, der Mann mehr für die Erhaltung der Familie zu leisten hat, eine natürliche ist, kann man nicht sagen, daß die beiden Geschlechter damit zufrieden sind.

Im Mittelpunkte des Interesses steht die Frage, warum bei der Frau Lust und Liebe zur Fortpflanzung oder doch wenigstens zur zahlreichen Fortpflanzung und zur Pflege ihrer Geschlechtsunterschiede und ihrer Geschlechtsneigungen im Schwinden begriffen sind zugunsten einer an ihrer Fortpflanzungsfähigkeit ziemlich rücksichtslos vorübergehenden Berufsvorbereitung und Berufsausübung, und ob nicht doch der Mann so manches dazu beigetragen hat, der Frau die Begeisterung für ihren originalen und — richtig und voll erfaßt — gewiß auch befriedigenden Arbeitsanteil zu verleiden, weil er ihr gegenüber nicht gehalten hat, wozu er von Natur aus verpflichtet gewesen wäre.

Hier kann uns nur ein Vergleich des natürlichen Dranges mit seiner künstlichen Einpferchung eine Ansicht bilden helfen. Erst die richtige Würdigung des Unterschiedes zwischen Mann und Frau mit seiner ganzen Tragweite fürs praktische Leben verspricht eine Andeutung des Weges, auf dem an Stelle des seitherigen Mißverständnisses der Geschlechter das zukünftige Rechtverstehen und an Stelle des seitherigen Mißverhältnisses in der Arbeitsteilung das zukünftige richtige Verhältnis gesetzt werden kann.

Von dem Geschlechtsunterschied, auf den hier Bezug genommen werden soll, ist freilich sonst nicht viel die Rede. Er liegt versteckt, und es kostet schon einige Mühe, das Auge dafür zu schärfen. Hat man ihn sich aber einmal klar gemacht, so wächst er sich zur Grundlage des verschiedenen Wesens von Mann und Frau, ihres andersartigen Baues, ihrer andersartigen Funktion, ihrer andersartigen Auffassungs- und Anfassungsweise jeder Angelegenheit, ihrer andersartigen Mission im menschlichen Beisammenleben aus.

Die Entwicklungslehre berechtigt den Naturforscher zu der Annahme, daß die im Laufe der Entwicklung bei Angehörigen verschiedener Tierklassen, ferner bei verschiedenen Individuen derselben Klasse und schließlich auch bei Mann und Frau in Erscheinung tretenden Unterschiede — abgesehen von dem, was durch Übung und Gewohnheit sich hinzugesellt — auf einer im Keime überkommenen, im Laufe des Lebens sich explizierenden Entwicklungsmöglichkeit („Entwicklungspotenz") beruhen.

Diese im Leben jedes Wesens nach Ausdruck ringende und ihren Ausdruck findende, jedem Individuum eigentümliche Fähigkeit besteht, wenn wir den Begriff Entwicklungspotenz nach den Kraftgesetzen — also „energetisch" — erfassen wollen, in der Verwandlung der mittels der Nahrung aufgenommenen Kraft (= potentielle Energie) in die in allen möglichen Formen abgegebene Kraft (= aktuelle Energie).

Wenn wir weiterhin die Annahme machen zu dürfen glauben, daß im Durchschnitt jedem menschlichen Lebewesen — sei es Mann oder Frau — ein an sich gleiches Quantum potentieller Energie in aktuelle umzuwandeln zugewiesen ist, so unterscheiden sich nach dem, was wir über den Geschlechtsunterschied in Erfahrung bringen können, Mann und Frau lediglich durch Tempo, Richtung, Art und Form jener ihrem Organismus aufgetragenen Kraftverwandlungen.

Da nach dem Gesetz von der „Erhaltung der Kraft" die Gesamtsumme der ausgegebenen Kraft gleich bleibt der Gesamtsumme der zugeführten Kraft, wäre auch die Gesamtsumme allen Kräfteverbrauches des männlichen Geschlechtes gleich der Summe aller Verbrauchsarten des weiblichen Geschlechtes zu setzen.

Es ist also eine müßige Frage, ob das männliche Geschlecht das schwächere oder das stärkere Geschlecht sei. Man kann höchstens sagen, in dem einen Punkt stärker, in dem anderen Punkte schwächer. Die Kräfteverwendung ist eine gleichwertige, aber verschiedenartige.

Der Begriff der „geschlechtsverschiedenen Kraftanwendung" kann zum kurzen Ausdruck für das in der Tat verschiedenartige Geschehen in Geschlechtsleben und Leben überhaupt werden.

Das Bild von dieser geschlechtsverschiedenen Entwicklungspotenz im Sinne der andersartigen Verwendung eines an sich gleich großen Energiequantums wird dadurch kompliziert, daß der Organismus, außer speziell männlichen und speziell weiblichen Entwicklungsforderungen zu genügen, auch noch den allgemeinen menschlichen Betrieb an sich durchzuführen hat. Dadurch wird die Aufgabe des Fortpflanzungslebens eben nur zu einem von vielen Leistungsgebieten. Da alle Leistungsgebiete des Lebens aus ein und derselben, in ihrer Leistungsfähigkeit beschränkten Energiequelle des Organismus schöpfen, stehen sie in einem gewissen Wettbewerb zueinander (Abb. 30).

Von den Verbrauchsformen des Organismus ist am bekanntesten das Wachstum. Jeder weiß, daß da, wo eine Pflanze, ein Tier, ein Mensch wächst, auch Energie zum Aufbau konsumiert wird. Schließlich sind alle Leistungen auf eine Art Wachstum, d. h. auf ähnliche chemische Umsetzungen zurückzuführen, vorausgesetzt, daß man davon ausgeht, es handele sich entweder jedesmal um einen Stoffansatz, welcher nachträglich als Kraft verbraucht werden kann, oder um eine Kraftausgabe, welche nachträglich durch Stoffersatz im Körperhaushalt wieder ausgeglichen werden muß (Wachstumsäquivalent).

Im Betriebe des lebenden Organismus findet der Wettbewerb der verschiedenen Ansprüche um die gemeinsame Kraftquelle, von der wir in unserer schematischen Vorstellung ausgehen, wirklich statt. Wir sehen, wie die eine Verbrauchsart der Energie, oder wie wir nun sagen können, die eine Wachstumsform mit der anderen in der Tat konkurriert. In Zeiten außergewöhnlicher Anstrengung wird zunächst eine Art Reservefonds in Anspruch genommen. Bald aber sehen wir, daß unter einseitiger Überanstrengung die übrigen laufenden Ausgaben leiden. Dafür nur ein sehr sinnfälliges Beispiel. So hält Krankheit als eine Hauptrichtung des Kraftverbrauches im Daseinskampfe das Wachstum in den Entwicklungsjahren auf und läßt im reiferen Lebensalter den Körper auszehren.

Ebenso deutlich läßt sich die Konkurrenz zwischen Eigenwachstum des Organismus und zwischen Fortpflanzungswachstum machen (Abb. 30). In ungezwungener Weise wird durch diesen Wettbewerb erklärt, warum beim Menschen zu Zeiten des Aufbaues und Abbaues seines Organismus, in Jugend und Alter, schließlich auch bei schweren Erkrankungen in der Höhe des Lebens, d. h. also in Zeiten, in denen der Körper mit sich selbst genug zu tun hat, die Fortpflanzung entweder ganz ausgeschlossen oder vermindert wird. Die Blütezeit von Körper und Geist ist deshalb zugleich die Domäne der Fortpflanzung.

Innerhalb dieses Spielraumes für das ungebundene und gegenseitig verschiebliche Nebeneinanderbestehen von Fortpflanzung und Erhaltung taucht beim Kulturmenschen eine spezielle Verschärfung des Wettbewerbes um die verfügbare, gemeinsame Kraftquelle des Organismus auf. Der Kampf ums Dasein wird in einer ganz bestimmten Richtung derart verändert, daß Forscher gelegentlich geradezu den Standpunkt eingenommen haben, einen eigentlichen „Kampf ums Dasein" gäbe es überhaupt erst vom Menschen an, der übrigen Natur sei er fremd. Das ist insofern richtig, als zu allen übrigen Konkurrenzen sich als eine Verschärfung des Wettbewerbes die besonderen, durch Wirtschaft und

Kultur bedingten Anstrengungen fürs Hinaufarbeiten zu einem höheren Lebensniveau gesellen. Das bedingt sowohl Mehrausgaben für die Selbsterhaltung als auch für die Fortpflanzung, sofern die Eltern trachten, ihrer Nachkommenschaft das einmal von ihnen erreichte Lebensniveau zu erhalten.

Die nächste und hauptsächlichste Schwierigkeit in der Beurteilung des Kampfes zwischen Selbsterhaltung und Fortpflanzung des Kulturmenschen ist die, daß er vermöge der Vorausbestimmung für seine Person es überhaupt nicht zu einem Zusammenstoß kommen läßt, sondern den drohenden Konflikt durch eine rechtzeitige Korrektur seiner Kräftebilanz zu vermeiden trachtet. Die Konkurrenz ist also mehr eine mittelbare, denn eine unmittelbare. Wo eine Reibung im Anzuge ist, wird ihr aus dem Wege gegangen, wie ja überhaupt der Wettbewerb auf allen Gebieten menschlichen Lebens immer mehr, statt durch den Kampf, durch eine Art Schiedsgericht planmäßig zu regulieren gesucht wird. Der Mensch ist sich meist von vornherein der Verteilung der Kräfte im Kampfe bewußt. Darum unterläßt er — z. B. auch schon durch den Schaden anderer klug geworden — die Fortpflanzung oder wenigstens ihre emsige Betätigung.

Aus der Gewohnheit, sich nicht erst durch eine wirklich auftretende Verantwortung, sondern auch schon durch eine bloße — mehr oder weniger gerechtfertigte — Voraussicht einer Verantwortlichkeit in einer Handlungsweise bestimmen zu lassen, entspringt nur zu leicht die Gefahr einer Übertreibung der Vorsicht. Es ist also im Einzelfalle nicht leicht zu sagen, ob die Unterlassung der Fortpflanzung überhaupt oder der weiteren Fortpflanzung aus einer wirklichen oder eingebildeten Kraftlosigkeit, neben der Selbsterhaltung die Sorge für die Nachkommen übernehmen zu können, sich herleitet. Wenn man nach dem Eindrucke schließen darf, scheint die Einbildung in dieser Richtung eine um so größere Rolle zu spielen, je höher die Volksschicht steht.

Man kann für den fehlenden Mut zur Fortpflanzung zwei Motive anführen: erstens ein gesteigertes Verantwortlichkeitsgefühl hinsichtlich der Sorge um das Schicksal der Nachkommenschaft als Ausdruck des Bestrebens, das einmal gewonnene Lebensniveau festzuhalten oder womöglich noch von der Nachkommenschaft übertreffen zu lassen. An zweiter Stelle erscheint ein mangelndes Zutrauen zu seinen eigenen Kräften, welche man nur für das Erwerben des eigenen Unterhaltes als ausreichend erachtet, auf dem Plane. In beiden Fällen basiert die Rechnung auf einer Selbsteinschätzung mit der Gefahr der Subjektivität. Dazu kommt unser nervöses Zeitalter mit dem auf die Spitze getriebenen Bedürfnis eigener sowie der Nachkommenschaft Sicherstellung gegenüber allen Eventualitäten, wodurch jeglicher Unternehmungsgeist lahmgelegt wird.

Ein Eingehen auf den Wettbewerb um die Kraftquelle des Organismus war notwendig, weil der gewonnene Einblick geeignet ist, das Verständnis für die geschlechtsverschiedene Kraftverwendung anzubahnen, auf die wir jetzt zu sprechen kommen.

Ich kann hier nur den am meisten in die Augen springenden Teil der Kraftverwendung der Frau vorführen.

Die Leistungen der Mutter auf dem Gebiete des Stoffwechsels lassen sich unter Heranziehung des von uns oben angedeuteten „Wachstumsäquivalentes", nämlich mittels eines Vergleiches mit dem raschen Eigenwachstum in den Jugendjahren, schätzen.

Die Frau hat, wie wir sahen, wenn wir das Wachstum über die Grenzen des Organismus hinaus in Form wirklichen Fortpflanzungswachstums mit dem Eigenwachstum in den Jugendjahren vergleichen, die Wachstumleistung ihrer Jugendjahre verdoppelt, und verdreifacht (Abb. 6).

Die Leistung ist um so höher anzuschlagen, als sich exakt nachweisen läßt, daß der Kraftwechsel des Kindes im Fruchthalter und des Neugebornen gegenüber dem des Erwachsenen verdoppelte Anforderungen stellt, und daß — was der Leistung die Krone aufsetzt — für den Aufbau menschlicher Substanz überhaupt im Vergleich zu allen Säugetieren ein Vielfaches an Kraft erforderlich erscheint.

Neben dieser körperlichen Anstrengung darf der seelische Teil der Mutteraufgabe schließlich ebensowenig außer acht gelassen werden, wie geistige Anstrengung überhaupt nicht unbeträchtliche Anforderungen an den Kraftkonsum stellt.

Man soll bei der Schätzung der Frauenleistung in Sachen der Fortpflanzung nicht nur an die unmittelbare Bewährung der Frau als Mutter denken. Schon die Vorbereitung auf den Mutterberuf, die bloße „Erhaltung der Fortpflanzungsbereitschaft", verzehrt ein gehöriges Kraftquantum.

Diese Betrachtungsweise läßt das Kind, die Vorbereitungen für seinen Werdegang samt den Mühen, die seine Aufzucht kosten, zu einem Respekt erregenden Maßstab der von jeder Frau zu erwartenden und dementsprechend auch bei ihr von der Allgemeinheit zu pflegenden Leistungsfähigkeit erscheinen, der gegenüber das, was der Mann an unmittelbaren Fortpflanzungsaufgaben zu leisten hat, unter allen Umständen weit zurücksteht.

Ich habe die Konkurrenz der verschiedenen von Menschen verlangten Leistungsgebiete und die Berechnung der weiblichen Fortpflanzungsleistung angeführt, um den Boden zu bereiten für die Auffassung, daß in einem an sich gut ausgefüllten, modernen Menschenleben das Hinzukommen von Fortpflanzungsaufgaben für die Frau, die von Natur aus viel Kraft kosten, sehr leicht eine Anstrengung bedeutet, für die ihr auf den übrigen Leistungsgebieten eine Erleichterung zu gönnen wäre.

Der Hauptunterschied zwischen beiden Geschlechtern ist, daß bei der Frau ein viel größerer Teil der Entwicklungspotenz oder Kraftverwendbarkeit für Fortpflanzungszwecke, und zwar sowohl für bloße Fortpflanzungsbereitschaft, als auch erst recht für Fortpflanzungsbetätigung „gesperrt" ist als beim Manne. Umgekehrt ausgedrückt steht dem Manne ein viel ausgedehnterer Teil der Entwicklungspotenz oder Kraftverwendbarkeit für die freie Benutzung im Daseinskampfe zur Verfügung, als der in höherem Grade an Fortpflanzungsaufgaben gebundenen Frau.

So weitgehende Arbeitsteilung zwischen den Geschlechtern verlangt eine gegenseitige Ergänzung, die nicht damit abgetan sein kann, daß der Mann nur die Befruchtung veranlaßt. Vielmehr ist an der gesamten Frauenleistungsfähigkeit von vornherein ein Abzug in Gestalt des unveräußerlichen Tributes an die Fortpflanzung zu machen, für den ihr ein Ersatz geleistet werden muß. Ersatzpflichtig ist aber der Partner bei der Fortpflanzung, der Mann, der mit ihr alles, auch die Arbeit zu teilen hat.

In der aufsteigenden Tierreihe tritt immer deutlicher der Zwang zur Arbeitsteilung zwischen beiden Geschlechtern zum Zwecke der Brutpflege zu Tage.

Warum das beim Menschen auf die Spitze getrieben wird, dafür einige Anhaltspunkte.

Zunächst ist das menschliche das hilfloseste aller Neugeborenen überhaupt. Es stellt die größten und auch die am längsten dauernden Anforderungen an Pflege.

Dazu kommt, daß, je schwieriger die Lebensverhältnisse werden, um so mehr das Kind und die Mutter, und zwar die Mutter um des Kindes oder gar um vieler Kinder willen, der wirtschaftlichen Hilfe des Vaters bedürfen. Das ist im harten Konkurrenzkampf des modernen Kulturlebens nicht anders als bei der Schwierigkeit der Beschaffung des Lebensunterhaltes im Urzustande.

Der Vater ist gehalten, sein Teil zur Brut- und Frauenpflege beizusteuern, oder er nimmt wenigstens Mutter und Kindern, die mit sich selbst genug zu tun haben, einen Teil des Daseinskampfes ab. Das dem Konto der Frau zugunsten der von ihr vermehrt geleisteten oder unter größerer Anstrengung geleisteten Fortpflanzungsarbeit abzuziehende Minus von Selbsterhaltungsleistung für sich und ihre Kinder ist vom Manne zu tragen.

Es ist leicht, diesem Satz von der „Zubußeverpflichtung des Mannes" an äußerer Arbeit zum Lebensunterhalt der eigenen Familie Geltung zu verschaffen oder zu erhalten. Die Richtigkeit dieses Grundsatzes bestätigen ja alle geschriebenen und ungeschriebenen Gesetze über Ehe und Familienleben. In der Tat steuert gewöhnlich in der Familie der Mann doch alles oder den größten Teil zum Lebensunterhalt von Frau und Kindern willig bei.

Dagegen stößt die folgerichtige Anwendung und Ausbreitung dieses Grundsatzes auf die Frau, die ihren Lebensweg unverehelicht gehen muß, oder auf die ledige Mutter auf die allergrößten Schwierigkeiten, ja oft genug auf Verständnislosigkeit.

Und doch liegt darin eine Ungerechtigkeit. Denn auch die Frau, die vom Bunde mit dem Manne ausgeschlossen bleibt, hat eine vermehrte Anstrengung zur Erhaltung ihrer Fortpflanzungsbereitschaft auf sich zu nehmen, wie wir das in der Rechnung von der geschlechtsverschiedenen Belastung mit Fortpflanzungsverpflichtungen deutlich zu machen gesucht haben.

Nach all dem, was wir von dem Geschlechtsunterschied in Erfahrung gebracht haben, kann die Beziehung zwischen Mann und Frau nur als die einer Arbeitsteilung aufgefaßt werden, einerlei ob die Frau zur Ehe kommt oder nicht. Die natürliche Verpflichtung, wie sie die Übernahme vermehrter Fortpflanzungsaufgaben durch die Frau dem Manne auferlegt, kann doch unmöglich an einer durch soziale Verhältnisse, also von Menschenwillkür gezogenen Schranke haltmachen. Wenn bei einer mit Früchten gesegneten Frau Schonung von zu harter Selbsterhaltungsarbeit zugunsten der Nachkommenschaft uns biologisch gerechtfertigt erscheint, so muß auch die Ausdehnung der Rücksichtnahme auf die Erhaltung der bloßen Fortpflanzungsbereitschaft als berechtigt angesehen werden.

Die Frau, die nicht geheiratet hat, ist infolge dieser Kraftsperrung auf wirtschaftlichem Gebiet von vornherein schlechter gestellt als der Mann, der sich nicht verheiratet. Um die Bewertung der Belastung der Frau durch bloße Fortpflanzungsbereitschaft ins richtige Licht zu setzen, dürfen wir uns freilich nicht darauf beschränken, lediglich das monatlich verausgabte Material, wie das für die oberflächlichste Beobachtung zutage tritt, in Rechnung zu setzen, sondern hierbei muß auf die ganze, besonders abgestimmte Organisation der Frau Rücksicht genommen werden. Bei schärferem Zusehen bemerken wir, daß die Zurüstung der Unterleibsorgane und des Gesamtorganismus zu einem fruchtbaren Funktionsgang, dann aber auch die jedesmal darauf wieder notwendig werdende Abrüstung nach vergeblichem Warten auf die Befruchtung viel Kraft kosten. Das Spiel wiederholt sich alle vier Wochen. Aus dieser Wellenbewegung der Lebensprozesse lassen sich alle möglichen psychischen und körperlichen Anstrengungen der Frau herleiten, die zur Behinderung ihrer freieren Beweglichkeit im Beruf, auf dem Arbeitsmarkt usw. werden müssen.

Wir pflegen gemeinhin die körperlichen und psychischen Sondereinrichtungen der Frau von ihrer günstigen Seite anzusehen. Können wir doch bei allen den Nutzen nachweisen, den sie der Nachkommenschaft bringen. Wir müssen sie jetzt von der Kehrseite betrachten und geradezu als Schaden registrieren für die Frau bei Behauptung ihrer wirtschaftlichen Stellung in der im wesentlichen für männliche Kräfteorganisation zugeschnittenen Erwerbswelt.

Die Tatsache besteht jedenfalls, daß eine konsequente Nichtberücksichtigung der Körperkonstitution der Frau bei der Konkurrenz mit dem Manne auf dem Arbeitsmarkt, insbesondere in einem restlos ausgefüllten Berufsleben, auffallend häufig Versagen und Erkrankung nach sich zieht, mag auch die Klarstellung des ursächlichen Zusammenhanges im Einzelfall noch zu wünschen übrig lassen.

Je weniger im allgemeinen eine Frau von Haus aus sich um ihre Muttereigenschaften zu kümmern braucht, um so besser paßt sie in einen Beruf. Frauenarbeit, vor allem regelmäßige Frauenarbeit, geht oft nicht ohne Berufsstörung ab, und Berufsausübung, besonders nach des Dienstes immer gleichgestellter Uhr, zieht nicht selten eine Störung der weiblichen Organisation nach sich.

Aus all dem, meine ich, ergibt sich doch mit genügender Deutlichkeit, daß die Frau in der Konkurrenz mit dem Manne auf dem Arbeitsmarkt, also auf dem Gebiete der Erwerbung des Lebensunterhaltes, im Nachteil ist. Für dieses unter gewissen Umständen Nichtmehrleistenkönnen oder wenigstens nicht ohne Gesundheitsschädigungen Mehrleistenkönnen erscheint es gerechtfertigt, der Frau ein Äquivalent zu bieten (Abb. 154).

Wenn der Frau für die Permanenterhaltung ihrer Fortpflanzungsbereitschaft die Anerkennung als Kraftleistung im Interesse der Gesellschaft im allgemeinen nicht versagt werden kann, dann erwächst daraus unserer Gesellschaft die Pflicht, einer Benachteiligung auch der unverheiratet bleibenden Frau im besonderen entgegenzuarbeiten. Zur Darbietung des Äquivalentes muß da, wo sich kein eigener Mann findet, die Allgemeinheit einstehen und für gerechten Ausgleich sorgen.

Die öffentliche Verpflichtung zur Erwerbserleichterung für eine alleinstehende Frau entspricht der biologischen Idealforderung. In ihrem Sinne sollte es dahin kommen, daß keine Frau aus der Sorge um ihre spätere Selbsterhaltung dazu getrieben zu werden braucht, ihre Muttereigenschaften — und sei es nur infolge einer allzu strengen Berufsvorbereitung und weiterhin einer allzu strengen Berufsausübung — verkümmern zu lassen.

Von der Anerziehung eines solchen biologischen Empfindens, eines solchen biologischen Einsehens, ja geradezu eines solchen biologischen Gewissens bei dem Manne im Sinne feinen Verständnisses für die Frau und ihre Organisation ist für die Zukunft alles Heil bei diesem Kernpunkt unserer Frauenfrage zu erwarten. Der Mann sollte schließlich doch die Empfindung bekommen, daß er der Frau etwas schuldig ist, und wenn es nichts anderes wäre als das, was er seiner Mutter verdankt! Das wäre eine Gesinnung, die uns auf dem Gebiete des gerechten Ausgleiches zwischen den ungleich belasteten Geschlechtern rasch weiter helfen könnte.

Die Sorge für die unverheiratet gelassene Frau würde dem Gemeinwesen leicht fallen, wenn seine Glieder einmal bereit wären, dem Übel der Eheflucht der Männer wirklich energisch zu Leibe zu gehen. **Man brauchte, um hier Erfolg zu erzielen, das wirtschaftliche Mittel, das den Mann gewöhnlich von der Ehe fernhält, bloß umzukehren, um ihn schleunigst in die Ehe zu treiben.** Sobald es die Gesellschaft fertig brächte, das Leben so einzurichten, daß das Unverheiratetbleiben für den Mann sich teurer stellte, als wenn er verheiratet wäre, und um so teurer, je länger er unverheiratet bliebe, dann gäbe es auf einmal gar keine unverheirateten Männer mehr. Es verschwänden die zu späten Heiraten der Frauen mit den sich daraus für sie ergebenden Gesundheitsschädigungen. Dann würden alle die Probleme, die mit der zu späten Heirat des Mannes zusammenhängen, endlich einmal wirklich an der Wurzel erfaßt.

Es würde zugleich dem Übel der Prostitution und der Geschlechtskrankheiten ganz gehörig an Boden abgegraben. Als Folge davon müßten Frauen und Männer und besonders auch ihre Kinder gesünder werden.

Eine solche zwangsläufig in den Hafen der Ehe treibende „Junggesellensteuer", wie ich diese Einrichtung einmal ganz kurz zusammenfassend nennen will, würde auch radikal wirken insofern, als schließlich sehr bald mit den Junggesellen selbst auch die Junggesellensteuer zum Verschwinden gebracht werden könnte.

Dem, was dann noch in normalen Zeitläuften von unverheirateten Frauen übrig bliebe, eine Erwerbserleichterung zu verschaffen, dürfte dem an der Erhaltung und Gesunderhaltung der Fortpflanzung in hohem Grade interessierten Gemeinwesen leicht fallen.

So betrachtet, gipfelt die Pflege der Frauenkraft in der allgemeinen Menschenpflicht zur Schadloshaltung jeder, auch der zufällig nicht zur Fortpflanzung gelangenden Frau auf wirtschaftlichem Gebiete unter gebührender Anerkennung des von ihr unter allen Umständen — und sei es auch nur in Form der steten Fortpflanzungsbereitschaft — geleisteten „Kraftvorschusses in Sachen der Fortpflanzung".

Wenn ich sagte, der Frau müsse im äußeren Leben Erleichterung zugestanden werden, so ist damit natürlich nicht gemeint, daß sie keine Berufsarbeit auf sich nehmen sollte. Das wäre ein ganz weltentrückter Standpunkt, besonders heutzutage, wo mit einem gewissen Frauenüberschuß gerechnet werden muß, sogar soweit, daß allen Ernstes schon von der Notwendigkeit einer besonderen „Männerpflege"[1] geredet worden ist.

Männerpflege ist wohl etwas ganz Gutes. Nur sollte sie nicht von den Frauen, sondern von den Männern selbst ausgehen. Ihr scheint Genüge geschehen zu sein, wenn das, was der Mann zur Zusammensetzung der nächsten Generation beizutragen hat, nicht durch allzu weit ausgedehntes Junggesellenleben zu abgestanden oder gar durch Gifte und Infektionserreger in seiner Kraft gebrochen mit dem mütterlichen Anteil vereinigt wird.

Eine über die Reinerhaltung des Keimplasmas von der Verseuchung mit Geschlechtskrankheiten hinaus fortgesetzte, allzu weit gehende „Männerpflege" dürfte auch ihre Kehrseite haben. Wenn jeder Teil gepflegt werden will, dann bleibt überhaupt niemand mehr übrig, der sich noch zur Arbeit verpflichtet fühlt.

---

[1] Vaerting, Der Männermangel nach dem Krieg. Verlag der ärztl. Rundschau München, Otto Gmelin 1917.

Bei unserem Wunsche nach besonderer Berücksichtigung der Frauenberufsbildung unter gründlichster Beachtung der weiblichen Eigenschaften handelt es sich um ein allgemeines menschliches Interesse an der Quantitäts- und Qualitätserhaltung unseres Volkes.

Damit kommen wir auf den Kernpunkt des Problems, das uns im neuen Deutschland alle am meisten interessiert, nämlich die Frage, in welcher Form eine Fortentwicklung überhaupt denkbar erscheint. Die Weltgeschichte hat gelehrt, daß schließlich eine Grenze kommt, bei der eine weitere Fortentwicklung in der Weise, daß immer wieder mehr Kultur auf die Grundlage der Natur gehäuft wird, auf die Dauer nicht möglich erscheint. Auch der Gedanke, daß man die Natur des Menschen in absehbarer Zeit in dieser Richtung umändern und sie für ein größeres Quantum von Kultur tragfähiger gestalten könne, ist zurückzuweisen.

Die einzige Antwort auf die Frage, wie hier weiterentwickelt werden kann, finden wir in der Natur selbst. Wenn wir in ihrem Buche zu lesen verstehen, so erkennen wir deutlich ihr Rezept, schwierige Aufgaben zu lösen. Das natürliche Fortentwicklungsmittel ist die Arbeitsteilung. Dieses Mittel ist dem Menschenleben nicht fremd. Jeder Blick lehrt, daß allenthalben durch die Arbeitsteilung unerwartet große Erfolge errungen werden können. Das ist sowohl vom Kulturleben als von der Technik hinreichend bekannt.

Nichts aber vermag uns den Vorteil, den die Arbeitsteilung bringt, klarer zu machen, als das Beispiel der Fortpflanzung selbst; am besten diejenige Form der Fortpflanzung, welche im Laufe der Entwicklung gerade durch die Arbeitsteilung bei den höheren Lebewesen Platz greifen mußte, nämlich die geschlechtliche. Sie entstand aus der ungeschlechtlichen durch die Verteilung der immer schwieriger werdenden Fortpflanzungsaufgaben an zwei Individuen, an Frau und Mann, weil die Fortpflanzung von einem Individuum allein nicht mehr geleistet werden konnte. Nur aus dem Grunde der Arbeitsteilung sind die Geschlechtsunterschiede in Erscheinung getreten und haben sich dauernd erhalten. Im weiteren Verlauf dieser Arbeitsteilung haben Mann und Frau nicht nur einen verschiedenen Bau, sondern auch einen ganz verschiedenen Charakter, verschiedene physiologische und auch verschiedene soziale Aufgaben erhalten. Nur durch die Verteilung aller dieser Eigenschaften, Eigentümlichkeiten und Möglichkeiten an zwei Geschlechter, die sich gegenseitig ergänzen, hat sich die Allseitigkeit und Vollkommenheit alles dessen entfalten können, was wir als Menschentum zusammenfassen.

Wie nun die Entwicklung auf dem Wege der Arbeitsteilung bis hierher geführt hat, so ist in der Fortsetzung der Arbeitsteilung auch alle Hoffnung für eine Weiterentwicklung zu suchen.

Von den beiden Geschlechtern hat — wie wir im Laufe unserer Ausführungen wenigstens andeuten konnten — jedes seine ganz bestimmten Aufgaben. Um es einmal ganz scharf herauszuheben, kann man sagen, jedes von den beiden Geschlechtern kultiviert eines von zwei Hauptgebieten ganz besonders. Der Mann macht immer und immer wieder Fortentwicklungsversuche und die Frau ist gehalten, was in dieser Richtung erreicht wurde, auf die Nachkommen zu übertragen. Wenn man einen Vergleich gebrauchen will, kann man auch sagen, beim Mann handelt es sich mehr um die Vertretung einer fortschrittlichen, bei der Frau mehr um die Vertretung einer konservativen Richtung. Dabei soll natürlich die Zurechnung zu der einen oder anderen Partei keine Wertung oder gar Zurücksetzung ausdrücken. Jeder unbefangene Beurteiler muß den Standpunkt einnehmen, daß alle

Parteien gleichmäßig am Wohle des Ganzen mitarbeiten. Nur durch den Ausgleich der verschiedenen Meinungen mit der Beseitigung des Zuviel auf der einen und des Zuwenig auf der anderen Seite kann der Mittelweg des „besonnenen Fortschrittes" gefunden werden. Wir sind weit entfernt, der Frau in diesem Fortentwicklungsprozeß eine untergeordnete Rolle zuzumessen. Im Gegenteil!

Dadurch, daß die Frau gehalten ist, das, was über Fortentwicklung spekuliert wird, auf die Nachkommenschaft in der Tat fortzusetzen, wird sie gewissermaßen zum Kritiker alles dessen, was Bestand haben soll.

Das Menschenpaar ist die kleinste soziale Einheit, von der man bei der Betrachtung im sozialen Leben ausgehen kann[1]. Die Geschichte der Entwicklung des Wirtschaftslebens läßt keinen Zweifel darüber, daß jede weitere soziale Arbeitsteilung von dem Geschlechtsunterschied ihren Ursprung genommen hat. Auch die Struktur der Menschheit von heute zeigt, daß im sozialen Leben überall noch an diesen Unterschied angeknüpft wird oder wenigstens angeknüpft werden sollte[1]. Wenn wir die Arbeitsteilung im Menschenpaar mit zwei Schlagworten bezeichnen wollen, so können wir sagen, daß in dem Übertragungsprozeß von Generation zu Generation die Frau mehr der Übertragung der Natur, der Mann mehr der Übertragung der Kultur gerecht wird. Die Arbeitsteilung breitet sich in ganz ähnlichem Sinne von diesem kleinsten sozialen Verband auch auf größere soziale Verbände aus.

Wir sehen in jedem Volke Schichten, von denen man sagen kann, sie produzieren mehr Nachkommenschaft, sie besorgen die Bevölkerungsspannung, und andere Schichten, die zwar in dieser Richtung weniger beitragen, dagegen mehr an der Führung des Volkes, an der Kulturspannung sich beteiligen.

Gehen wir noch einen Schritt weiter und bringen ganze Völker zum Vergleich, so können wir im großen und ganzen feststellen, je weiter man in Europa von Osten nach Westen geht, nimmt die Bevölkerungsspannung ab und die Kulturspannung zu.

Gegen die Entwicklung der Arbeitsteilung angehen, hieße die Mittelmäßigkeit großziehen. Wenn wir z. B. in einer Person alles das vereinigen wollten, was heute zwei Personen von verschiedenem Geschlechte vollbringen, so könnte niemals mehr als Mittelmäßigkeit erreicht werden. Wenn wir dagegen auf der von der Natur vorgezeichneten Bahn in der Entwicklung weiterschreiten, die Arbeitsteilung respektieren und weiter ausgestalten, so dürfte damit derjenige Weg beschritten werden, auf dem man auch die Erhaltung der Natur mit der Erwerbung eines sehr hohen Grades von Kultur vereinigen kann.

Selbstverständlich gehört zur Arbeitsteilung als unentbehrliches Gegenstück ein Ausgleich, in dem im Menschenpaar die beiden Geschlechter, im einzelnen Volk die verschiedenen Volksschichten und in der ganzen Menschheit die verschiedenen Völker leben müssen. Unzufriedenheit mit dem jeweiligen Zustand hat ihren Hauptgrund im Fehlen eines gerechten Ausgleiches. Ein Teil soll den anderen die Errungenschaften seines Arbeitsgebietes weitgehendst mitgenießen lassen.

Fassen wir nun zusammen, was wir aus der Weltgeschichte und der Entwicklungsgeschichte für den Plan einer zukünftigen Menschheitsverbesserung lernen können, so werden wir damit ohne weiteres auf das Lebensprinzip unseres Volkes geführt.

---

[1] In Abschnitt V, Kapitel 2 ist ausgeführt, welch großen Fehler der Staat macht, wenn er statt der Familien die Einzelpersonen begünstigt.

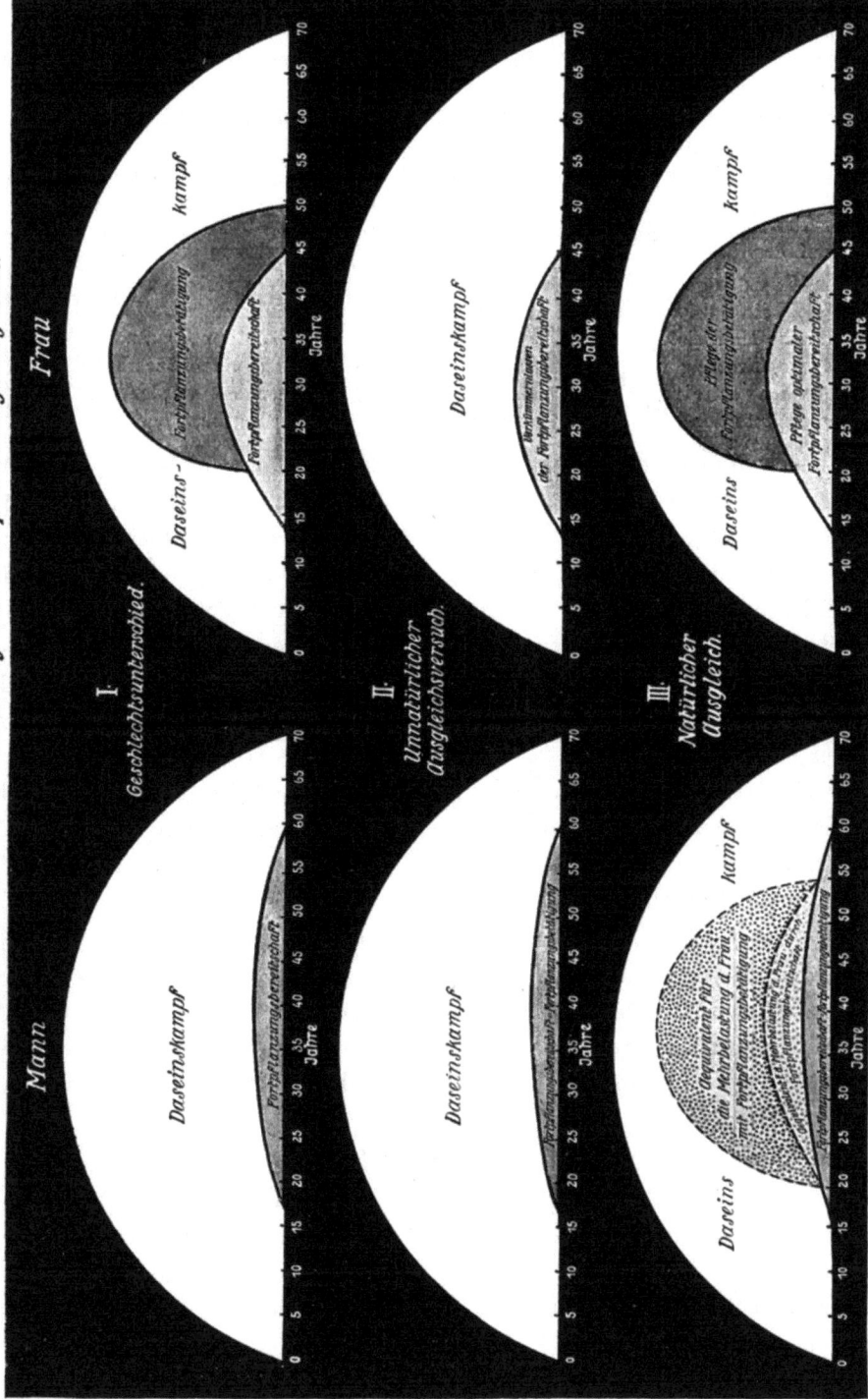

Abb. 154. Geschlechtsunterschied in der Belastung mit Fortpflanzungsaufgaben. Unnatürlicher und natürlicher Ausgleich. (Aus Sellheim: Das Geheimnis vom Ewig-Weiblichen. 2. Aufl., Stuttgart, Enke 1924.) Fortsetzung der Unterschrift siehe nächse Seite.

Fortsetzung der Unterschrift zu Abb. 154.

Geschlechtsunterschied in der Belastung mit Fortpflanzungsaufgaben:

I. zeigt vom 0. bis 70. Lebensjahr den Daseinskampf in seiner Größe bei Mann und Frau gleich dargestellt. Fortpflanzungsbereitschaft und Fortpflanzungsbetätigung währen beim Manne vom 17. bis 50. Jahre und nehmen nur verhältnismäßig wenig Kraft in Anspruch, also in unserer schematischen Darstellung einen geringen Raum ein. Bei der Frau dagegen kosten die vom 15. bis 45. Lebensjahre andauernde permanente Fortpflanzungsbereitschaft und die vom 20. bis 50. Jahre dauernde Fortpflanzungsbetätigung (einschließlich der Kinderaufzucht) an sich sehr viel Kraft und nehmen einen dementsprechend großen Raum ein.

II. zeigt einen falschen Versuch des Ausgleichs, indem man einfach die Fortpflanzungsbereitschaft der Frau verkümmern läßt und die Fortpflanzungsbetätigung unterdrückt, also beides etwa auf den beim Manne vorhandenen Kraftaufwand gewaltsam zurückdrückt.

III. zeigt den Weg des gerechten Ausgleichs durch „Zubußeverpflichtung des Mannes". Er hat einen Ausgleich, ein Äquivalent für die Mehrleistungen der Frau in bezug auf die Fortpflanzungsbereitschaft und für die Mehrleistungen der Frau in der Fortpflanzungsbetätigung aufzubringen.

Diese Zubußeverpflichtung wird ja in der Ehe ohne weiteres anerkannt, sie müßte aber auch auf jede Frau, auch auf die unverheiratet bleibende, gerechterweise ausgedehnt werden. Denn sie hat ebenso wie die Verheiratete den Mehraufwand an Kraft für die Fortpflanzungsbereitschaft zu bewältigen.

Da es weiterhin unmöglich erscheint, bei der Verschiedenheit des Könnens, das Mann und Frau innewohnt, die Höchstleistung in einer Person zu vereinigen, so bleibt nichts anderes übrig, als den Weg der Arbeitsteilung zwischen den beiden Geschlechtern beizubehalten. Jedes der beiden Geschlechter muß in der ihm gegebenen Richtung die Höchstleistung zu erreichen suchen. Der Vorteil für das Menschenpaar liegt in dem gegenseitigen Ausgleich. Doch muß dieser Ausgleich ein gerechter sein und gerade an dieser Gerechtigkeit des Ausgleiches fehlt es noch vielfach. Die Frau — das ist in aller Mund — ist mit Fortpflanzungsaufgaben in viel höherem Grade belastet als der Mann. Der Mann wäre — davon wird aber niemals oder so gut wie niemals geredet — zur Kompensation verpflichtet. Er müßte der Frau ein Äquivalent für ihre größere Kräftebindung bieten, anderenfalls er die Schuld daran trägt, wenn die Frau sich von der ihr zu schwer werdenden Spezialleistung emanzipiert oder durch den Druck der Verhältnisse sich zu emanzipieren gezwungen wird.

Ein tiefes und feines Verständnis für die Frau sollte die Unersetzlichkeit der Leistung der Frau in Fortpflanzung und Fortentwicklung der Menschheit anerkennen, aber auch zugleich durch einen gerechten Ausgleich (Abb. 154) den Frauen ihren Arbeitsteil besitzenswert und erhaltenswert erscheinen lassen, ein Punkt, an dem es im heutigen Leben vielfach gebricht.

Wenn also eine Arbeitsumkehr für beide Geschlechter sowieso einmal notwendig wird, dann sollte man diese günstige Gelegenheit der Umordnung nicht vorübergehen lassen ohne eine Nachschau, ob die Arbeit zwischen den Geschlechtern wirklich so verteilt ist, wie sie beim Sichwohlfühlen beider Geschlechter unserem Volke die beste Entwicklung in Aussicht stellt. Denn wenn eine produktive Arbeit dringlich des öffentlichen Schutzes bedarf, so ist das die Fortpflanzung. Daß die Arbeitsverteilung bei der Revolution nicht ganz das Richtige getroffen hat, und noch manches verbesserungsbedürftig ist, habe ich oben Abschnitt V Kapitel 2 ausgeführt.

IX. Unnatur unseres Frauenlebens und Ausgleichsversuch durch besondere Körperkultur.

Nachdem wir die Hygiene und Diätetik der Frau im einzelnen erörtert haben, wollen wir zum Schluß Grundsätze herauszuarbeiten suchen, durch deren Beachtung die die Frau treffenden Nachteile gut, oder wenigstens einigermaßen gut gemacht werden können. Die Unnatur, in welche die Frau allmählich geraten ist, muß wieder ihrer Nachteile zu entkleiden gesucht werden.

An die Spitze einer Abhandlung über die praktische Bedeutung der Körperkultur für die Frau gehört die Frage: „Wozu ist denn Körperkultur überhaupt notwendig?" Die Antwort lautet: Die Berechtigung und Notwendigkeit einer besonderen Körperkultur beim Menschen ergibt sich ohne weiteres aus dem Verlust eines wichtigen Entwicklungsfaktors.

Die Wissenschaft, die man als Entwicklungsmechanik bezeichnet, hat herausgefunden, daß die Entwicklung aller Lebewesen, besonders auch des Menschen, zum einen Teil auf Grund einer ererbten Anlage von selbst aus erfolgt, ein anderer Teil aber durch das Funktionieren im Sinne der Anlage — was man als funktionelle Entwicklung bezeichnet — hinzugefügt wird. Bleibt also dieses Funktionieren, dieser Gebrauch in natürlicher Richtung, als Förderungsmittel aus, so entfällt ein Stück Entwicklung. Der Organismus verkümmert, er bleibt in seiner Ausbildung zurück und degeneriert[1].

Es gehen beim Menschen ein gut Teil Beförderung und Erhaltung einer höheren Entwicklung des Organismus durch den Ausfall einer naturgemäßen, ungebundenen Funktion verloren. Im Gegensatz zu dem freilebenden Tiere und auch noch zu dem freilebenden Menschen ist in den Fesseln der Kultur und des sozialen Beisammenlebens entsprechend der Verwöhnung durch Kleidung und Haus die freie Bewegung des Menschen im Sinne eines naturgemäßen Sichauslebens gehindert, vermindert, verkümmert, versteift, mehr und mehr abhanden gekommen. Die menschliche Funktion ist auf der ganzen Linie gehemmt, zum guten Teil von den natürlichen Bahnen abgelenkt und in andere Bahnen, die freilich bis zu gewissem Grade so gut eingelaufen sind, daß sie zur zweiten Natur werden können, eingelenkt. Solche Funktionseinbuße bedeutet aber direkt einen Verlust an Entwicklung zur Erreichung der Vollkommenheit.

Das ist ohne weiteres an jedem Muskel zu sehen. Übung macht ihn erstarken, Nichtübung läßt ihn langsam verkümmern. Jede Verkümmerung bedeutet aber ihrerseits wieder die Grundlage zur mangelhaften Funktionsfähigkeit. Unterbleibt die Funktion, so geht die Entwicklung sogar zurück. Es tritt Atrophie ein. Wird die Funktion einseitig künstlich übertrieben, dann ist sie von Hypertrophie gefolgt.

Ähnlich geht es — um den Vorgang an einem zweiten Beispiele klar zu machen — bei der Haut. In der Natur ist sie durch fortwährendes Funktionieren in allen Graden und allen möglichen Richtungen so vollkommen in ihrer Elastizität geübt, daß sie eine

---

[1] Roux, W., Gesammelte Abhandlungen über Entwicklungsmechanik des Organismus. Bd. 1 u. 2. Leipzig, Engelmann 1895.

Beanspruchung auf Weiterstellung des Körpers in der Tragzeit ohne weiteres und ohne Hinterlassung von Spuren der Dehnung oder gar Zerreißung verträgt. Bei den Kulturmenschen bilden sich ziemlich regelmäßig sogenannte Schwangerschaftsstreifen oder Schwangerschaftsnarben der Bauchhaut. Sie liefern einen Beweis für den Bankrott der Elastizität infolge Verwöhnung und Funktionsunterdrückung. Dieser Zusammenhang wird dadurch ohne weiteres klar, daß man durch künstliches Hinzufügen im Sinne gesteigerter Funktion — nämlich Massage in der Schwangerschaft — die Ausbildung von solchen Verunzierungen der Haut durch Überdehnung mit Sicherheit hintanhalten kann [1].

Der Unterschied zwischen Natur und Kultur [2] besteht nicht in der Unterdrückung jeglicher Funktion überhaupt, sondern in der andersartigen, durch die Kulturverhältnisse abgeänderten, in der unvollkommenen, in der minderwertigen Funktion. In der Natur werden nur Bewegungen gemacht, die dem Lebenszweck als solchem unmittelbar dienen oder mit ihm in unmittelbarem Zusammenhang stehen.

Nehmen wir nur das Besorgen des Lebensunterhaltes als Beispiel. In der Natur muß sich dazu der Mensch allseitig bemühen: dem Wilde im Dickicht nachkriechen, auf Bäume klettern, um Früchte zu pflücken, ins Meer tauchen, um Fische zu holen. Bei uns zulande ist vielfach die einzige Suche die in der Speisekarte usw.; darauf folgt das Sichbedienenlassen durch den Kellner usw., um ja keine überflüssigen Bewegungen machen zu müssen. Das gilt für die Nahrungsaufnahme. Die Anstrengung für das Erwerben des Äquivalentes zum Bezahlen des Lebensunterhaltes kann mit den natürlichen Bewegungen erst recht nicht verglichen werden, denn das ist die einseitige, in ihrem Gefolge den Körper einseitig machende Erwerbsarbeit und Berufsarbeit.

Der Kulturmensch hat nämlich den Begriff Arbeit, der Arbeit um ihrer selber willen und des Berufes willen, geschaffen. Auch hier gibt es noch Bewegungen in Hülle und Fülle. Aber der Unterschied gegenüber der Natur ist deutlich. In der Natur ist die Bewegung eine allseitige, mäßige, harmonische, in der Kultur eine einseitige, oft genug zu geringe, in anderen Fällen eine übertriebene, also jedenfalls ungleichmäßige, unharmonische. Arbeit und Berufsarbeit macht den in der Natur abgerundeten Körper, um in einen mit der Wirklichkeit übereinstimmenden Bilde zu reden, in seinen Formen und Bewegungen eckig. Von einer gleichmäßigen, allseitigen Ausbildung ist nicht mehr die Rede. Werden die Muskeln in einer bestimmten Weise gedrillt, so wird unter großer Anspannung die auf ein bestimmtes Ziel gerichtete Form und Bewegung in ihrer Ruckartigkeit herausgearbeitet.

Ersatz für den Ausfall natürlicher allseitiger Bewegungen kann daher die Berufsarbeit nicht bieten. An ihre Stelle muß, wenn man annähernd Gleichwertiges schaffen will, auch wieder eine allseitige mäßige Bewegung aller Muskeln in jeder Richtung und in jeder Zusammenstellung mit anderen Muskeln gesetzt werden, so wie es den

---

[1] Sellheim, Weiterstellung des Bauches, Fasziendehnung und Dehnungsstreifen der Haut. Monatsschr. f. Geb. u. Gyn. Bd. 53. — Barfurth, Über Schwangerschaftsstreifen und ihre Verhütung. Zentralbl. f. Gynäkol. 1911. S. 1705. — Stratz, Körperpflege der Frau. Stuttgart, Enke 1907. — Sellheim, Natur, Kultur und Frau siehe im Geheimnis des Ewig-Weiblichen. F. Enke 1924.

[2] Sellheim, Natur, Kultur und Frau. l. c.

Abmessungen und der Leistungsfähigkeit des einzelnen Körpers am besten, am vorteilhaftesten angepaßt ist. In dieser Richtung trägt jeder Organismus seine Eigenart in sich. Der Unterschied zwischen professioneller Körperleistung und Nachahmung der natürlichen Beweglichkeit dürfte jedem einleuchten, der eine steife Parade mit der Übung einer den Körpertakt herausarbeitenden Gymnastik vergleicht. In

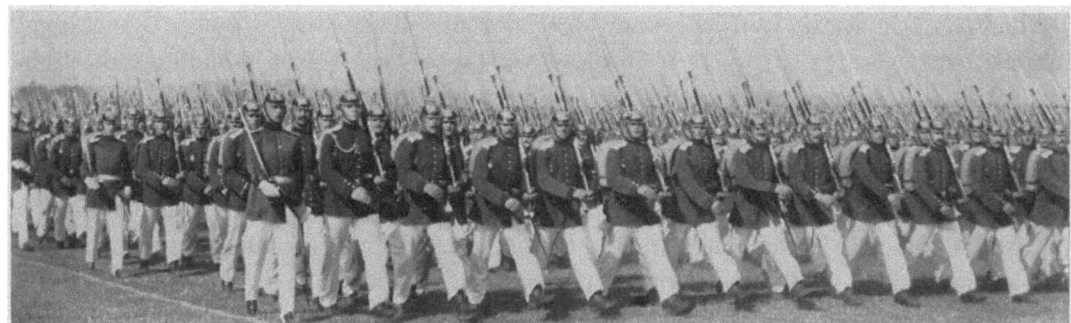

Abb. 155. Steife Parade mit Unterdrückung jeglicher Individualität um einen gemeinschaftlichen Zweck zu erreichen.

der Parade — und zwar sowohl der militärischen (Abb. 155), als auch der modernen Revue weiblicher Tänzerinnen (Abb. 156) — mutet alles steif in größerer Anstrengung als es für den ins Auge gefaßten Zweck notwendig ist, an. Dazu kommt uniforme Haltung, uniforme Bewegung, uniforme Kraftanstrengung, ein Eindruck, der noch durch uniformen

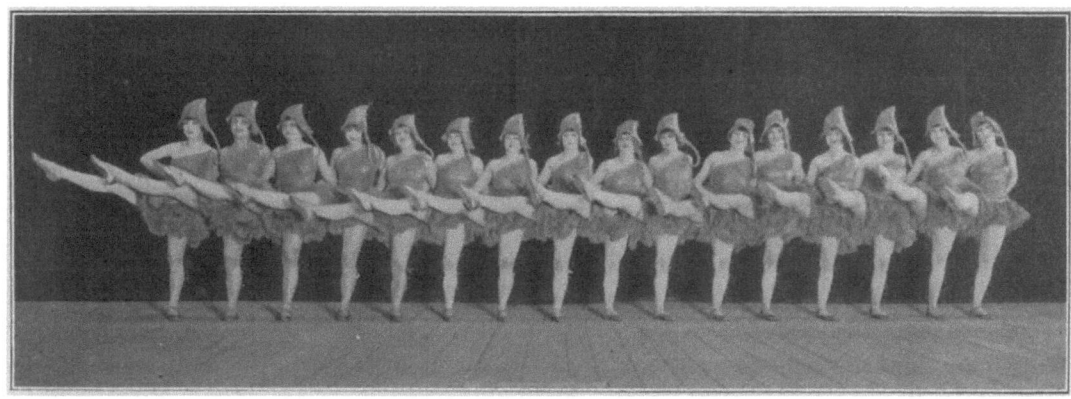

Abb. 156. Revue weiblicher Tänzerinnen mit Unterdrückung jeglicher Individualität, um einen gemeinschaftlichen Zweck in uniformierter Weise zu erreichen. — Phot. August Scherl G. m. b. H., Berlin.

Aufputz in Kleidung usw. unterstützt wird. Hier wird ein gemeinschaftliches Ziel erreicht aber mit bewußter Unterdrückung der Individualität auf der ganzen Linie. Dabei soll der große Vorteil schlagartiger Wirkungen gewaltiger Massen, ohne daß es zu hemmenden Reflexionen kommt, keineswegs verkannt werden.

Der Zustand, unter dem wir beisammen leben und uns mit der Umwelt abfinden müssen, man mag ihn Kultur, soziales Leben oder Wirtschaftsverband nennen, ist durch eine erhebliche Gebundenheit und Hemmung gegenüber der natürlichen Funktion charakterisiert.

Wollen wir nicht unter der damit automatisch verknüpften Verkümmerung unseres Organismus und seiner Leistungen leiden, so müssen wir versuchen, für das uns verloren gehende Stück natürlicher Vervollkommnung und Entwicklung — die oben genannte funktionelle Entwicklung —, so gut es im Rahmen unserer Einpferchung geht, durch künstliche Veranstaltungen Ersatz zu schaffen. Unter diesem Gesichtswinkel sind z. B. unsere Bestrebungen Spaziergang, Turnen, Spiel, Sport, Tanzen, Schwimmen, rhythmische Gymnastik, Luftbad, Sonnenbad und alle Dinge, die wir zur Ertüchtigung unseres „enttüchtigten" Körpers treiben, zu verstehen. Diese Körperbildungsmittel sind alle nützlich, unter sich wohl mehr oder weniger verschieden, aber durchaus miteinander verträglich. Sie ergänzen sich, und die Vertreter der einzelnen Schulen sollten **zusammenarbeiten** statt, wie das so oft geschieht, sich gegenseitig zu befehden.

Wir empfinden geradezu einen Zwang zu einer Körperkultur. Die Abwendung von der Natur und die Zuwendung zu der Kultur darf uns nichts anhaben können. Das Rezept liegt auf der Hand. **Der Kulturschaden muß durch eine Kulturneuerwerbung wieder gut zu machen gesucht werden.**

Diese Lebensauffassung enthält die Begründung der Notwendigkeit einer besonderen Körperkultur beim Menschen. Ein Mensch im Urzustande und ein Tier in der Freiheit brauchen keine besondere Körperkultur, sofern man sie nicht zu einem bestimmten Zweck auslesen, gebrauchen und abrichten will. Dann kommen freilich deutliche Verschiedenheiten heraus und können weiter herausgearbeitet werden. Man vergleiche nur das Rennpferd mit dem Ackergaul. Daß nichts anderes als die Entfremdung von der Natur die Triebfeder zur Betätigung von Körperkultur ist, **geht aus dem Verhalten des Menschen gegenüber den von ihm in mehr oder weniger künstliche Lebenssysteme eingezwängten Haustieren hervor.** Bei ihnen muß, wenn Höchstleistungen erzielt und erhalten werden sollen, unbedingt eine besondere, wohldurchdachte Körperpflege und Körperkultur die verloren gehende und künstlich verhinderte optimale Selbstregulierung ersetzen. Beim Fohlen tritt ein möglichst langer Gang auf die Weide an Stelle ungebundener Bewegung auf der Steppe. Das gleiche dürfte auch der Mensch für sich in Anspruch nehmen. Es besteht nur der Unterschied, daß der Mensch für Pflege seiner Haustiere in der Regel mehr Interesse hegt, bei ihnen für alle Fortpflanzungs-, Entwicklungs- und Lebenserhaltungsbedingungen Verständnis zeigt und in die Tat umsetzt. Die gleichen, ihn selbst angehenden Fragen behandelt er viel kühler. Das ist eine beschämende Feststellung, die aber doch vielleicht dazu beitragen kann, den im Kulturnebel eingesponnenen Menschen zur Selbsterkenntnis aufzurütteln. Für den Grund der Nötigung zu einer besonderen Körperkultur gilt es Unterschiede zu beachten.

Je mehr natürliche Funktionen einem Wesen aufgetragen sind, um so näher steht es der Natur, und um so inniger muß es auch mit der Natur im Zusammenhang bleiben, wenn man von ihm eine beste Erfüllung seiner natürlichen Verpflichtungen erwarten will. **In dieser Richtung besteht zwischen den beiden Geschlechtern ein großer und tiefgreifender Unterschied.**

Der Mann hat im Sinne der Kultur zu arbeiten. Für ihn genügt es, **seine nach außen gerichtete Arbeits- und Leistungsfähigkeit zu entwickeln** und sich in ihrer Ausübung gesund zu erhalten. Der Mann kann ungestraft ein Stück Natur nach dem anderen veräußern, wenn er nur darauf bedacht ist, das Verlorengehende durch ein gewisses Maß von Körperkultur wieder wettzumachen und so für die gerade an ihn gestellten Aufgaben leistungsfähig zu bleiben. Dieses Maß wird ganz besonders hoch getrieben und oft auch einseitig gestaltet, weil zwischen den Leistungen der Männer ein in die Augen stechender Wettbewerb, eine Konkurrenz besteht, die unter Umständen sogar ganze Verbände, ganze Staaten usw. ergreift. Das, was an Körperkraft und Gewandtheit erhalten, an technischem Können erworben wird, trägt sogar gelegentlich im offenen Kampfe miteinander in der blutigsten Form des Wetteiferns, im Kriege, seine Früchte.

Der Frau fällt außer einer gebührenden Anteilnahme an der äußeren Arbeit ein hoch bemessenes Maß von innerer Arbeit zu, von dem der männliche Organismus freigelassen ist. Das ist der Zwang zur fortwährenden Erhaltung der Fortpflanzungsbereitschaft und die reelle Betätigung der Fortpflanzung im Aufbauen, Tragen, Zurweltbringen und Weiterernähren des Kindes. Zudem sind das Aufgaben, die sich häufiger wiederholen, und schließlich in eine Hauptlast — die Aufzucht der Kinder — auswachsen. Davon kann nichts veräußert werden. Die wahren Frauenwerte sind unwandelbar und ewig. Nichts kann durch Körperkultur ersetzt werden. Was hier verloren geht, ist endgültig verspielt. Der Mann sollte dafür Verständnis haben. Er müßte empfinden, daß er sich freier bewegen kann und ihm, gegenüber der mit der Fortpflanzungsaufgabe belasteten Frau eine Art natürlicher Zubußeverpflichtung im Sinne einer Leichterstellung der Frau im Leben als billiger Ausgleich erwächst.

Die der Frau fast ganz allein zufallende Arbeit der Fortpflanzung ist der gesamten Arbeitsleistung des Mannes im übrigen Leben an Größe und Wichtigkeit ohne weiteres ebenbürtig. Dann kommt noch das Haushalten — wie man sagt — als der natürliche Beruf der Frau, oder gar noch ein anderer Erwerbsberuf hinzu, wenn sich kein Mann findet, der für ihren Lebensunterhalt ausreichend sorgt. So ist die Frau gegenüber dem Manne nicht nur doppelt, sondern oft genug dreifach belastet. Haushaltungsberuf und Erwerbsberuf sind dem engen Beisammenleben der Menschheit entsprungene künstliche Veranstaltungen, die sich jede allein auch schon mit der Arbeit des Mannes vergleichen lassen. Von diesem Gesichtspunkte aus wäre die Forderung gerechtfertigt, daß die Frau mindestens ebensoviel Körperkultur als künstlichen Ersatz für verloren gegangenes natürliches Funktionieren treiben sollte wie der Mann.

Bei der Frau kommt aber durch die Eignung zur Betätigung der großen körperlichen Aufgaben der Fortpflanzung noch eine ganz besondere Forderung der Qualität der Körperkultur und Körperpflege hinzu.

Das Aufbauen, Tragen, Zurweltbringen, Nähren des Kindes und schon die monatlich wiederholten fortlaufenden Übungen des Organismus zur Permanenterhaltung der Fortpflanzungsbereitschaft sind natürliche Leistungen des Körpers und Geistes, im Gegensatz zu der durch die Kultur künstlich groß gezogenen Arbeit und Berufsarbeit des Mannes (die auch ihr oktroyiert wird), einerlei, ob diese körperlicher, geistiger oder gemischter Natur ist.

Auf die Mannesarbeit und auf die ihr vergleichbare Berufsarbeit der Frau vermag man sich ihrem willkürlichen Ursprung entsprechend auch künstlich einzustellen. Man kann sich darauf einüben und darin ertüchtigen durch körperliche Übungen und geistige Vorbereitung, welche die Eigenart des auszuübenden Berufes im Auge behalten. So wird eine bestimmte Körperschulung zur körperlichen Arbeit und eine bestimmte Geistesschulung zur geistigen Arbeit und eine gemischte Schulung für eine gemischte Betätigung geschickt machen. Immer wird dabei eine gewisse Einseitigkeit großgezogen.

Die Frau kann man für die Ausübung ihrer natürlichen Funktion nicht künstlich abrichten. Man läuft sogar beim Hineintragen von zu viel Kunst Gefahr, sie zu verderben. Besonders besteht die Befürchtung, daß man sie durch einen nach der männlichen Schablone gerichteten künstlichen Körper- und Geistesausbau ihrer Mutteraufgabe entfremdet und dafür ungeschickter macht. Wenn für ihre natürlichen Aufgaben etwas geübt oder in Übung erhalten werden soll, so kann das keine Rüstung auf äußere Arbeit, es muß eine Rüstung auf die zugedachte innere Arbeit sein.

Um so viel mehr als die Aufgabe des Frauenkörpers vielseitiger, komplizierter, größer und für die Fortexistenz und Fortentwicklung des Menschengeschlechtes wichtiger ist als die des Männerkörpers, um so viel mehr Sorgfalt, Scharfsinn, Umsicht und Pflege erfordert weniger die künstliche Übung—denn damit kann man nur Beschränktes leisten — als vielmehr die rechtzeitige Ausnützung und Konservierung der natürlichen Beweglichkeit des Frauenkörpers. Auch die Frau von heute gebraucht deshalb Körperkultur. Aber in ganz anderer Richtung und in ganz anderem Sinn und Maß als der Mann. Im Gegensatz zu unserer Gepflogenheit, den Frauenkörper gegenüber dem Manneskörper beinahe zu vernachlässigen, ist hier eine — weil schwierigere — erhöhte Kultur und Pflege am Platze.

Wenn ein Mann seinen Körper nicht trainiert und ihn nicht durch die übernommene Arbeit funktionell in der Richtung des für die Funktion zuträglichen Baues gestärkt und gestählt hat, kann er sich schließlich einem mehr geistigen Berufe zuwenden und umgekehrt, wenn der Geist nicht geübt ist oder sich einem besonderen Ausbau widersetzt, so steht es ihm frei, in den Beruf des Handarbeiters auszuweichen; jedenfalls macht ihm die Fortpflanzung nicht die geringsten Schwierigkeiten.

Für die Frau gibt es kein Entrinnen, wenn sie ihrer Naturaufgabe gerecht werden und sich wirklich ihrer natürlichen Bestimmung und Anlage gemäß ausleben soll. Sie muß das tun, was die Natur will. Sie hat da nachzugeben, wo es ihre Aufgabe bestimmt. Sie hat eine ganz scharf umschriebene körperliche und geistige Leistung zu vollbringen. Ist sie nicht darauf gerüstet, weil sie entweder ihre natürlichen Anlagen, die sie mitbringt, vernachlässigt oder in falsche Formen gezwängt hat, so entsteht ein doppelter Schaden; die Frau fängt an, unter ihrer Naturanlage zu leiden und das von ihr erwartete Produkt kommt in Gefahr; es entspricht nicht mehr den Hoffnungen, die man berechtigterweise darauf setzen zu dürfen glaubt.

Es würde eine Unvollständigkeit bedeuten, wollte ich nur von der Kultur des Körpergebäudes sprechen und nicht wenigstens daran erinnern, daß bei der Funktion der inneren Organe auch von einer groben Vernachlässigung durch die Abweichung des Menschen von der Natur die Rede sein muß. Es sind das Teile, bei denen man ebenfalls eine Körperkultur im Sinne der Erhaltung der regelmäßigen Funktion verlangen dürfte. Ich denke hier zunächst auch wieder in der Hauptsache an den Frauenkörper.

Zu den das Kind benachteiligenden Faktoren von seiten der Mutter gesellt sich im Sinne der Vernachlässigung der Körperkultur auch die Vernachlässigung der Geisteskultur. Hier springt der Schaden für das Kind ins Auge. Ist es doch die Mutter, welche die Quintessenz der Kultur, die sie aus dem Leben gezogen hat, dem Kinde übermittelt [1].

Wir kommen nach allen Erwägungen zu dem Schluß, daß in der Tat eine große, auf alle möglichen Gebiete ausgedehnte Vernachlässigung der Kultur des Körpers, und das darf wohl hinzugefügt werden, auch des Geistes, bei der Frau besteht. Das Sichausleben im Sinne ihrer Naturbestimmung wird ihr dadurch unnötig schwer gemacht. Kräftezusammenbruch, Leistungsunfähigkeit, Zerrüttung des Körperzusammenhalts und Körpergebäudes, Krankheiten aller Art und Unzufriedenheit mit sich selbst und ihrem Lose sind die Folgen.

Wir vermögen zwar die Frau von heute nicht mehr auf den Entwicklungszustand zu Anfang des Überganges von der Natur zur Kultur zurückzubringen. Aber wir können doch erreichen, daß eine unnötige Erschwerung ihrer für den Fortbestand der Menschheit unersetzlichen Fortpflanzungsleistung hintangehalten wird. Drum ist die Körperkultur in dem umfassenden Sinne einer Wiedergutmachung, wie ich sie durch Aufdeckung der Kulturschäden anzudeuten gesucht habe, eine unerläßliche Forderung bei der Frau. Sie ist viel dringender als beim Manne, bei dem in dieser Richtung seither mehr geschehen ist. Von der Frau hängt eben doch viel mehr ab.

Für die Körperkultur beim Manne hat man einen Hauptgrund ins Feld geführt: Sie wird im Sinne der Ertüchtigung zur Wehrhaftigkeit betrieben. Auch die Frau hat ihren Kampf zu kämpfen. Sie tut auch ihren Dienst am Vaterland [2]. Nur ist man so ungerecht, ihr das nicht mehr nachzurechnen, weil ihre Arbeit, ihre Anstrengung, ihre Gefährdung im Dienste des Vaterlandes — dem sie doch ihre Kinder schenken muß — als selbstverständlich angesehen wird. Zu lange hat man der Unterstützung der Frau im Kampfe um ihr Sichausleben im Sinne ihrer natürlichen Bestimmung lau gegenüber gestanden.

Wenn jetzt in unserer Ohnmacht ein Sehnen nach Ertüchtigung der Männer mittels Pflege der Körperkultur durch unser Volk geht, darf die Pflicht an der Frau, sie durch geeignete Körperkultur tüchtig zu erhalten, nicht vernachlässigt werden. Die Hebung der Männerkraft wird uns nichts nützen, wenn die Frauen versagen. Diese Andeutung dürfte wohl genügen, um die Forderung der Körperkultur der Frau in den Vordergrund allgemeinen Interesses zu rücken und die unbesorgt schlafenden Gemüter aufzurütteln. Ihre Erfüllung wird zum Bürgen für die Gesundheit unserer Nachkommen.

Da es sich um eine ganz universelle Angelegenheit handelt, sollte der Staat (tua res agitur!) auch das Seinige dazu beitragen, um den Frauen ihre originelle Aufgabe, auf deren ordnungsgemäßer Erfüllung nichts weniger als die Zukunft des ganzen Volkes beruht, zu erleichtern.

Wenn die Frauenkultur gegenüber der Männerkultur immer noch eine mehr im Verborgenen blühende Pflanze darstellt, so muß man doch anerkennen, daß in dieser

---

[1] Sellheim, Reize der Frau und ihre Bedeutung für den Kulturfortschritt. Geheimnis vom Ewig-Weiblichen. l. c. S. 13.

[2] Sellheim, Was tut die Frau fürs Vaterland? Kriegsvorträge Stuttgart, Enke. 1915 und Frauenkraft als Quelle der Volkskraft, Geheimnis vom Ewig-Weiblichen l. c. S. 221.

Richtung schon manches geschehen und zum mindesten das Interesse dafür im Wachsen begriffen ist.

Immer werden aber noch grobe Fehler gemacht. Der ganz gewöhnliche Irrtum ist der, daß man glaubt, man brauche aus der für den Mann nun bis zu einer gewissen Vollendung herausgearbeiteten Körperkultur nur etwas in gemäßigtere Form zu übertragen, um zu einer geeigneten Kultur auch für den Frauenkörper zu gelangen.

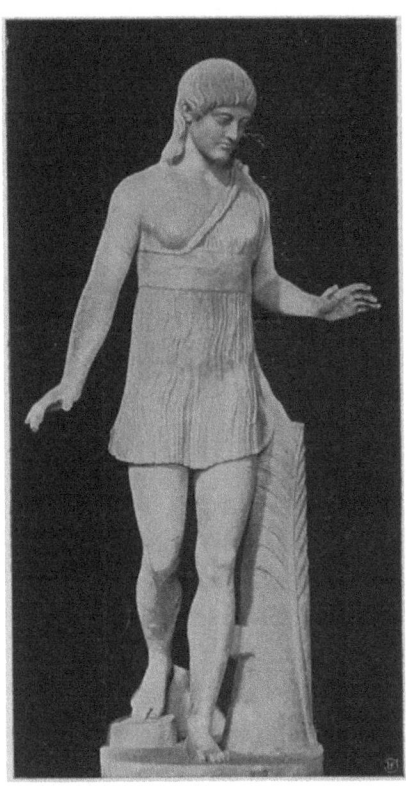

Abb. 157. Wettläuferinnenstatue, bei der sich außer einer gewissen Andeutung der Brüste kaum ein Unterschied gegenüber dem Manneskörper vorfindet.
(Aus Schultze-Naumburg: Kultur des weiblichen Körpers.)

Man übersieht dabei vollständig, daß Männerkörper und Frauenkörper von Haus aus ganz anders organisiert sind, und daß diesen verschiedenen Bauarten entsprechend in dem Plane der Natur auch ganz andere Funktionsrichtungen vorgesehen sind [1]. Dieser andersartigen Organisation der Frau muß auch bei ihrer Körperkultur Rechnung getragen werden, wenn wir ihre Gesundheit und Fortpflanzungstüchtigkeit erhalten und fördern wollen.

Ein Kardinalpunkt muß erwähnt werden: das Tragen und Gebären von Kindern ist neben den Wachstumsaufgaben weniger ein Akt der Kraft, denn eine Probe der Gewandtheit. Hier wird eine innere Kraftwandlung von der Frau verlangt, die in ganz anderer Richtung geht wie bei der nach außen gewendeten Betätigung des Mannes. Die Rumpfmuskeln des Mannes müssen gegen einen Angriff von außen gewappnet sein. Die Rumpfmuskeln der Frau sehen einem gewaltigen Nachgeben auf einen von innen herauskommenden Anspruch entgegen. Das sind Unterschiede genug, die verstehen lassen, daß die Richtlinien für die Frauenkörperkultur nicht nur ein verdünnter Abklatsch der in dieser Richtung bewährten Bestrebungen beim Manne sein dürften, sondern daß hier eigene, besondere Wege gegangen werden müssen, wenn unsere Bemühung von bestem Erfolge gekrönt sein und nicht die Gefahr, daß sie in das Gegenteil umschlägt, heraufbeschworen werden soll.

Freilich ist es nicht so leicht, diejenigen Bewegungen ausfindig zu machen, die als brauchbare Vorübungen für die gewaltige Probe in Schwangerschaft, Geburt und Wochenbett betrachtet werden können. Es handelt sich nicht nur um die Übung der Zusammenziehung, die das Rückgrat alles männlichen Sportes seither bildete, sondern vielmehr auch um die Übung des Nachgebens der Muskeln als besonderes Erfordernis der weiblichen Funktion. Da wir die Volumveränderlichkeit des Bauches nicht weitgehend üben können, so müssen wir uns mit der Hoffnung begnügen, bei der Übung der Formveränderlichkeit

---

[1] Sellheim, Geschlechtsunterschied am Bauch und Körpergebäude überhaupt. Geheimnis vom Ewig-Weiblichen. l. c. S. 166 u. a. O.

auch die Volumveränderlichkeit mitzuüben. Was nützen der Frau starke Muskeln zum Drücken, wenn die bei der Füllung in der Schwangerschaft und bei der Entleerung unter der Geburt in Betracht kommenden Muskeln nicht spielend, rechtzeitig und in richtigem Grade nachgeben?

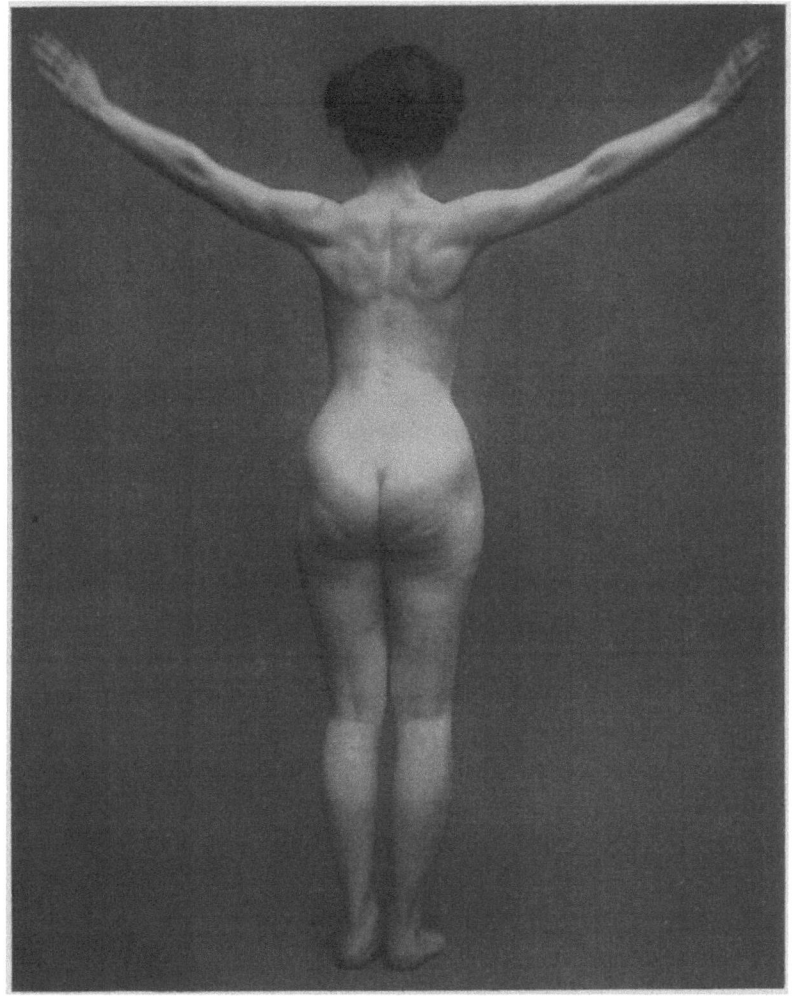

Abb. 158. Verunzierung des weiblichen Körpers durch Übertreibung in falscher Richtung der Gymnastik nach Mensendieck.
(Aus Mensendieck: Frauenturnen. Verlag F. Bruckmann, A.-G. München.)

Es ist deshalb sehr zu begrüßen, daß sich neuerdings immer mehr ein besonderer Frauensport im Sinne einer Körperkultur des Frauenleibes herausbildet, der sich von den männlichen Bedürfnissen entfernt und den spezifisch weiblichen annähert.

Wohin allzuviel Sport nach männlichem Muster führt, sieht man bei der Wettläuferinnenstatue (Abb. 157). Wenn der Künstler ihr nicht die auch nur dürftig angedeuteten Brustdrüsen gelassen hätte, würde sie kaum von einem Manneskörper zu unterscheiden sein.

Die Gymnastik kann auch falsche Wege gehen, oder zum mindesten unerwünschte Produkte erzielen. Das Bild Abb. 158 stammt aus einem berühmten Buche für Frauengymnastik. Das Anziehende der Frau ist zum Teufel. Dieses Beispiel wirkt jedenfalls nicht einladend. Und so etwas sollte vermieden werden auf einem Gebiete wie der Frauengymnastik, zu der man der Menschheit erst Lust machen will. Abgesehen von solchen gelegentlichen Verirrungen vermag die Gymnastik besonders in ihrer modernen Form zweifellos sehr viel Gutes auch für den weiblichen Körper zu stiften, nur muß man ein Ziel nicht aus dem Auge lassen, nämlich die Übungen so zu wählen, daß sie Rücksicht nehmen auf die Eigenart des weiblichen Körpers und diese Eigenart nicht verwischen und unterdrücken, sondern sie erst recht herausarbeiten wollen. Rein männlicher Ausbau des weiblichen Körpers würde die „Frau von der straffen Faser" züchten, die von den alten Geburtshelfern schon so gefürchtet war. Wir brauchen die „Frau mit der nachgiebigen Faser".

Damit stimmt auch die moderne Gymnastik mehr oder weniger überein. Ich finde zum Beispiel eine Spur bei Dora Menzler. Ihr erscheint es fraglich, ob auch bei der Körperbildung der Frau der Schwerpunkt in der Kraftbetonung liegen müsse.

Nachdem wir das Ziel aller Frauenkultur in erster Linie darin erkannt haben, sie körperlich und geistig für die beste Abwicklung ihrer Fortpflanzungsaufgabe, die mit dem Tragen des Kindes beginnt, und mit seiner Erziehung zu einem brauchbaren Menschen endigt, geschickt zu machen, wollen wir uns die Fragen vorlegen: **Was ist bis jetzt in bezug auf Frauenkultur erreicht und was erscheint noch erreichbar?**

Die Antwort auf den ersten Teil der Frage gibt uns am besten ein kurzer historischer Rückblick[1]. Das ist sehr lehrreich, insofern die einmal gemachten Fehler nicht wiederholt werden sollten.

Uns interessiert hier vor allem die Übertragung des Jugendturnens, das ursprünglich mehr als Übung zur Wehrhaftmachung gedacht war, **von den Knaben auf die Mädchen.** Hier muß zunächst eine kurze Bemerkung über die Art des Turnens überhaupt gemacht werden.

Das Geräteturnen, früher als deutsches Turnen bezeichnet, ist neben Ordnungs- und Freiübungen bei uns etwas einseitig geblieben. Es wird aber doch heute vielfach unterschätzt. Es hat zweifellos einen sehr günstigen Einfluß auf Wachstum und Entwicklung von Knochen, Muskeln und Sehnen, besonders wird eine Koordination der Muskeln geübt und neben Kraft auch Geschicklichkeit und Gewandtheit erzielt. Im allgemeinen tritt beim „Deutschen Turnen" die Ausbildung der Muskulatur der Extremitäten in den Vordergrund.

Demgegenüber legt die „Schwedische Gymnastik", die von der physiologischen Tätigkeit des Körpers ausgeht, großen Wert auf die Ausbildung der Rumpfmuskulatur, auf Haltungs- und Atmungsübungen. Sie wählt die Übungen lediglich unter Berücksichtigung ihrer Einwirkungen auf den Körper. Sie arbeitet rein hygienisch und erstrebt als Endziel den gesunden, gleichmäßig durchbildeten, aufrechten Menschen.

Es fehlen dem deutschen Turnen und schwedischen Turnen zur Vollendung noch die für die Ausbildung von Herz und Lunge so wichtigen Laufübungen, die bei der funktionellen Entwicklung in der Natur eine so große Rolle spielen. Diese finden heutzutage

---

[1] Ich folge dabei in der Hauptsache den interessanten Ausführungen von Huntemüller, Erziehung und Schulhygiene, Breslau, Hirt 1924 und Fritz und Hanna Winther, Die neuzeitigen Tanzsysteme in Weiblicher Körperbildungs- und Bewegungskunst von Fritz Giese und Hedwig Hagemann, München, Bruckmann.

unter den Übungen der Leichtathletik und bei den Spielen die ihnen gebührende Berücksichtigung neben Werfen und Springen. Hier bietet sich außerdem ganz von selbst der Vorteil des Übens im Freien, in Licht und Sonne. Dazu muß noch kommen der bewußte Einfluß von Luft und Licht und Sonne, von Brause- und Schwimmbädern. Es empfiehlt sich daher, die Übungen im Freien als echte gymnastische Übungen ($γυμνός$ = nackt), d. h. nach Möglichkeit ohne beengende Kleidung — im Schwimmanzuge — ausführen zu lassen. Dazu kommen noch Spiel und Sport gewissermaßen als angelerntes Turnen.

So sind für die Ertüchtigung des männlichen Körpers wenigstens in brauchbarer Anlage alle Möglichkeiten gegeben. Eine vorzügliche Anregung zur universellen Aufnahme aller Bestrebungen zur Körperertüchtigung durch Leibesübungen verdanken wir Rudolf Martin[1]. Unser Turnen hat durch seine auf Kampfesmut und Disziplin gerichtete Eigenart eine durchaus männliche Note.

Bei der energischen körperlichen Schulung der Männer fühlte man sich berufen, auch die Frauen ähnlicher Disziplinierung teilhaftig werden zu lassen. Der alte, schon auf Plato zurückgeführte Gedanke, daß die Frau das gleiche, oder mindestens das gleiche Recht auf Körperkultur habe wie der Mann, erscheint wieder in modernem Gewande. In der Mitte des 19. Jahrhunderts wurde das ausgesprochene männliche Deutschturnen in „Ruck und Zuck" den Mädchenschulen aufgezwungen. Dabei fanden weibliche Eigenart und Schwäche kaum Berücksichtigung. Während das deutsche Männer- und Knabenturnen — ganz auf Wehrkraft eingestellt — in seiner Art auf das Geschlecht einigermaßen berechnet ist, stellt solches deutsche Mädchenturnen, — das doch auch in seiner Art dem Kampf der Frau in ihren Fortpflanzungsaufgaben angepaßt sein müßte, — zunächst nur einen Kompromiß zwischen dem männlichen Turnen und der Verträglichkeit des weiblichen Körpers und den für diesen geltenden Anstandsbegriffen dar. Der Vergleich kam dadurch zustande, daß man einfach die Übungen strich, welche allzu kühn oder weniger anmutig erschienen, oder die eine züchtige Kleidung verbot. Mit einem Wort: der mit der Mode wechselnde Begriff der Hochanständigkeit — nicht der Körperbau und die von ihm zu erwartenden Verrichtungen — wurden zum geschlechtsdifferenzierenden Prinzip bei den Leibesübungen[2].

Für die körperliche Ausbildung sind Reigen und Hüpfschritte, die später zur Verweiblichung des Turnens eingeführt wurden, belanglos. Immerhin bedeutet ihr Aufkommen als Neuerung im Mädchenturnen einen ungeschickten und schüchternen, aber doch einen Versuch, sich dem Wesen der Frau anzupassen. Sie wollten einer eigenartig gezierten Anmut zum Ausdruck verhelfen, die man lange für die beste weibliche Eigenschaft schlechthin hielt.

Auch Verirrungen ist man nicht entgangen. Ein solcher Weg knüpft an alte und veraltete falsche Auffassungen vom Wesen der Frau überhaupt an. Besondere Grazienübungen machten in England und Amerika von sich reden. Sie suchten sich dem Wesen der Frau anzupassen. Man ging aber dabei aus von einer großväterlich romantischen Auffassung der weiblichen Seele. Liebliche Koketterie war die Signatur dieser Bestrebungen. Mit Gesundheit und Leistungsfähigkeit der Frau haben sie nichts zu tun. Noch heute

---

[1] Martin, Rudolf, Körpererziehung. Jena, Gust. Fischer 1922.
[2] Winther, Fritz und Hanna, l. c. S. 56.

erfreut sich diese Art der Grazienausbildung eines großen Anklanges, bei uns nicht minder als in England und Amerika, da sie der banalsten internationalen Geschmacks- und Moderichtung entgegenkommt. So stark ist ihr Einfluß, daß sie auch auf das Schulturnen unserer Mädchen, wie Tanz und Reigen, einwirkt.

Die Einführung des schwedischen Turnens in den Schulen bedeutet einen Fortschritt in der Körperkultur des Mädchens. Die schwedischen Übungen sind ausgedacht im Sinne systematischer Kräftigung und harmonischer Ausbildung aller Muskelgruppen. Sie wollen die schwachen Teile des Körpers kräftigen und den Körper nach seiner jeweiligen Eigenart ausbilden. Diese rein hygienischen Gesichtspunkte fordern und ermöglichen ohne weiteres eine Änderung der Übungen je nach dem Geschlecht, wie sie bei dem starren System der Durchdisziplinierung des Körpers beim Deutschturnen nicht durchzuführen war.

Ling, von dem das schwedische Turnen ausgeht, war entschieden schon auf diesem Wege. Als Arzt vom Beruf hatte er die körperliche Struktur im Auge, wenn er seine Übungen schuf, auf der einen Seite die Struktur des Mannes, auf der anderen Seite die Struktur der Frau. Augenscheinlich dachte er an die großen Anforderungen an Plastizität und Elastizität der Frau, d. h. den Zwang zur gewaltigen Hin- und Herbeweglichkeit, welchem ihr Körper in der Fortpflanzungsperiode ausgesetzt wird, wenn er den Frauen mehr Bauchmuskelübungen vorschrieb als den Männern. Hier stoßen wir auf eine vollkommen sachverständige Einsicht für die Notwendigkeit der geschlechtlichen Differenzierung des Turnens.

Aber auch da drohte die Abirrung wieder manches zu verderben. J. P. Müller suchte auch für „sein System" den Bedürfnissen der Frau sich anzupassen. Er wollte die Schwächen des anderen Geschlechtes heben. Aber es fehlte ihm der Sinn, den die Grazienübungen einseitig bis zur Karikatur gepflegt hatten. Er ließ seine Übungen für die Frauen genau so hart und grob die Körper durchspannen wie seine Übungen für Männer. Die beiden Winthers, die das schreiben, haben durchaus ein Gefühl dafür, daß die Frauenmuskeln, insbesondere am Leibe, weniger in der Zusammenziehung, der Kontraktion, als vielmehr im Nachgeben, in der Expansion, zu üben sein müßten.

Im Deutschturnen und Schwedischturnen, die in den letzten Jahrzehnten besonders im Schulturnen zusammengewirkt haben, fand die männliche Gymnastik eine gewisse Form und auch einen gewissen Abschluß. Das Frauenturnen entbehrt aber noch einer allseitig befriedigend ausgebildeten Form, die über die Stürme des Frauenlebens hinweghilft. Hier ist noch alles im Werden, und man darf froh sein, daß wenigstens der Grundsatz der Anpassung an die ernste Lebensaufgabe der Frau auf dem Gebiete der Fortpflanzung sich einer immer wachsenden Berücksichtigung erfreut[1].

Wir wollen nach diesem Rückblick versuchen, für die Körperkultur der Frau, soweit es jetzt schon geht, herauszusetzen, was auf dem Gebiete der Frauengymnastik bereits erreicht ist und in welcher Richtung die Entwicklung weitergehen soll.

Vollständig ernst gemacht, wenigstens mit dem Gedanken der geschlecht-

---

[1]) Es muß als eine höchst ersprießliche Tat angesehen werden, daß die preußische Unterrichtsverwaltung durch ihren Ministerialrat Ottendorff sehr brauchbare Richtlinien für das Mädchenturnen jetzt schon herausgearbeitet hat.

lichen Differenzierung der Körperkultur, hat eine Reihe von Systemen und Methoden, die alle von Schweden gelernt haben: Mensendieck, Jacques Dalcroze, Bode, Stebbins, Kallmeyer und das Seminar für klassische Gymnastik (Loheland, Dirlos bei Fulda), Schule Hellerau, nunmehr Schloß Laxenburg bei Wien. Diese Systeme zeigen mancherlei Unterschiede, wirken aber auch aufeinander ein.

Alle Schulen haben einen verwandten Ursprung. Letzten Endes schöpfen sie alle aus einer Quelle. Nietzsche[1] und vor ihm Feuerbach mögen schon als die Väter des Gedankens bezeichnet werden. Besonders ersterer ist ja energisch gegen die „Verächter des Leibes" zu Felde gezogen. Die moderne Bewegungslehre nimmt ihren praktischen Anfang von dem Professor am Pariser Konservatorium Delsarte. Seine Gedanken sind durch seinen Schüler Mac Kay nach Amerika gekommen. Geneviève Stebbins gründete in New York eine Schule für beseelte Körperkultur, indem sie die Grundgedanken Delsartes zu einem Gymnastiksystem verarbeitete. Aus dieser Schule sind Frau Dr. Mensendieck, Hade Kallmeyer und auch Isadora Duncan hervorgegangen. Die Arbeit und Überlieferung von Mensendieck und Kallmeyer bilden das Fundament, auf denen die meisten jetzt bestehenden Schulen aufgebaut haben. Insbesondere entstammen, wie Dora Menzler hervorhebt[2], die jetzt an jeder Schule für Körperbildung gelehrten Entspannungsübungen — auf die es uns, wie ich zeigen zu können glaube, für die Frauenkörperkultur sehr viel ankommt — der Schule Kallmeyer.

Bess Mensendieck[3] schließt keinen Kompromiß. Ihre Methode ist für Frauen ausgedacht und nur für diese.

Das Mensendiecksche System hat die besten Ziele im Auge und baut sich auf der gründlichen Darlegung der zu behebenden Schäden auf. Es werden zunächst die Schäden gekennzeichnet, welche die mit der Zivilisation fortschreitende Arbeitsteilung am Körper der arbeitenden Frau anrichtet. Dann kommen die typischen Mängel jener Frauen, welche die Zivilisation instand setzt, mit immer weniger körperlicher Tätigkeit auszukommen. Die Gesamtheit widerspruchsvoller Motive wird erfaßt durch einen dritten modernen Frauentypus, der zwischen der doppelten Arbeit und Verantwortung von Haushalt und Beruf gespannt, gezerrt, zerrieben und zermürbt wird. Es wird von Mensendieck der Versuch gemacht, dem durch die geistig-körperliche Erstraffung, welche geschult wird durch eine disziplinierende Gymnastik, abzuhelfen.

In dem System sind Übungen zur Erstarkung der Organe, die durch langes Stehen und Sitzen leiden, Übungen, welche die bei Frauen besonders leicht geschwächten Rücken- und Bauchmuskeln kräftigen. Immer kehrt die Begründung wieder, wie wichtig für den Vorgang der Natur kräftige Muskulatur ist, und daß nach der Geburt durch sie ein Erschlaffen der Bauchmuskeldecken verhindert werden kann.

In diesem Punkte stimme ich ja mit Mensendieck nicht völlig überein. Eine gewisse Kräftigung der Muskulatur wird sicher nichts schaden, sondern sogar nützlich sich

---

[1] Nietzsche, Also sprach Zarathustra: Von den Verächtern des Leibes. — Derselbe, Der Wille zur Macht: Zucht und Züchtung.

[2] Menzler, Dora Die Schönheit deines Körpers. X. Aufl. Stuttgart, Dieck & Co. S. 15.

[3] Mensendieck, Dr. Bess, Die Körperkultur der Frau. München, Bruckmann, VII. Aufl. und Funktionelles Frauenturnen. VI. Aufl. München, Bruckmann 1923.

erweisen. Hauptsache für die Muskulatur in den Aufgaben der Fortpflanzung ist die Hin- und Herbeweglichkeit der Muskulatur und in diesem Wechsel sowohl die Weiterstellbarkeit als auch die Wiederengerstellbarkeit besonders des Bauches. Einer solchen, spielend hin- und hergehenden Bewegung scheint eine übermäßige Kräftigung der Muskulatur — erworben durch einseitige Kontraktionsübungen — bis zu einem gewissen Grade zuwider zu laufen. Aber bei Mensendieck finden sich ja auch Entspannungsübungen, sogenannte Relaxierübungen.

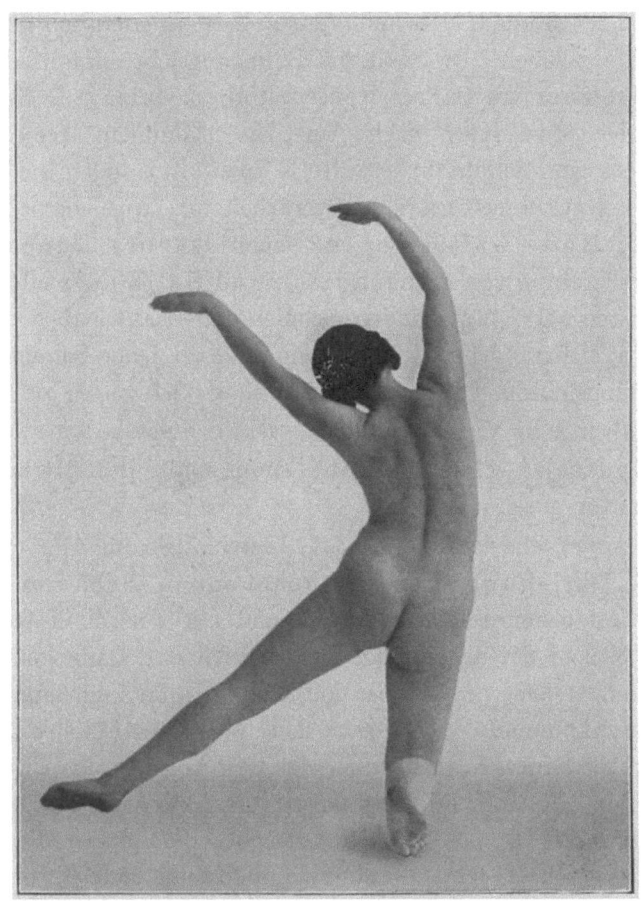

Abb. 159. Übungen der seitlichen Rumpfpartien.
(Aus der Dora Menzler-Schule Leipzig.) — Phot. S. Geuthe, Leipzig.

Besonderer Wert wird auf den Gang gelegt. Seine Kultur nach Mensendieck soll die untere Rückenmuskulatur und Bauchmuskulatur kräftigen, und Verfettung von Gesäß und Hüften, zu der das weibliche Geschlecht neigt, verhindern.

Der Amerikaner Taylor hat die Behauptung aufgestellt, daß bei bester Schulung ein Arbeiter unter günstigen Umständen das Drei- bis Vierfache der im Mittel täglich geleisteten grobmuskulären Arbeit lange Jahre hindurch und ohne Einbuße seiner Gesundheit hergeben könne. Soweit diese Vergrößerung der Arbeitsmenge lediglich durch Ausschaltung von unnötigen und Verbesserung nicht zweckmäßiger Bewegungen erfolgt, können keine Einwendungen gemacht werden. Die Überanstrengung des Körpers bei

Mehrleistungen von Hunderten von Prozenten dürfte dabei aber doch nicht richtig eingeschätzt sein [1].

Jedenfalls besteht kein Zweifel, daß es für jede körperliche Verrichtung eine Lage nach der besten physiologischen Bewegungsfreiheit, „nach dem kleinsten Zwange" (wie ich

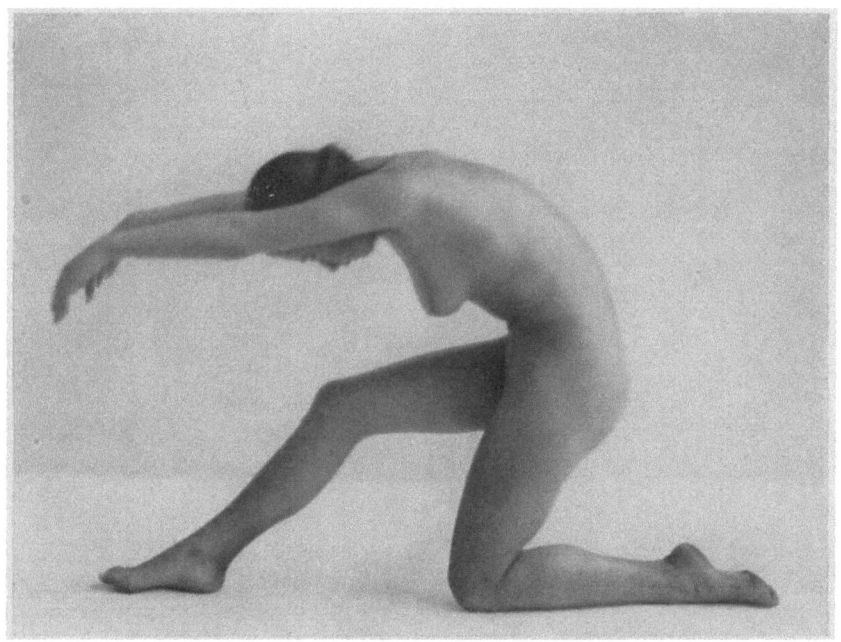

Abb. 160. Übungen der Rumpf-, Rücken- und Bauchmuskulatur.
(Aus der Dora Menzler-Schule Leipzig.) — Phot. S. Geuthe, Leipzig.

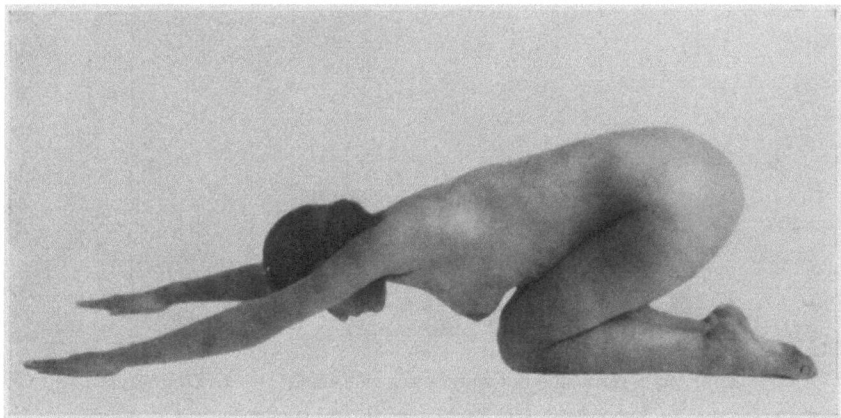

Abb. 161. Übungen der Rumpf-, Rücken- und Bauchmuskulatur.
(Aus der Dora Menzler-Schule, Leipzig.) — Phot. S. Geuthe, Leipzig.

das nennen möchte), der größten Wirkung bei dem geringsten Kraftaufwande gibt, oder wie man diese Minimalprinzipien oder ökonomischen Prinzipien alle bezeichnen will.

---

[1] Doevenspeck, Heinrich, Taylorsystem und schwere Muskelarbeit. Leipzig, Joh. Ambr. Barth 1923.

In ähnlicher Weise wie Taylor für die industrielle Ausnützung hat Mensendieck die Ökonomie der Kräfte, Haltung und Handgriffe bei Alltagsverrichtungen der Frau studiert und möchte ihr in dieser Richtung helfen. Sie hat gezeigt, wie durch Ausnützung eines Handgriffes, eines Anpassungsvorteiles etwa beim Heben, Tragen, Ziehen

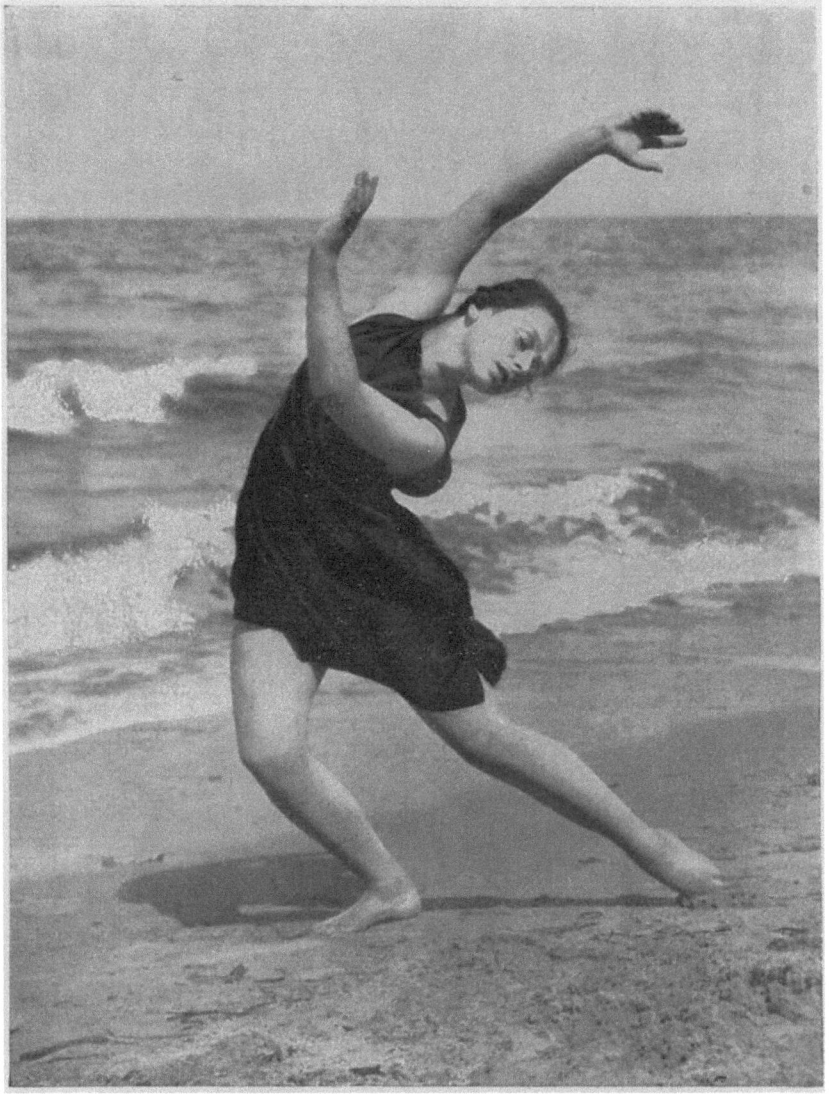

Abb. 162. Kräftige Schwingbewegung nach Dr. Kottelmann.
(Aus: Die Schönheit 1924. H. 3.)

typische Nachlässigkeiten zu vermeiden sind und das solchen Vorrichtungen gebührende Maß von Kraft aufzuwenden ist dadurch, daß nur die jeweils geeigneten Muskelgruppen in Bewegung gesetzt werden. Das wäre wiederum ein Mittel, um häufige Schädigungen des weiblichen Körpers zu verhüten.

Weil auf alle weiblichen Schäden und Mängel im einzelnen von einer Lehrerin viel handgreiflicher hingewiesen werden kann als von einem Turnlehrer, wird die Forderung

Durcharbeitung des ganzen Körpers.

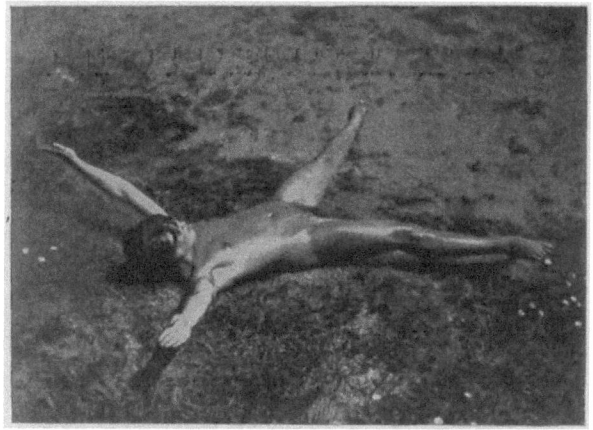

a

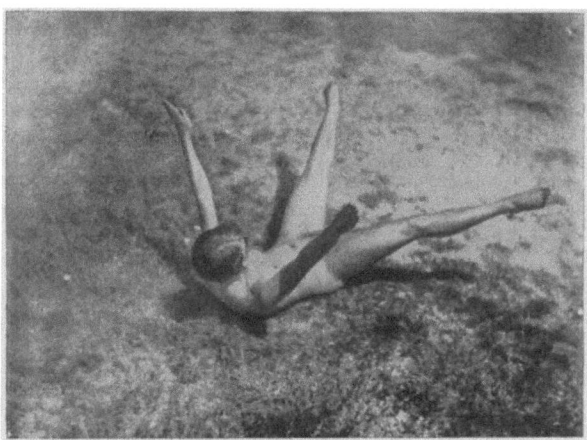

b

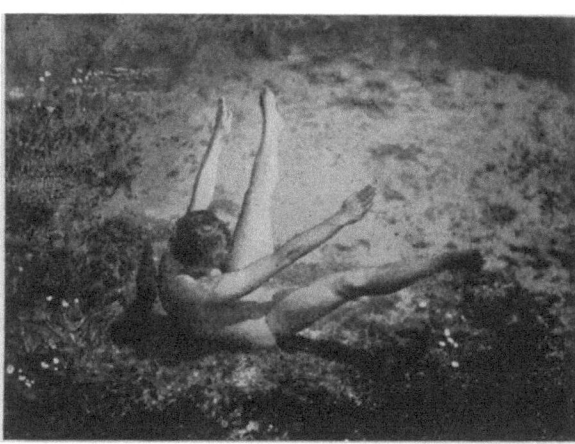

c

Abb. 163. Durchübung der gesamten Körpermuskulatur im Liegen.
a Anheben von Kopf, Armen und Beinen, b dieselbe Übung stärker, dazu c maximales Anheben von Oberkörper und Unterkörper.
(Nach Photographien von Dr. Freund, Hellerau bei Dresden, nunmehr Wien, Schloß Laxenburg.)

erhoben, daß das Frauenturnen in Händen von Frauen liegen soll. Dieses Prinzip würde nach meiner Ansicht auch die viel leichtere Möglichkeit der Berücksichtigung fürs Turnen ungeeigneter Zeiten im weiblichen Leben ergeben. Der Vorteil würde um so größer, je mehr die Lehrerinnen in der „Frauenkunde" Bescheid wüßten.

Dem System Stebbins und Kallmeyers wird nachgerühmt, daß es mithalf, dem Mädchenturnen eine ausgesprochene Richtung zu geben. Dem Verfahren liegt das Prinzip zugrunde, die Bewegungen so auszuführen, wie sie gleichsam die Natur des menschlichen Körpers vorgebildet hat. Im ganzen sollen in diesem System Übungsfolgen festgestellt sein, die den weichen, runden Linien eines nicht überkräftigen weiblichen Typus entsprechen. Also Wasser auf unsere Mühle!

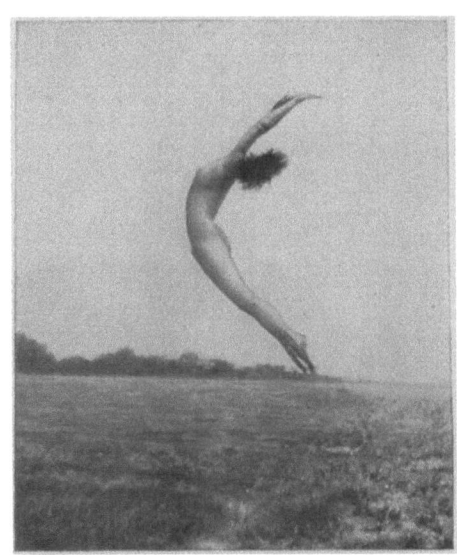

Abb. 164. Prächtige Mädchengestalt im Sprung.
(Nach einer Photographie von Dr. Freund, Schloß Laxenburg.)

Das System Jacques Dalcroze, aus dem Bode hervorgegangen ist und dem auch Hellerau und unsere hallesche Schule der Gymnastik von Frl. Hedwig Nottebohm entsprang, hat seine höchsten Ziele nicht in der Gymnastik, obwohl seine Vorstufen sowohl der Schulung im Gebrauch der Muskeln und Gelenke als auch der Innervation gewidmet sind und sich diesem Zweck recht wohl dienstbar machen lassen. Der Plan endigt — wie es wenigstens hier und da dargestellt wird — schließlich in der Ausbildung von Musikern und Musikliebhabern. Der in der Körperbeherrschung vollkommen Ausgebildete vermag nicht nur dem Einfluß der an sein Ohr schlagenden Musik prompt zu folgen, er soll auch imstande sein, seine eigenen Gedanken und Empfindungen lediglich durch seine Körperbewegungen unter Verzicht auf Sprechen, Gebärden und Mimik usw. zum Ausdruck zu bringen. Damit sollte meines Erachtens diesen musikbegleiteten Übungen aber keineswegs ein Wert für die Allgemeinheit abgesprochen werden. Die Anforderungen an das Musikalische scheinen wenigstens für das Erreichen eines mittleren Grades der Ausbildung nicht besonders hoch zu sein. Frl. Nottebohm hat mir mitgeteilt, sie habe unter vielen Hunderten von Gymnastikbeflissenen nur zwei aus Mangel an musikalischem Verständnis zurückweisen müssen. Und schließlich braucht ja auch bei allen Ausbildungsvorgängen nicht immer das letzte Ziel erreicht zu werden. Es wird z. B. auch niemand beim Geräteturnen den Wert einer Vorübung, wie des Klimmzuges, verkennen, und weil nicht jeder Schüler bis zur Fertigkeit eines Riesenschwunges vordringt, das ganze System verwerfen.

Die Ausdrucksgymnastik[1] hat viel dem Film zu verdanken. Die Bedeutung der kinematographischen Aufnahmen und Wiedergaben liegt in dieser Richtung darin, daß diese neue Darstellungsweise bewußt auf das Ausdrucksmittel der Sprache verzichtet

---

[1] Klages, Ludwig, Ausdrucksbewegung und Gestaltungskraft. 3. und 4. Aufl. Leipzig, Ambrosius Barth 1923.

Ausdrucksgymnastik.

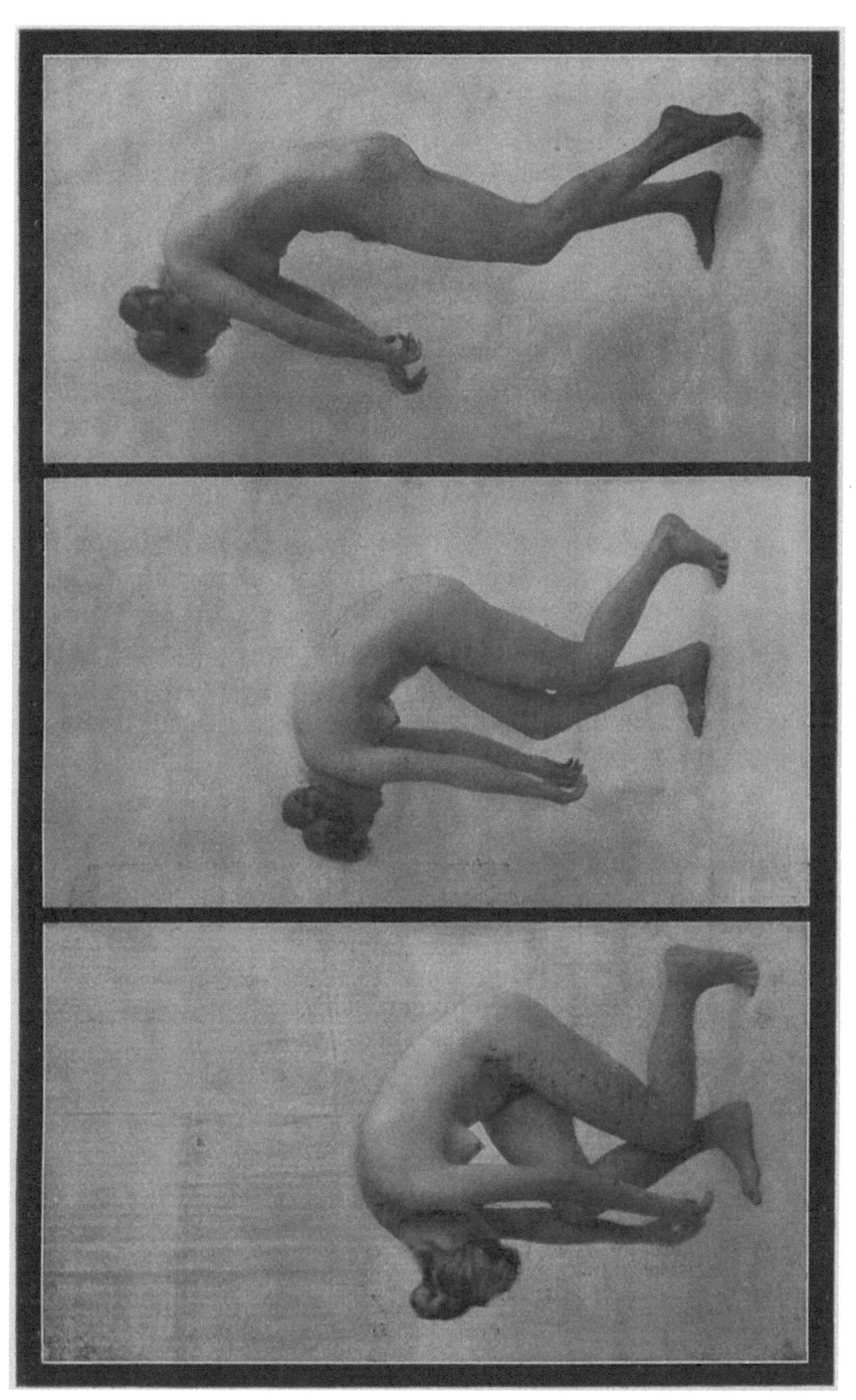

Abb. 165 a, b und c. Übergang aus der maximalen Spannung a, über einen gewissen Grad von Spannung b, zur völligen Entspannung c. Organische Entwicklung einer Bewegung aus Entspannung in Anspannung. (Aus der Dora Menzler-Schule, Leipzig.)

und sich lediglich der Bewegungsextreme des Menschen bedient. Durch sie wird das Leben zu meistern versucht [1]. Der höchste Ausdruck von Gymnastik unter Verzicht auf Mimik findet sich in dem sogenannten Maskentanz; dabei kann jeder andere Körperteil außer dem Gesicht um so besser zur Wirkung gelangen.

Zunächst betrachten wir noch eine Reihe von Übungen, die mit Maß und Ziel ausgeführt, dem weiblichen Körper ebenso wie dem männlichen zugute kommen können.

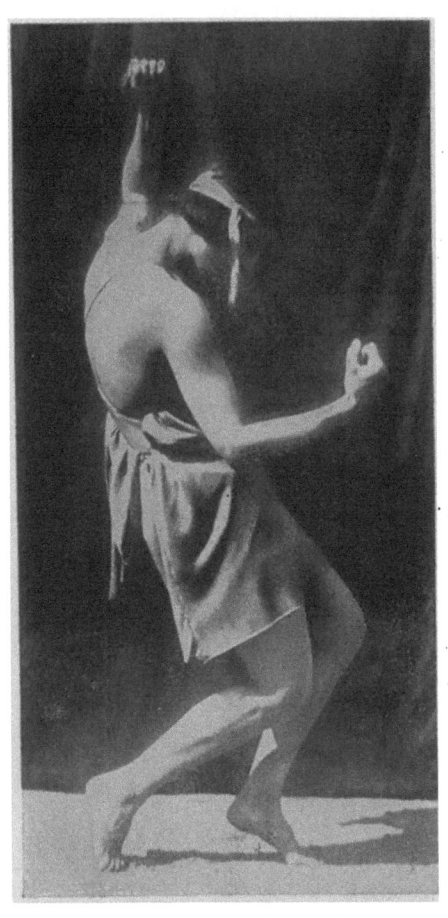

Abb. 166. Maximale Spannung (Hedwig Nottebohm).
(Nach Giese: Körperseele.)

Übung der seitlichen Rumpfmuskulatur (Abb. 159), Übungen der Rücken- und Bauchmuskulatur (Abb. 160), dasselbe noch einmal mit gleichzeitiger Übung der Arm- und Beinmuskulatur (Abb. 161), dann kräftige Schwingbewegungen (Abb. 162). Durchübung des ganzen Körpers im Liegen (Abb. 163 a, b, c) und Ausschwingen des ganzen Körpers im Sprung (Abb. 164).

Es wird auf dem Wege zur vollkommenen Ausbildung noch manches andere erreicht (Abb. 165 a, b, c). Für die Frau scheinen besonders einige Teile des Systems, die Entspannungsübungen, die Auflockerungsübungen und die Entkrampfungen geeignet, eine prinzipielle Bedeutung zu gewinnen (Abb. 168 und 169). Das gilt besonders für den auf große Hin- und Herbewegungen eingestellten und durch Übungen weiterhin eingestellt zu haltenden Leib der Frau. Ich kann mir wenigstens darunter eine Anbahnung dessen denken, was bei der Weiterstellung für das Tragen und Zurweltbringen des Kindes verlangt wird: einen Antrieb, einen Impuls und eine Erleichterung für die aktive Weiterstellung im Sinne einer Expansion oder wenigstens eines Ansatzes dazu, ein Nachlassen der Muskelspannung, eine sogenannte negative Schwankung des Muskeltonus.

Ich glaube mit dieser Ansicht um so mehr auf dem rechten Wege zu sein, als ich eine Übereinstimmung mit den Ausführungen einer hervorragenden Vertreterin der Körperkultur nachweisen zu können hoffe. Dora Menzler schreibt [2] „physiologisch ist Entspannung gleich einer Bereitschaft. Das Entspannen wird Schülern viel schwerer als das Spannen". Ferner: „Der Entspannung folgt naturgemäß die Ruhe, d. i. Wartezeit zu neuer Kraftentfaltung. Weiter ist leicht zu verstehen, daß das Spannen der Muskulatur, das durch äußerste Einstellung hervorgerufen wird, zu Bewegungsexpansionen positiver Art führen muß. Lösen und Spannen sollen sich, sobald das erstere beherrscht

---

[1] Menzler, Dora: l. c. S. 9.
[2] Menzler, Dora: l. c.

wird, im Laufe des Unterrichtes das Gleichgewicht halten". "Andauerndes Hervorrufen von negativem Zustande birgt die Gefahr einer Lässigkeit in sich". "Ein ebenso bedeutender Faktor, um die Natürlichkeit und Selbstverständlichkeit zu erreichen, ist die

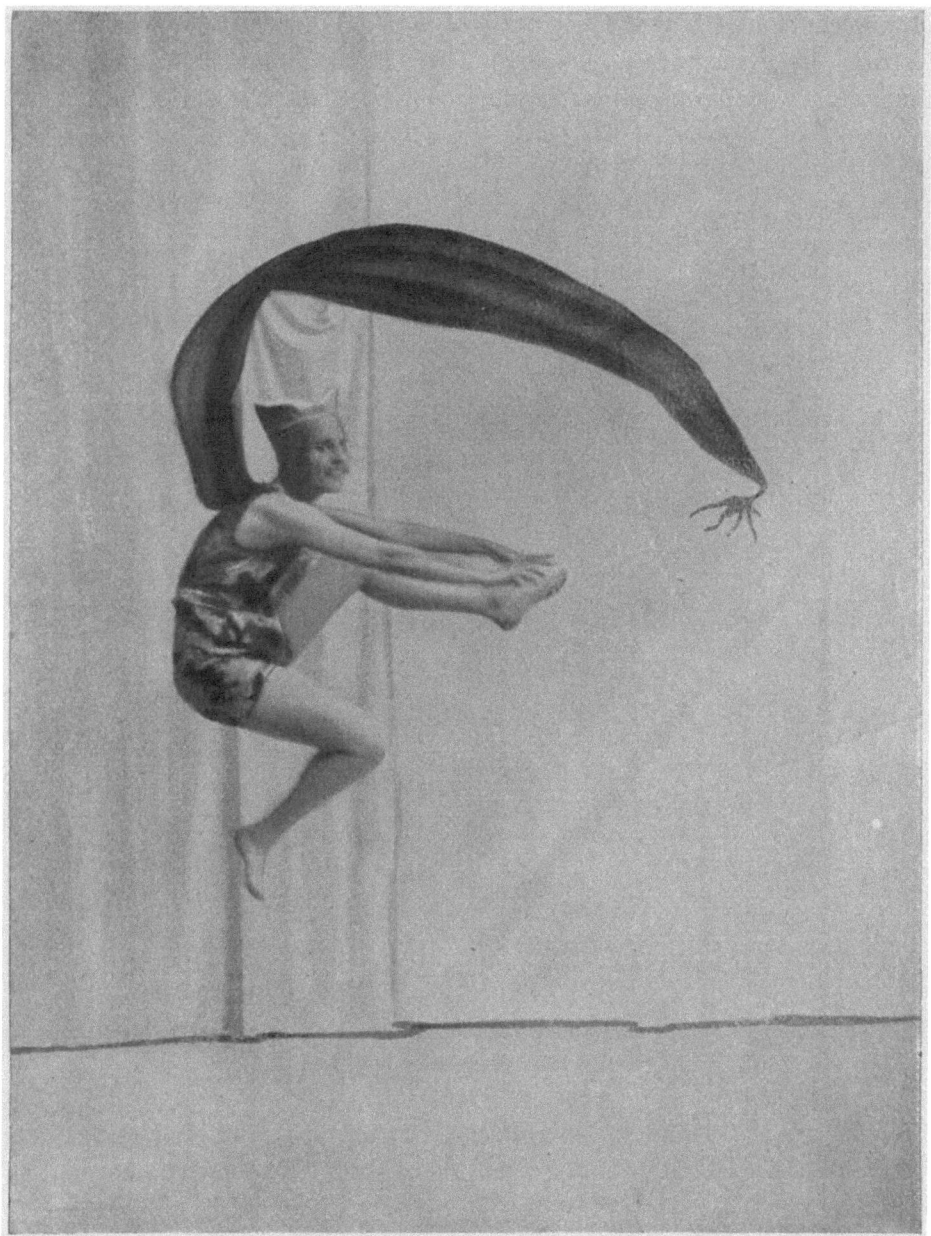

Abb. 167. Exakte Abmessung des Spannungsgrades im Sprung. (Hedwig Nottebohm in Groteske.) (Nach Giese: Körperseele.)

organische folgerichtige Entwicklung einer Bewegung. Der Wechsel zwischen Spannen, Lösen und Ruhen und die Entwicklung der verschiedenen Bewegungsmöglichkeiten, selbstverständlich in Verbindung mit dem Atmen, schließt das ganze gymnastische Fundament in sich".

Die moderne Köperkultur will den in unserem materialistischen Zeitalter, insbesondere im Berufs- und Alltagsleben in seinen Funktionen verkümmerten, versteiften, verkrampften Organismus wieder entspannen, auflockern, entkrampfen. Diese Bewegungsrichtung ist vielfach falsch aufgefaßt, zum mindesten in ihrem Werte nicht ganz richtig erkannt worden. Für den Frauenberater wird es aber Pflicht, gerade diese Möglichkeit zum Vorteile des Frauenturnens herauszusetzen. Entspannung ist das Gegenstück von Spannung. Eine Bilderserie will das klarmachen (Abb. 165a, b, c). Hier geht der Körper

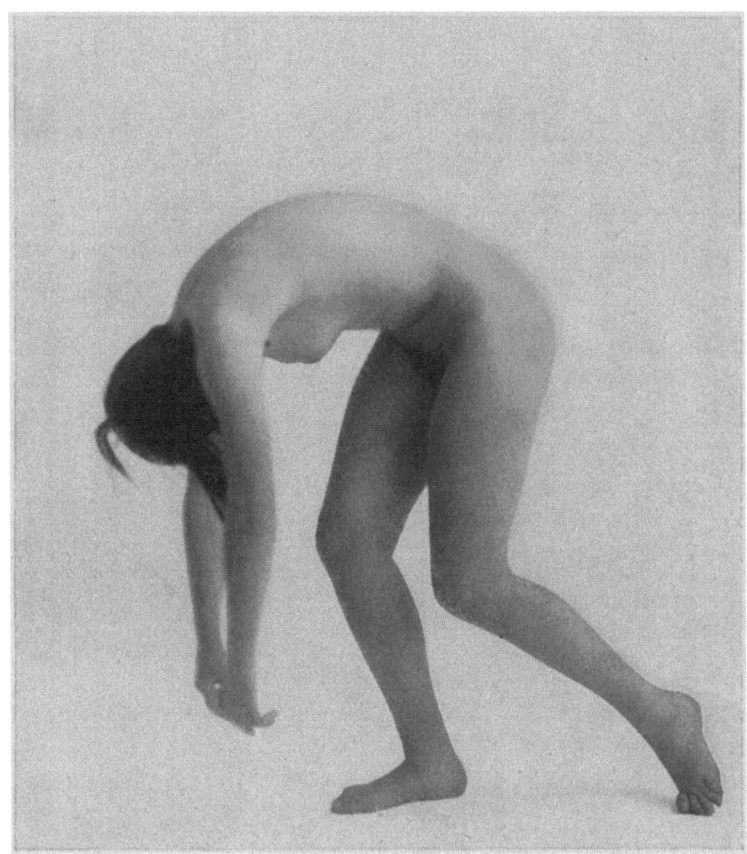

Abb. 168. Entspannung in aufrechter Haltung. Entspannungsübungen für den Oberkörper nach vorwärts. (Aus der Dora Menzler-Schule, Leipzig.)

vom Stadium der Entspannung, der Auflockerung, über zu einer starken Spannung oder umgekehrt von der starken Spannung zur Entspannung. Was damit gemeint ist, wollen einzelne Bilder deutlicher vorweisen:

Maximale Spannung aller Muskeln (Abb. 166), vorgeführt von unserer halleschen Dalcrozeschülerin, Frl. Nottebohm, derem liebenswürdigem Entgegenkommen ich sehr vieles von den von mir erworbenen Kenntnissen auf dem Gebiete der rhythmischen Gymnastik verdanke.

Dann dieselbe im Sprunge, in wohl abgemessener Spannung der Körpermuskeln im Sinne eines Sich-Zusammennehmens, einer Vermehrung der Körperbefestigung durch und für diese gewagte Situation (Abb. 167). Aber das ist das Schöne, Wertvolle und Ästhetische an diesem Bild: Spannung und zugleich nicht mehr Muskelwirkung und Innervation, wie zur Erreichung des Zieles gerade unbedingt notwendig ist.

Im Gegensatz zu dieser maximalen Spannung, der Spannung mit Maß und Ziel für den betreffenden Zweck optimal angepaßt, der entgegengesetzte Innervationsimpuls und damit auch eine entgegengesetzte Muskelaktion oder wenigstens der Ansatz dazu, soweit er innerhalb der Einfügung der Muskeln im Körper durchführbar ist (Abb. 168 u. 169).

Der vollkommenste Grad dieser Entspannung aller Körpermuskeln ist nur im Liegen durchzuführen (Abb. 169).

Wenn ich nach einer mir aus den Beschreibungen und aus der Praxis gebildeten unbefangenen Vorstellung vom Wesen der verschiedenen Muskelbewegungsrichtungen die Hauptsache herauszusetzen suche, so komme ich zu folgender Definition. Es werden doch für den Kenner physiologischer Vorgänge am Muskel schon deutlich drei Phasen unterschieden, die ich in etwas anderer Reihenfolge als Dora Menzler nennen möchte, nämlich: Spannen, Ruhen, Lösen. Von diesen Phasen gehen zwei Bewegungen oder

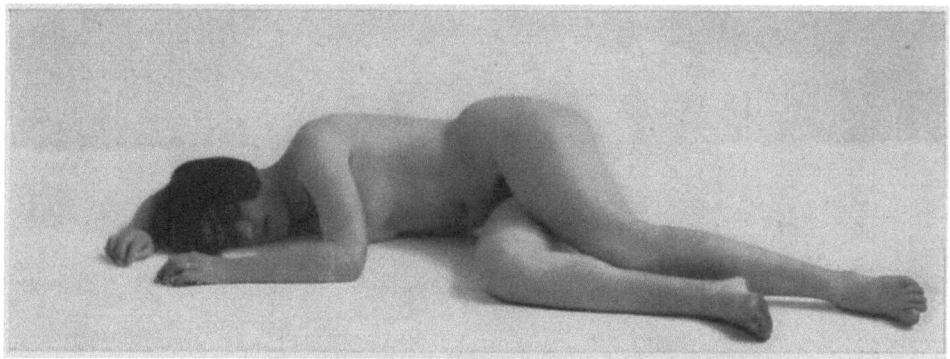

Abb. 169. Völlige Entspannung der gesamten Muskulatur.
(Aus der Dora Menzler-Schule, Leipzig.

wenigstens Bewegungsimpulse in entgegengesetzter, positiver und negativer Richtung. Dazwischen liegt der Zustand der sog. Ruhe, zu dem man so wohl aus der einen als aus der anderen Bewegungsrichtung zurückkehrt. Das Spannen ist identisch mit der aktiven Zusammenziehung (Kontraktion) und in seinen Anfängen mit dem, was man als positive Schwankung des Muskeltonus bezeichnet. Das Lösen stellt den entgegengesetzten Bewegungsvorgang, das aktive Nachlassen (Expansion) d. h. die aktive Länger-Weiter-Lockerstellung und in ihren Anfängen das, was man als negative Schwankung des Muskeltonus bezeichnet, dar. Die Ruhe ist die Zeit der Erholung. Sie geht immer noch mit einer gewissen Spannung einher. Beim Übergang vom Spannen zum Lösen und umgekehrt findet ein Innervationsumschwung statt. Der Zustand der Ruhe dürfte als eine Innervationspause, als ein Minimum von Innervation, als eine Art Stromlosigkeit des Nervensystems und als eine Arbeitspause des Muskelsystems angesehen werden. Der verbleibende geringe Grad von Spannung ist im Sinne einer sofortigen Bewegungsbereitschaft zu deuten.

Ich finde diesen Unterschied in allen Werken über Körpergymnastik, die mir unter die Hände gekommen sind, nicht oder nicht mit genügender Schärfe betont. Das mag wohl darauf beruhen, daß die der Kontraktion entgegengesetzte Muskelbeweglichkeit, die Expansion, nicht allgemein bekannt ist, von mir aber bei meinen Studien über die Hin- und Herstellbarkeit des Frauenkörpers, welche die des Mannes um ein Beträchtliches übertrifft und übertreffen muß, mehr und mehr herausgearbeitet werden konnte.

Am Skelettmuskel ist, sofern jeder seinen Gegenmuskel (Antagonisten) hat, der ihm das Gleichgewicht hält, natürlich keine ausgiebige Bewegung im Sinne einer

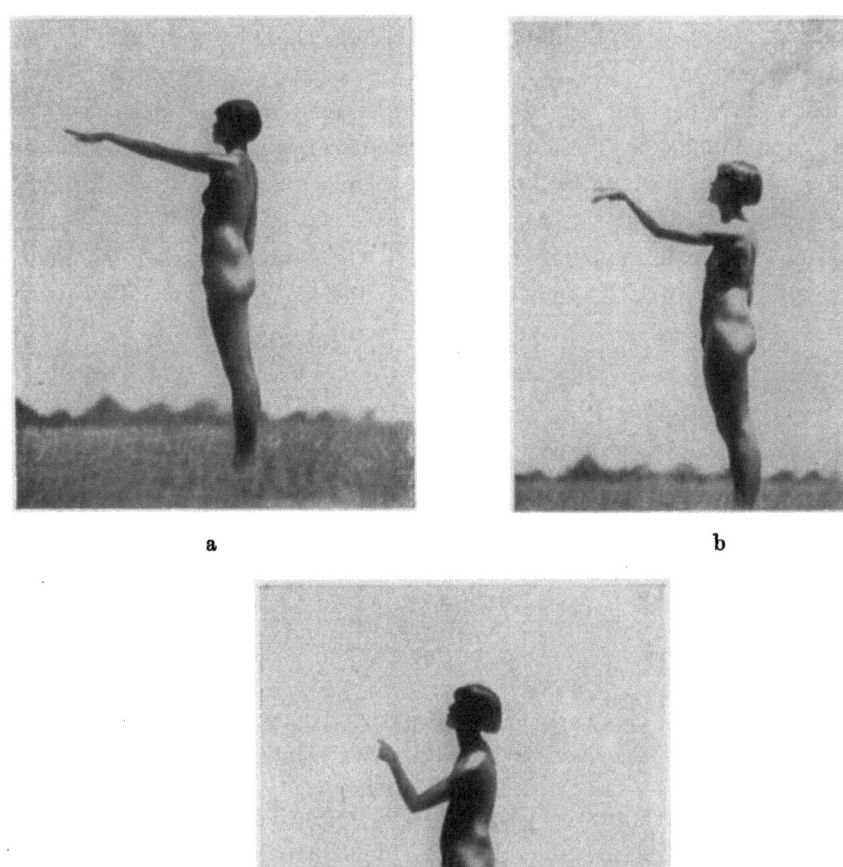

Abb. 170. a Maximale Einatmung. b Mittelstellung zwischen Einatmung und Ausatmung.
c Maximale Ausatmung.
(Nach Photographien von Dr. Freund, Hellerau, nunmehr in Wien, Schloß Laxenburg.)

willkürlichen aktiven Ausdehnung zu erwarten. Man kann bei einer Anregung dazu in der Tat überhaupt nicht mehr als einen Ansatz zu dieser ursprünglich viel ausgedehnteren Arbeitsweise der Muskulatur erreichen.

Bei den zu einem Hohlorgan zusammengeschlossenen Bauchmuskeln dagegen haben wir es mit einer vergrößerten und vergröberten Kopie der eingeschlossenen glattmuskeligen

Eingeweide zu tun. An ihnen kann es wegen ihrer räumlichen Anordnung zu viel beträchtlicherer Weiterstellung als andernorts kommen. Sie begleitet z. B. die Einatmung, die Füllung der Eingeweide und bei der Frau in ganz hervorragender Weise das Tragen des Kindes [1]. Üben kann man aber diese aktive Weiterstellung nur im Sinne der die Bauchwand weiterstellenden Einatmung, daher der Wert der Atmungsübungen für die Frau. Bei der Atmung kann man auch sehr gut drei Phasen unterscheiden (Abb. 170 a, b, c), wobei aber Kontraktion und Expansion sowohl in der einen als auch anderen Richtung zusammenwirken. Forcierte Einatmung ist Weitstellung, forcierte Ausatmung Engstellung und dazwischen liegt das Stadium einer mittleren Füllung zwischen Weitstellung und Engstellung.

Am Zwerchfell, dem hauptsächlichsten Atemmuskel, bemerkt man auch eine hin- und hergehende Muskelbewegung. Es ist dort nachgewiesen, daß sich seine einzelnen Teile sogar gleichzeitig in verschiedenen Richtungen bewegen können, und zwar der eine Teil im Sinne der Spannung und der andere Teil im Sinne der Erschlaffung [2].

Es nehmen also Bauchmuskeln und Beckenbodenmuskeln, die für die originelle Frauenleistung hauptsächlich in Betracht kommen, eine ganz besondere Stellung ein. Sie haben sich etwas von der ursprünglichen Vielseitigkeit des offiziellen Bewegungsgewebes erhalten, was den Skelettmuskeln, wenigstens soweit es sich um Extremitätenmuskeln handelt, mehr oder weniger verloren gegangen ist und durch besondere Gegenmuskeln (Antagonisten) ersetzt wird. Die zu einem Hohlorgan zusammengeschlossenen Bauchmuskeln besitzen noch in höherem Grade die Möglichkeit, sich sowohl zusammenzuziehen, als auch aktiv auszudehnen. Sie ähneln in diesem Punkte der glatten Muskulatur der Eingeweide. Man kann bei der Beteiligung des Bauches an der Einatmung die Bauchmuskeln mehr oder weniger willkürlich weiterstellen. Am Beckenboden ist neben der Befestigungsbewegung des Bauchverschlusses im Sinne der Kontraktion auch ihre Nachlaßbewegung im Sinne der Expansion auf Kommando auszuführen [3].

Ein vorzügliches Mittel, um jemand, der von moderner Gymnastik keine Ahnung hat, diesen Unterschied zwischen Ruhe, Spannung und Entspannung vor Augen zu führen, vor allen Dingen zu zeigen, daß während der vermeintlichen Ruhe immer noch ein gewisser Grad von Spannung oder sagen wir Muskeltonus — im positiven Sinne — vorhanden ist, der durch den Innervationsimpuls und die Muskelgefolgschaft im Sinne der negativen Tonusschwankung und Expansion ausgeschaltet werden kann, ist gegeben in einem Kohlensäurebad. Hat man sich behaglich auf dem Boden der Wanne ausgestreckt, die Arme dem Körper anliegend, die Beine dem Wannenboden angeschmiegt, so glaubt man, nun hätte man schön seine Ruhe, man sei im landläufigen Sinne vollständig entspannt. Gibt man sich nun Mühe, daran zu denken, man wolle seine Beine ganz loslassen, dann werden

---

[1] Sellheim, Geschlechtsunterschied am Bauch und Körpergebäude überhaupt. Geheimnis vom Ewig-Weiblichen l. c. Ferner: Befestigung der Eingeweide im Bauche überhaupt, sowie bei Mann und Frau im besonderen. Zeitschr. f. Geburtsh. u. Gynäkol. Bd. 80, H. 2.

[2] Briscoe, Gr., Journ. of physiol. Vol. 58. XXX. 1924. On the variation in excitability produced by extension in muscle.

[3] Sellheim, Anatomische Grundlage und Technik der Beckenbodenplastik. Arch. f. Gynäkol. Bd. 123, H. 1, S. 92. — Derselbe, Einige Bilder zur Erkennung der Beckenverschlußmittel usw. Monatsschrift für Geburtsh. u. Gynäkol. Bd. 36, H. 2, S. 148. 1912. — Dort auch Abbildung des Handgriffes zur Kontrolle der Hin- und Herbeweglichkeit der Beckenverschlußmuskeln.

sie plötzlich von dem Auftrieb des Wassers, von der Kohlensäureunterpolsterung unterstützt, angehoben. Sie schnellen nach oben und stoßen mit dem halben Fuße bis über die Wasseroberfläche vor. Dort werden sie plötzlich durch eine Art Ruck arretiert in dem Moment, in dem zwischen dem Auftrieb und dem Schwergewicht die Gleichgewichtslage hergestellt ist und die Beine gerade schwimmen. Man kann diese Übung ebenso mit den Armen machen. Man vermag sie sogar zu einem Übungssystem ausgestalten, die Extremitäten paarweise, gekreuzt auftreiben lassen oder reihum, kurz und gut, man erfährt auf diese Weise, daß man durch den Innervationsimpuls die Gliedmaßen zu willenlosen Werkzeugen der durch die Kohlensäurewirkung verstärkten Auftriebkraft des Wassers gemacht, also wirklich „entspannt" hat.

Das nächste Bild zeigt einen wesentlichen **Unterschied zwischen Männer- und Frauenmuskulatur** bzw. der Anordnung und Funktion des ganzen Bewegungs-

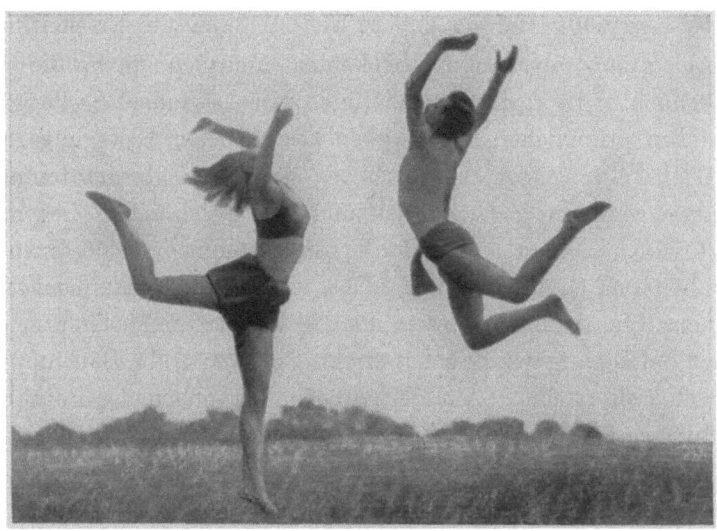

Abb. 171. Unterschied in der Bewegung des Mannes- und Frauenkörpers.
(Nach Schule Hellerau.)

apparates und Bewegungsgewebes. Der Frauenkörper ist biegsamer, der Manneskörper eckiger (Abb. 171). Beim Hin- und Herschwingen des Oberkörpers arretiert der Mann sehr viel plötzlicher, vollkommener und in einer geraden Linie, während Frauenkörper, Frauenarm und Frauenbein über den Arretierungspunkt hinaus gewissermaßen noch wie eine elastische Gerte sich biegen, die Hand etwas weiter schwingt als der Unterarm und dieser wieder etwas weiter als der Oberarm (Abb. 171). Bei dem mit mehr Spannung beherrschten Manneskörper sehen wir scharfe Abmessung der Bewegungen, bei dem viel weicheren Bewegungsapparat der Frau leichtes Darüberhinausschwingen über die vorgenommene Grenze. Daher das Weiche, Biegsame, Schmiegsame und Anpassungsfähige, das den Frauenkörper allenthalben auszeichnet. Der Manneskörper zeigt sich für die Entspannungsübungen viel weniger gelehrig als der Frauen- und Kindeskörper. Auch in diesem Punkte steht die Frau dem Kinde zeitlebens näher.

Was soll nun mit der neuzeitigen Gymnastik erzielt werden? Der Sport unterscheidet sich als angewandtes Turnen von Schulturnen schon dadurch, daß er die Individualität mehr übt und herausarbeitet, indem er den Organismus dazu zwingt, plötzlich auftauchenden Situationen gegenüber sich in der besten Form zu bewegen. An diesem Punkte setzt die moderne Gymnastik mehr oder weniger bewußt weiter fördernd ein. Sie will einen Ersatz bieten durch kunstmäßige Übungen für das, was im ungebundenen Naturleben sich von Haus aus bildet, die natürliche funktionelle Übung nach allen Richtungen im Sinne eines wichtigen Fortentwicklungsfaktors. Das Ziel ist, eine Aufgabe von Verschiedenen lösen zu lassen, aber jeder handelt nach seiner Individualität und individuellen Auffassung einer Situation und in seiner individuellen Art, wie er dieser Situation gerecht wird. Es soll also jeder Organismus sein eigenes hergeben, um das Ziel auf die ihm am besten liegende Weise für ihn von seinem Standpunkt und seiner stets wechselnden Körperorganisations- und Stimmungslage aus zu erreichen. Das ist natürlich etwas ganz anderes, wie dem Befehl des Lehrers zu folgen und auch im Sport einer zufällig bietenden Situation sich gelegentlich anzupassen. Es handelt sich hier um ein vollständiges, unentwegtes Zusammenarbeiten von Körper und Seele. Es werden kombiniert Entschlußübungen, Innervationsübungen, Verselbständigungsübungen, Individualisierungsübungen, Unabhängigkeitsübungen der einzelnen Glieder voneinander, besonders auch von rechts und links; Empfindungsübungen, Situationsanpassungsübungen, kurz und gut, es werden geübt: Gehirnbahnen, Nerven, Muskeln, Knochen, Gelenke, die wichtigsten Körperfunktionen, Atmung, Blutzirkulation und mittelbar auch Verdauung usw.

Diese Form der Gymnastik, welche den ganzen Körper und das Seelenleben in Mitleidenschaft zieht, hat eine tiefgreifende Rückwirkung auf den Organismus. Sie ist uns ohne weiteres durch unsere modernen Blutuntersuchungen auf Grund der Lehre von der inneren Sekretion verständlich geworden. Wir wissen, daß jedes Organ, das funktioniert, an den Lebenssaft des Körpers chemische Stoffe abgibt, die für andere Organe zu Reizmitteln, Antriebsmitteln und zur Grundlage ihrer Funktionen werden, die Funktionen verändern, umstimmen, verbessern. Es entspringt also solcher Übung aller Teile eine ausgezeichnete Anregung der Symphonie und Harmonie aller inneren Absonderung.

Es ist mir von verschiedenen Gymnastiklehrern, besonders von Dr. Freund-Hellerau, mitgeteilt worden, daß — sobald die Schülerinnen einen richtigen Begriff von der Gymnastik bekommen haben und Herr ihrer Funktionen geworden sind — mit ihnen eine Umstimmung, und zwar eine psychische Umstimmung, ein Umschwung in ihrer Lebensauffassung eintritt. Es macht sich dies in allen möglichen und auch eigenartigen Erscheinungen nach außen hin geltend, die einem ohne eine solche Veränderung nicht leicht verständlich erscheinen. So z. B. die Erfahrung, daß die meisten jungen Damen, die solche Gymnastik treiben, sich sehr bald einen Bubikopf schneiden lassen. Die Begründung ist psychologisch sehr interessant. Die Frauen merken bald, daß sie durch die langen Haare und durch die Frisur an der Ausübung ihrer allseitigen Bewegungskünste mehr oder weniger gehindert sind, und sie bekommen den Drang, von der ihnen entgegenstehenden Behinderung sich zu befreien. Es stimmt dies übrigens auch mit der Beobachtung überein, die man bei Frauen machen kann, welche sich auch ohne Gymnastik den Bubikopf zulegen oder wenigstens zulegten. Es sind dies — soweit es sich natürlich nicht um öde Nachahmerei handelt, — vielfach sehr selbständige oder nach Selbständigkeit ringende Personen. Es soll damit aber nicht gesagt sein, daß man der Realisierung eines vermehrten Selbständigkeitstriebes zuliebe eine der schönsten weiblichen Zierden allgemein opfern solle.

Werden bei der modernen Gymnastik in der angedeuteten Weise alle Teile, die am Leben beteiligt sind, Gehirn, Nervenbahn, Muskeln, Knochen und Gelenke, die

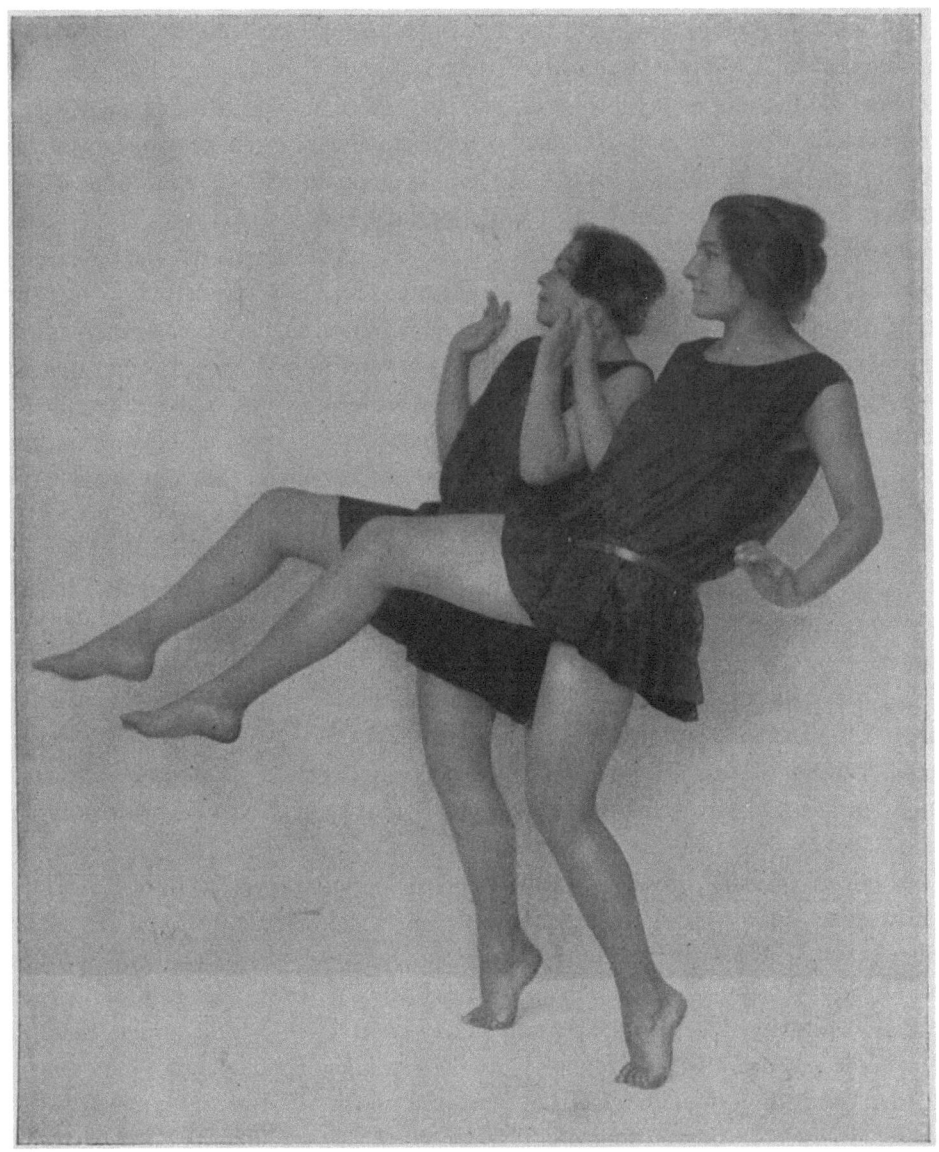

Abb. 172. Einfühlung zu Zweien nach Bode.
(Aus Giese: „Körperseele".)

überziehende Haut, das als Füllmaterial zwischengefügte Fettgewebe, die Organe der Atmung, der Zirkulation und der Verdauung zu neuer Tätigkeit erhöhten Lebens angeregt, so haben wir es mit einem Prozeß zu tun, der den Körper zur höheren Leistung der Zusammenstimmung aller Teile, einer Funktionsverbesserung, Funktionserleichterung im Sinne der ursprünglichen natürlichen Beweglichkeit inmitten unserer uns einzwängenden Kulturverhältnisse zu einem, wie ich es bezeichnen möchte, Leben nach dem „kleinsten Zwange" zurückführt. Das ist der tiefere Sinn, der mehr oder weniger bewußt oder unbewußt nach meiner Auffassung in der modernen Gymnastik steckt, der durchaus lobenswert ist und von weittragender praktischer Bedeutung werden kann.

Daß die letzte Vollendung nur von wirklichen Künstlernaturen erreicht werden kann, ändert nichts an den Vorteilen und an der allgemeinen Brauchbarkeit des Systems, das von der rein körperlichen Übung und Innervationsübung zum vollkommenen Zusammen-

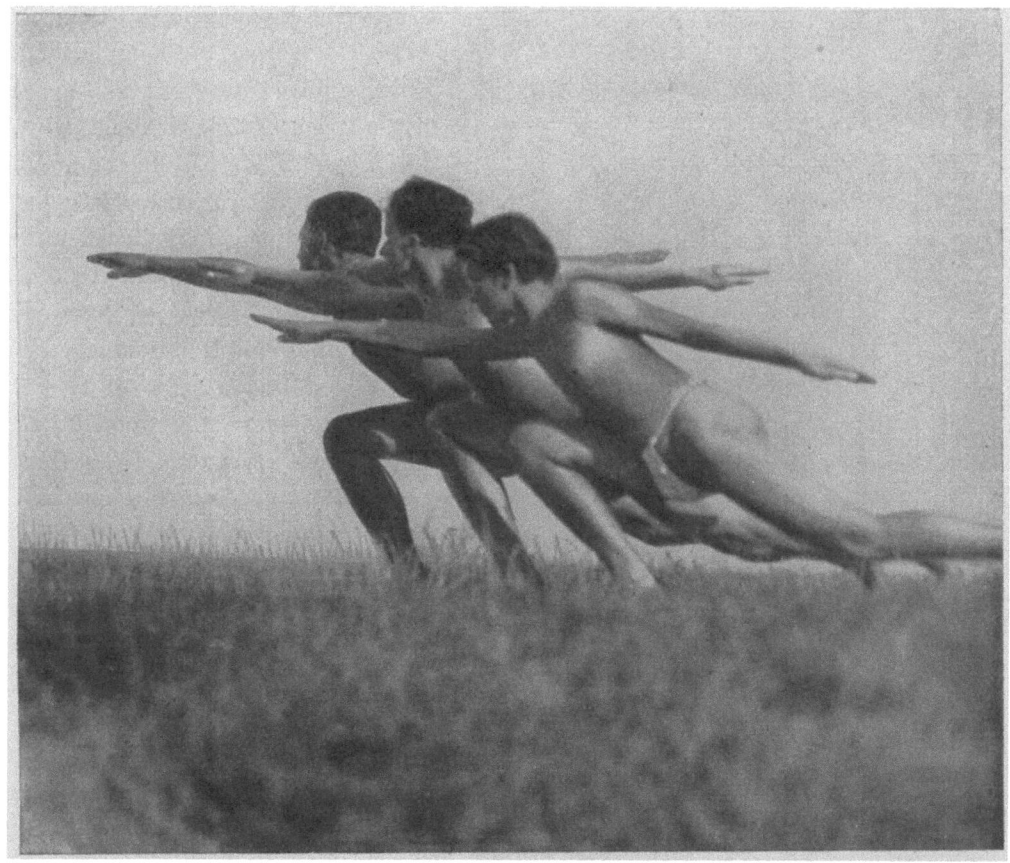

Abb. 173. „Tiefer Ausfall zu Dreien". (Aus der Dora Menzler-Schule, Leipzig.)
(Aus „Die Schönheit deines Körpers; Das Ziel unserer gesundheitlich-künstlerischen Körperschulung", von Dora Menzler. Verlag Dieck & Co., Stuttgart.)

spiel von Körper und Seele zu höchster Individualitätsleistung und damit zu persönlicher Selbstgestaltung fortschreitet.

Ich will an Hand von wenigen Bildern zeigen, wie im Gegensatz zum Drill (Abb. 155 u. 156), der alle Individualität zu unterdrücken sich absichtlich zum Ziele gesetzt hat, durch die moderne Gymnastik bei Erreichung des höchsten gemeinschaftlichen Zieles gerade die Individualität herausgearbeitet wird und dadurch die Bewegung erst Leben und Natur erhält. Zunächst die Übung zu zweien (Abb. 172). Es schwebt das gleiche Ziel vor, es wird aber von jedem Körper nach der ihm natürlichen, besten Lage seiner Gliedmaßen erreicht, wie man an der verschiedenen Haltung der Beine, des Kopfes, Halses, der Augen und des ganzen Körpers ohne weiteres gewahr wird. Dabei hat man das Gefühl des vollen Zusammenklanges.

Dann dasselbe zu dreien (Abb. 173). Gemeinschaftliches Ziel in diesem tiefen Ausfall, aber von jedem Körper nach dem durch sein eigenes Naturgesetz vorgeschriebenen Gutdünken verschieden ausgeführt, wie auch wieder die verschiedene Haltung der Beine, der Arme, der Körper, die Kopfhaltung, die Halsdrehung, die Blickrichtung usw. zeigen. Zum Vergleich stelle ich neben drei Menschen drei Blumen und Blüten (Abb. 174 und 175), die auch eine Bewegung mit gemeinschaftlichem Ziele, das Sichumwenden zum Lichte, gemacht haben, aber jede von ihrem Standpunkte aus in individueller Weise, wie es am besten geht.

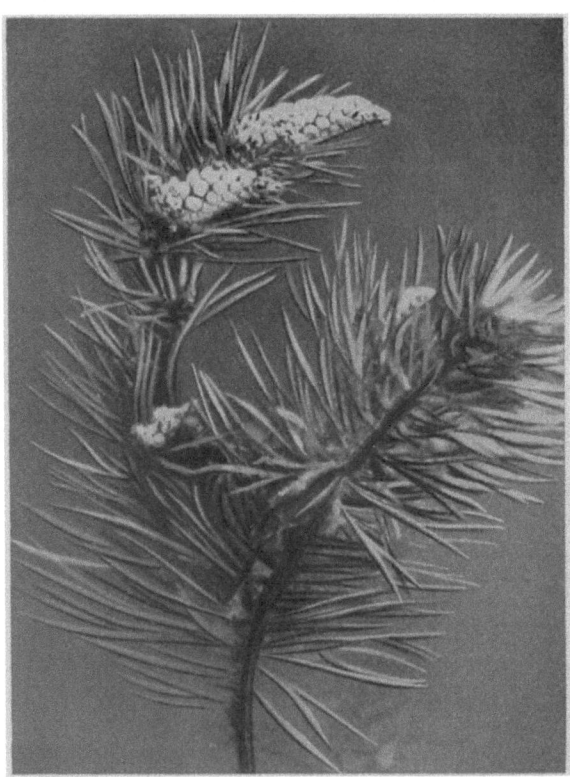

Abb. 174. Rhythmisches Sichzuwenden von Blüten zum Licht.
(Photographie J. Sellheim.)

Dann folgt die Gruppenübung der Labanschule „Ergreifung des Bettlers" (Abb. 176). Jeder der Häscher faßt von seinem Standpunkt aus in der ihm günstigsten Weise zu, wodurch es aber zur optimalen Gesamtleistung kommt; ohne Drill und Uniform, im Gegenteil durch maximale Anspannung der Individualität.

Ein weiteres Bild (Abb. 177) zeigt, wie zwei Körper zum Zusammenklang gebracht werden können, obwohl sie ganz verschiedene Stellungen gegeneinander einnehmen, das gleiche ausdrücken und in harmonisch zusammenklingender Weise zur Ausführung bringen.

Die Übung der Individualität kann so weit getrieben werden, daß man Bewegungsapparate, die man sonst bloß im ganzen, oder stückweise gegeneinander benützt, wie die Wirbelsäule, die sich bei den meisten verkrampften Menschen mehr oder weniger eckig biegt, in schöner, bald verstärkter, bald verminderter Biegung rundet, zum deut-

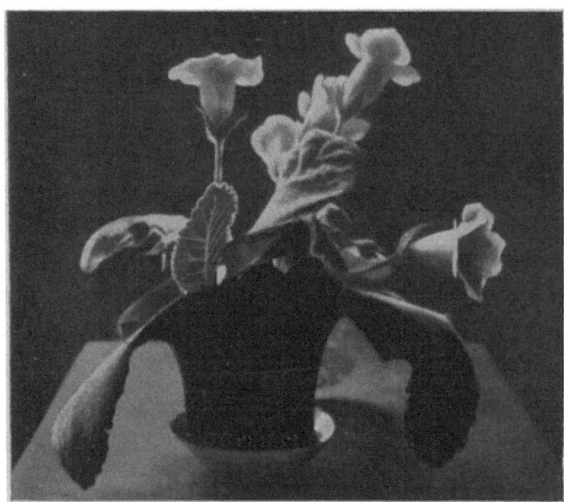

Abb. 175. Rhythmisches Sichzuwenden von Blumen zum Licht.
(Photographie J. Sellheim.)

lichen Ausdruck dafür, daß gewissermaßen jeder einzelne Wirbel gegen den anderen hin und her gebaut wird. Man kann wirklich sagen, wer das fertig bringt, hat in der Tat jeden einzelnen Knochen, selbst in einem so komplizierten Verbande wie der Wirbelsäule, in der Hand (Abb. 178).

Auf eine Nebenerscheinung möchte ich noch aufmerksam machen. Das ist die Nacktheit. Ich glaube, sie hat bei diesen Abbildungen niemanden gestört. Man kann gar keine andere Empfindung bekommen, als die der Bewunderung dieser Höchstleistung

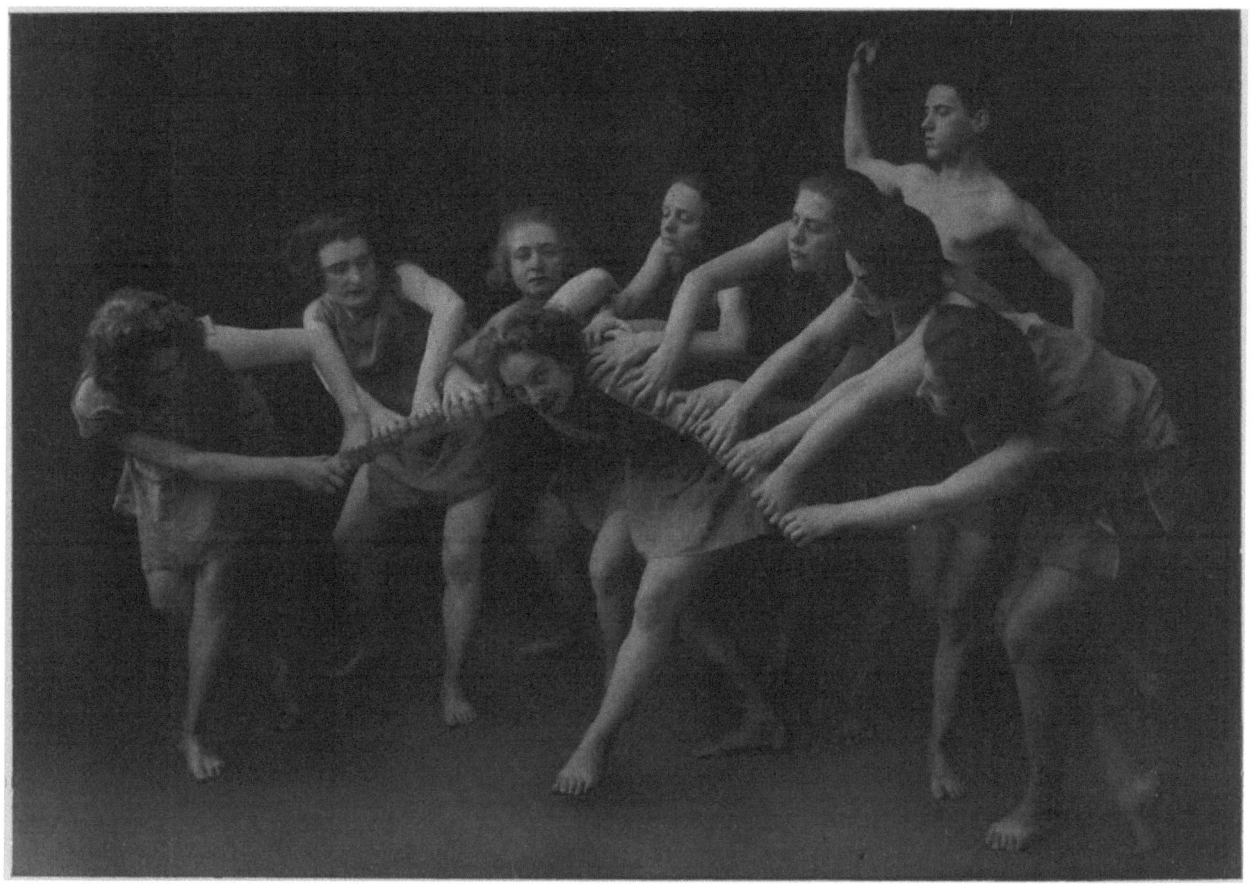

Abb. 176. Darstellung der Laban-Schule. „Ergreifung des Bettlers". Erreichung eines gemeinschaftlichen Zieles unter Herausarbeitung der Individualität jedes Mitwirkenden.
(Aus Giese: Körperseele.)

der Schöpfung, die einen derartig graziösen, zweckmäßigen und anpassungsfähigen Organismus geschaffen hat. Sexuell gefärbte Hintergedanken sind wie weggeblasen und könnten nur als eine Entheiligung empfunden werden. Auch das ist ein durchaus natürliches Gefühl. In Indien, Japan hat man viel Gelegenheit, in Straßen- und Badeleben mehr oder weniger nackte Frauen zu sehen. Entheiligt wird dieses natürliche Getriebe unter den Menschen nur durch die dreisten und vielleicht auch auf Nebengedanken gestimmten Blicke der Europäer, welche diese Naturandacht entweihen. Durch die Aufzeigung des schönen natürlichen Menschenkörpers ist bei uns in dieser Richtung vieles besser geworden.

Es hat geradezu erzieherisch die Einführung oder, im Sinne der alten Griechen gedacht, die Wiedereinführung der Nacktheit gewirkt.

Bei dem Bilde (Abb. 179), das aus einer modernen Berliner Revue stammt, empfindet jeder Beschauer doch nichts anderes als die Bewunderung für die prächtigen Menschenkörper, ganz abgesehen von dem Geschlechtsunterschied. Man widmet diese Bewunderung in ganz gleicher Weise dem männlichen wie dem weiblichen Körper. Freilich darf man

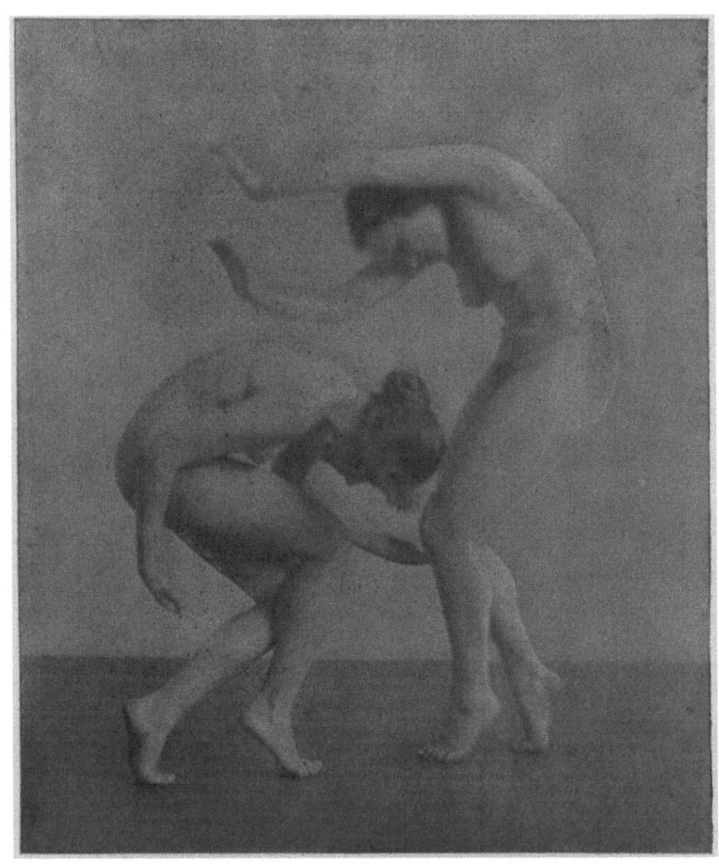

Abb. 177. ,,Zusammenklang" nach Selma Genthe.
(Aus Dr. Kottelmann: Die Schönheit 1924. H. 3.)

bei solcher Schaustellung einen Fehler nicht machen. Es darf kein vollreifer weiblicher Körper gezeigt werden; der wirkt über das Ziel hinaus. Er enthält alles zu expliziert. Eine volle reine Wirkung der Bewunderung der Schönheit allein wird mit dem Körper erzielt, der alle weiblichen Merkmale mehr eingeschlossen, impliziert, enthält, von den Mädchenknospen.

Wenn von den beiden Winthers[1] betont wird, daß die Entwicklung des weiblichen Körpers in den letzten Generationen in zunehmendem Maße eine Angleichung an den männlichen Typus aufweist, und aus dieser Veranlassung bei den meisten gymnastik-

---

[1] Winther, F. und H., Lebendige Form, Rhythmus und Freiheit in Gymnastik. Tanz und Sport. 2. Aufl. Karlsruhe, G. Braun 1924.

treibenden Frauen und Mädchen ein entscheidender Grund, weibliche und männliche Übungen zu trennen, auch nach der physiologischen Seite hin nicht bestehe, so muß dem von naturwissenschaftlichem Standpunkte aus entschieden widersprochen werden. Es mag ein Irrtum unterlaufen; vielleicht handelt es sich bei den zur Gymnastik sich heute drängenden Frauen schon aus einer besonderen Naturveranlagung heraus um eine stärkere Annäherung an den männlichen (virilen) Typus. So was hat man ja auch den Studentinnen nachgesagt in der Zeit, in der das Frauenstudium aufkam. Doch ist die Verallgemeinerung falsch. Denn jener virile Typus hat sich erschöpft[1], und die jungen Damen,

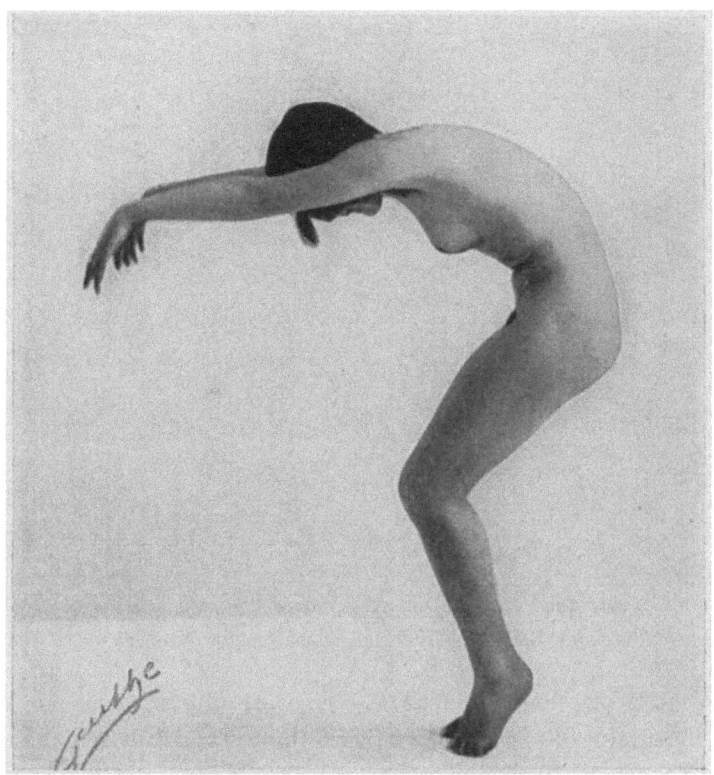

Abb. 178. Runde Rumpfbeuge.
(Aus der Dora Menzler-Schule, Leipzig.)

welche die Hochschule heutzutage besuchen, stehen in Liebreiz und Eignung zur Fortpflanzung dem Durchschnitt ihrer Geschlechtsgenossinnen in keiner Weise nach.

Es finden sich auf dem Boden der ernsten wissenschaftlichen Arbeit zum mindesten ebensoviel Paare zusammen, wie bei offiziellen, gesellschaftlichen Heiratsveranstaltungen. Wäre es aber wirklich so, daß die Geschlechter im Begriff stünden, sich mehr zu verähneln, dann erschiene das als ein Grund mehr, das spezifisch Weibliche, das durch einen männlichen Ausbau gefährdet wird, erst recht herauszuarbeiten. Man vermag das echte Weib in der Frau zum Glück doch nicht so leicht künstlich auszumerzen. So hat man z. B. die Feststellung machen können, daß die Frauen trotz des bei ihnen immer

---

[1] Hirsch, Max, Über das Frauenstudium. Leipzig und Würzburg, Curt Kabitzsch 1920.

häufiger werdenden Studiums und der Erwerbsarbeit nach wie vor jede passende Gelegenheit benützen, um im geeigneten Moment abzuschwenken und sich in der sich ihnen bietenden Ehe naturgemäß auszuleben. Es ist das eine Erscheinung, über die von mancher Seite aus geklagt worden ist [1]. Mit Unrecht! Wer als Naturforscher denkt, kann sich über diesen gesunden weiblichen Sinn, der immer wieder durchschlägt, nur freuen. Wenn die Frau auf der Hochschule oder im Erwerbsleben etwas gelernt hat, so kann ihr dies für ihr späteres Dasein nur nützen, ebenso wie jede anderweitige Schulung und Disziplinierung. Daß aber das Studium im Vergleich zu anderen eine gesundheitsschädlichere Beschäftigung wäre, wird wohl allen Ernstes niemand behaupten wollen.

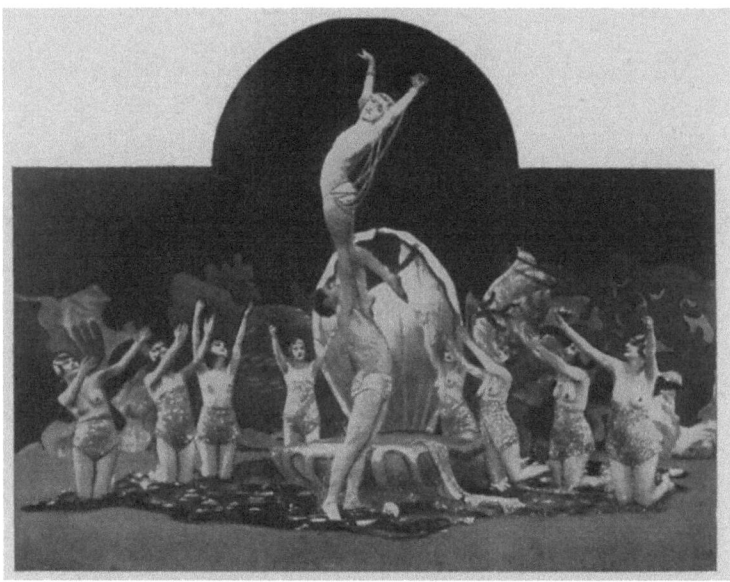

Abb. 179. Schöner weiblicher und männlicher Körper.
(Aus einer Berliner Revue des Theaters im Admiralspalast.)

Nur noch ein Wort über die Musik. Sie wird mit Vorliebe zur Auslösung der Bewegungen benützt. Sie ist kein zufälliges Beiwerk, sondern hat einen berechneten Nutzen gerade für den weiblichen Körper. Sie löst Bewegungen aus nicht von der Plötzlichkeit und abgerissenen Härte, wie das Kommandowort sie häufig veranlaßt. Der Befehl spricht zum Verstand und Willen, die Musik spricht mehr zum Gefühl. Sie regt Ausdauer und Intensität der Bewegungsfreiheit, und, was nicht zu vergessen ist, die Lust an. Sie bringt geistige und körperliche Kräfte gleichsam in Fluß und weist ihnen die Richtung. Sie steigert vor allen Dingen das Einfühlungsvermögen.

Eine besondere Ausdrucksweise für die moderne Körperkultur, vielleicht ihr Gipfelpunkt, ist die rhythmische Gymnastik. Sie wird besonders von Bode, München, und dem Seminar für klassische Gymnastik, Loheland (Dirlos bei Fulda), Dalcroze und Dr. Freund, Hellerau jetzt Laxenburg, gepflegt. Auch unsere hallesche Schule von Frl. Hedwig Nettebohm befleißigt sich mit bestem Erfolg gerade dieser Seite der Körperkultur. Unsere Studentinnenriege bewegt sich in dieser Richtung. Eigentlich arbeitet heute keine Gymnastikschule mehr ohne den Begriff des „Körperrhythmus".

---

[1] Literatur über diese Frage bei Max Hirsch, l. c. S. 53.

Hier ist vielleicht der Versuch einer Begriffsbestimmung des Körperrhythmus am Platze, weil man über ihn sich sehr häufig recht unklar ausdrückt. Ich kann nur sagen, was ich mir, nachdem ich mich zu orientieren versucht habe, dabei denke.

Mit Musik und musikalischem Metron hat jedenfalls der Rhythmus, den ich jetzt meine, direkt nichts zu schaffen [1]. Man könnte ihn höchstens vergleichweise die „Eigenmusik einer Persönlichkeit" nennen. Gemeint ist die angeborene Zwanglosigkeit, die dem damit Ausgezeichneten alles leicht macht, ihn alles ohne Anstrengung in bester und reichster Form, daher in einer die Umgebung ansprechenden Weise tun läßt. Die Gabe ist angeboren, jedem mehr oder weniger. Jeder kann darüber wachen, daß sie ihm nicht beim Einzwängen in unsere alles nivellierende und alle Bewegungen vereckende Umwelt verloren geht. Es ist als eigenes Verdienst anzurechnen, wenn die schöne Naturgabe in höchster Blüte erhalten und zur Vollendung entwickelt wird.

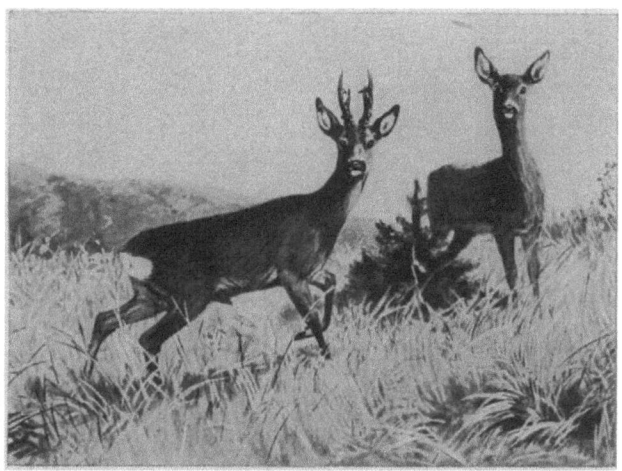

Abb. 180. Es ist leichter zu sagen „Wer hat Rhythmus?" als „Was ist Rhythmus?" Die beiden Rehe haben zweifellos Rhythmus, d. h. Haltung und Bewegung nach dem kleinsten Zwange. (Nach einem Aquarell von Prof. Arnold-Schierke.)

Wir bewundern nicht umsonst in der Natur das Spiel des Windes und der Wellen, das stete Sichselbstüberholen eines Wasserfalles, das Sichwiegen der Zweige im Winde, (Abb. 174), das Sichzuwenden der Blumen nach der Sonne (Abb. 175), die entzückenden Bewegungen eines Rehes (Abb. 180), gleich zierlich in der ruhigen Gemächlichkeit und Beschaulichkeit, aber auch nicht verunziert durch die Erregung; im Gegenteil, dann erst recht bezaubernd in ihrem Maßhalten. Es ist leichter sagen, wer hat Rhythmus, als was ist Rhythmus. „Anmutige Selbstverständlichkeit" (Suhe) ist auch eine gute Bezeichnung.

Wenn wir nur auf den Körper sehen, können wir das, was uns so elegant anmutet, „Betätigung nach der größten physiologischen Bewegungsfreiheit" nennen. Wenn wir aber den dahinter stehenden Geist ins Auge fassen und alles körperliche Geschehen nur als Ausdrucksbewegungen des Geistes werten, und darunter begriffen jeder Sprechen und Schreiben — man muß aber im weiteren Sinne auch Haltung, Mimik, Handbewegungen,

---

[1] Suhe Werner, Rhythmische Gymnastik als Heilfaktor. Telos. Febr. 1925. H. 8.

den ganzen Körper und sein Gebahren, jede Handlung und jedes Werk dazu rechnen, — dann kommen wir nicht mehr mit dem Begriff der größten physiologischen Bewegungsfreiheit aus. Er wird zu matt, farblos, hausbacken. Über der physiologischen Bewegungsfreiheit, dem Spiele der Gelenke und anderen Bewegungsapparaten, waltet ein höheres, ehernes Naturgesetz. Das ist — ich muß es immer wieder sagen, weil es nun einmal keinen besseren Ausdruck dafür gibt — „der kleinste Zwang"[1], der geringste Aufwand von Kraft,

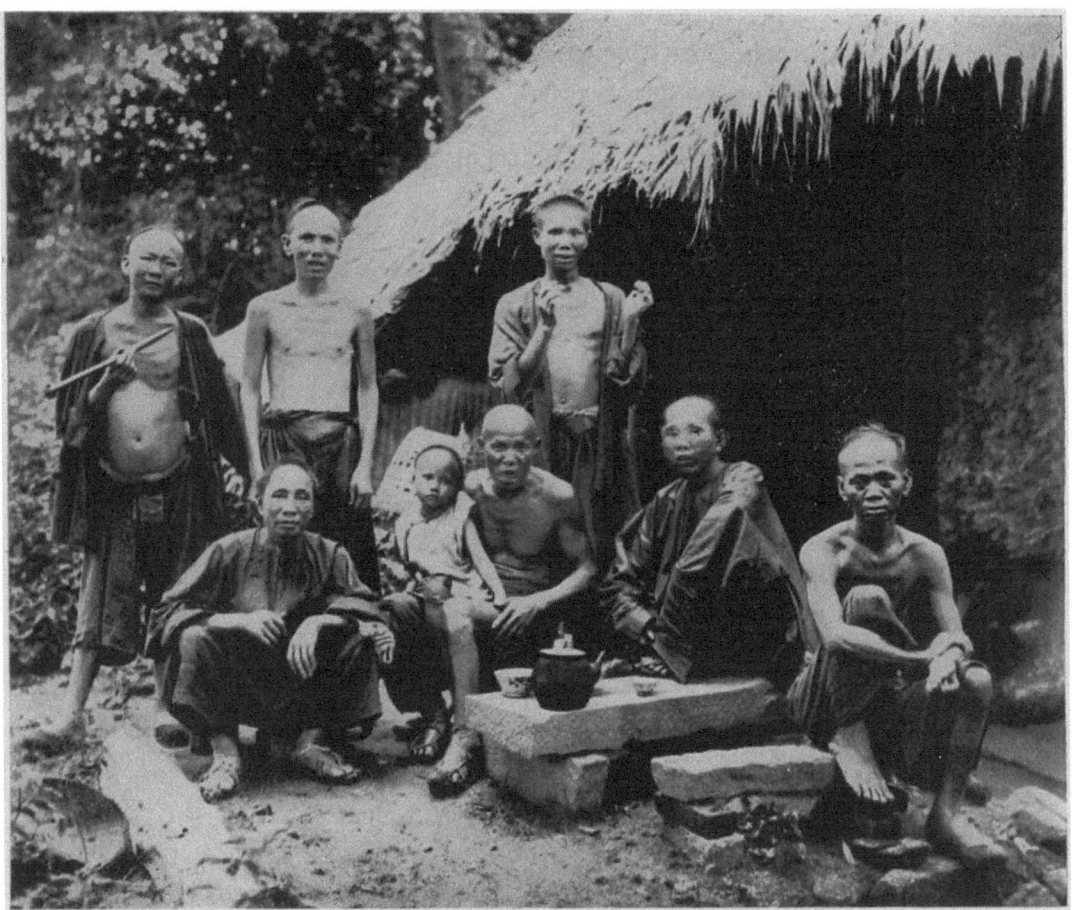

Abb. 181. Arbeit und schlechte Pflege verkümmern und veraltern vorzeitig den Körper.

der zugleich die höchste Wirkung hervorbringt. Beim Menschen ist nicht alles, wie die alte Physik so gern wollte, kausal bedingt, es ist wie in allem Organischen und wie auch die moderne Physik mehr und mehr zugibt, final, durch den Zweck bedingt. Damit ist beim Menschen zugleich die Reichweite seiner geistigen Selbstbestimmung in seiner Lebensgestaltung abgesteckt. Wie in der Ausbildung des Körpers zur eleganten Leistung, so spielt das Haushalten mit den Kräften in der Ausbildung des Geistes, besonderes seiner Hauptauswirkung, dem Denken, eine hervorragende Rolle. In der Natur steckt allent-

---

[1] Sellheim, Geburt und Geburtshilfe nach dem kleinsten Zwang. Klin. Wochenschr. 2. Jahrg. Nr. 36. 1923.

Wohlleben und Pflege verschönert. 325

halben Rhythmus, Entfernung von der Natur verdirbt den Rhythmus. Darauf soll noch kurz an Hand einiger Bilder eingegangen werden.

Ein Bild will zeigen, wie Arbeit, vor allem übermäßige Arbeit gepaart mit schlechter Ernährung, verhäßlicht und frühzeitig veraltert (Abb. 181). Während, wie es auf einem anderen Bild von derselben Rasse zum Ausdruck kommt, Schonung und gutes Leben ein besseres, schöneres Aussehen fördert (Abb. 182).

Auch das nächste Bild (Abb. 183) gibt im Vergleich mit zwei späteren (Abb. 185 und 186) einen Begriff, wie die Arbeit um der Arbeit willen, wie sie die Kultur erzeugt hat,

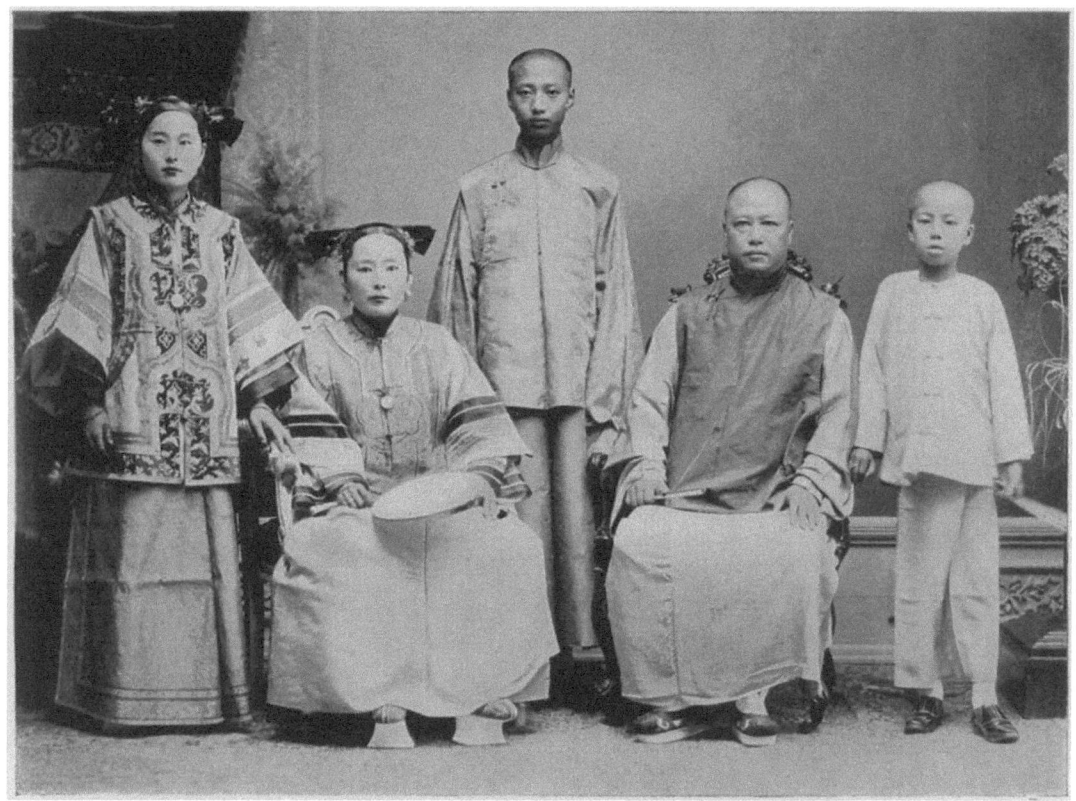

Abb. 182. Wohlleben und Pflege verschönern den Körper und halte ihn jugendlich.

die Körper eckig macht, versteift und verkrampft. Es handelt sich beide Male um Einwohner von Ceylon.

Das, was man von der körperlichen Arbeit sagen kann, gilt auch mehr oder weniger von der geistigen Anstrengung. Die Frauen werden durch des Dienstes immer gleiche Anforderungen in ihrem Aussehen vermännlicht, wozu natürlich auch beitragen mag, daß sich viele Frauen ihrer Naturanlage entsprechend zu derartigen Berufen hingetrieben fühlen (Abb. 184). Man kann jedenfalls nicht leugnen, daß nach dieser Photographie unseren weiblichen Vertreterinnen im Reichstag sich ein gewisser vermännlichender Zug aufgeprägt hat.

Wie prächtig sich die Körper in der freien Natur durch die funktionelle Übung nach allen Seiten hin ohne einseitige Belastung mit Arbeit und Berufsarbeit zur höchsten Eleganz entwickeln, zeigen uns die Bewohner von Ceylon. Der schöne Bau des Körpers ist in allen

Lebensaltern vom Knaben über den Vater bis zum Großvater erhalten (Abb. 185). Man bemerkt (Abb. 186), mit welcher Leichtigkeit die Frauen die immerhin schon großen Kinder tragen. Sie tun dies vermittels eines Kniffes, eines Vorteils. Die Kinder sitzen rittlings

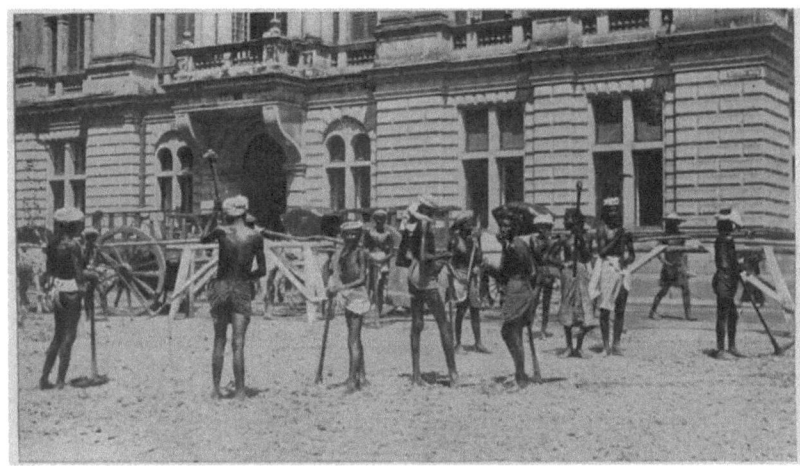

Abb. 183. Verhäßlichung des Körpers bei Eingeborenen von Ceylon durch Arbeit nach europäischem Muster.

auf der Hüfte. Die Frauen besorgen also diese Arbeit mit dem kleinsten Zwang, d. h. sie erreichen instinktiv die größte Kraftleistung mit dem kleinsten Kraftaufwand. Hier tritt uns deutlich ein Grundgesetz, das in der Natur überall herrscht und nach dem

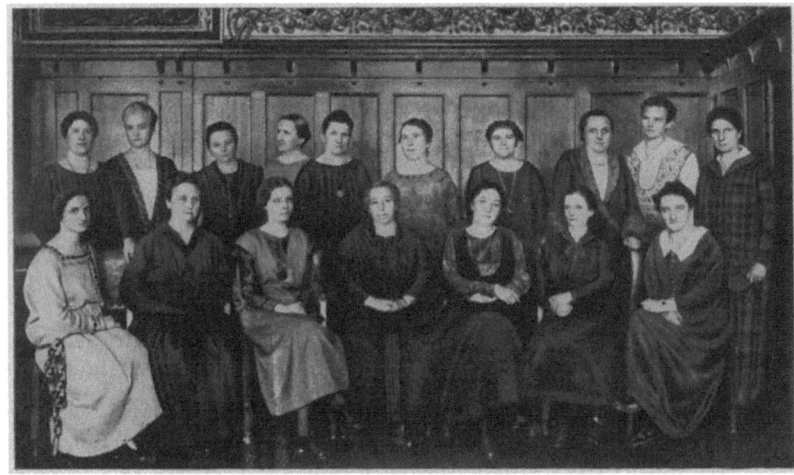

Abb. 184. Vermännlichung der Frau durch männlichen Geistesausbau oder Hingezogenwerden von Frauen mit mehr männlicher Veranlagung zu mehr männlichen Berufen.
(Nach einem Bilde aus dem Weltspiegel des Berliner Tageblattes: Weibliche Mitglieder des Reichstages.)

wir uns, wenn wir weiterkommen wollen, in unserer modernen Körperkultur auch wieder richten müssen, entgegen. Darauf beruhen, wie wir sahen, z. B. die beste Ausnutzung der Arbeitskraft nach dem Taylor-System, und auch der Ersatz der uns verloren gegangenen natürlichen Ausarbeitung des Körpers durch die moderne Gymnastik.

Natürlicher Rhythmus bei Naturvölkern.

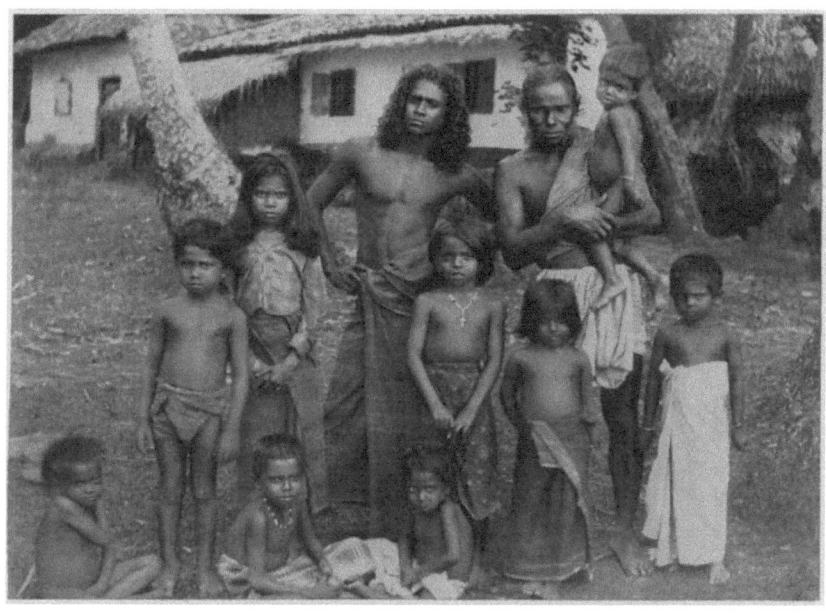

Abb. 185. Schöner Bau in allen Lebensaltern vom Knaben über den Vater bis zum Großvater. Inder.

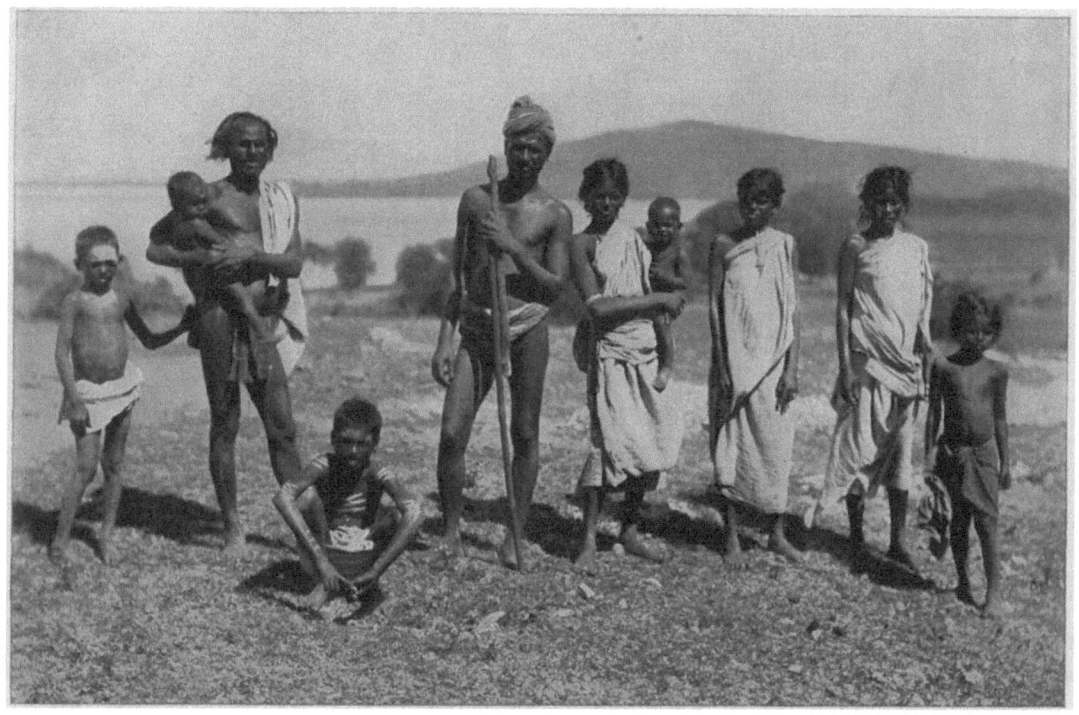

Abb. 186. Prächtige Entwicklung der Körper in der ungebundenen Natur auf Ceylon. Die Menschen entstammen demselben Volksschlage wie die Arbeiter in Abbildung 183.

Jedenfalls steckt in diesen Körpern der Naturmenschen etwas, was man als Rhythmus bezeichnen kann.

Man beachte den Körperrhythmus bei dem Früchtepflücker auf Ceylon (Abb. 187). Er zeigt nicht mehr Muskeln und Muskelanspannung als unbedingt notwendig.

Auch der Schnelläuferpostbote hat nie rhythmische Gymnastik getrieben und kann sich ohne alle Anstrengungen wie ein Taschenmesser zusammenbiegen (Abb. 188).

Das gleiche beweist die edle Haltung eines Inders (Abb. 189), der freilich auch keinen durch Hosenträger usw. verschnürten Körper hat.

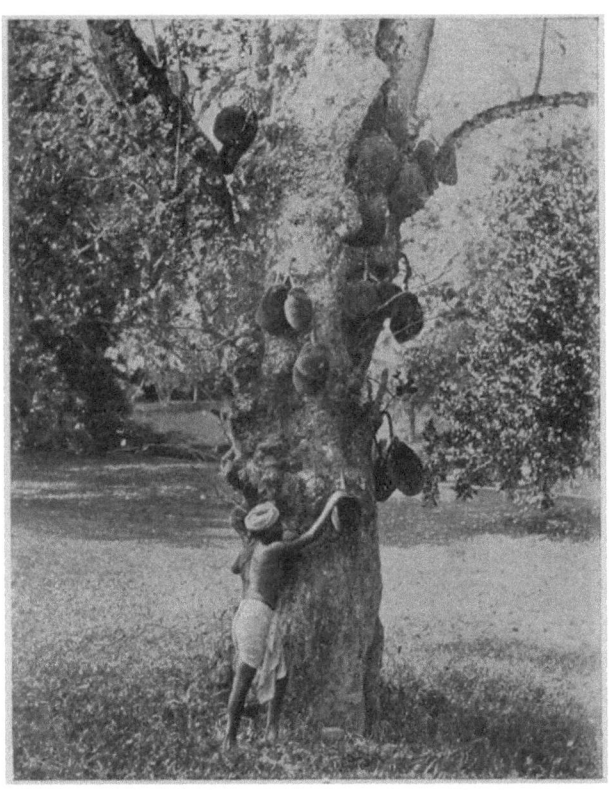

Abb. 187. Natürlicher Rhythmus im Körper auch bei naturgemäßer Arbeit. Eingeborener von Ceylon.

Dann sei an das Bild erinnert, welches den edlen Gang der Inder (Abb. 189) zeigt. Das ist wirklich ein Schreiten, ein Vorfühlen und Besitzergreifen des Bodens mit dem Fuße.

Das Siamesenmädchen (Abb. 190) hat einen vollkommen durchgearbeiteten rhythmischen Körper. Keine Gymnastik, Naturrhythmus.

Das gleiche kann man von der kleinen Teepflückerin auf Ceylon (Abb. 191) sagen. Das sind alles natürliche, nackte Körper, zum Unterschied von den Produkten, die uns unsere Künstler hierzulande vorsetzen, nämlich zum Zwecke der Malerei ausgezogene, aber im übrigen unter der Kleidung mehr oder minder verkümmerte Körper.

Diesen Rhythmus, diese individuelle Beweglichkeit sehen wir auch bei der Massenwirkung, z. B. im Volksgemenge auf der Straße von Ceylon (Abb. 192). Die einzig steife Figur, in der aller Rhythmus und alle Individualität unterdrückt ist, bildet in jener Umgebung der englische Policeman.

Rhythmus schlummert auch noch in unseren Kinderkörpern (Abb. 193). Er müßte nur weitergebildet, erhalten und vervollkommnet werden und dürfte nicht unter der Schablonisierung, dem gewöhnlichen Drill und Berufsleben verkümmern, wodurch der Körper einseitig gestaltet wird.

Verloren gegangener Körperrhythmus kann wieder erweckt werden. Vorausgesetzt wird, daß jedem lebenden Körper eine, wenn auch oft gehemmte rhythmische Gesetzmäßigkeit von Haus aus innewohnt.

Abgesehen von dem verschiedenen Körperbau bedingen Atmung und Herzschlag, von denen doch der Eigenrhythmus abhängt, und die verschiedene seelische Einfühlung, daß jeder Schüler bei unseren modernen Bestrebungen, den verloren gegangenen Rhythmus wieder zu gewinnen, anders arbeitet. Dieses Individuelle, das sich im Eigenrhythmus ausspricht, wird bei der Körpergymnastik nicht wie bei manch anderer Disziplinierung unterdrückt, sondern zu erhalten gesucht und herausgearbeitet[1]. Die Individualisierung wird auch in den Körper hinein fortzusetzen gesucht. Für das Seminar für klassische Gymnastik ist in erster Linie als eine Art Eigentakt des Körpers die Atmung

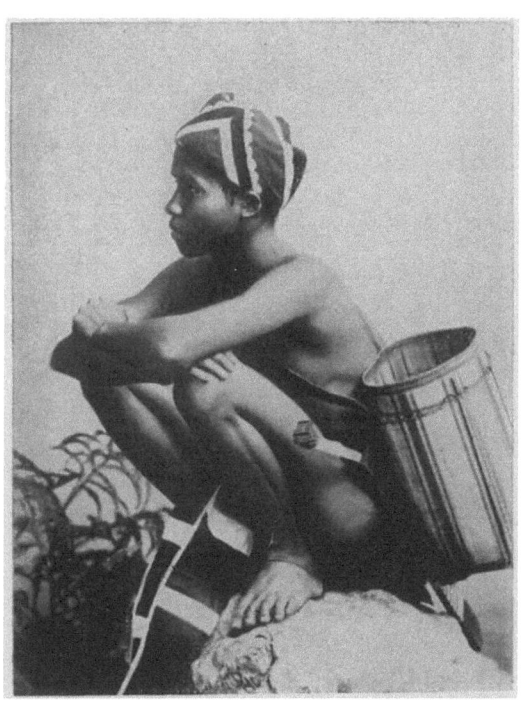
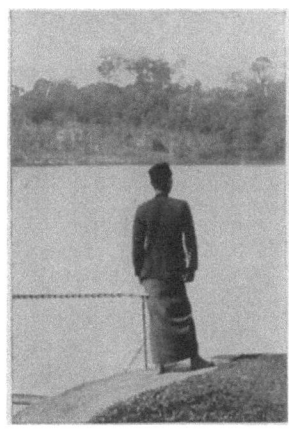

Abb. 188. Natürlicher Rhythmus bei einem Schnellläufer, Postboten. Eingeborenen von Borneo.

Abb. 189. Edle Haltung eines Inders, der niemals Hosenträger getragen hat.

Bewegungsansporn. Sie wird in noch höherem Grade, wie die Musik zur Erweckung des Rhythmus benutzt.

Die Schülerin soll durch Lockerungsübungen ihre Bewegungen von der Atmung führen lassen. Sie lernt beim Trainieren ihrer Muskeln den Einatmungsimpuls als Kraft- und Spannungsträger gebrauchen, bei der Ausatmung sich aufzulockern und in der Atempause sich in Sammlung neuer Kraft ruhen zu lassen[2].

Es ist ein glücklicher Gedanke, diese lebenswichtigste Muskelbewegung, die den ganzen Körper fortwährend durchzittert, herauszubilden und in den Mittelpunkt des Körpergetriebes zu stellen. Alle Schulen der rhythmischen Gymnastik legen großen Wert auf

---

[1] Menzler, Dora, . . c. S. 27.
[2] Winther, A. und H., l. c. S. 168.

Respektierung der Atmungsfunktion. Da diese Übungen aus der Eigenart des Menschen hervorgehen, so müssen sie auch dem Geschlechte, von dem ja jedes seinen besonderen Atmungstypus hat, entsprechen und darauf ist Rücksicht zu nehmen. Die moderne Körperkultur hat ein hohes letztes Ziel.

Neben der Körperbildung oder vielmehr durch sie wollen alle diese Schulen mehr oder weniger auf das Zentrum des Triebwerkes, auf die Seelenbildung einwirken und den „verkrampften" Menschen vom Mechanismus und Materialismus unserer Zeit wieder lösen. Die Frau zeigt ja gerade nach der Seite des Gemüts tiefere Veranlagung. Und so sind denn diese Schulen auch meist von Frauen gegründet und haben sich naturgemäß vor allem der Erziehung des weiblichen Geschlechtes angenommen. Hier eröffnen sich aussichtsreiche Wege, denn

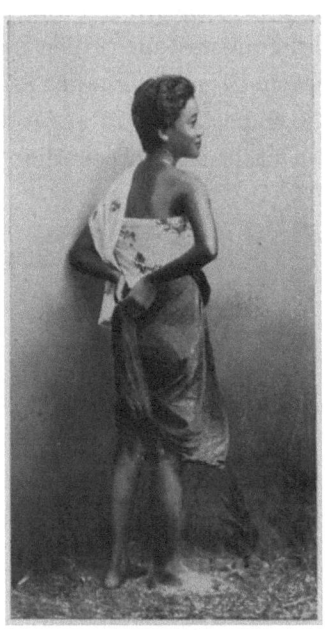
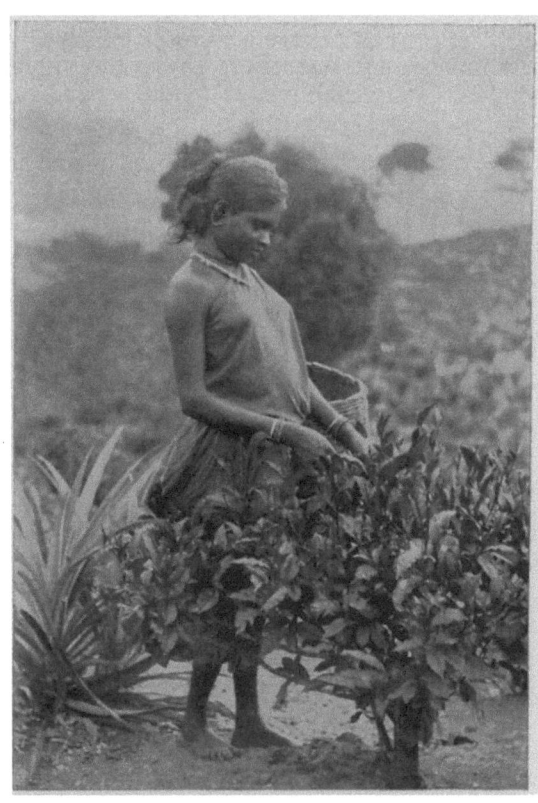

Abb. 190. Natürlicher Rhythmus bei einem Siamesenmädchen.

Abb. 191. Natürlicher Rhythmus bei einer Teepflückerin auf Ceylon.

die körperliche Erziehung der Frau „für ihren Zweck" liegt bei uns noch sehr darnieder, sie muß auf eine ganz neue Grundlage, weitsichtig eben auf diesen Zweck gestellt werden. Nur so kann man der physischen und psychischen Natur der Frau gerecht werden und der Frau ihre Zufriedenheit wieder geben.

Der Wichtigkeit der körperlichen und seelischen Erziehung entsprechend werden die gemachten fruchtbaren Anfänge einer geschlechtsberücksichtigenden, geschlechtsgebundenen Ausbildung und Pflege des Frauenkörpers nicht länger auf Privatschulen, die viel Zeit und Geld kosten — zwei Punkte, die für die Mehrzahl der Menschen ausschlaggebend sind — beschränkt bleiben dürfen. Die Gewinne, die wir der Initiative privater Unternehmen verdanken, müssen gewissenhaft geprüft und ihr Ergebnis auf den allgemeinen Schulunterricht besonders auf den Volksschulunter-

Der Körperkultur gebührt eine würdige Übungsstätte. 331

richt übertragen werden, wenn wir wirklich ganze Arbeit leisten und die Allgemeinheit des Volkes, in der wir unsere Kraft und Zukunft verankert wissen, erfassen wollen.

Unsere vorzüglichen öffentlichen halleschen Schulen haben, soweit ich sehe, schon ganz gute Anfänge gemacht[1].

Bei der Übertragung des Herausarbeitens des Rhythmus aus der privaten Hand in die öffentliche Anstalt sollte eine ganz ästhetische Rücksicht walten. Für dieses zum Blühen- und Gedeihenbringen des Körpers müßte ein würdiger Raum zur

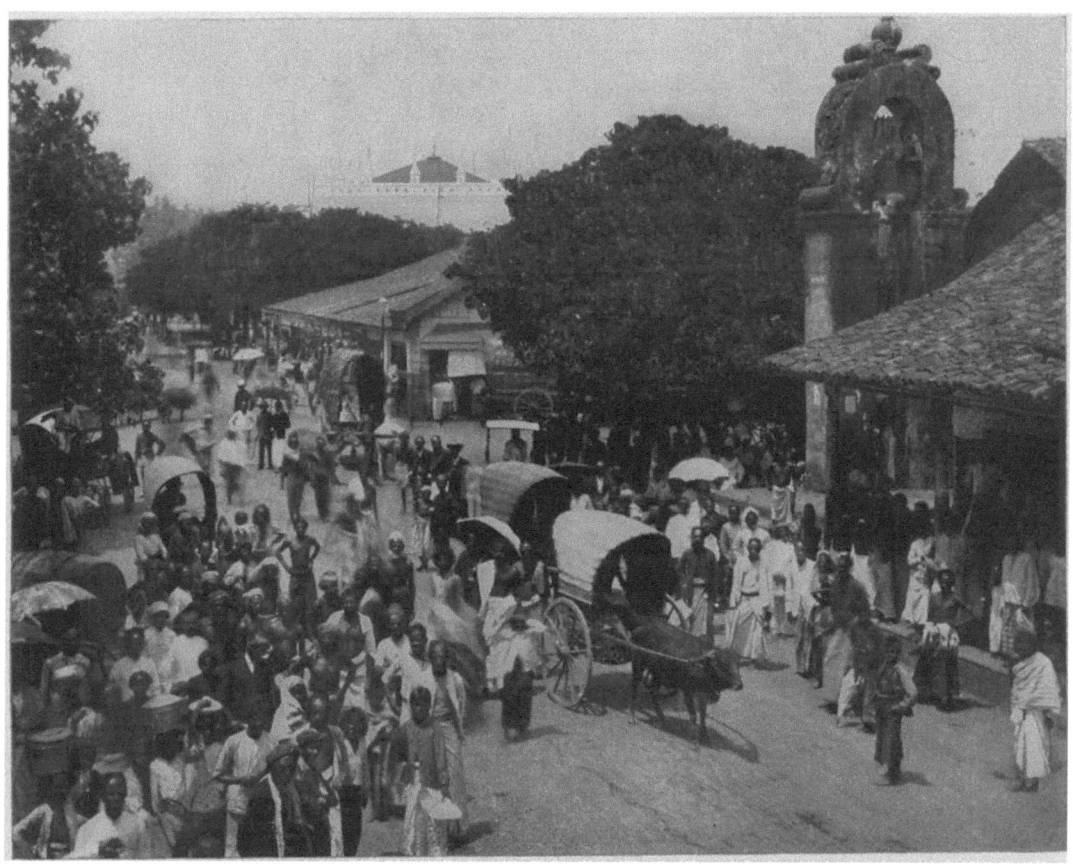

Abb. 192. Rhythmus im Volksleben auf der Straße in Ceylon.
Die einzig steife Figur bildet in dieser Umgebung der englische Policemann.

Verfügung stehen. Hellerau ist in dieser Richtung vorbildlich geworden. Ein Tempel der Musen wäre gerade gut genug, um das Schöne und Nützliche, dem dort gedient werden soll, zu unterstreichen[2]. Eine solche Ehrung der Körperausbildungskunst durch ein würdiges Gebäude würde nicht nur den Pionieren und begnadeten Lehrern auf dem Gebiete der rhythmischen Gymnastik den gebührenden Dank der Menschheit zum Ausdruck bringen. Die dem Werte der Sache angepaßte Übungsstätte müßte auch die Lernenden

---

[1] Gilt, wie oben erwähnt, auch für ganz Preußen.
[2] Ich möchte bei dieser Gelegenheit meinen persönlichen Dank allen Lehrern der Gymnastik, insbesondere Frl. Nottebom und Frau Hild-Gempf in Halle und Herrn Dr. Freund, Hellerau aussprechen für die Liebenswürdigkeit, den Eifer und die Gründlichkeit, mit der sie mich in das Wesen der rhythmischen Gymnastik einzuführen gesucht haben.

erheben und aller Welt die Heiligkeit der Bestrebungen der Körperausbildung unseres Volkes vor Augen führen. Denn die dortige Entfaltung des wahren Menschen ist Dienst am eigenen Volke, Dienst am Vaterlande und Mutterlande.

Es ist das ein Verlangen und ein Gefühl, das man weder in der Turnhalle, noch auf dem Spiel- oder Sportplatz in diesem Maße jemals bekommt. Wohl nur deshalb, weil jene Übungen des Körpers mehr an der Oberfläche haften und sich nicht in der Weise verinnerlichen wie die Herausarbeitung des individuellen Körperrhythmus.

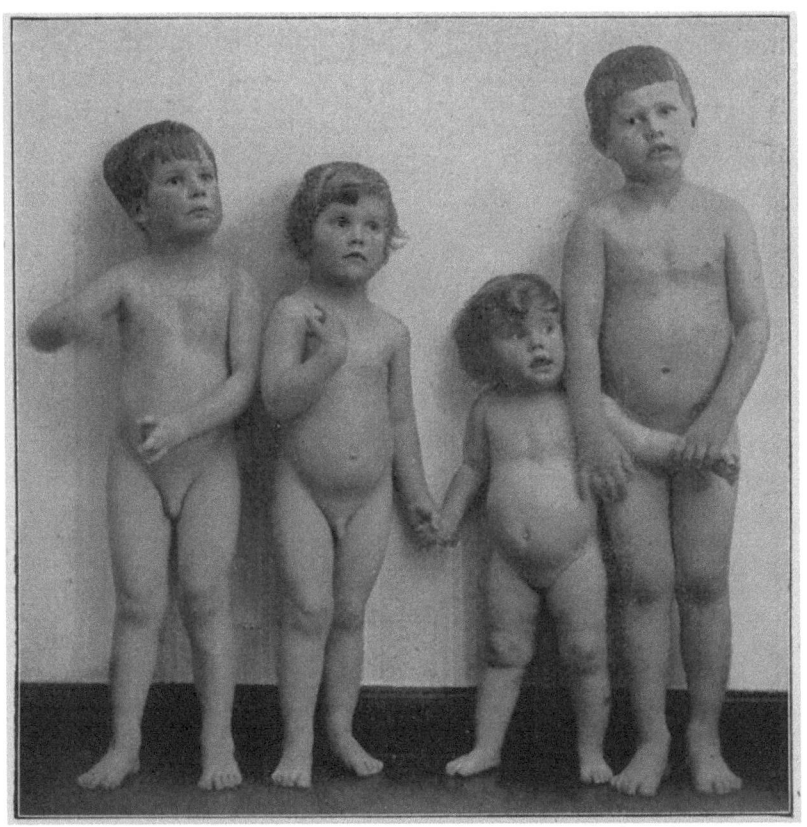

Abb. 193. Natürlicher Rhythmus schlummert auch im Körper unserer Kinder.
(Aus Stratz: Der Körper des Kindes.)

Die geschilderten Bestrebungen sind oft bei allem Guten, was sie gebracht haben, noch reichlich unklar in ihren Zielen und in den Wegen dazu. Manches sieht noch wie Spiel und Spielerei aus, und doch verbirgt sich dahinter ein tiefer Ernst und vielfach ein zielstrebiges, wenn auch noch oft genug unbewußtes Wollen.

Das Interesse an der Körperkultur ist nach dem Lebensalter verschieden. Die Jugend freut sich ohne weiteres ihres Körpers. Sie bringt den Rhythmus mit. Er muß nur herausgearbeitet, gepflegt und erhalten werden. Das herannahende Alter mit der Reue über Unterlassungen in der Körperkultur versucht vor Toresschluß noch etwas herauszuschlagen. Das mittlere Alter versteift in der Sorge um den Beruf und um die Kinderaufzucht.

Noch eine ganz besondere Erscheinung macht sich geltend. Am meisten drängen sich von den jungen Mädchen diejenigen zur Körperkultur, die in bezug auf ihr äußeres von der Natur benachteiligt wurden. Sie wollen noch durch Betonung der funktionellen Entwicklung verbessern und nachholen, was ihnen in ihrer Entwicklung die natürliche Anlage versagt hat. Es geht hier, wie ich es einmal in einem Verein für die Reform der Frauenkleidung gesehen habe. Die Mitglieder hätten ihrer Körperbeschaffenheit nach nicht viel von der Reform der Frauenkleidung zu erwarten gehabt. Was ihnen notgetan hätte, wäre eine Reform ihres von Natur aus benachteiligten Frauenkörpers gewesen. In ähnlicher Weise soll auch die Körperkultur dazu herhalten, durch funktionelle Übung Mängel der Naturanlage auszugleichen. Daß in dieser Richtung ihr Wirken nur Stückwerk bleiben muß und keine Vollkommenheit erzielt werden kann, liegt auf der Hand. Man hat sich dann eben mit weniger zufrieden zu geben und darf nicht zuviel verlangen. Das Streben nach Vollkommenheit ist jedenfalls schon lobenswert. Alle Versuche weisen einen guten Kern auf.

Diesen wollen wir zum Schlusse noch deutlich zu machen suchen. Wenn auch moderner Ausdruckstanz und rhythmische Körperkultur von anderen Ausgangspunkten ausgehen und auf andere Ziele lossteuern, wie geschlechtsbetonte Übungen, so sind sie doch geeignet, eine systematische und dem weiblichen Körper liegende Schulung durchzuführen. Alle Systeme fangen mit der bloßen Übung der Bewegungsapparate an und schreiten dann über Innervationsübungen und Disziplinierungsübungen fort zu dem freilich von den wenigsten erreichbaren Höchstziele, ihres eigenen Körpers bewußt zu werden und seine eigene Sprache zum Ausdruck zu bringen. Aber schon das Bestreben, den Weg dahin, soweit es geht, zurückzulegen, bringt genügend Gewinn.

Jedenfalls wird durch solche körperliche Schulung im leichten Spiele der Bewegung eine Gewandtheit bewirkt, die dem weiblichen Körper zur Zierde und zum Vorteil zugleich gereicht. Das Ziel wird bewußt oder unbewußt verfolgt. Das alles, was ich vom naturwissenschaftlichen Gesichtspunkte aus unbefangen vorgebracht habe, enthält einen tiefen echt kulturellen Sinn. Wahre Schönheit ist schließlich doch nichts anderes als Gesundheit und Zweckmäßigkeit. Die wahre Schönheit, die der Frauenkörper in seiner Art anstreben soll, gewährleistet ihm auch den besten Erfolg auf dem Gebiete seiner ernsten Bestimmung. Sie befähigen den Mutterorganismus zum schadlosen Überstehen der gewaltigen Fortpflanzungsleistung, durch welche die Frau sich unsterbliche Verdienste um die Menschheit erwirbt. Das gilt ganz besonders für unsere heutige verkrampfte Zeit. So lernt die Frau das, was sie seither nur unter einem durch die Kultur gesteigerten Zwange durchführen konnte, mit dem kleinsten Zwange zu vollbringen.

Gerade weil wir heute ein gedemütigtes, zerrissenes und zermürbtes — vielfach auch zielloses, zum mindesten in seinen Zielen unklares — Vaterland haben, müssen wir eine Zielsetzung unentwegt im Auge behalten. Erst muß die Mutter ihrer Familie und dem Staate gesunde Kinder schenken, dann soll der Knabe zur Wehrhaftigkeit, das Mädchen zur Mutter erzogen werden. Nur so werden wir in unseren Körper und in unser ganzes Verhältnis zur Umwelt und nicht zum wenigsten in das Verhältnis zu den anderen Völkern als oberstes Kultur- und Naturgesetz wieder Ordnung bringen können. Wir wollen nicht mehr und nicht weniger als ein um seine Gesundheit von allen beneidetes Volk werden. Wir wünschen im friedlichen Wettbewerb, wie es immer deutsches Streben gewesen ist, einen Platz im Leben, unseren Anlagen entsprechend, auszufüllen. Das ist nicht nur national, das ist im besten Sinne des Wortes international, es ist menschliche Pflicht.

Ihrer Erfüllung soll uns die umsichtige Pflege der Körperkultur wieder zuführen. Nur in einem gesunden Körper vermag sich ein gesunder Geist zu entwickeln und zu betätigen, und nur solche Körperseelenharmonie macht zufrieden. Wenn es uns gelingt, gerade das jedem einzelnen Menschen, jedem Alter und Geschlecht, **jeder Begabung Individuelle zu erhalten und heraus zu entwickeln**, so hat die anbrechende Zeit gegenüber der alten, so jäh versunkenen mit ihrer Uniform und Schablone in Kleidung, Tätigkeit und Menschlichkeit noch einen großen Vorteil errungen. Gleichmacherei heißt Unterdrückung, Herausarbeiten und Lebenlassen der Individualität bedeutet Freiheit. Dafür kann der Blick und der Sinn nirgends besser geschärft werden als bei der Körperpflege und Körperkultur.

Der Rhythmus ist etwas, von dem jeder sein Teil in sich trägt und zur besten Geltung zu bringen die Pflicht hat. Rhythmus und die stets mit ihm gepaarte Individualität sind das **Stück Freiheit**, das man auch in unserer von allen Seiten eingeengten Kulturepoche immer noch verwirklichen kann. Nur ist man an dem, was bei diesem Entwicklungsgange aus einem wird, selbst schuld.

Daher die ganz allgemeine Bedeutung einer naturgemäßen Erziehung von Körper und Geist. Das ist Sinn, Geist und Ziel der Kultur, die sich als „Körperseelenkultur"[1] so stolz, aber auch so treffend bezeichnet.

Wenn es uns recht schlecht geht, erschallt immer der Ruf: „Zurück zur Natur!" In unserem Falle bedeutet die Frau das lebendige Bindeglied zwischen uns und der Natur. Sie wird uns gewiß nicht im Stiche lassen!

Literatur-Verzeichnis.

Abel, Zur Frage des Austausches von Gesundheitszeugnissen vor der Eheschließung. Öffentl. Gesundheitspfl. 1920. — *Adams, Rudolf*, Die Farbenharmonie in ihrer Anwendung auf die Damentoilette. Leipzig, Verlagsbuchhandlung von J. J. Weber 1862. — *Adler, O.*, Die mangelhafte Geschlechtsempfindung des Weibes. 3. Aufl. Berlin 1919. — *Adolf, G.*, Die Gefahren der künstlichen Sterilität, besonders in ihrer Beziehung zum Nervensystem. Leipzig, Verlag Krüger 1898. — *Aichel*, Über die sog. physiologische Pulsverlangsamung im Wochenbett. Zeitschr. f. Gynäkol. 1901. Nr. 42. — *Aigremont*, Fuß- und Schuh-Symbolik und Erotik. Leipzig 1909. — *Alsen*, Die Mode der galanten Zeit. Berlin o. J. — *Altmann-Gottheiner, Elisabeth*, Die Entwicklung der Frauenarbeit in der Metallindustrie. Jena, Gust. Fischer 1916. — *Andreas-Salomé, Lou*, Die Erotik. Bubers Sammlung: Die Gesellschaft. Frankfurt 1910. — *Ansell*, On the rate of mortality etc. London 1874. — *Anton*, Geistige Artung und Rechte der Frau. Psychiatrische Vorträge Berlin, Verlag von S. Karger 1914. — *Appel*, Über Frauenkrankheiten und Geburtshilfe in Afrika. Med. Wochenschr. 1923. Nr. 17. S. 555. — *Ardersleben, G.*, Der Gebärstreik der Frauen und seine Folgen. Lorch, Karl Rohm 1913. — *Aschner, B.*, Beziehungen der Drüsen mit innerer Sekretion zum weiblichen Genitale. Handbuch der Biologie und Pathologie des Weibes von Halban und Seitz. — *Derselbe*, Über Abkürzung der Geburtsdauer. Verhandlg. d. dtsch. Gesellsch. f. Gynäkol. Heidelberg 1923. S. 165. — *Derselbe*, Über die Behandlung der Schwangerschaftsbeschwerden und die daran anschließende Diskussion. Verhandl. d. dtsch. Ges. f. Gynäk. Heidelberg 1923. S. 96. — *Derselbe*, Die überragende Bedeutung der Eröffnungsperiode und der Weichteilschwierigkeiten für Dauer, Schmerzhaftigkeit und Ausgang der Geburt. Zeitschr. f. Geburtsh. u. Gynäkol. Bd. 89. H. 2. 1925. — *Derselbe*, Über schädliche Spätfolgen nach Uterusexstirpation, sowie operativer und radiotherapeutischer Kastration. Arch. f. Gynäkol. Bd. 124. — *Aschoff*, Pathologische Anatomie. 3. Aufl. Bd. 2. Jena 1921. Fischer. — *Bachofen, J. J.*, Das Mutterrecht. 1861. — *Back, G.*, Sexuelle Verirrungen des Menschen und der Natur. 2 Bde. Berlin o. J. — *Bacon, Alice, Mabel*, Japanese Girls and Women. Hougthon, Mifflin and Company, Boston and New-York. — *Baisch, Karl*, Hygiene und Diätetik in und außerhalb der Schwangerschaft. Halban-Seitz, Biologie und Pathologie des Weibes. Bd. 1. — *Barfurth*, Über Schwangerschaftsstreifen und ihre Verhütung.

---

[1] Giese, Fritz, Körperseele, Gedanken über persönliche Gestaltung. München, Delphin-Verlag.

Zeitschr. f. Gynäkol. 1911. Nr. 51. — *Bartels, Paul (Ploß-Bartels)*, Das Weib in der Natur- und Völkerkunde. 9. Aufl. Leipzig, Th. Griebens Verlag (L. Fernau) 1908. — *Bauer, Bernhard*, Wie bist Du, Weib? Wien, Leipzig, München, Ricola-Verlag 1923. — *Bauer, Karl Gottfried*, Über die Mittel, dem Geschlechtstriebe eine unschädliche Richtung zu geben. Leipzig, Siegfried Lebrecht Crusius 1791. — *Bauer, Max*, Liebesleben in deutscher Vergangenheit. Berlin 1924. — *Bäumer, G.*, Die Frau und das geistige Leben. Leipzig 1911. — *Dieselbe*, Die Frauenbewegung und die Zukunft unserer Kultur. Berlin 1909. — *Dieselbe*, Das Buch vom Kinde. Berlin 1907. II. S. 44. — *Baur, Fischer, Lenz*, Menschliche Erblichkeitslehre und Rassenhygiene. 2. Aufl. München 1924. — *Dieselben*, Grundriß der menschlichen Erblichkeitslehre und Rassenhygiene. 2. Aufl. München 1923. — *Beaudoin, F.*, Les limites d'âge de la paternité. Chron. méd. Tome 12. 1905. — *Bebel, August*, Die Frau und der Sozialismus. 51. Aufl. Stuttgart, J. H. W. Dietz Nachf. 1910. — *Bechstein, J. M.*, Gemeinnützige Naturgeschichte Deutschlands. 2. Aufl. Bd. 2. 2. Abtlg. S. 1031. Bd. 1 bis 4. Leipzig 1801. — *Becker, B.*, Gemeinschaftserziehung von Knaben und Mädchen. Über den Wassern. Berlin 1912. 5. Jg. — *Becker*, Was wird aus den Kindern alter Erstgebärender? Arch. f. Rassenbiologie. Bd. 13. 1918—1921. — *Bell, Charles*, Die menschliche Hand und ihre Eigenschaften. Stuttgart, Paul Neff 1836. — *Bennigsen, Adelheid v.*, Sexuelle Pädagogik in Haus und Schule. Berlin 1903. — *Berliner Gesellschaft für Rassenhygiene*, Verhandlungen über den gesetzlichen Austausch von Gesundheitszeugnissen vor der Ehe und rassenhygienische Eheverbote. 1917. — *Bernay, Marie*, Über die Ausbreitung der Frauenarbeit in Handel und Industrie im Deutschen Reiche. Arch. f. Frauenkunde u. Eugenetik. Bd. 1. S. 141. 1914. — *Bethe, A.*, Über Links- und Rechtshändigkeit und über die Vorherrschaft einer Hemisphäre. Dtsch. med. Wochenschr. 1925. — *Bettmann, S.*, Geschlechtsleben und Hygiene. Leipzig, S. Hirzel 1923 und in Handbuch der Hygiene. Herausgegeben von M. Rubner, M. v. Gruber und M. Ficker. Bd. 4. Abt. 3. Leipzig, Hirzel 1923. — *Beyer, Alfred*, Gesundheit und gewerbliche Arbeit. Veröffentlichungen aus dem Gebiete der Medizinalverwaltung. Bd. 13. S. 5/6. Berlin, Richard Schoetz 1921. — *Bie, Oskar*, Der Tanz als Kunstwerk. Berlin W 62, Bard Marquardt & Co. — *Biedl, A.*, Innere Sekretion. 3. Aufl. Berlin und Wien, Urban und Schwarzenberg 1916. — *Bier, August*, Zur Frage der Leibesübungen. Münch. med. Wochenschr. 1919. Nr. 41. — *Derselbe*, Gymnastik als Vorbeugungs- und Heilmittel. Münch. med. Wochenschr. 1922. Nr. 27. S. 993. — *Bille-Top*, Staatliche Untersuchungen über die Morbidität verheirateter und unverheirateter wie auch ungelernter Arbeiter. Zentralbl. f. allg. Gesundheitspfl. Bd. 27. 1918. — *Bleuler, E.*, Unbewußte Gemeinheiten. München, Verlag von Ernst Reinhardt 1906. — *Bliss*, The influence of marriage an the death rate of men and women. Publ. Americ. Stat. Assoc. Vol 14. 1914. — *Bloch, Iwan*, Das Sexualleben unserer Zeit und seine Beziehungen zur modernen Kultur. 10./12. Aufl. Berlin, Louis Marcus 1919. — *Derselbe*, Besprechung von Müller Eberhardts Drama „Das Kind". Zeitschr. f. Sexualwiss. Bd. 3. H. 4. S. 189. Juli 1916. — *Derselbe*, Beiträge zur Ätiologie der Psychopathia sexualis. 2 Bde. Dresden 1902. — *Derselbe*, Das Sexualleben unserer Zeit. 2.—7. Aufl. Berlin 1909. — *Blumreich*, Frauenkrankheiten, Empfängis und Ehe. v. Noorden und Kaminers „Krankheit und Ehe". 2. Aufl. Leipzig 1916. — *Bluhm, Agnes*, Frühehe und Spätehe. Handwörterbuch für Sexualwissenschaft von Max Marcuse. 2. Aufl. A. Marcus und E. Webers Verlag 1926. S. 201. — *Dieselbe*, Zölibat. Handwörterbuch der Sexualwissenschaft von Max Marcuse. 2. Aufl. A. Marcus und E. Webers Verlag 1926. S. 408. — *Dieselbe*, Die verheiratete Lehrerin. Med. Reform. Bd. 16. 1908. — *Bode, Wilhelm*, Goethes Ästhetik. Berlin, Ernst Siegfried Mittler & Sohn 1901. — *Derselbe*, Der Rhythmus. Jena 1912. — *Bodenmüller, B.*, Woher rührt die unnatürliche Sterblichkeit der Kinder im ersten Lebensjahre und wie ist diesem Übel vorzubeugen? Leipzig, Gebr. Raachsche Buchhandlung 1834. — *v. Boehn, M.*, Bekleidungskunst und Mode. München 1918. — *Boldt, Hermann*, Pregnancy after the menopause. Transact. of the New York obstetr. sox. meet. 18. Nov. 1913. Americ. journ. of obstetr. and dis. od wom. and children. Vol. 69. Nr. 2. 1914. — *Bölsche, Wilhelm*, Das Liebesleben in der Natur. Eine Entwicklungsgeschichte der Liebe. Jena, Eugen Dietrichs 1909. — *Boenheim*, Über Anomalien im ventralen Rumpfverschluß als Ursache der Hernia epigastrica. Mitteilungen aus den Grenzgebieten der Medizin und Chirurgie. Bd. 30. S. 322. 1918. Bestätigt von Japha und Stoye in dem Verein der Ärzte. Halle a. d. S. am 21. Februar 1923. Münch. med. Wochenschr. 1923. Nr. 15. S. 480. — *Boerner*, Die Wechseljahre der Frau. Stuttgart 1886. — *Boltz, R.*, Von der Gesundheitspflege während der Pubertätszeit. Langensalza, Hermann Beyer & Söhne 1914. — *Bondy, O.*, Die Geburt in den Entwicklungsjahren. Zeitschr. f. Geburtsh. u. Gynäkol. Bd. 69. S. 213. — *Bonnet, H.*, Die altägyptische Schutztracht. Leipzig 1916. — *Borgius, Walther*, Das Problem der ledigen Frau. Zeitschr. f. Sexualwissensch. Bd. 12. H. 7. S. 214. 1925. — *Bornträger, J.*, Der Geburtenrückgang in Deutschland. Würzburg, Curt Kabitzsch 1913. — *Bovensiepen*, Die eheliche Pflicht (Debitum conjugale). Zeitschr. f. Sexualwissensch. Bd. 9. H. 7. 1920. — *Derselbe*, Bessere Rechtstellung der unehelichen Kinder. Dtsch. Juristenztg. 1919. Nr. 17/18. — *v. Brandt, M.*, Sittenbilder aus China: Mädchen und Frauen. Stuttgart, Verlag von Strecker & Schröder 1900. — *Brandes, E.*, Betrachtungen über das weibliche Geschlecht und dessen Ausbildung in dem geselligen Leben. Bd. 1—3. Hannover, Gebr. Hahn 1802. — *Brauer, E.*, Die abnehmende Fruchtbarkeit der berufstätigen Frau. Monographien aus dem Institut für Sexualwissenschaft, Berlin 1903. Bern, Verlag J. Dircher 1921. — *Braun*, Das Nachwuchsproblem. Ehelich oder Unehelich. Fortschr. d. Med. 1916/17. Nr. 2. — *Breuer* und *Freud*, Studien über Hysterie. Leipzig 1895. — *Briscoe, Gr.*, Journ. of physiologie. Vol. 58, 30. 1924. On the variation in Excitability produced by extension in muscle. — *Bruck*, Zur Frage des ärztlichen Ehezeugnisses. Dtsch. med. Wochenschr. 1920. Nr. 17. — *Brücke, Ernst*, Schönheit und Fehler der menschlichen Gestalt. 2. Aufl. Wien und Leipzig, Wilhelm Braumüller 1905. — *Brugger, Herbert*, Das Rätselhafte des Weibes. Arch. f. Frauenkunde u. Eugenetik. Bd. 8. S. 231. 1922. — *Brugsch*, Lehrbuch der Diätetik. Berlin, Julius Springer 1919. — *Bublitschenko*, Versuche der Bestimmung der Abnutzung des weiblichen Organismus im Zusammenhange mit der Geburt und der allgemeinen Konstitution. Arch. f. Frauenkunde u. Eugenetik. Bd. 9. S. 119. 1923. — *Bucura, C.*, Die Eigenart des Weibes, Ursachen und Folgerungen. Wien und Leipzig, Alfred Hölder 1918. — *Derselbe*, Zur Therapie der klimakterischen Störungen und der Dyspareunie. Münch. med. Wochenschr. 1909. — *Derselbe*, Geschlechtsunterschiede beim Menschen. 1913. — *Budge, Siegfried*, Das Malthussche Bevölkerungsgesetz und die theoretische Nationalökonomie der letzten Jahrzehnte. Karlsruhe i. B., C. Braunscher Verlag 1912. — *Bumm, Ernst*, Über das Frauenstudium. Berlin 1917. — *Derselbe*, Grundriß zum Studium der Geburtshilfe. — *Derselbe*, Über das deutsche Bevölkerungsproblem. Berlin, August Hirschwald 1917. — *Derselbe*, Zur Frage des künstlichen Aborts. Monatsschr. f. Geburtsh. u. Gynäkol. Bd. 43. — *v. Bunge, G.*, Die Erhaltung der Kraft, im Lehrbuch der Physiologie des Menschen. Bd. 2. Leipzig, F. G. Vogel 1901. — *Burdach, Karl Friedrich*, Anatomische Untersuchungen, bezogen auf Naturwissenschaft und Heilkunst. Heft 1. Leipzig, Hartmannsche Buchhandlung 1814. — *Derselbe*, Die Physiologie als Erfahrungswissenschaft. Bd. 1—6. 2. Aufl. Leipzig, Th. Voß 1835. — *Burgerstein, L.*, Schulhygiene. 2. Aufl. Leipzig 1909. — *Busch, Dietrich*, Das Geschlechtsleben des Weibes in physiologischer, pathologischer und therapeutischer Hinsicht. Leipzig, F. A. Brockhaus 1840. — *Buschan, Georg*, Menschenkunde. Stuttgart, Strecker u. Schröder. — *Derselbe*, Vom Jüngling zum Mann. Stuttgart 1911. — *Butte, Wilhelm*, Die Biotomie des Menschen oder die Wissenschaft der Natureinteilung des Lebens als Mensch, Mann und als Weib. Bonn, Adolph Marcus 1829. — *Buttersack, F.*, Die Elastizität, eine Grundfunktion des Lebens. Stuttgart, Ferd. Enke 1910. — *Carl, H. H.*, Das Recht der „freien Ehe". Jena 1920. — *Carus, Karl Gustav*, Symbolik der menschlichen Gestalt, ein Handbuch zur Menschenkenntnis. Leipzig, F. A. Brockhaus 1853. Neubearbeitet von *Th. Lessing*, Niels-Kampmann, Verlag 1925. — *Derselbe*, Lehrbuch der Gynäkologie oder systematische Darstellung der Lehren, zur Grundlage akademischer Vorlesungen. J. Teil. 3. Aufl. Leipzig, Ernst Fleischer, Wien, Karl Gerold 1838. — *Caspari, Otto*, Das Problem über die Ehe vom philosophischen, geschichtlichen und sozialen Gesichtspunkte. Frankfurt a. M., Verlag I. D. Sauerländer 1899. — *Cauer, F.*, Dtsch. Philologenblatt 1920. S. 471. Leipzig. — *Chotzen*, Sexualleben und Erziehung. 3. Aufl. Wien 1913. — *Christian*, Gesundheitszeugnisse vor der Eheschließung und Eheverbote. Öff. Gesundheitspfl. 1917. — *Cohen-Kysper, Adolf*, Die mechanischen Grundgesetze des Lebens. Leipzig, Joh. Ambr. Barth 1914. — *Corso, R.*, Das Geschlechtsleben in Sitte, Brauch usw. des italienischen Volkes. Nicotera 1914. — *Crackenthorpe*, Marriage, Divorce and Eugenics. 19. Century and After. Vol. 68. 1910. — *Cramer*, Pubertät und Schule. Leipzig 1910. — *Croner, Else*, Die Psyche der weiblichen Jugend. Langensalza, Herm. Beyer & Söhne 1924. — *Czasche*, Dtsch. Schulztg. 13. u. 20. Jan. 1913. — *Daničič, L. T.*, Das Hemd in Glauben, Sitte und Brauch der Südslawen. Anthropophyteia. Bd. 7. 1910. — *Derselbe*, Die Frauenschürze in Glauben und Sitten der Südslawen. Anthropophyteia. Bd. 9. 1912. — *Darwin, Charles*, Die geschlechtliche Zuchtwahl. Leipzig, Alfred Kröner. — *Derselbe*, Die Abstammung des Menschen. Leipzig, Alfred Kröner. — *Derselbe*, Die Entstehung der Arten. Leipzig, Alfred Kröner. — *Derselbe*, Der Ausdruck der Gemütsbewegungen bei den Menschen und bei den Tieren. Stuttgart, E. Schweizerbartsche Verlagshandlung 1872. — *Dehnow*, Wer soll die nichtehelichen Kinder unterhalten? Zeitschr. f. Sexualwiss. 1923. Juni. — *Derselbe*, Ehelicher Geschlechtsverkehr und Gesetzgebung. Zeitschr. f. Sexualwiss. Bd. 10. S. 1. 1923. — *Deickmann*, Licht vom Osten. Tübingen 1909. — *Determann*, Verfahren zur Ermittelung von Linkshändern. Münch. med. Wochenschr. 1912. Nr. 4. — *Dietrich, O.*, Die schulentlassene Jugend gebrauht dringend eine umfangreiche Fürsorge. Langensalza, Herm. Beyer & Söhne 1916. — *Döderlein*, Geburtshilfliche Kriegsprobleme. Ärztl. Verein München. Ref. Münch. med. Wochenschr. 1916. S. 941. — *Derselbe*,

Handbuch der Geburtshilfe. 2. Aufl. Bd. 1. — *Dövenspeck*, Taylorsystem und schwere Muskelarbeit. Leipzig, Joh. Ambr. Barth 1923. — *Derselbe*, Girlkultur. München, Delphinverlag. — *Derselbe*, Geist im Sport. München, Delphinverlag. — *Doell*, Sexualpädagogik und Elternhaus. München 1913. — *Dohm, Hedwig*, Der Frauen Natur und Recht. — *Dreßler*, Pädagogische Warte 1909. S. 477. — *Dreysel*, Über Herzhypertrophie bei Schwangeren und Wöchnerinnen. München 1911. — *Dubois*, Über den Druck in der Harnblase. Dtsch. Arch. f. klin. Med. Bd. 17. S. 1841. — *Dück, J.*, Die wissenschaftlichen Grundlagen der Sexualpädagogik. Arch. f. Sexualforsch. Heidelberg 1916. — *Derselbe*, Entwicklungsjahre, Schule, Elternhaus. Zeitschr. f. Sexualwiss. Bd. 6. 1920. — *Duncan*, Zitiert bei Spencer. Bd. 2. S. 531. — *Dvorak*, Die Pflege des unehelichen Kindes durch die eigene Mutter. Zeitschr. f. Kinderschutz u. Jugendfürsorge. Bd. 2. S. 4/5. — *Dyrenfurth, Gertrud*, Ergebnisse einer Untersuchung über die Arbeits- und Lebensverhältnisse der Frauen in der Landwirtschaft. Schriften des ständigen Ausschusses zur Förderung der Arbeiterinneninteressen. H. 7. Jena, Gustav Fischer 1916. — *Eble, Burkard*, Die Lehre von den Haaren in der gesamten organischen Natur. Wien, Verlag von J. B. Teubner 1831. — *Eckstein, Emma*, Die Sexualfrage in der Erziehung des Kindes. Leipzig 1904. — *Eder, R.*, Der Schuh im Mythus, in der Symbolik usw. Der Forscher. 1911. Nr. 6 u. 7. — *Eger* und *Haitmann*, Die Entwicklungsjahre. Leipzig 1912. — *Ehrenberg, Richard*, Die Familie in ihrer Bedeutung für das Volksleben. Arch. f. exakte Wirtschaftsordnung. Bd. 8. H. 1. Jena, Gustav Fischer 1916. — *Derselbe*, Die Familie als Gegenstand wissenschaftlicher Erkenntnis. Arch. f. exakte Wirtschaftsordnung. Bd. 8. H. 1. Jena 1916. — *Ehrlich*, Das zwingende und nicht zwingende Recht im BGB. Jena 1899. — *Eisenbach*, Über Herzerkrankung und Schwangerschaft. — *Eisenreich*, Hygiene und Diätetik der Fortpflanzungstätigkeit. Handbuch der Geburtshilfe von A. Döderlein. Bd. 3. München und Wiesbaden, J. F. Bergmann 1921. — *Eleutheropulos, A.*, Soziologie, Natur und Staat. VI. Jena, Gustav Fischer 1904. — *Ellis, H.*, Die Funktionsstörungen des Sexuallebens. In Molls Handbuch der Sexualwissenschaften. 2. Aufl. Leipzig 1921. — *Derselbe*, Geschlechtstrieb und Schamgefühl. Deutsch. 4. Aufl. Leipzig 1922. — *Derselbe*, Moderne Gedanken über Liebe und Ehe. Deutsch von Julia E. Kötscher. Leipzig, Curt Kabitzsch 1924. — *Derselbe*, Die Gattenwahl beim Menschen mit Rücksicht auf die Sinnesphysiologie und allgemeine Biologie. Deutsch von Hans Kurella. Würzburg, A. Stubers Verlag (C. Kabitzsch) 1906. — *Derselbe*, Mann und Weib. 2. Aufl. Deutsch von Hans Kurella. Würzburg, C. Kabitzsch.1909. — *Derselbe*, Das Geschlechtsgefühl, eine biologische Studie. 2. Aufl. Deutsch von Hans Kurella. Würzburg, Curt Kabitzsch 1909. — *Derselbe*, Geschlecht und Gesellschaft. Grundzüge der Soziologie des Gesellschaftslebens. Deutsch von Hans Kurella. 1. Teil. Würzburg, C. Kabitzsch 1910. — *Elster, Alexander*, Zur Psychologie und Wirtschaft der Mode. Arch. f. Frauenk. u. Eugenetik. Bd. 2. S. 249. 1916. — *Derselbe*, Trunksucht ist kein Scheidungsgrund. Arch. f. Frauenkunde u. Eugenetik. Bd. 1. S. 437. 1914. — *Derselbe*, Tabakrauchen. Handwörterbuch der Sexualwissenschaft von Max Marcuse. 2. Aufl. Bonn, A. Marcus u. E. Webers Verlag 1926. S. 768. — *Derselbe*, Altjungfernschaft. Handwörterbuch der Sexualwissenschaft von Max Marcuse. 2. Aufl. Bonn, A. Marcus u. E. Webers Verlag 1926. S. 24. — *Derselbe*, Wirtschaft und Mode. Jahrb. f. Nationalökonomie. Bd. 46. 1913. — *Endres, Franz Carl*, Türkische Frauen. München 1916. — *Erhardt*, Ein neues Ehescheidungsrecht. München, Berlin und Leipzig 1919. — *Eschle, Emilie*, Die Mitarbeit der Hausfrau an den Aufgaben der Volksgesundheitspflege. Verlag der ärztlichen Rundschau. München, Otto Gmelin. — *Faber, Fr.*, Über das Leben hochnordischer Vögel. Leipzig 1816. — *Fahlbeck, Pontus*, Der Adel Schwedens. Jena, Gustav Fischer. — *Fehling, H.*, Ehe und Vererbung. Stuttgart, Ferd. Enke 1913. — *Derselbe*, Unsere Aufgaben für die Bevölkerungspolitik. Deutsche Revue, Januar 1917. S. 8. — *Derselbe*, Kriegsschwangerschaften. Zentralbl. f. Gynäkol. 1917. Nr. 37. — *Derselbe*, Vortrag in der oberrheinischen Gesellschaft für Geburtshilfe und Gynäkologie. 20. Okt. 1918. — *Derselbe*, Die Kinderehe in Indien und ihr eugenischer Einfluß. Arch. f. Frauenkunde u. Eugenetik. Bd. 3. 1917. — *Derselbe*, Zur Frage des Heiratsalters. Zeitschr. f. Sozialwiss. Bd. 6. 1920. — *Fehrle, E.*, Die kultische Keuschheit im Altertum. Gießen 1910. — *Fendrich, Anton*, Mehr Sonne. Das Buch der Liebe und der Ehe. 10. Aufl. Stuttgart, Verlag Dieck & Co. — *Fenker, Walter*, Die Stellung der Hausfrau im neuen deutschen Reich. Veröffentlichungen aus dem Gebiete der Medizinalverwaltung. Bd. 13, H. 4. Berlin, Richard Schoetz 1921. — *Ferdy*, Die Stellungnahme des Arztes zur Konzeptionsverhütung. Leipzig 1907. — *Ferenczi*, Der Fächer als Genitalsymbol. Internat. Zeitschr. f. Psychoanalyse. Bd. 3. S. 294. 1915. — *Fetscher*, Familie und Staat, rassenhygienische Bemerkungen zur inneren Politik. Dresden-A. 1. — *Derselbe*, Über geschäftsmäßige und amtliche Ehevermittlung. Monatsschr. f. öffentl. Gesundheitspfl. 1922. S. 109. — *Fetzer, M.*, Der Genitalprolaps, eine Folge der späten Erstgeburt. Münch. med. Wochenschr. 1910. Nr. 2. — *Derselbe*, Studien über den Stoffhaushalt in der Gravidität nach experimentellen Untersuchungen des

Verhaltens trächtiger Tiere und ihrer Früchte bei eisenreicher und eisenarmer Ernährung. Zeitschr. f. Geburtsh. u. Gynäkol. Bd. 74. S. 542. — *Fiebag*, Climax praecox. Inaug.-Diss. Breslau 1911. — *Finkenrath*, Die sozialen Auswirkungen des Frauenüberschusses. Zeitschr. f. Sexualwiss. Bd. 12. H. 10 u. 11. — *Firenzuola, Arnoldo*, Gespräche über die Schönheit der Frauen. Aus dem Italienischen von Paul Seliger. 4. Aufl. Leipzig, Verlag von Friedr. Rothbarth 1907. — *Fischer, H. W.*, Das Weiberbuch. München 1919. — *Fischer-Defois*, Der Arzt und die Berücksichtigung der körperlichen Leistung bei der Berufswahl. Veröffentlichungen aus dem Gebiete der Medizinalverwaltung. Berlin, Bd. 17. H. 3. Richard Schoetz 1923. — *Flachs, R.*, Die geschlechtliche Aufklärung bei der Erziehung unserer Jugend. Dresden u. Leipzig 1906. — *Flaskämper, Paul*, Die Zweckmäßigkeit in der organischen Natur. Das monistische Jahrhundert. August 1913. Jahrg. 2. H. 20. — *Flatau*, Schwangerschaften nach Röntgenbehandlung. Bayerische Gesellschaft für Geburtshilfe und Gynäkologie. 30. Jan. 1921. Ref. Zentralbl. f. Geburtsh. u. Gynäkol. 1921. S. 1545. — *Flesch, M.*, Die Aufklärung in der Schule. Blätter f. Volksgesundheitspfl. Bd. 4. — *Floel*, Zur Frage der Heiratszeugnisse. Arch. f. Frauenkunde und Eugenetik. Bd. 8. S. 144. 1922. — *Derselbe*, Schmerzlose Entbindung in der Privatpraxis. Münch. med. Wochenschr. 1921. — *Foerster, Fr. W.*, Lebensführung. Zürich, München und Leipzig, Rothapfel-Verlag, Erlenbach 1924. — *Derselbe*, Schule und Charakter. 12. Aufl. Zürich 1914. — *Derselbe*, Sexualethik und Sexualpädagogik. — *Forel, August*, Die sexuelle Frage. 5. Aufl. München, Ernst Reinhardt, Verlagsbuchhandlung, 1906. — *Fowler, O. S.*, Die Mutterschaft oder das Tragen und Stillen der Kinder. Gesundheit, Wohlstand und Glück. Bd. 8. Nr. 31. Berlin, Theobald Grieben 1874. — *Frank, M.*, Milch menstruierender Ammen. Münch. med. Wochenschr. H. 25. S. 794. — *Franke, Georg H.*, Der Staat und die Geschlechter. Breslau, Ferd. Hirt 1924. — *Fraenkel, Ernst*, Hygiene des Weibes. 2. Aufl. Berlin, Oscar Coblentz 1912. — *Fraenkel, Ludwig*, Normale und pathologische Sexualphysiologie des Weibes. W. Liepmanns kurzgefaßtes Handbuch der Frauenheilkunde. Bd. 3. Leipzig, F. C. W. Vogel 1914. — *Derselbe*, Im Handbuch von Halban und Seitz. Bd. 50. — *Fraenkel, Manfred*, Doppelhändige Ausbildung und ihr Wert für Schule und Staat. Mit Berücksichtigung der Vorteile der Steilschrift. Berlin, Richard Schoetz 1915. — *v. Franqué*, Geburtenrückgang, Arzt und Geburtshelfer. Würzburger Abhandlungen. Würzburg, Kabitzsch 1916. — *Franz*, Diätetik des Wochenbettes. In Penzoldt-Stintzing, Handb. d. ges. Therap. Bd. 7. S. 207. — *Derselbe*, Diätetik der Schwangerschaft. In Penzoldt-Stintzing, Handb. d. ges. Therap. Bd. 7. S. 6. — *Franz* und *Kuhner, M.*, Über die Impfung von Schwangeren, Wöchnerinnen und Neugeborenen. Zeitschr. f. Kinderheilk. Bd. 13. H. 3—4. — *Franze, C.*, Höherzüchtung des Menschen auf biologischer Grundlage. Leipzig, Edm. Demme, Hofverlagsbuchhandlung 1910. — Frauenarbeit in der Metallindustrie während des Krieges. Vorstand des Deutschen Metallarbeiterverbandes. Stuttgart, Alexander Schlicke & Co. 1917. — *Frauenberger*, Die Geschichte des Fächers. Leipzig 1878. H. 1 u. 2. — *Frazer*, Totemism and Exogamy. Vol. 4. 1910. Fustel de Coulanges, la cité antique. 1864. Deutsche Übers. 1907 (patriarchalische Großfamilie). — *Fred*, Psychologie der Mode. 28. Bd. der Sammlung „Die Kunst". Berlin o. J. — Freiwilliger Geschlechtertod. Berlin. Tageblatt vom 28. August 1913. — Freiwilliger Völkertod. Berlin. Tageblatt vom 26. August 1913. — *Frenz, Gustav*, Kritik des Taylor-Systems. Berlin, Julius Springer 1920. — *Freud, Siegmund*, Drei Abhandlungen zur Sexualtheorie. 2. Aufl. Leipzig u. Wien, Franz Deutike. — *Derselbe*, Gesammelte Schriften. Wien ab 1923. Herausgeber von Zeitschr. „Imago". Wien, Leipzig, Zürich. — *Derselbe*, Sammlung kleiner Schriften zur Neurosenlehre. Folge 1. Wien 1895. — *Freund, Hermann*, Hygiene der Ehe aus Natur- und Geisteswelt. Leipzig und Berlin, G. B. Teubner 1922. — *v. Frey*, Wollustempfindung und Nervenendigungen. Zeitschr. f. Geburtsh. u. Gynäkol. Bd. 87. H. 2. 1924. — *Friedberg*, Lehrbuch des katholischen und evangelischen Kirchenrechts. Leipzig 1884. — *Friedel*, Der weibliche Körper beim Sport. Monatsschr. f. Turnen, Spiel u. Sport. 1924. H. 9/10. S. 420. Berlin, Weidmannsche Buchhandlung. — *Friemel, R.*, Trennung der Geschlechter oder gemeinschaftliche Beschulung. Langensalza, Hermann Beyer u. Söhne 1908. — *Fromme*, Über das Frühaufstehen von Wöchnerinnen und Laparotomierten. Monatsschr. f. Geburtsh. u. Gynäkol. Bd. 63. — *Fuchs, E.*, Illustrierte Sittengeschichte. 3 Bde. München 1910. — *Fürbringer*, Einiges zum Präventivverkehr. Zeitschr. f. Sexualwiss. 1924. H. 3. — *Derselbe*, Sexuelle Hygiene in der Ehe. In „Krankheit und Ehe" von C. v. Noorden und C. Kaminer. 2. Aufl. S. 157. Leipzig, Georg Thieme 1916. — *Derselbe*, Coitus. Handwörterbuch der Sexualwissenschaft von Max Marcuse. 2. Aufl. A. Marcus u. E. Webers Verlag 1926. S. 376. — *Derselbe*, Präventivverkehr. Handwörterbuch der Sexualwissenschaft von Max Marcuse. 2. Aufl. A. Marcus u. E. Webers Verlag 1926. S. 587. — *Derselbe*, Sexualhygiene. Handwörterbuch der Sexualwissenschaft von Max Marcuse. 2. Aufl. A. Marcus u. E. Webers Verlag 1926. S. 718. — *Derselbe*, Die Störungen der Geschlechtsfunktionen des Mannes. 2. Auf. In Nothnagels spez. Pathol. u. Therap. Bd. 19. S. 2. Wien 1901. — *Fürth*,

Henr., Tuberkulosesterblichkeit der Frauen. Arch. f. Frauenkunde u. Eugenetik. Bd. 1, S. 190. 1914. — *Dieselbe*, Die weibliche Berufstätigkeit, die Eugenetik, das weibliche Dienstjahr usw. Arch. f. Frauenkunde u. Eugenetik. Bd. 3. S. 300. 1917. — *Galton*, Hereditary Genius. 2. Aufl. Deutsch von Neurath, Genie und Vererbung. Leipzig 1910. — *Garnier*, Célibat et célibataires, caractères, dangers et hygiène chez les deux sexes. Paris 1910. — *Gauß*, Die Technik des Morphium-Scopolamin-Dämmerschlafs in der Geburtshilfe. Zentralbl. f. Gynäkol. 1907. — *Gawad-Schumacher, Dorothea*, Ehe und Liebesleben im Islam. Dresden 1921. — *Geheeb*, Die Tat. März 1914. Jena. Erstes Jahrbuch von Wickersdorf. Berlin. — *Geiger*, Das uneheliche Kind und seine Mutter im Recht des neuen Staates. München, Berlin, Leipzig 1920. — *Geißler*, Über den Einfluß der Säuglingssterblichkeit auf die eheliche Fruchtbarkeit. Zeitschr. d. sächs. statistischen Büros 1855. Jahrg. 31. — *Gengler*, Vogelfauna von Franken. Verhandl. d. Ornithol. Gesellsch. i. Bayern. Sonderheft 1925. — *Gerhardt*, Handbuch der Kinderkrankheiten. 2. Aufl. Bd. 1. I. Abtl. Geschichte der Krankheiten, Anatomie und Physiologie des Kindesalters von Hennig, Henke und v. Vierordt. Tübingen, Lauppsche Buchhandlung 1881. — *Giese, Fritz*, Berufs-Psychologie und Arbeitsschule. Prag, Leipzig, Wien, Schulwissenschaftlicher Verlag A. Haase 1921. — *Derselbe*, Kompensationswerte der Persönlichkeit. Kongreßvortrag. Leipzig 1923. — *Derselbe*, Körperseele, Gedanken über persönliche Gestaltung. München, Delphinverlag. — *Derselbe*, Girlkultur. München, Delphinverlag, — *Derselbe*, Geist im Sport. München Delphinverlag. — *Derselbe*, Jugendhandbuch der Menschenkunde. 2. Aufl. Langensalza, Wendt u. Klauwell 1916. — *Derselbe* und *Hagemann, Hedwig*, Weibliche Körperbildung und Bewegungskunst nach dem System Mensendieck. München, F. Bruckmann. — *Gini*, The Contribution of Demography to Eugenics. Proc. 1. internat. Eugenics Congr. London 1912/13. — *Gmelin*, Eine Frage an die Kirche zum Geburtenrückgang. (Periodische Schwankungen in den letzten drei Jahrhunderten je nach Brot- und Weinerzeugung nach den Feststellungen der Kirchenbücher.) Die christliche Welt 1912. Nr. 48 u. 52. — *Goell, Hermann*, Illustrierte Mythologie der Hellenen, Römer, Germanen, Iranier und Indier usw. 9. Aufl. Leipzig, Otto Spamer. — *Goeringer, Adalbert*, Der goldene Schnitt (göttliche Proportion) und seine Beziehungen zum menschlichen Körper. München, J. Lindauersche Buchhandlung 1893. — *Goldscheid, Rudolf*, Frauenfrage und Menschenökonomie. Berlin-Friedenau, M. Ludwigs 1913. — *Derselbe*, Höherentwicklung und Menschenökonomie. Leipzig, Klinkhardt 1911. — *Derselbe*, Entwicklungstheorie, Entwicklungsökonomie, Menschenökonomie. Leipzig, Werner Klinkhardt 1908. — *Goltz, Bogumil*, Zur Charakteristik und Naturgeschichte der Frauen. Berlin, Otto Janke 1904. — *Graßl*, Das zeitliche Geburtsoptimum. Soz. Med. u. Hyg. Bd. 2. 1907. — *Grävell*, Pädagogische Warte. S. 1037. Osterwieck 1908. — *Gregorovius*, Geschichte der Stadt Rom im Mittelalter. 5. Aufl. Stuttgart 1903. — *Greil, Alfred*, Keimesfürsorge. Arch. f. Frauenkunde u. Eugenetik. Bd. 9. S. 2. 1923. — *Greve, Bernhard Anton*, Bruchstücke zur vergleichenden Anatomie und Physiologie. Oldenburg, Schultzesche Buchhandlung 1818. — *Grimm, J.*, Deutsche Rechtsaltertümer. 2. Ausg. Göttingen 1854. — *Grosse, E.*, Die Formen der Familie und die Formen der Wirtschaft. Freiburg i. B. 1896. — *Grosse, Hugo*, Ziele und Wege weiblicher Bildung in Deutschland. Historische Untersuchungen. Langensalza, Hermann Beyer u. Söhne 1903. — *Groth, Alfred*, Mutterbrust und Karzinom. Münch. med. Wochenschr. 1909. Nr. 32. S. 1647. — *Groth, H. H.*, Der biologische Unterricht. Langensalza, Hermann Beyer u. Söhne 1908. — *Gruber, Max v.* Die Pflicht, gesund zu sein. München, Ernst Reinhardt. — *Derselbe*, Hygiene des Geschlechtslebens. 16. Aufl., Stuttgart 1916. — *Derselbe*, Führt die Hygiene zur Entartung der Rasse? Münch. med. Wochenschr. 1903. — *Derselbe*, Mädchenerziehung und Rassenhygiene. München 1916. — *Grumme*, Ernährung und Laktation. Monatsschr. f. Geburtsh. u. Gynäk. Bd. 53, S. 271. — *Grünfeld-Coralik, Judith*, Arbeiterinnenschutzgesetze. — *Grützner, O.*, Die glatten Muskeln. Ergebn. d. Physiol. 3. Jahrg. 2. Abt. S. 75—83. Wiesbaden 1904. — *Guggisberg, H.*, Die körperliche Erziehung des Mädchens. Natur und Mensch. Nr. 12. Bern, Ernst Bircher 1923. — *Günther, Konrad*, Der Kampf um das Weib in Tier- und Menschenentwicklung. Stuttgart, Strecker u. Schröder 1909. — *Guradze, Hans*, Wirkt die Ehe lebensverlängernd? Arch. f. Frauenkunde u. Eugenetik. Bd. 1. S. 373. 1914. — *Derselbe*, Wieviel lebende uneheliche Kleinkinder gibt es? Ein Ermittlungsversuch. Zeitschr. f. Säuglings- u. Kleinkinderschutz. November 1917. — *Guthmann, Johannes*, Durch Wissen zur Schönheit. Eine Kosmetik für Leib und Seele. Leipzig, Curt Kabitzsch 1922. — *Guys*, Hospital Reports III, IV. — *Haase, K.*, Der weibliche Typus als Problem der Psychologie und Pädagogik. Leipzig 1915. — *Haberlandt, M.*, Über Frauenwaffen. Globus 1893. Nr. 12. S. 185. — *Häberlin*, Die Ethik des Geschlechtslebens. Berlin 1908. — *Hackmann, H.*, Die Entwicklung der Seelenkräfte als Grundlage der Körperkultur. Jena 1922. — *Häcker, Walter*, Die ererbten Anlagen und die Bemessung ihres Wertes für das politische Leben. Natur und Staat IX. Jena, Gustav Fischer 1907. — *Haeckel, Ernst*, Arbeitsteilung in Natur und Menschenleben. Leipzig, Alfred Kröner 1910. —

Hagen, Albert, Die sexuelle Osphresiologie. Charlottenburg, Verlag von H. Barsdorf 1901. — *Hahn, G.,* Das Geschlechtsleben des Menschen. Leipzig 1911. — *Halban, Josef,* Zur Therapie klimakterischer Kongestionen. Med. Klin. 1922. Nr. 14. — *Derselbe,* Zur Klinik des Klimakteriums. Münch. med. Wochenschr. 1923. Nr. 4. — *Halban* und *Seitz,* Biologie und Pathologie des Weibes. Verlag von Urban u. Schwarzenberg. — *Hamdorff,* Vierteljahrsschr. f. philos. Pädagogik. 1920. S. 104 ff. — *Handbuch* der Frauenbewegung, herausgegeben von G. Bäumer und H. Lange. 5 Bde. Berlin 1901—1906. — *Hardy, P.,* Amerikanische Körperkultur. 4. Aufl. S. 54. Leipzig, J. W. Glöckner. — *Hart, Karl,* Konstitution und Disposition. Aus Ergebnisse der allgemeinen Pathologie und pathologischen Anatomie des Menschen und der Tiere. 20. Jahrg. I. Abt. 1922. — *v. Hartmann, E.,* Das Unbewußte in der geschlechtlichen Liebe. Philosopie des Unbewußten. Bd. 1. S. 190. — *Derselbe,* Philosophie des Unbewußten. 11. Aufl. Leipzig 1904. — *Hartung,* Homosexualität und Frauenemanzipation. Leipzig, Max Spohr 1910. — *Hata, Riotaro,* Gedanken eines Japaners über die Frauen, insbesondere die japanischen. Wien, Pest, Leipzig, A. Hartlebens Verlag 1896. — *Hearn, Lafcadio,* Träume und Studien aus dem neuen Japan. Deutsch von Berta Franzos. Frankfurt a. M. Lierarische Anstalt, Ritten u. Löning 1908. — *Hegar, Alfred,* Der Geschlechtstrieb. Eine sozialmedizinische Studie. Stuttgart, Ferd. Enke 1894. — *Derselbe,* Korrelation der Keimdrüsen und Geschlechtsbestimmung. Freiburg i. Br., Speyer u. Kärner 1903. — *Derselbe,* Entwicklungsstörungen. Deutsche medizinische Wochenschrift. 1910. Nr. 40. — *Derselbe,* Brüste und Stillen. Deutsche medizinische Wochenschrift 1896. Nr. 34. — *Heil,* Gibt es eine physiologische Pulsverlangsamung im Wochenbett? Archiv für Gynäkologie. Bd. 56, H. 2. S. 265. — *Heilbron,* Weib und Mann. Eine Studie zur Natur- und Kulturgeschichte des Weibes. Berlin, Ullstein. — *Heim, Alb.,* Das Geschlechtsleben des Menschen vom Standpunkte der natürlichen Entwicklungsgeschichte. Zürich, Albert Müller 1900. — *Heller,* Die ärztlich wichtigen Rechtsbeziehungen des ehelichen Geschlechtsverkehrs. Monographie zur Frauenkunde und Konstitutionsforschung. Nr. 7. Leipzig 1924. — *Hellerau*-Schule, Mappe. — *Hellmann, Roderich,* Über Geschlechtsfreiheit. Ein physiologischer Versuch zur Erhöhung des menschlichen Glückes. Berlin, Elwin Staude 1878. — *Helmholtz, H.,* Über die Erhaltung der Kraft. Populäre wissenschaftliche Vorträge. Heft 2. S. 137. Braunschweig, Friedrich Vieweg u. Sohn 1871. — *Henkel, Alfred,* Neue Beobachtungen über Bau und Funktion des menschlichen Fußes. Anschl. Diskussion. Verhandl. d. anat. Gesellsch. 1914. Anat. Anzeig. Erg.-Heft zu Bd. 46. — *Henning,* Volksentartung und Schule in den Vereinigten Staaten von Nordamerika. Pädag. Arch. Juni 1913. — *Henschen, S. L.,* Die Eheschließung vom gesundheitlichen Standpunkt. Übersetzt von Leo Klemperer. Wien, Moritz Perles 1907. — *Herch,* Sexualität und Ehescheidung. Arch. f. Sexualforsch. Bd. I. S. 1. — *Hermann, E.,* Naturgeschichte der Kleidung. Wien 1878. — *Hermann, G.,* „Genesis". Das Gesetz der Zeugung. Bd. 5. Leipzig 1903. — *Herr, Paul,* Klinische Untersuchungen an 100 Neugeborenen. Inaug.-Diss. Freiburg i. Br. 1900. — *Hertwig, Oskar,* Allgemeine Biologie. 4. Aufl. Jena, Gustav Fischer 1912. — *Hertz, Heinrich,* Die Prinzipien der Mechanik. 2. Aufl. Leipzig, Joh. Ambr. Barth 1910. — *Hesse, Albert,* Natur und Gesellschaft. Natur und Staat IV. Jena, Gust. Fischer 1903. — *Hesse, Richard,* Der Tierkörper als selbständiger Organismus. S. 425—428. Berlin und Leipzig 1910. — *Hesse* und *Doflein,* Tierbau und Tierleben in ihrem Zusammenhang betrachtet. Berlin und Leipzig, B. C. Teubner 1910. — *Hesse-Wartegg, Ernst v.,* China und Japan. Leipzig, J. J. Weber 1900. — *Heubner, O.,* Lehrbuch der Kinderheilkunde. Leipzig, Joh. Ambr. Barth 1903. — *Heyck; Eduard,* Frauenschönheit im Wandel von Kunst und Geschmack. Bielefeld und Leipzig, Verlag von Velhagen und Klasing 1902. — *Heymanns, G.,* Die Psychologie der Frau. Aus: Die Psychologie in Einzeldarstellungen von Ebbinghaus und Neumann. Heidelberg, Karl Winter 1910. 2. Aufl. 1924. — *Heyn, Albrecht,* Die alten Erstgebärenden und Vielgebärenden im Kriege. Zentralbl. f. Gynäkol. 1918. Nr. 33 — *Heyse,* Über den Gesundheitsschutz bei der Eheschließung. Polit.-anthropol. Monatsschr. 20. Jg. — *Hinschius,* System des katholischen Kirchenrechtes. Bd. 4 u. 5. Berlin 1888 u. 1895. — *Hinschius-Boschan,* Das Reichsgesetz über die Beurkundung des Personenstandes und die Eheschließung. Berlin 1909. — *Hirsch, Julian,* Zur Frage nach der Giftigkeit des Menstrualblutes. (Dort weitere Literatur.) Arch. f. Frauenkunde u. Eugenetik. Bd. 8, S. 24. 1922. — *Hirsch, Karl,* Über die Beziehungen zwischen dem Herzmuskel und der Körpermuskulatur und über sein Verhalten bei Herzhypertrophie. Aus der Med. Klinik zu Leipzig. Dtsch. Arch. f. klin. Med. Bd. 64. Leipzig, Vogel 1899. — *Hirsch, Max,* Die Gattenwahl, ein ärztlicher Ratgeber bei der Eheschließung. Leipzig, Curt Kabitzsch 1922. — *Derselbe,* Frauenarbeit und Frauenkrankheit, *Halban-Seitz,* Biologie und Pathologie des Weibes Bd. I. — *Derselbe,* Das ärztliche Heiratszeugnis, seine wissenschaftlichen und praktischen Grundlagen. Leipzig, Curt Kabitzsch 1921. — *Derselbe,* Über das Frauenstudium. Würzburg, Curt

Kabitzsch 1920. — *Derselbe*, Fruchtabtreibung, Präventivverkehr und Geburtenrückgang. Würzburg 1914. — *Derselbe*, Die schmerzlose Geburt, Fruchtabtreibung und Präventivverkehr. Würzburg 1914. — *Derselbe*, Einfluß der sozialen Lage auf die Mortalität und Morbidität der Frau an Krankheiten der Geschlechtsorgane. Arch. f. Frauenkunde u. Eugenetik. Bd. 3. S. 118. 1917. — *Derselbe*, Die Gesundheitsschädigung der Arbeiterinnen durch anhaltendes Stehen. Arch. f. Frauenkunde u. Eugenetik. Bd. 2. S. 120. 1916. — *Derselbe*, Die Gefahren der Bleivergiftung für Mutter und Kind. Arch. f. Frauenkunde u. Eugenetik. Bd. 2. S. 121. 1916. — *Derselbe*, Alkoholismus bei Frauen. Arch. f. Frauenkunde u. Eugenetik. Bd. 2. S. 127. 1916. — *Derselbe*, Wohnungsfrage und Geburtenrückgang. Arch. f. Frauenkunde u. Eugenetik. Bd. 2. S. 127. 1916. — *Derselbe*, Über die Ursachen des Geburtenrückganges und über seine Beziehungen zur Frauenbewegung. Arch. f. Frauenkunde u. Eugenetik. Bd. 2. S. 129. 1916. — *Derselbe*, Frauenarbeit und Familie. Arch. f. Frauenkunde u. Eugenetik. Bd. 2. S. 379. 1916. — *Derselbe*, Phosphor und weibliches Genitale. Arch. f. Frauenkunde u. Eugenetik. Bd. 2. S. 381. 1916. — *Derselbe*, Die Frage nach dem günstigsten Heiratsalter. Arch. f. Frauenkunde u. Eugenetik. Bd. 1. S. 57. 1914. — *Derselbe*, Über den Kulturwert der wissenschaftlichen Frauenarbeit. Arch. f. Frauenkunde u. Eugenetik. Bd. 1. S. 425. 1914. — *Derselbe*, Frauenarbeit und Frauengesundheit. Arch. f. Frauenkunde u. Eugenetik. Bd. 1. S. 425. 1914. — *Derselbe*, Die Gefährdung von Schwangerschaft, Geburt und Wochenbett durch die Erwerbsarbeit der Frau, mit besonderer Berücksichtigung der Textilindustrie. Zentralbl. f. Gynäkol. 49. Jahrg. Nr. 32. 1925. — *Hirschfeld, M.*, Naturgesetze der Liebe. Berlin 1912. — *Derselbe*, Sexualpathologie. 3 Bde. Bonn 1920/22. — *Derselbe*, Die Transvestiten. Berlin 1910. — *Derselbe*, Geschlechtskurven. Lief. 2. Stuttgart, Pullmann. — *Hnatjuk*, Die Brautkammer. Anthropophyteia. Bd. 6. 1909. — *Hoche, A.*, Geisteskrankheiten und Ehe. In „Krankheiten und Ehe" von S. Kaminer und S. v. Noorden. 2. Aufl. Leipzig, Georg Thieme 1916. — *Hochstätter*, Klavierwerke für Einarmige. — *Derselbe*, Einhändige pianistische Kunst. Sonderabdr. aus der Frankfurter Zeitung vom 4. 11. 1916 u. 23. 4. 1917. — *v. Hoffmann*, Die Regelung der Ehe im rassenhygienischen Sinne. Arch. f. Rassen- u. Gesellschaftsbiol. Bd. 9. 1912 (Literatur). — *Derselbe*, Die Rassenhygiene in den Vereinigten Staaten von Nord-Amerika. München 1913 (Literatur). — *Derselbe*, Die rassenhygienischen Gesetze des Jahres 1913 in den Vereinigten Staaten von Nord-Amerika. Arch. f. Rassen- u. Gesellschaftsbiologie. Bd. 11. 1914. — *Hoffmann, H.*, Programm des Landerziehungsheims Laubegast. Berlin 1903. — *Hoffmann, J.*, Handbuch der Jugendkunde und Jugenderziehung. Freiburg 1919. — *Hoffmann, W.*, Die Reifezeit. Leipzig 1922. — *Hoffner*, Erwähnt in v. Winckels Handbuch der Geburtshilfe. Bd. 1. I. Hälfte. S. 43. — *Hofmann, F.*, Über den Verlobungs- und den Trauring. Wien 1870. — *Hofstätter*, Die Gefahren des Buchdruckergewerbes für Mutter und Kind. Arch. f. Frauenkunde u. Eugenetik. Bd. 3. S. 116. 1917. — *Derselbe*, Unser Wissen über die sekundären Geschlechtscharaktere. Zentralbl. f. d. Grenzgeb. d. Med. u. Chirurg. Bd. 16. 1912. — *Derselbe*, Graviditäten bei Amenorrhoe. Med. Klin. 1922. Nr. 18. — *Derselbe*, Die rauchende Frau, eine klinische, psychologische und soziale Studie. Wien u. Leipzig 1924. — *Hohl, Ant. Friedr.*, Die geburtshilfliche Exploration. Halle 1834. II. Teil S. 267 u. 268. — *Derselbe*, Vorträge über die Geburt des Menschen. Halle a. S., Waisenhausbuchhandlung 1845. — *Hohmann, Georg*, Fuß und Bein. München, J. F. Bergmann 1923. — *Hoehne*, Ref. in Zentralbl. f. Gynäkol. 1913. — *Holle, H. G.*, Allgemeine Biologie als Grundlage für Weltanschauung, Lebensführung und Politik. München, J. F. Bergmann 1919. — *Holtzmann*, Einfluß der Tabaksarbeit auf die Gesundheit. Jahresbericht der Großh. Bad. Gewerbeaufsichtsamtes f. 1913. Zit. n. Zentralbl. f. d. ges. Gynäkol. u. Geburtsh. Bd. 5. S. 373. — *Horch*, Ein Urteil des Reichsgerichts über ein außereheliches Liebesverhältnis. Arch. f. Frauenkunde u. Eugenetik. Bd. 7. S. 47. 1921. — *Derselbe*, Das Reichsgericht und die Verhinderung der Konzeption. Arch. f. Frauenkunde u. Eugenetik. Bd. 7. S. 282. 1921. — *Horrocks*, Contraction and retraction of muscular fibres with special refernce to the uterus. The journ. of obstetr. a. gynecol. of the Brit. Empire. Vol. 1. Nr. 10. p. 19. Januar 1902. — *Hübner*, Das Eherecht der Geisteskranken und Nervösen. Bonn 1924. — *Hückel, W.*, In christliches Kinderland. Evang.-prot. Missionsverein Berlin. 2. Aufl. — *Hufeland, C. W.*, Die Welt des Lebens. Die höhere Ordnung der Dinge. Die höhere Physik. Neue Auswahl kleiner med. Schriften. Bd. 1. S. 51. Berlin, Veit & Co. 1834. — *Derselbe*, Die Gleichzahl beider Geschlechter im Menschengeschlecht. Ein Beitrag zu der höheren Ordnung der Dinge in der Natur. Neue Auswahl klin. med. Schriften. Bd. 1. S. 152. Veit & Co. 1834. — *v. Humboldt, Wilh.*, Über die männliche und weibliche Form. Die Horen. Tübingen, J. G. Cottasche Buchhandlung 1795. — *Derselbe*, Idee zu einem Versuche, die Grenzen der Wirksamkeit des Staates zu bestimmen. 1792. Gesammelte Schriften. Herausgegeben von Albert Leitzmann. Bd. 1. S. 193. Berlin, Behrs Verlag 1903. — *Huntemüller, O.*, Körperliche Erziehung und Schulhygiene. Breslau, Ferd. Hirth 1924. — *Jaeckel*, Das Heiratsalter im Deutschen Reiche 1901/10. Zeitschr. f. Sozialwiss. 1913. — *Jackson*, Ambidexterity. London 1905. — *Jacob, Maria*, „Schwestern".

2. Aufl. Leipzig, Max Hesses Verlag 1910. — *Jäger, M.*, Männliche Jugend. Ein Handbuch der Jugenderziehung. Hamburg. — *Janke, O.*, Die Gesundheitslehre im Lesebuch. Langensalza, Hermann Beyer u. Söhne 1895. — *v. Jaschke, Rudolf Th.*, Ein Beitrag zu dem Thema: Unsere Aufgaben in der Bevölkerungspolitik. Zentralbl. f. Gynäkol. 1917. Nr. 3. — *Derselbe*, Physiologie, Pflege und Ernährung des Neugeborenen. Wiesbaden, J. F. Bergmann 1917. — *Jessner, S.*, Schönheitsfehler und ihre Behandlung. 5. u. 6. Aufl. Leipzig, Curt Kabitzsch 1923. — *Derselbe*, Körperliche und seelische Liebe. Gemeinverständliche, wissenschaftliche Vorträge über das Geschlechtsleben. Leipzig, Curt Kabitzsch 1924. — *John, A.*, Sitte, Brauch und Volksglaube im deutschen Westböhmen. Reichenberg 1924. — *Jörg, Joh. Christ. Gottfr.*, und *Gottl. Heinr. Tschirner*, Die Ehe aus dem Gesichtspunkte der Natur, der Moral und der Kirche. Leipzig, Baumgärtnersche Buchhandlung 1819. — *Derselbe*, Der Mensch auf seinen körperlichen, gemütlichen und geistigen Entwicklungsstufen. Leipzig, Joh. Ambr. Barth 1829. — *Derselbe*, Handbuch der Krankheiten des menschlichen Weibes mit einer Einleitung in die Physiologie und Pyschologie des weiblichen Organismus. Leipzig, Carl Cnobloch 1809. — *Jorisenne*, Sur un nouveau signe de la grossesse. Arch. de Tocologie 1882. — *Joseph, Max*, Handbuch der Kosmetik. Leipzig, Veit & Co. 1912. — *Jung, G.*, Geschichte der Frauen. Frankfurt a. M., Literarische Anstalt 1850. — *Jung, Wilhelm*, Der Haushaltungsunterricht in der Mädchen-Volksschule. Langensalza, Hermann Beyer u. Söhne 1899. — *Kafemann, R.*, Illusionen, Irrtümer und Fahrlässigkeiten im Liebesleben der Menschen. Berlin 1914. — *Kahlenberg, J.*, Buch der Liebe und Ehe. 2 Bde. Berlin o. J. — *Kaempf, Rosa*, Arbeits- und Lebensverhältnisse der Frauen in der Landwirtschaft Bayerns. Jena, Gust. Fischer 1918. — *Kant, Immanuel*, Beobachtungen über das Gefühl des Schönen und Erhabenen. Neudruck der ersten Ausgabe. Berlin-Steglitz, P. Brandt 1910. — *Derselbe*, Anthropologie in pragmatischer Hinsicht. 3. Aufl. Der Charakter des Geschlechtes. S. 282. Königsberg, Univ.-Buchhandlung 1820. — *v. Kapff*, Die Frühehe, ihre Voraussetzungen und Folgen. Berlin usw. 1913. — *Kaufmann, Nicholas*, Wege zur Kraft und Schönheit. Kulturabteilung der Universum-Film-A.-G. Berlin. — *Kehrer*, Zur Reform operativer und konservativer Indikation. Verhandl. d. Dtsch. Ges. f. Gynäkol. Innsbruck 1922. — *Derselbe*, Ursachen und Behandlung der Unfruchtbarkeit nach modernen Gesichtspunkten. Dresden, Th. Steinkopf 1922. — *Kehrer, F.*, Psychosen des Um- und Rückbildungsalters. Zentralbl. f. d. ges. Neurol. u. Psychiatrie. Bd. 25. — *Derselbe*, Erotische Wahnbildungen sexuell unbefriedigter weiblicher Wesen. Arch. f. Psychiatrie u. Nervenkrankh. Bd. 65. 1922. — *Keibel-Mall*, Handbuch der Entwicklungsgeschichte des Menschen. Leipzig, Hirzel, 1910. — *Keller, Karl*, Die Frau im Beruf, insbesondere Beruf und Schwangerschaft, Beruf und Frauenkrankheiten. Samml. klin. Vorträge. Gegr. v. Richard v. Volkmann, Nr. 754—757. Leipzig, Joh. Ambr. Barth 1915. — *Keller* und *Reicher*, Die Fürsorge für uneheliche Kinder. Wien 1909. — *Kelling, Georg*, Physikalische Untersuchungen über die Druckverhältnisse in der Bauchhöhle usw. Samml. klin. Vorträge von R. v. Volkmann. Nr. 141. S. 494. — *Key, Ellen*, Über Liebe und Ehe. 14. Aufl. Berlin 1906. Das Jahrhundert des Kindes. — *Keyserling, Graf*, Das Ehebuch. Celle, Niels-Kampmanns Verlag 1925. — *Kiaer*, Statistische Beiträge zur ehelichen Fruchtbarkeit. Christiania 1905. — *Kisch, E. Heinrich*, Das Geschlechtsleben des Weibes in physiologischer, pathologischer und hygienischer Beziehung. Berlin u. Wien, Urban u. Schwarzenberg 1904. — *Derselbe*, Pathologische Zustände durch Coitus interruptus bei Frauen. Zeitschr. f. Sexualwissenschaft. Bd. 3, S. 428. 1916/17. — *Klages, Ludwig*, Ausdruckbewegung und Gestaltungskraft. Grundlegung der Wissenschaft vom Ausdruck. 3. u. 4. Aufl. Leipzig, Joh. Ambr. Barth 1923. — *Klähn, Hans*, Das Problem der Rechtshändigkeit. Berlin, Gebr. Borntraeger 1920. — *Klemperer, Leo*, Die Eheschließung vom gesundheitlichen Standpunkt. Wien, Moritz Perles 1907. — *Klencke, Hermann*, Das Weib als Jungfrau. 5. Aufl. Leipzig, Eduard Kummer 1897. — *Derselbe*, Das Weib als Gattin. 17. Aufl. Leipzig, Eduard Kummer 1906. — *Derselbe*, Die diätetische Kosmetik. 2. Aufl. Leipzig, Verlag von Eduard Kummer 1875. — *Klose, Karl Ludwig*, Über Krankheiten, als Mittel der Verhütung und Heilung der Krankheiten. Breslau, Verlag von Grass, Barth & Co. 1826. — *Derselbe*, Über den Einfluß des Geschlechtsunterschiedes auf Ausbildung und Heilung von Krankheiten. Stendal, Franzen u. Grosse 1829. — *Kluge*, Männliches und weibliches Denken. Ein Beitrag zur Frauen- und Erziehungsfrage. Halle a. d. S., Karl Marhold 1902. *Klumker*, Fortschritte des Kinderschutzes und der Jugendfürsorge. Vierteljahrsschr. d. Arch. deutsch. Berufsvormünder. Berlin. — *Derselbe* Zur Statistik der unehelichen Geburten und des unehelichen Geschlechtsverkehrs. Zeitschr. f. Sozialwiss. Neue Folge. — *Klumker* und *Spann*, Die Bedeutung der Berufsvormundschaft für den Schutz der unehelichen Kinder. Dresden 1905. — *Kment, J. A.*, Der Handschuh und seine Geschichte. Wien 1890. — *Knapp*, Klinische Untersuchungen zur Beurteilung des Spätwochenbettes mit besonderer Berücksichtigung des Frühaufstehens. Arch. f. Gynäkol. Bd. 100. — *Knauer Sigfried*, Ursachen und Folgen des aufrechten Ganges des Menschen. Anat. Hefte. 2. Abtlg.

"Ergebnisse". Bd. 22. Wiesbaden, J. F. Bergmann 1916. — *Knortz, Karl,* Der menschliche Körper in Sage, Brauch und Sprichwort. Würzburg, Curt Kabitzsch (A. Stubers Verlag) 1909. — *Kober,* Der Kinderreichtum, eine Lebensnotwendigkeit für unser Volk. Münch. med. Wochenschr. 1924. Nr. 1. — *Kohler,* Lehrbuch des bürgerlichen Rechts. Familienrecht. Berlin 1919. — *Kohlrausch, Friedrich,* Die Energie der Arbeit usw. Leipzig, Dunker u. Humblot 1900. — *Kopp, C.,* Das Geschlechtliche in der Jugenderziehung. Leipzig 1904. — *Köppe, Hans,* Säuglingssterblichkeit und Geburtenziffer. Wien und Leipzig, Alfred Hölder 1913. — *v. Körösi,* Über den Einfluß des elterlichen Alters auf die Lebenskraft der Kinder. Jahrb. f. Nationalökonomie u. Statistik. Bd. 4. 1892. — *Kossmann,* Menstruation, Schwangerschaft, Wochenbett in Senator-Kaminers Krankheiten und Ehe. München 1904. — *Koßmann, R.* und *Julius Weiß,* Mann und Weib, ihre Beziehung zueinander und zum Kulturleben der Gegenwart. Stuttgart, Berlin, Leipzig, Union Deutsche Verlagsgesellschaft. — *Krafft-Ebing,* Psychopathia sexualis. Stuttgart 1918. — *Kraus, Oskar,* Über den Einfluß des Korsetts auf die somatischen Verhältnisse. Wien, Verlag M. Perles 1904. — *Krause, Heinrich Johann,* Plotina oder die Kostüme des Haupthaares bei den Völkern der alten Welt. Leipzig, Verlag der Dykschen Buchhandlung 1858. — *Krauß, S.,* Die Brautnacht in Glauben, Sitte, Brauch und Recht der Völker. Anthropophyteia VIII. Bd. 1911. — *Krebs,* Wie sollen sich unsere jungen Mädchen kleiden? Allgemeinverständliche hygienische Abhandlung. Breslau, Heinrich Handel 1903. — *Krehl* und *Marschand,* Handbuch der allgemeinen Pathologie. Bd. 1. Allgemeine Ätiologie. Leipzig, S. Hirzel 1908. — *Kretschmar,* Deutsche Volkstrachten. Leipzig, J. G. Bachs Verlag. — *Derselbe* und *Rohrbach,* Die Trachten der Völker. 3. Aufl. Leipzig 1906. — *Kreyenborg,* Ornithologische Monatsschrift 1911. — *Krönig,* Grenzverschiebungen zwischen operativer und nichtoperativer Therapie in der Gynäkologie und Geburtshilfe. Monatsschr. f. Geburtsh. u. Gynäkol. Bd. 43, S. 309. 1916. — *Kruse,* Rassenhygiene und Volkshygiene Vortr. auf der Versamml. der Dtsch. Gesellsch. f. öffentl. Gesundheitspfl. Bonn 1925. Berlin, Julius Springer. — *Kruse* und *Selter,* Die Gesundheitspflege des Kindes. Stuttgart, Enke 1914. — *Kühn, Lenore,* Wir Frauen. Langensalza. Hermann Beyer u. Söhne. 1922. — *Kuhn, Philalethes,* Die Zukunft unserer Rasse. Monatsschr. f. öffentliche Gesundheitspflege 1921. — *Derselbe,* Ehehindernisse, Handwörterbuch der Sexualwissenschaft von Max Marcuse. 2. Aufl. S. 107. A. Marcus u. E. Webers Verlag 1926. — *Derselbe,* Ehevermittlung. Handwörterbuch der Sexualwissenschaft von Max Marcuse. 2. Aufl. S. 146. A. Marcus u. E. Webers Verlag Bonn 1926. — *Derselbe,* Ehezeugnisse. Handwörterbuch der Sexualwissenschaft von Max Marcuse. 2. Aufl. S. 147. Bonn, A. Marcus u. E. Webers Verlag 1926. — *Derselbe,* Eheberatung. Handwörterbuch der Sexualwissenschaft von Max Marcuse. 2. Aufl. S. 103. Bonn, A. Marcus u. E. Webers Verlag 1926. — *Derselbe,* Uneheliche. Handwörterbuch der Sexualwissenschaft von Max Marcuse. 2. Aufl. S. 781. Bonn, A. Marcus u. E. Webers Verlag 1926. — *Derselbe,* Eheförderung und Rassenhygiene in den Kolonien. Monatsschr. f. öffentl. Gesundheitspfl. 1919. S. 152. — *Derselbe,* Über amtliche Heiratsvermittlung. Monatsschr. f. öffentl. Gesundheitspfl. 1919. S. 221. — *Derselbe,* Die Gesunderhaltung unserer Rasse. Monatsschr. f. öffentl. Gesundheitspfl. 1922. — *Kuntzsch,* Periodische Wellenbewegungen. Arch. f. Frauenkunde u. Eugenetik. Bd. 3. S. 116. 1917. — *Küstner, H.,* Physikalische und anatomische Untersuchungen der Bauchwand, speziell ihrer muskulösen Partien bei der Frau. Arch. f. Gynäkol. Bd. 123. 1925. — *Derselbe,* Schwangerschaftsveränderungen am Ureter. Verhandl. d. Gesellsch. f. Gynäkol. Wien 1925 u. Zeitschr. f. mikroskop.-anat. Forchung 1925. — *Derselbe,* Ist bakeriologisch im Wochenbett ein Unterschied nachweisbar nach reiner Scheidenuntersuchung und nach Gebärmutteruntersuchung unter der Geburt? Verhandl. d. dtsch. Gesellsch. f. Gynäkol. Wien 1925 u. Zeitschr. f. Geburtsh. u. Gynäkol. (im Druck). Ref. im Zentralbl. f. Gynäkol. 1925. Nr. 28. — *Derselbe,* Wird die Virulenz der Streptokokken im faulenden Gewebe gesteigert? Zentralbl. f. Gynäkol. 1924. Nr. 5. — *v. Laban, R.,* Die Welt des Tänzers. Stuttgart 1921. — *Laband,* Die rechtliche Stellung der Frau im altrömischen und im germanischen Recht. Zeitschr. f. Völkerpsychol. Bd. 3. S. 153 ff. — *Lahmann, Heinrich,* Die Reform der Kleidung. 4. Aufl. Stuttgart, A. Zimmers Verlag 1903. — *Lange, H.,* Intellektuelle Grenzlinien zwischen Mann und Frau. 2. Aufl. Berlin 1899. — *Derselbe,* Die höhere Mädchenschule. Berlin 1888. — *Derselbe,* Grundfragen der Mädchenschulreform. Berlin 1903. — *Derselbe,* Das Endziel der Frauenbewegung. Berlin 1904. — *Landmann,* Reine Mutterschaft. 5. Aufl. Rudolstadt 1923. — *Lapouge, G. de,* Die Auslese durch den Krieg. Globus 1893. Nr. 20. S. 317. — *Laquer, Ernst,* Die Bedeutung der Entwicklungsmechanik für die Physiologie. Jena, Gustav Fischer 1911. — *v. Larisch, Rudolf,* Der Schönheitsfehler des Weibes. München, Jos. Albert 1896. — *Laubenburg, Karl Ernst,* Frauenkrankheiten als Erwerbskrankheiten. Arch. f. Frauenkunde u. Eugenetik. Bd. 3, S. 37. 1917. — *Lawes, H.,* Die weiblichen Reize, physiologisch, psychologisch und ästhetisch. 8. Aufl. Leipzig, Literaturbüro W. Radestock. — *Lenz, Karl Gotthold,*

Über Rousseaus Verbindung mit Weibern. Bd. 1. Berlin, Verlag von H. Barsdorf 1906. — *Leoty, E.,* Le corset à travers les ages. Paris 1893. — *Leukhardt,* zit. bei Hesse-Doflein, Tierbau und Tierleben. 1. Aufl. Berlin-Leipzig, Teubner. — *Levi, Ettore,* Il controlla delle nascite Neomalthusianismo. Rassegna di studi sessuali. Vol. 4. Nr. 1. 1924. — *Lichtensteiger,* Die klinische Bedeutung der Auskultation der kindlichen Herztöne sub partu. Inaug.-Diss. Zürich 1925. — *Liebetrut, Friedrich,* Die Ehe nach ihrer Idee und nach ihrer geschichtlichen Entwicklung. Berlin, Ferd. Kümmler 1834. — *Liebermann, L. v.,* An die akademischen Bürger und Abiturienten höherer Lehranstalten zur Aufklärung in sexuellen Fragen. Halle a. d. S., Karl Marhold 1908. — *Liebreich, Richard,* Die Asymmetrie des Gesichtes und ihre Entstehung. Wiesbaden, Verlag von J. F. Bergmann 1908. — *Liepmann, W.,* Die Frau, was sie von Körper und Kind wissen muß. Stuttgart, Leipzig, Berlin, Union-Verlags-Gesellschaft. *Derselbe,* Wissenschaftliche Grundlagen der Linkskultur. Dtsch. med. Wochenschr. 1911. Nr. 27/28. — *Liersch,* Die linke Hand. Berlin 1893. — *Lipmann, Otto,* Psychische Geschlechtsunterschiede. 2. Aufl. Leipzig 1924. — *Lischnewska, Maria,* Die geschlechtliche Belehrung der Kinder. Mutterschutz. Bd. 1. 1905. — *Lißmann,* Ehekonsens und sexuelle Funktionsstörungen. Münch. med. Wochenschrift 1924. Nr. 45. — *Lochner, Rudolf,* Geschlechtertrennung und Geschlechtervereinigung im deutschen Schulwesen der Vergangenheit. Langensalza, Hermann Beyer u. Söhne 1923. — *Lombroso, C.* und *G. Ferrero,* Das Weib als Verbrecherin und Prostituierte. Anthropologische Studien, gegründet auf eine Darstellung der Biologie und Psychologie des normalen Weibes. Deutsch von H. Kurella. Hamburg, Verlagsanstalt (vorm. J. F. Richter) 1894. — *Lorand, A.,* Das rasche Altern des Frauen nach gewissen Schädlichkeiten. 2. Aufl. Wien und Leipzig, Moritz Perles 1918. — *Derselbe,* Das Altern. Leipzig, Klinkhardt. — *Lorentz,* Das Zölibat der Lehrerin. Zeitschrift f. Schulgesundheitspfl. Bd. 32. 1919. — *Löser,* Die latente Infektion der Geburtswege. Arch. f. Gynäkol. Bd. 108. 1918. — *Lotmar, N.,* Erwartung und Erfüllung. Geschlecht und Gesellschaft. Bd. 6. 1911. — *Derselbe,* Die Gefahren der Hochzeitsnacht. Geschlecht und Gesellschaft. Bd. 6. 1911. — *Lotze, Hermann,* Mikrokosmos. Ideen zur Naturgeschichte und Geschichte der Menschheit, Versuch einer Anthropologie. Bd. 2. Leipzig, Hirzel 1858. — *Löwenfeld L.,* Über die sexuelle Konstitution und andere Sexualprobleme. Wiesbaden, J. F. Bergmann 1911. — *Derselbe,* Sexualleben und Nervenleiden. Die nervösen Störungen sexuellen Ursprungs. 4. Aufl. Wiesbaden, J. F. Bergmann 1909. — *Derselbe,* Über den sexuellen Präventivverkehr. Sexual-Probl. 1912. H. 11. — *Derselbe,* Über das eheliche Glück. 3. Aufl. München, J. F. Bergmann 1912. — *Loewenstein,* Ausführungsbestimmungen zum Ehezeugnis. Mitt. d. dtsch. Ges. z. Bekämpf. d. Geschlechtskrankh. Bd. 22. 1924. — *Lowie,* Primitive Society. 1916. — *Lucka, Emil,* Otto Weininger, sein Werk und seine Persönlichkeit. Wien und Leipzig, Wilhelm Braumüller 1905. — *Derselbe,* Die drei Stufen der Erotik. Berlin u. Leipzig 1913. — *Lüddeckens,* Rechts- und Linkshändigkeit. Leipzig 1900. — *Luigi, Luciani,* Physiologie des Menschen. 7. Lieferung. S. 35. Jena, Fischer 1906. — *Lüttge* und *v. Mertz,* Nachweis von serologischen Spaltprodukten nach Einwirkung von Substrat mittels Alkohol. Münch. med. Wochenschrift. 1925. Nr. 29. — *Dieselben,* Junge oder Mädchen? Geschlechtsbestimmung des Kindes im Mutterleib. Zentralbl. f. Gynäkol. 1924. Nr. 21. — *Lutz-Muncker, Hertha,* Soziale Lage und Gesundheit des Geistes und der Nerven. Arch. f. Frauenkunde u. Eugenetik. Bd. 2. S. 377. 1916. — *Mach, Ernst,* Die Mechanik in ihrer Entwicklung. 6. Aufl. Leipzig, F. A. Brockhaus 1908. — *Malinowski,* The Family among the Australian aborigines 1911. — *Mallina, H.,* Zit. bei Fränkel, Hygiene des Weibes. 1. Aufl. Berlin, Oskar Coblentz 1912. — *Malthus, Thomas Robert,* Eine Abhandlung über das Bevölkerungsgesetz usw. Deutschlands. Jena, Gustav Fischer 1905. — *Malzan, Thorolf,* Der Geburtenrückgang eine Gefahr? Handelsdruckerei Bamberg. — *Mantegazza, P.,* Physiologie des Schönen. Jena o. Jg. — *Derselbe,* Physiologie der Liebe. — *Marcuse, Max,* Die Gefahren der sexuellen Abstinenz für die Gesundheit. Leipzig, Joh. Ambr. Barth 1910. — *Derselbe,* Der eheliche Präventivverkehr. Seine Verbreitung, Verursachung und Methodik. Stuttgart 1917. — *Derselbe,* Wandlungen des Fortpflanzungs-Gedankens und -Willens. Bonn 1918. — *Derselbe,* Die sexuologische Bedeutung der Zeugungs- und Empfängnisverhütung in der Ehe. Stuttgart 1919. — *Derselbe,* Uneheliche Mütter. Berlin 1905. — *Derselbe,* Zur Adoption unehelicher Kinder. Soziale Med. u. Hyg. Bd. 1. 1906. — *Derselbe,* Orgasmus ohne Ejakulation. Dtsch. med. Wochenschr. 1922. Nr. 35. — *Derselbe,* Darf der Arzt zum außerehelichen Geschlechtsverkehr raten? Leipzig 1904. — *Derselbe,* Gesetzliche Eheverbote für Kranke und Minderwertige. Soz. Med. u. Hyg. Bd. 2. 1907. — *Derselbe,* Heiratsbeschränkungen. Zeitschr. f. Sozialwiss. Bd. 10. 1907. — *Derselbe,* Sexualleben und Arbeitsleistung. Halbmonatsschr. f. soz. Hyg. u. prakt. Med. 1911. — *Marcuse, Julian,* Die Beschränkung der Geburtenzahl ein Kulturproblem. München, Ernst Reinhardt 1913. — *Marro,* Influence of the age of parents on the psycho-physical character of the children. Probl. in Eugenics.

I. London. 1912. — *Martin, M.*, Gemeinsame Erziehung von Knaben und Mädchen. Tägl. Rundschau 1905, Unterhaltungsbeil. 33, 34, 36. — *Dieselbe*, Die höhere Mädchenbildung. Leipzig 1908. S. 50. — *Dieselbe*, Frauenbildung. 1903. S. 496. — *Dieselbe*, Ebenda. 1913. S. 465. — *Martin, Rudolf*, Körper-Erziehung. Jena, Gustav Fischer 1922. — *Martius, F. R.*: Pathogenese innerer Krankheiten. Leipzig und Wien 1909. — *Derselbe*, Konstitution und Vererbung in ihren Beziehungen zur Pathologie. Berlin, Jul. Springer 1914. — *Marx*, Das Selbstbestimmungsrecht in Liebe und Ehe. Bonn 1922. — — *v. Mataja*, Heiratsvermittlung und Heiratsanzeigen. München u. Leipzig, Duncker & Humblot 1920. — *Mataré, Frank*, Die Arbeitsmittel, Maschinen, Apparate, Werkzeug. München u. Leipzig, Verlag Dunker & Humbold 1916. — *Mathes, P.*, Der Infantilismus, die Asthenie usw. Berlin, S. Karger 1912. — *Derselbe*, Die Konstitutionstypen des Weibes, insbesondere des intersexuellen Typus. In Halban und Seitz. Bd. 3. — *Matzat, Heinrich*, Die Philosphie der Anpassung mit besonderer Berücksichtigung des Rechtes und des Staates. Natur und Staat. Jena, Gustav Fischer 1903. — *May*, Ehescheidungspsychologie und Ehekunde. Preuß. Jahrbücher. Bd. 173. S. 334. — *Mayer, Adolf*, Erziehung und Erbsünde im Lichte der modernen Biologie. Langensalza, Friedr. Manns Pädagogisches Magazin. H. 544. 1913. — *Mayer, August*, Die Bedeutung des Infantilismus in Geburtshilfe und Gynäkologie. Gynäkol. Rundschau 1913. Nr. 14. — *Mayer, F.*, Über die klimakterische Blutdrucksteigerung. Med. Klinik. 1920. S. 701. — *Mayer, J. R.*, Bemerkungen über die Kräfte der unbelebten Natur. Annalen der Chemie und Pharmazie von Wöhler u. Liebig. Bd. 52. S. 233. 1842. — *Derselbe*, Die organische Bewegung in ihrem Zusammenhange mit dem Stoffwechsel usw. Heilbronn 1845; auch Vortrag 11, Natürliche Arbeitsteilung. — *Mayreder, Rosa*, Zur Kritik der Weiblichkeit. 2. Aufl. Jena und Leipzig, Eugen Dieterichs 1907. — *Meckel, J. F.*, System der vergleichenden Anatomie. I. Teil. Allgemeine Anatomie. Halle a. d. S., Rengersche Buchhandlung 1821. — *Meiners, E.*, Geschichte des weiblichen Geschlechtes. Bd. 1—4. Hannover, Helwingsche Hofbuchhandlung 1788. — *Meirowsky*, Geschlechtsleben, Schule und Elternhaus. Leipzig 1911. — *Meisel-Heß, Grete*, Das Wesen der Geschlechtlichkeit. Jena, Eugen Diedrichs 1916. — *Meißner*, Die Arbeitskraft der Frau von Dr. Wendenburg. Ärztliches Universum, 1924. Nr. 1. S. 4. — *Menge*, Über die Hygiene und Diätetik des Weibes. In Menge-Opitz Handbuch der Frauenheilkunde. J. F. Bergmann 1913. — *Mensendieck, Bess M.*, Körperkultur der Frau. München, 7. Aufl., F. Bruckmann. — *Dieselbe*, Funktionelles Frauenturnen. München, F. Bruckmann 1923. — *Mensinga (C. Hasse)*, Über fakultative Sterilität. Berlin 1888. — *Menzler, Dora*, Die Schönheit deines Körpers. 10. Aufl. Stuttgart, Dieck & Co. — *Dieselbe*, Gesundheitlich künstlerische Gymnastik. Die Schönheit. Heft 3. S. 116. — *Methner, Alfred*, Organismen und Staaten. Natur und Staat. Bd. 8. Jena, Gustav Fischer 1906. — *Metschnikoff, Elias*, Studien über die Natur des Menschen. Leipzig, Veit & Co. 1904. — *Meumann*, Vorlesungen zur Einführung in die experimentelle Pädagogik. 2 Bde. Leipzig 1907. — *Derselbe*, Thesen zur psychologischen Grundlegung der Probleme der Koedukation. Zeitschr. f. pädagog. Psychol. u. exp. Pädag. Leipzig 1913. — *Meyer, J. D.*, Wartburgstimmen. Bd. 1. Eisenach 1903. — *Meylan*, La coéducation des sexes. Bonn 1904. — *Michaelis, Kurt*, Prinzipien der natürlichen und sozialen Entwicklungsgeschichte des Menschen. Natur und Staat. Bd. 5. Jena, Gustav Fischer 1904. — *Michaelis, W.*, Volksgesundheit und Gymnastik. Die Schönheit 1924. Heft 3. S. 98. — *Michel, Carl*, Die Sprache des Körpers in 721 Bildern dargestellt. Leipzig, J. J. Weber 1910. — *Milton*, Doctrine and discipline of divorce. 1834. — *Minot, Sedwick Charles*, Moderne Probleme der Biologie. Jena, Gustav Fischer 1913. — *Derselbe*, Die Methode der Wissenschaft und andere Reden. Jena, Gustav Fischer 1913. — *Mittenzwey, L.*, Frauenfrage und Schule, mit besonderer Berücksichtigung der Gemeinschaftserziehung, Koedukation beider Geschlechter. Langensalza, Hermann Beyer u. Söhne 1909. — *Möbius, P. J.*, Über den physiologischen Schwachsinn des Weibes. 4. Aufl. Halle a. d. S., Karl Marhold 1902. — *Derselbe*, Beträge zur Lehre von den Geschlechtsunterschieden. Halle a. d. S., Karl Marhold, Verlagsbuchhandlung 1907. — *Moll, A.*, Untersuchungen über die Libido sexualis. Berlin 1898. — *Derselbe*, Die sozialen Formen der sexuellen Beziehungen und Sexualhygiene. In seinem Handbuch der Sexualwissenschaft. 2. Aufl. Leipzig 1921. — *Derselbe*, Das Sexualleben des Kindes. Berlin 1909. — *Moreau, J. C.*, Naturgeschichte des Weibes. Bearb. von Rink und Leune. Bd. 1—4. Leipzig, J. C. Henrichs 1810. — *Moreck, Kurt*, Das weibliche Schönheitsideal im Wandel der Zeiten. München, Franz Hanfstengel 1925. — *Morgan, Lews*, Ancient Society 1877. Übers. u. d. Titel: Die Urgesellschaft. — *Müller, Friedrich W.*, Untersuchungen über die Topographie der Rumpfeingeweide bei verschiedenen Stellungen des Körpers. München und Berlin, J. F. Bergmann und Julius Springer 1923. — *Müller, Johannes*, Der Geburtenrückgang. Jena, Gustav Fischer 1924. — *Müller, Josef*, Das sexuelle Leben der alten Kulturvölker. Leipzig 1902. — *Derselbe*, Das sexuelle Leben der christlichen Kulturvölker. Leipzig 1904. — *Derselbe*, Der Zölibat im Lichte der Biologie und Kulturgeschichte. Pol. anthrop. Rev. Bd. 4. 1905. — *Müller, Otfried*, Über Arteriosklerose. Deutsche Klinik von Leyden und Klemperer. Bd. 12. S. 353. 1909. — *Müller, P.*, Der Weltkrieg und sein Einfluß auf den weiblichen Organismus. Bern, Verlag Bircher 1918. — *Müller, Robert*, Sexualbiologie — vergleichend-entwicklungsgeschichtliche Studien über das Geschlechtsleben des Menschen und der höheren Tiere. Berlin, Louis Marcus, Verlagsbuchhandlung 1907. — *Müller, Wilhelm*, Die Maßenverhältnisse des menschlichen Herzens. Hamburg 1883. Tabelle S. 124. — *Müller-Lyer*, Der Sinn des Lebens und die Wissenschaft. München, J. F. Lehmann 1910. — *Derselbe*, Formen der Ehe, der Familie und der Verwandtschaft. München 1912. — *Derselbe*, Die Entwicklungsstufen der Menschheit. Bd. 3—7. 1911 u. folg. Jg. — *Derselbe*, Phasen der Liebe. München 1913. — *Münch, Elsa*, Sexuelle Belehrung der Kinder. Langensalza, Hermann Beyer u. Söhne 1923. — *Münch, W.*, Geist des Lehramts. 3. Aufl. Leipzig 1913. — *Munk, Marie*, Denkschrift des Bundes Deutscher Frauenvereine. Berlin 1923. — *Münsterberg, Hugo*, Die Amerikaner. Bd. 2. Berlin, Ernst Siegfried Mittler u. Sohn 1904. — *Murray, L.-Brandt*, Cas de gestation postérieure à la ménopause. New York med. journ. a. med. record. 5. Juli 1922. — *Mathesius, Th. Anna*, Das Eigenkleid der Frau. Krefeld, Verlag von Kramer u. Baum 1903. — *Näcke, P.*, Über Kleiderfetischismus. Arch. f. Kriminologie. Bd. 37. S. 160 ff. Leipzig 1910. — *Nassauer, Max*, Der Schrei nach dem Kinde. Arch. f. Frauenkunde u. Eugenetik. Bd. 3. S. 101. 1917. — *Nathan, M.*, Über Deflorationspyelitis. Inaug.-Diss. Berlin 1914. — *Naumann, Friedrich*, Neudeutsche Wirtschaftspolitik „Hilfe". Berlin-Schöneberg 1911. — *Neera*, Das galante Jahrhundert. Eine Studie über mehrere französische Frauen des 18. Jahrhunderts. Aus dem Italienischen übersetzt von M. Berthoff. Dresden, Verlag von Karl Reißner 1903. — *Nef, W.*, Zur Frage der Koedukation auf dem Gymnasium. Arch. f. Sexualforsch. Bd. I. 1915. — *Neugebauer*, Venus cruenta violans interdum occidans. Monatsschr. f. Geburtsh. u. Gynäkol. Bd. 9. — *v. Neugebauer, Franz Ludwig*, Hermaphroditismus beim Menschen. Leipzig, Werner Klinkhardt 1908. — *Neumann*, Die unehelichen Kinder in Berlin. Jena 1900. — *Nietzsche, Friedrich*, Also sprach Zarathustra. Leipzig, Kröner. — *Derselbe*, Der Wille zur Macht. Zucht und Züchtung. — *v. Noorden* und *H. Salomon*, Handbuch der Ernährungslehre. Bd. 1. Abschnitt: Schwangerschaft, Wochenbett und Stillen. — *v. Noorden, C.* und *S. Kaminer*, Krankheiten und Ehe. Leipzig, Verlag Georg Thieme 1916. — *Dieselben*, Krankheit und Ehe. 2. Aufl. Leipzig 1916. — *Nürnberger, Ludwig*, in Biologie und Pathologie des Weibes von Halban und Seitz. — *Derselbe*, Die Stellung des Aborts in der Bevölkerungsfrage. Monatsschr. f. Geburtsh. u. Gynäkol. Bd. 45. — *Nußbaum, M.*, Innere Sekretion und Nerveneinfluß. Ergebnisse der Anatomie und Entwicklungsgeschichte. Bd. 15. 1905. — *Nyström, Anton*, Das Geschlechtsleben und seine Gesetze. 4. Aufl. Berlin, Hermann Walther 1906. — *Obersteiner*, Nuptiales Irresein. Jahrb. f. Psychol. u. Neurol. 1902. — *Oehl, W.*, Deutsche Hochzeitsbräuche in Ostböhmen. Prag 1922. — *Oldenberg, W.*, Die Religion der Veda. 3. u. 4. Aufl. Stuttgart 1923. — *Olivier, Auguste*, Étude sur les maladies chroniques d'origine puerpérale. Arch. générales de médecine. Janvier 1837. p. 7—8. — *Olshausen-Veit*, Lehrbuch der Geburtshilfe. S. 870. Bonn, Friedrich Cohn 1899. — *Opitz*, Vortrag auf der Naturforscherversammlung in Leipzig. Gekürztes Referat. Zentralbl. 1922. — *Orlowski, Paul*, Schönheitspflege. 5. u. 6. Aufl. Leipzig, Curt Kabitzsch 1923. — *Oeltze-Löbenthal*, Frauenbildung. 1910. S. 422. — *Opet* und *v. Blume*, Das Familienrecht. Berlin 1906. — *Oschmann*, Die Reichswochenhilfe, Veröffentlichungen aus dem Gebiete der Medizinalverwaltung. Berlin, Rich. Schoetz 1917. — *Ostertag, Wilhelm*, Zur Verhütung und Heilung des Hängebauches und seiner Folgezustände. Barmen, Söhn u. Ackermann 1901. — *v. Oettingen*, Geburten im hypnotischen Zustand. Münch. med. Wochenschr. 1921. — *Otto, Eduard*, Deutsches Frauenleben im Wandel der Jahrhunderte. Leipzig, Druck und Verlag von B. G. Teubner 1903. — *Pachinger*, Strumpf und Strumpfband. Geschlecht und Gesellschaft Bd. 11. H. 12. 1923. — *Pallath, Ludwig* und *Franz Hilker*, Künstlerische Körperschulung. Breslau, Ferd. Hirth 1923. — *Palmgren*, Reins pädagogische Enzyklopädie. 2. Aufl. S. 314. Langensalza 1905. — *Pauline*, Fürstin zu Lippe, Prinzessin von Anhalt-Bernburg, Zur Frauenzimmermoral. Leipzig, Inselverlag 1903. — *v. Pestalozza, Hanna*, Gräfin, Der Streit um die Koedukation in den letzten 30 Jahren in Deutschland. Langensalza, Hermann Beyer u. Söhne 1922. — *Petermann, Th.*, Venus aversa. Sexualprobleme. 1909. 5. Jg. — *Petzoldt, J.*, Maxima, Minima und Ökonomie. Altenburg, Schnuphasesche Buchhandlung 1891. — *Derselbe*, Das Gesetz der Eindeutigkeit. Vierteljahrsschr. f. wiss. Philosophie 1895. 19. Jahrg. S. 146. — *Peyer, A.*, Der unvollständige Beischlaf und seine Folgen beim männlichen Geschlecht. Zürich 1890. — *Pfister*, Die Liebe vor der Ehe und ihre Fehlentwicklung. Berlin u. Leipzig, Verlag I. Bircher 1925. — *Pflüger, E. F. W.*, Untersuchungen aus dem physiologischen Laboratorium zu Bonn. Berlin, Verlag von August Hirschwald 1865. Über die Bedeutung und Ursache der Menstruation. S. 53. — *Mc Pheeters*, Die Verhütung von Striae gravidarum, Diastase der Rektusmuskeln, Viszeroptosis und Ptosis der Brüste in der Schwangerschaft. (Americ. journ. of obstetr. a. gynecol. August 1922.) Ref. Zentralbl. f. Gynäkol. 1923. Nr. 12. S. 491. — *Pinard*, Cpt. rend. X. Congr. Intern. d. Hyg. et de Démogr. à Paris an p. 413. Paris 1890. — *Piprek, Joh.*, Slawische Brautwerbungs- und Hochzeitsgebräuche. Stuttgart 1914. — *Pirkner, E.*, Präventivverkehr und Sterilität der Frau. Zeitschr. f. Sexualwiss. Bd. 10. H. 6. 1923. — *Placzek*, Freundschaft und Sexualität. 5. Aufl. Bonn, Verlag Marcus u. Weber 1920. — *Ploß, K.* und *M. Bartels*, Das Weib in der Natur- und Völkerkunde. 9. Aufl. Leipzig, Th. Griebens Verlag (L. Fernau) 1908. — *Ploetz*, Zusammenhang der Kindersterblichkeit mit dem Lebensalter der Eltern. Arch. f. Rassen- u. Gesellschaftsbiol. Bd. 8. 1911. — *Derselbe*, Die Bedeutung der Frühehe für die Volkserneuerung nach dem Kriege. Münch. med. Wochenschr. 1918. — *Pockels, Karl Friedrich*, Versuch einer Charakteristik des weiblichen Geschlechtes. Bd. 1—5. Hannover, Ritscherche Buchhandlung 1806. — *Poljak*, Zum Kampfe gegen die Fruchtabtreibung. Erfahrungen in Sowjet-Rußland. Zentralbl. f. Gynäkol. 1924. — *Popenoe*, Rassenhygiene (Eugenik) in den Vereinigten Staaten von Nordamerika. Übersetzt von Lenz, Arch. f. Rassen- u. Gesellschaftsbiol. Bd. 15. 1923. — *Posner*, Die Hygiene des männlichen Geschlechtslebens. 3. Aufl. Leipzig 1918. — *Potter, Ivring W.*, Version. Americ. journ. of obstetr. a. gynecol. Vol. 1. Nr. 6. p. 560—573. 1921 und The place of version in obstetr. St. Louis, C. V. Mosby company 1922. — *Derselbe*, The place of version in obstetrics. St. Louis, C. V. Mosby, Comp. 1922. — *Preißecker, Rudolf*, Die Frau im Hause. Leipzig, Verlag bei Friedrich Rothbarth. — *Prinzing*, Heiratshäufigkeit und Heiratsalter nach Stand und Beruf. Zeitschr. f. soziale Wissenschaft. Bd. 6. S. 546. 1913. — *Derselbe*, Über frühzeitige Heiraten, deren Vorzüge und Nachteile. Jahrb. f. Nationalökonomie u. Statistik. Bd. 15. 1898. — *Derselbe*, Medizinische Statistik. Jena 1906. — *Derselbe*, Gegenseitiges Alter der Ehegatten und Kinderzahl. Dtsch. med. Wochenschr. Bd. 41. 1915. — *Derselbe*, Eheliche und uneheliche Fruchtbarkeit und Unfruchtbarkeitsziffer in Stadt und Land in Preußen. Dtsch. med. Wochenschr. 1918. Nr. 2. S. 13. — *Prochnow, Oskar*, Die Theorien der aktiven Anpassung mit besonderer Berücksichtigung der Deszendenztheorie Schopenhauers. Wilhelm Ostwalds Annalen der Naturphilosophie. 1. Beih. Leipzig, Akademische Verlagsgesellschaft m. b. H. 1910. — *Prochownick*, Ein Versuch zum Ersatz der künstlichen Frühgeburt. Zentralbl. f. Gynäkol. Bd. 13. S. 577. — *Puchelt, Friedr. Aug. Benj.*, Beiträge zur Medizin als Wissenschaft und Kunst. Erstes Bändchen. Leipzig, Brockhaus 1823. — *Puhlmann, E.*, Das Sich-Tot-Legen-Lassen von Vögeln. Ornitholog. Monatsschr. 1914. Nr. 39. — *Derselbe*, Ornitholog. Monatsschr. 1914. S. 238. — *Quanther, Rudolf*, Ehestreik. Arch. f. Frauenkunde u. Eugenetik. Bd. 2. S. 277. 1916. — *Räffler-Schultze-Rhonoff*, Die Hypnose bei vaginalen Kursuntersuchungen von Schwangeren. Zentralbl. f. Gynäkol. 1921. — *Ramdohr, Friedr. Wilh. v.*, Über die Natur der Liebe, über die Veredelung und Verschönerung. Bd. 1—4. Leipzig, Georg Joachim Göschen 1798. — *Rank. Otto*, Das Trauma der Geburt und seine Bedeutung für die Psychoanalyse. Leipzig, Wien, Zürich. Internationaler Psycho-analytischer Verlag 1924. — *Derselbe*, Psychoanalytische Beiträge zur Mythenforschung. Leipzig 1919. — *Ranke, Johannes*, Der Mensch. 3. Aufl. Leipzig und Wien, Bibliograph. Institut 1911. — *Raseri*, Archiv per l'anthropol. 1880. S. 46. — *Derselbe*, I nati in rapporto all'età dei genatori. Giorn. d. r. soc. ital. d'ig. Vol. 19. 1897. — *Rauhe, C.*, Die unehelichen Geburten als Sozialphänomen. Ein Beitrag zur Bevölkerungsstatistik Preußens. München, Ernst Reinhardt 1912. — *Readfield*, Results of early mariage. Journ. heredity. Vol. V. 1914. — *Reibmayr*, Zur Entwicklungsgeschichte und Charakteristik der Priesterkasten. Arch. f. Rassen- u. Gesellschaftsbiologie. Bd. V. 1908. — *Reich, Eduard*, Geschichte der Natur- und Gesundheitslehre des ehelichen Lebens. Kassel, J. C. Kriegersche Buchhandlung 1864. — *Derselbe*, Gelehrte und Literaten wie auch studierte Geschäftsleute. Beiträge zur Sitten- und Kulturgeschichte usw. Minden i. W., J. C. C. Bruns Verlag 1885. — *Derselbe*, Studien über die Frauen. Jena, Hermann Costenoble 1875. — *Reich, W.*, Der Koitus und die Geschlechter. Zeitschr. f. Sexualwiss. Bd. 8. H. 11. 1922. — *Reichel, E.*, Zur Psychologie der Geschlechter. Arch. f. Frauenkunde u. Eugenetik. Bd. 2. S. 395. 1916. — *Reichel, Heinrich*, Zur Frage des gesundheitlichen Ehekonsensus. Wien. klin. Wochenschr. 1922. — Reichsadler unter dem Titel: „Ein Eingesandt". Über Dienstleistungsmaß. Zeitschrift des Verbandes der Deutschen Reichspost- und Telegraphenbeamtinnen. Berlin 1924. Nr. 16. — *Rein*, Pädagogik in systematischer Darstellung. 2. Aufl. Bd. 2. Langensalza 1911. — *Derselbe*, Wartburgstimmen. Bd. 1. Eisenach 1903. — *Rein, J. J.*, Japan. Bd. 1. 2. Aufl. Leipzig, Wilhelm Engelmann 1905. — *Reinke, J.*, Einleitung in die theoretische Biologie. Berlin, Verlag von Gebr. Paetel 1901. — *Derselbe*, Die Welt als Tat. Umrisse einer Weltansicht auf naturwissenschaftlicher Grundlage. Berlin, Gebr. Paetel. — *Reiter, Hans*, Ein weiterer Beitrag zum Problem des unehelichen Kindes. Zeitschr. f. öffentl. Gesundheitspfl. 1922. — *Reiter* und *Schlefeldt*, Klin. Wochenschr. 1922. Nr. 51. — *Dieselben*, Kinderschicksale ehelich und unehelich Geborener. Zeitschr. f. Hyg. u. Infektionskrankh. Bd. 96. H. 2. 1922. — *Reitzenstein,* Freiherr *v.*, Das Weib bei den Naturvölkern. Berlin, Neufeld u. Genius. — *Derselbe,* Liebe und Ehe im Mittelalter. Stuttgart 1912. — *Derselbe,* Kausalzusammenhang zwischen Cohabitatio und Conceptio. Zeitschr. f. Ethnol. 1909. H. 5. — *Derselbe,* Eheschließung und Hochzeitsgebräuche. Handwörterbuch der Sexualwissenschaft von Max Marcuse. 2. Aufl. S. 133. Bonn, A. Marcus u. E. Webers Verlag 1926. — *Renard, J. K.* und *F. J. Wittmann,* Das Weib im gesunden und kranken Zustande. Leipzig, Hartlebens Verlagsexpedition 1821. — *Rey, Eugen,* Die Eier der Vögel Mitteleuropas. Bd. I. — *Ribbert, Hugo,* Rassenhygiene. Eine gemeinverständliche Darstellung. Bonn, Friedrich Cohen 1910. — *Ribbing,* Ehe und Geschlechtsleben. Stuttgart 1919. — *Derselbe,* Sexuelle Hygiene und ihre ethischen Konsequenzen. 3. Aufl. Deutsch v. Reyher. Leipzig 1890. — *Derselbe,* Hygiene und Ethik der Ehe. Darmstadt 1910. — *Derselbe,* Gesundes Geschlechtsleben vor der Ehe. Deutsch von Reyher und Moeser. 88.—92. Tausend. Stuttgart 1919. — *Derselbe,* Sex. Ethik. Molls Handbuch d. Sexualwiss. 2. Aufl. Leipzig 1921. — *Richter,* Lehrbuch des katholischen und evangelischen Kirchenrechtes. Leipzig 1884. — *Richter* und *Hieß,* Über das günstigste Alter bei der ersten Geburt. Zentralbl. f. Geburtsh. u. Gynäkol. Nr. 41. S. 1508. 1913. — *Rimmel,* Le livre des parfums. Bruxelles 1870. — *Rißmann,* Beiträge zur diätetischen und medikamentösen Beeinflussung der Schwangerschaft. Frauenarzt, Bd. 50. S. 34. — *Rivers, W. H.,* Kinship and social organisation. 1914. — *Derselbe,* The history of melanesian society. Vol. 2. 1914. — *Rohden, G. v.,* Sexualethik. Leipzig 1921. — *Derselbe,* Individualisierung des Geschlechtslebens Zeitschrift für Sexualwissenschaft 11. Band. — *Rohleder, Hermann,* Vorlesungen über Sexualtrieb und Sexualleben des Menschen. Berlin, Fischers med. Buchhandlung, H. Kornfeld 1901. — *Derselbe,* Die Zeugung beim Menschen. Leipzig, Georg Thieme 1911. — *Derselbe,* Der Geburtenrückgang eine Kulturfrage. Berl. Klinik. Heft 297. Berlin, Fischers Buchhandlung 1913. — *Derselbe,* Die Dyspareunie des Weibes. Arch. f. Frauenheilkunde u. Eugenetik. Bd. 1. S. 141. 1914. — *Derselbe,* Monographien über die Zeugung beim Menschen. Bd. 3 u. 4. 2. Aufl. Leipzig 1925. — *Derselbe,* Der Neomalthusianismus. Leipzig 1901. — *Derselbe,* Vorlesungen über das gesamte Geschlechtsleben des Menschen. Bd. 1—4. Berlin 1920. — *Rohrbach, Paul,* Der deutsche Gedanke in der Welt. Königstein i. T. und Leipzig, Karl Robert Langenwiesche. — *Rohrberg,* Frauenbildung. 1914. S. 145. — *Römheld, L.,* Frauenkleidung und Frauengesundheit. Stuttgart, A. Bonns Erben 1905. — *Rosen, Kathinka v.,* Über den moralischen Schwachsinn des Weibes. 2. Aufl. Karl Marhold, Halle a. S. 1904. — *Rosenbach, Ottomar,* Ausgewählte Abhandlungen. Herausgegeben von Walter Guttmann. Bd. 2. Über Mädchengymnasien. Leipzig, Joh. Ambr. Barth 1909. — *Derselbe,* Die Entstehung und die hygienische Behandlung der Bleichsucht. Leipzig, Verlag von C. G. Naumann. — *Derselbe,* Korsett und Bleichsucht. Stuttgart, Deutsche Verlagsanstalt 1895. — *Derselbe,* Energetik und Medizin. 2. Aufl. Berlin, August Hirschwald 1904. — *Rosenthal,* Die Volkserneuerung und der Krieg. Breslau 1916. — *Derselbe,* Der eheliche Präventivverkehr. Berlin 1918. — *Rosenzweig, A.,* Kleidung und Schmuck im biblischen und talmudischen Schrifttum. Berlin 1905. — *Rost, Hans,* Geburtenrückgang und Konfession. Köln, J. P. Bachem 1913. — *Rouband,* Traité de l'impuisance et de la sterilité. Paris 1878. — *Roussel, D. M.,* Physiologie des weiblichen Geschlechts. Deutsch von Christ. Friedr. Michaelis. Berlin, Friedrich Vieweg 1786. — *Roux, Wilhelm,* Gesammelte Abhandlungen über Entwicklungsmechanik des Organismus. Bd. 1 u. 2. Leipzig, Engelmann 1895. — *Ruben-Wolf,* Geburtenregelung im Sowjet-Rußland. Vierteljahrsschr. d. dtsch. Ärztinnen. Berlin, Verlag F A. Herbig.. — *Rubin* und *Westergaard,* Statistik der Ehen. Jena 1890. — *Rubner, Max,* Das Problem der Lebensdauer und seine Beziehungen zu Wachstum und Ernährung. München und Berlin, R. Oldenbourg 1908. — *Rucker, M. Pierce,* Potters version. The elimination of the second stage of labour. A report of 200 cases. Americ. journ. of obstetr. a. gynecol. Vol. 1. Nr. 65. p. 574—585. 1921. — *Rude,* Schulpraxis. 5. u. 6. Aufl. Osterwieck 1921. — *Rüdiger, Hedwig,* Die Frauen der Postverwaltung. Berlin, Verkehrsverlag „Union", Ernst Sommer. — *Ruge,* Zur Diätetik der Schwangerschaft. Münch. med. Wochenschrift 1920. — *Rumpe,* Der Gesundheitsunterricht in den Frauenfortbildungsanstalten. Veröffentlichungen auf dem Gebiete der Medizinalverwaltung. Bd. 1. H. 11. Berlin, Richard Schoetz 1912. — *Rumpf, F.,* Der Mensch und seine Tracht. Berlin 1905. A. Scholl. — *Runge, Max,* Das Weib in seiner geschlechtlichen Individualität. 2. Aufl. Berlin, J. Springer 1897. — *Ruppin, Artur,* Darwinismus und Sozialwissenschaft. Natur und Staat II. Jena, Gustav Fischer 1903. — *Rutgers,* Das Sexualleben in seiner biologischen Bedeutung. Dresden 1922. — *Rutz, O.,* Musik, Wort und Körper als Gemütsausdruck. Leipzig, Breitkopf und Härtel 1911. — *Derselbe,* Sprache, Gesang und Körperhaltung. München, C. H. Beck 1911. — *Derselbe,* Menschheitstypen und Kunst. Jena, Dieterichs 1921. — *Sachs,* Untersuchungen über die kindlichen Herztöne. Zeitschrift für

Geburtshilfe und Gynäkologie. Bd. 82. 1920. — *Sadger*, Die Lehre von den Geschlechtsverirrungen. Leipzig 1921. — *Santlus, J. C.*, Über die Zunahme der Geisteskrankheiten und ihren Zusammenhang mit den Geschlechtsfunktionen und Geschlechtskrankheiten. A. Henkes Zeitschrift für die Staatsarzneikunde. Erlangen, J. J. Palm und Ernst Enke 1859. — *Saenger, Hans*, Gibt es ein Menstruationsgift? Nach einem Vortrag am 10. 3. 21 in der Münchener Gynäkologischen Gesellschaft. Verweise auf den Vortrag von Schieck: Menotoxia. Zentralbl. f. Gynäkol. Heft 23. S. 819 bis 822. — *Schacht, Franz*, Die geringere körperliche und geistige Leistungsfähigkeit des Weibes. Arch. f. Frauenkunde und Eugenetik. Bd. 2. S. 317. 1916. — *Schäffer, R.*, Statistische Beiträge zum Geburtenrückgang in Deutschland und daran anschließende Diskussion der Gesellschaft f. Geburtsh. u. Gynäkol. zu Berlin. Zeitschr. f. Geburtsh. u. Gynäkol. Bd. 74. H. 3. S. 951. 1913. — *Derselbe*, Die Menstruation. In Veits Handbuch der Gynäkologie. Bd. 3. 1908. — *Schalk, Emil*, Der Wettkampf der Völker, Natur und Staat VII. Jena, Gustav Fischer 1905. — *Schallmayer, W.*, Vererbung und Auslese im Lebenslauf der Völker. Natur und Staat III. Jena, Gustav Fischer 1920. — *Derselbe*, Arch. f. Rassen- u. Gesellschaftsbiol. Bd. 2. 1905. — *Schapiro*, Untersuchungen über die Veränderungen der Pulsfrequenz. Ref. im Zentralbl. f. med. Wissenschaft 1882. — *Schatz*, Über typische Schwangerschaftswehen. Verhandl. d. dtsch. Gesellsch. f. Gynäkol. München 1886. — *Schauß*, Über die diätetische Behandlung innerer Krankheiten. Berlin, Karger 1922. — *Schauta, Friedrich*, Die Frau von 50 Jahren. Wien und Leipzig, Moritz Perles 1917. — *Scheibner*, Zeitschr. f. pädag. Psychol. u. exp. Pädag. 1910. S. 116, 322. — *Scheuer, Oskar*, Die deutsche Frauenwelt in amerikanischem Urteil. Arch. f. Frauenkunde u. Eugenetik. Bd. 3. S. 313. 1917. — *Derselbe*, Brautnacht und Defloration. Handwörterbuch der Sexualwissenschaft von Max Marcuse. 2. Aufl. S. 73. Bonn, A. Marcus u. E. Webers Verlag 1926. — *Derselbe*, Hose und Rock. Handwörterbuch der Sexualwissenschaft von Max Marcuse. 2. Aufl. S. 283. Bonn, A. Marcus u. E. Webers Verlag 1926. — *Derselbe*, Strumpf und Strumpfband. Handwörterbuch der Sexualwissenschaft von Max Marcuse. 2. Aufl. S. 765. Bonn, A. Marcus u. E. Webers Verlag 1926. — *Schieck*, Das Menstruationsgift. Wien. klin. Wochenschr. H. 19. S. 396. — *Schieck, B.*, Der Nährbedarf der stillenden Frau. Wien. med. Wochenschrift 1919. Nr. 32. S. 1555. Ref. im Arch. f. Frauenkunde und Eugenetik. Bd. 8. S. 146. 1922. — *Schiefferdecker*, Über ein Relief aus dem Abri von Laussel. Zeitschr. f. Ethnol. 1919. H. 2 u. 3. — *Schiffmann, J.*, Zunahme der Prolapse als Kriegsschädigung der Frauen. Zentralbl. f. Gynäkol. 1917. Nr. 22. — *Schiller, Hermann*, Handbuch der praktischen Pädagogik. Leipzig, O. R. Reisland 1904. — *Schirmacher, Käthe*, Die moderne Frauenbewegung. Leipzig, Verlag von G. B. Teubner 1905. — *Schjerning, Otto v.*, Sanitätsstatistische Betrachtungen über Volk und Heer. 1910. — *Schlesinger, O.*, Klimakterische Blutdrucksteigerung. Münch. med. Wochenschr. 1922. S. 515. — *Schljarewsky, A. v.*, Die Unterscheidungsmerkmale der männlichen und weiblichen Typen mit bezug auf die Frage der höheren Frauenbildung. Würzburg, Stahelsche Verlagsbuchhandlung 1898. — *Schlör*, Die alte Jungfer. Umschau 1926. — *Schmidt, Artur B.*, Familienrecht. München 1907. — *Schmidt, E.*, F. W. Dörpfelds Schulverfassung. Langensalza 1920. — *Schmidt, P.*, Zur Hygiene der Kleidung. Zentralblatt für allgemeine Gesundheitspflege. XXXIII. Jahrgang 1914. — *Schopenhauer, Artur*, Metaphysik der Geschlechtsliebe. In „die Welt als Wille und Vorstellung". Bd. 2. Leipzig, F. A. Brockhaus 1891. — *Schramm, Paul*, Sexuelle Aufklärungen und die Schule. Langensalza, Hermann Beyer und Söhne 1909. — *Schreiber, Adele*, Mutterschaft. München 1912. — *Schreiber, Martha*, Säuglingsernährung und Säuglingspflege. Für die Hand der Schülerinnen zusammengestellt. 5. Aufl. Breslau, Heinrich Handels Verlag 1921. — *v. Schroeder*, Die Hochzeitsgebräuche der Esten usw. Berlin 1888. — *Schröder, Hans*, Physiologie der weiblichen Genitalien. In Menge-Opitz: Handbuch der Frauenheilkunde. Wiesbaden, J. F. Bergmann 1913. — *Schröder, Hugo*, Das Problem der Unehelichen. Leipzig 1924. — *Schröder, Robert*, Der normale menstruelle Zyklus der Uterusschleimhaut. Berlin, Hirschwald. — *Derselbe*, Über Anatomie und Pathologie des Menstruationzyklus. Zentralbl. f. Gynäkol. Bd. 38. II. Nr. 42. S. 1321. 1914. — *Derselbe*, Pathologie der Menstruation. In Halban und Seitz, Handbuch. Bd. 3. — *Schubart*, Das Aufgebotsmerkblatt und seine Rechtswirkungen. Klin. Wochenschr. 1. Jg. — *Schubert* und *Steuding*, Die Menstrualgiftfrage. Monatsschr. f. Geburtsh. u. Gynäkol. Bd. 72. S. 201. 1926. — *Schultze-Naumburg, Paul*, Die Kultur des weiblichen Körpers als Grundlage der Frauenkleidung. Leipzig, verlegt bei Eugen Dietrichs 1903. — *Schultze, R.*, Die Modenarrheiten. Berlin 1868. — *Schurtz, Heinrich*, Altersklassen und Männerbünde. 1912. — *Schwartz*, Die Ansaugungsblutungen im Gehirn Neugeborener. Zeitschr. f. Kinderheilk. Bd. 29. S. 102. — *Derselbe* und *Lotte Fink*, Morphologie und Entstehung der geburtstraumatischen Blutungen in Gehirn und Schädel der Neugeborenen. Zeitschr. f. Kinderheilk. Bd. 40. H. 5. 1925. — *Schwarz, Oswald*, Psychogenese und Psychotherapie körperlicher Symptome. Wien,

Springer 1925. — *Schweisheimer, W.*, Die Entwicklung der Frauenarbeit in Deutschland und ihre sozial-hygienische Auswirkung. Soziale Praxis und Arch. f. Volkswirtschaft von Francke. 1920. Nr. 48. — *Sébillot*, Coutûmes populaires de la Haute-Bretagne. Paris 1886. — *Seitz*, Über die fötale Indikation der Zange. Zentralbl. f. Gynäkol. 1916. Nr. 26. — *Derselbe*, Die biologischen Beziehungen zwischen Mutter und Kind usw. Klin. Wochenschr. 1924. Nr. 51. — *Selenka, Emil*, Der Schmuck des Menschen. Berlin, Vita, Deutsches Verlagshaus 1900. — *Sellheim, Hugo*, Zur Lehre von den sekundären Geschlechtscharakteren. Beitr. z. Geburtsh. u. Gynäkol. von A. Hegar. Bd. 1. H. 2. S. 229. — *Derselbe*, Zur ärztlichen Schwangerschaftsunterbrechung. Münch. med. Wochenschr. 1923. — *Derselbe*, Kastration und Knochenwachstum. Beitr. z. Geburtsh. u. Gynäkol. von A. Hegar. Bd. 2. H. 2. S. 236. — *Derselbe*, „Metroendometritis" und „Metropathie". Dtsch. med. Wochenschr. 1923. Nr. 22/23. — *Derselbe*, Brustwarzenplastik bei Hohlwarzen. Zentralbl. f. Gynäkol. 1917. Nr. 13. — *Derselbe*, Zur Begründung, Technik, Modifikation und Nomenklatur der Schnittentbindung mit Umgehung von Becken und Bauchhöhle. Gynäkol. Rundschau. 3. Jahrg. Nr. 16. — *Derselbe*, Das Geheimnis vom Ewig-Weiblichen. 2. Aufl. Stuttgart, Ferd. Enke 1924. — *Derselbe*, Die Folgen langdauernder ungenügender Entleerung von Blase und Mastdarm beim Weibe. Hegars Beitr. z. Geburtsh. u. Gynäkol. Bd. 1. H. 3. 1898. — *Derselbe*, Natürliche Arbeitsteilung. Blätter für Volksgesundheitspflege. 17. Jahrg. Nr. 3/6. — *Derselbe*, Zum leichteren Verständnis des hydraulichen Druckes unter der Geburt. Monatsschr. f. Geburtsh. u. Gynäkol. Bd. 64. — *Derselbe*, Diskussionsbemerkung. Verhandl. d. dtsch. Ges. f. Gynäkol. Halle a. d. S. 1911. — *Derselbe*, Anatomische Grundlagen und Technik der Beckenbodenplastik. Mitteldtsche Ges. f. Geburtsh. u. Gynäkol. Halle a. d. S., 20. Januar 1924. Ref. Monatsschr. f. Geburtsh. u. Gynäkol. Bd. 64, H. 4/5. S. 312. Ausführl. Arch. f. Geburtsh. u. Gynäkol. 1924. — *Derselbe*, Ligamentum teres uteri und Alexander-Adamsche Operation. Beitr. f. Geburtsh. u. Gynäkol. Bd. 4. H. 2. S. 201. — *Derselbe*, Mutter-Kinds-Beziehungen auf Grund innersekretorischer Verknüpfungen. Verein d. Ärzte, Halle a. d. S., Juni 1924. Münch. med. Wochenschr. 1924. Nr. 29. — *Derselbe*, Einiges über die Verwertung von Psychologie in der Frauenheilkunde. Med. Klinik 1910. Nr. 50. — *Derselbe*, Naturforscher- und Ärzteversammlung. Königsberg 1910. Verhandl. II. Teil. 2. Hälfte. S. 212. — *Derselbe*, Die Mechanik der Geburt. Samml. klin. Vorträge von R. v. Volkmann. Gynäkol. Nr. 156. Leipzig, Breitkopf und Härtel 1906. — *Derselbe*, Die normale Geburt. In Halban-Seitz, Biologie und Pathologie des Weibes. — *Derselbe*, Geburt des Menschen nach anatomischen, vergleichend anatomischen, physiologischen, physikalischen, entwicklungsmechanischen, biologischen u. sozialen Gesichtspunkten. Wiesbaden, J. F. Bergmann 1913. — *Derselbe*, In Verhandlungen der Deutschen Gesellschaft für Gynäkologie. Straßburg 1909 u. Wien 1925. — *Derselbe*, Diagnostische Bedeutung der Ligamenta sacro uterina. Hegars Beitr. Bd. 8. — *Derselbe*, Unglücksfall, Fahrlässigkeit und Unfähigkeit in der Geburtshilfe. Zentralbl. f. Gynäkol. Bd. 1. 1926. — *Derselbe*, Über Verbesserung und Verwendbarkeit der Abderhaldenschen Reaktion und eine neue Blutuntersuchung. Klin. Wochenschr. 1925. Nr. 6. — *Derselbe*, Verwöhnung und Anpassung in der Geburtshilfe. Med. Klinik 1908. — *Derselbe*, Herabsetzung der Gefahren der inneren Untersuchung. Med. Klinik 1925. Nr. 10. — *Derselbe*, Gefahren der geburtshilflichen Untersuchung. Med. Klinik 1924. — *Derselbe*, Über die Anästhesierung des Pudendus in Gynäkologie und Geburtshilfe. Zentralbl. f. Gynäkol. 1910. Nr. 27. — *Derselbe*, Die Wechseljahre und die senile Involution. In Nagels Handbuch. — *Derselbe*, Schutz dem keimenden Leben. Vortrag im Verein für sexuelle Ethik in Halle. — *Derselbe*, Notwendigkeit und Möglichkeit, die Studierenden in den gewöhnlichen Blutstillungsmethoden der Nachgeburtsperiode und in der Abortbehandlung usw. praktisch auszubilden. Kongr. d. dtsch. Ges. f. Gynäkol. Wien 1925. — *Derselbe*, Die Verantwortlichkeit der Abortbehandlung. Vortrag im Ärzteverein des Bezirks Merseburg. Münch. med. Wochenschr. 1920. — *Derselbe*, Befestigung der Eingeweide im Bauch im allgemeinen und bei Mann und Frau im besonderen. Zeitschr. f. Geburtsh. u. Gynäkol. Bd. 80. S. 302, 304 usw. — *Derselbe*, Bildungsfehler beim weiblichen Geschlechte. Wien. med. Wochenschr. 1901. Nr. 47. — *Derselbe*, Kastration und sekundäre Geschlechtscharaktere. Beitr. z. Geburtsh. u. Gynäkol. Bd. 5. H. 3. S. 409. — *Derselbe*, Die Beziehungen des Geburtskanales und des Geburtsobjektes zur Geburtsmechanik. Leipzig, A. Georgi 1906, Beitr. z. Geburtsh. u. Gynäkol. Bd. 2, H. 1, sowie Geburt des Menschen. J. F. Bergmann 1913, und experimentelle und vergleichende physiologische Untersuchungen über die „Entwicklung" der typischen Fruchtlage. Arch. f. Gynäkol. Bd. 106. H. 1. — *Derselbe*, Geburt und Geburtshilfe nach dem kleinsten Zwang. Klin. Wochenschr. 1923. Nr. 36. — *Derselbe*, Die Physiologie der weiblichen Genitalien. In Nagels Handbuch der Physiologie des Menschen. Bd. 2. S. 1. Braunschweig, Friedrich Vieweg u. Sohn 1905. — *Derselbe*, Fruchtbarkeit, Sterilität und Sterilitätsbehandlung. Zeitschr. f. ärztl. Fortbildung 1924 u. 20—22. — *Derselbe*, Volkskraft und Frauenkraft. Zentralbl. f. Gynäkol. 1915. Nr. 1. — *Derselbe*, Was tut die Frau fürs Vaterland? Kriegsvortrag. Stuttgart, Enke 1915. — *Derselbe*, Der Einfluß des Krieges auf die Konstitution der deutschen Frau und ihres Kindes. Dtsch. Zeitschr. f. öffentl. Gesundheitspfl. 1926. — Derselbe, Das „Lebendigwerden" von Fruchthalter, Fruchthalterausführungsgang und Bauchwand als Schwangerschaftszeichen. Dtsch. med. Wochenschr. 1924. Nr. 32. — Derselbe, Schwebende Pein. Diskussion zu dem Vortrage von Stoeckel über die operativen Erfolge bei Lageveränderungen der Gebärmutter. Leipziger geburtshilfliche Gesellsch. 1923. Zentralbl. f. Gynäkol. 1924. Nr. 12. S. 687. — Derselbe, Aggregatzustand, Elastizität und Festigung des Bauches. Beitr. z. Geburtsh. u. Gynäkol. Bd. 18. S. 108. — Derselbe, Über den Geschlechtsunterschied des Herzens. Zeitschr. f. angew. Anatomie u. Konstitutionslehre. Bd. 1. H. 2. S. 162. 1913. — Derselbe, Wiederbelebung der Sterilitätsforschung durch die Erfindung der Tubendurchblasung. Med. Klinik 1923. Nr. 46/48. — Derselbe, Die Verbesserung der Geburtsleitung durch Ausführung der großen geburtshilflichen Operationen von Praktikern. Zentralbl. f. Gynäkol. 1909. Nr. 37. — Derselbe, Der Genitalprolaps als Folge später Heirat der Frau. Zeitschr. f. soziale Medizin usw. Bd. 5. S. 127. 1909. — Derselbe, Einige Bilder und Bemerkungen zur Erkennung der Beckenverschlußmittel vor und während der Prolapsoperation. Monatsschr. f. Geburtsh. u. Gynäkol. Bd. 36. H. 2. S. 141. 1912. — Derselbe, Grundsätze fürs Lernen und Vervollkommnen der alltäglichen geburtshilflichen Operationen. Med.-klin. Blätter. Bd. 1. Hamburg, Gräfe u. Sillem 1910. — Derselbe, Die geburtshilflich-gynäkologische Untersuchung. 4. Aufl. München, J. F. Bergmann 1923. — Derselbe, Geburtsbewegung und Geburtsleitung beim engen Becken. Samml. klin. Vorträge von R. v. Volkmann. 1912. Gynäkol. Nr. 239. — Derselbe, Das Auge des Geburtshelfers. Eine Studie über die Beziehungen des Tastsinnes zum geburtshilflich-gynäkologischen Fühlen. Wiesbaden, J. F. Bergmann 1908. — Derselbe, Weiterstellung des Bauches, Dehnungsstreifen der Haut und Fasziendehnung. Monatsschr. f. Geburtsh. u. Gynäkol. Bd. 63. — Derselbe, Puerperale Weiterstellung überhaupt und am Ureter im besonderen. Monatsschr. f. Geburtsh. u. Gynäkol. 1924. — Derselbe, Eklampsie und Schwangerschaftstoxikosen als spezifisch menschliche Fortpflanzungs- und Kulturkrankheiten. Berlin. med. Klinik 1923. Nr. 33/34. — Selter, Die Ursache der Säuglingssterblichkeit unter Berücksichtigung der Jahreszeit und der sozialen Lage. Zeitschr. f. Hyg. u. Infektionskrankh. Bd. 88. H. 2. 1919. — Settegast, H., Die Tierzucht. 2. Aufl. Breslau, Verlag von Wilhelm Gottl. Korn 1896. — Seydel, Martin, Sprechkunst und Körperkultur. Die Schönheit. H. 3. S. 134. — Seyffart, Über die Beziehung des Grenzringes zur Muttermundsentfaltung nach Schatz-Unterberger. Zentralbl. f. Gynäkol. 1923. Nr. 38. — Siebert, Fr., Ein Buch für Eltern. München 1905. — Derselbe, Wie sag ich's meinem Kinde. München 1904. — Derselbe, Unseren Söhnen. Straubing 1907. — Derselbe, Das sexuelle Problem im Kindesalter. Das Buch vom Kinde. Leipzig, A. Schreiber 1907. — Siebold, A. Elias v., Handbuch zur Erkenntnis und Heilung der Frauenkrankheiten. Bd. 1. 2. Aufl. Frankfurt a. M., Fr. Varrentrapp 1821. — Siebold, Eduard Caspar Jakob v., Geburtshilfliche Briefe. Braunschweig, Fr. Vieweg u. Sohn 1862. — Siedentopf, jun., Objektive Kontrolle der Rückbildung der Bauchdecken im Wochenbett. Vortrag auf dem Kongreß der mitteldeutsch. Gesellsch. in Halle 1925. Mon. f. Geb. u. Gyn. 1926. — Siegel, Die Freude am zu erwartenden Kinde. Arch. f. Frauenkunde u. Eugenetik. Bd. 4. H. 3—4. 1919. — Derselbe, Abort und Geburtenrückgang. Zentralbl. 1917. Nr. 11. — Derselbe, Bedeutung des Kohabitationstermines für die Häufigkeit der Knabengeburten. Berlin, Jul. Springer 1907. — Derselbe, Der Dämmerschlaf in der Geburtshilfe mit konstanter Skopolaminlösung. Münch. med. Wochenschr. 1913. — Siegmund, Geburtsschädigungen des kindlichen Gehirns und ihre Folgen. Münch. med. Wochenschr. Nr. 5. S. 137. 1923. — Siemens, Grundzüge der Vererbungslehre und Einführung in die Vererbungslehre. München 1924. — Siemsen, Pädagogische Warte. 1920. S. 292. — Skraup, Karl, Mimik und Gebärdensprache. Leipzig, Verlagsbuchhandlung von J. J. Weber 1908. — Spann, Untersuchungen über die uneheliche Bevölkerung in Frankfurt a. M. Dresden 1905. — Derselbe, Die Stiefvaterfamilie unehelichen Ursprungs. Berlin 1904. — Spee, Graf F., Anatomie und Physiologie der Schwangerschaft. In Döderleins Handbuch der Geburtshilfe. Bd. 1. Wiesbaden, J. F. Bergmann 1915. — Spencer, Herbert, Die Prinzipien der Biologie. Stuttgart, E. Schweizerbartsche Verlagsbuchhandlung, Nägele und Dr. Spösser. — Spengel, Mitteilungen der Zoologischen Station Neapel 1879. Bd. 1. — Derselbe, Zeitschr. f. wissenschaftliche Zoologie. 1880. Bd. 34. — Spengler, Die Veränderung des Radialpulses vor und nach Änderung der Körperstellung. Inaug.-Diss. Zürich 1882. — Spinner, J. R., Ehevermittlung. Die neue Generation. 1920. S. 186. — Stadler, Joseph, Über die Veränderungen des Pulses in der Schwangerschaft beim Sitzen, Liegen und Gehen mit Rücksicht auf die physiologische Hypertrophie des Herzens. Inaug.-Diss. München 1886. — Starcke, C. M., Die primitive Familie 1888. — Staudingers Kommentar zum BGB. Familienrecht. München 1913. — von den Steinen, E., Das menschliche Geschlechtsleben. Vortrag gehalten vor Abiturienten. Düsseldorf 1906. — Derselbe, Abiturienten-Vorträge über das Geschlechtsleben. Zeitschr. f. Bekämpf. d. Geschlechtskrankh. Bd. 5. 1906. — Steinmetz, S. Rud., Die Philosophie des Krieges. Leipzig, Joh. Ambr. Barth 1907. —

Stekel, W., Die Impotenz des Mannes. Berlin u. Wien 1920. — *Derselbe*, Störungen des Trieb- und Affektlebens. Wien, Berlin. — *Derselbe*, Die Geschlechtskälte der Frau. Berlin 1920. — *Derselbe*, Der Fetischismus. Wien 1923. — *Stern, Erich*, Das Problem der Sexualpädagogik. Zeitschr. f. Sexualwiss. 1925. — *Stern, N.*, Mode und Kultur. 2 Bde. Dresden 1915. — *Stern, W.*, Angewandte Psychologie. Beiträge zur Psychologie der Aussage. Mehrere Hefte. Leipzig 1903 f. — *Stern* und *Schwartz*, Klinisches und Geburtstrauma. Klin. Wochenschr. 3. Jahrg. Nr. 21. — *Stieda*, Über einen im jugendlichen Alter Kastrierten. Dtsch. med. Wochenschr. 1908. Nr. 12. — *Stier*, Frauenbildung. 1903. S. 66. — *Derselbe*, Armeestatistik über Linkshändigkeit. Vortrag der militärärztl. Gesellsch. Berlin 21. 7. 1911; auch bei G. Fischer, Jena. — *Stieve, H.*, Über den Einfluß der Umwelt auf die Lebewesen. Klin. Wochenschr. 1924. Nr. 26. — *Stigler*, Die volksgesundheitliche Bedeutung einer staatlichen Ehevermittlung. Wien. med. Wochenschr. 1918. Nr. 38. — *Stoeckel, W.*, Vorgeschlagene Reformen. Zentralbl. f. Gynäkol. 1916. Nr. 52. — *Derselbe*, Über sakrale Anästhesie. Zentralbl. f. Gynäkol. Bd. 1. 1909. — *Stoll, O.*, Das Geschlechsleben in der Völkerpsychologie. Leipzig 1908. — *Stopes, M. C.*, Weisheit in der Fortpflanzung. Zürich 1920. — *Storfer, A. J.*, Das Symbol des Schleiers. Frankfurter Zeitung 1911. Nr. 286. — *Derselbe*, Jungfrau und Dirne. Ein Beitrag zur Schleiersymbolik. Zentralbl. f. Psychoanal. Bd. 2. 1911. — *Derselbe*, Marias jungfräuliche Mutterschaft. Ein völkerpsychologisches Fragment über Sexualsymbolik. Berlin 1914. — *Straßburger, Noll, Schenk, Karsten*, Lehrbuch der Botanik. 9. Aufl. Jena, Gustav Fischer 1908. — *Straßmann*, In Winkels Handbuch der Geburtshilfe. — *Stratz, C. H.*, Der Körper des Kindes und seine Pflege. Stuttgart, Ferd. Enke 1909. — *Derselbe*, Die Frauenkleidung und ihre natürliche Entwicklung. 3. Aufl. Stuttgart, Ferd. Enke 1904. — *Derselbe*, Die Rassenschönheit des Weibes. 6. Aufl. Stuttgart, Ferd. Enke 1907. — *Derselbe*, Die Körperpflege der Frau. Stuttgart, Verlag von Ferd. Enke 1907. — *Derselbe*, Die Schönheit des weiblichen Körpers. 19. Aufl. Stuttgart, Verlag von Ferd. Enke 1908. — *Stutz*, Der Geist des Codex juris canonici. Stuttgart 1918. — *Derselbe*, Die Rechtsnatur des Verlöbnisses nach deutschem bürgerlichen Recht. Tübingen, Freiburg u. Leipzig 1900. — *Suhe, Werner*, Der künstlerische Tanz. Leipzig, C. F. W. Siegels Musikalienhandlung. — *Derselbe*, Rhythmus und Gymnastik als Heilfaktoren. Telos 1925. H. 8. — *Szana, A.*, Das Fürsorgewesen für Säuglinge. Zeitschr. f. Säuglingsfürs. Bd. 1. — *Tacke*, Über die Bedeutung der brennbaren Gase im tierischen Organismus. Inaug.-Diss. Berlin 1884 und Zuntz, Deutsche med. Wochenschr. Bd. 10. S. 717. — *Tandler* und *Groß*, Die biologischen Grundlagen der sekundären Geschlechtscharaktere. Julius Springer 1913. — *Tannhauser*, Vortrag auf dem internationalen Fortbildungskurs Karlsbad 1925. Jena, G. Fischer. — *Tews, J.*, Die Mutter im Arbeitshause. 2. Aufl. Langensalza, Hermann Beyer u. Söhne 1904. — *Derselbe*, Moderne Mädchenerziehung. 2. Aufl. Langensalza, Hermann Beyer u. Söhne 1897. — *Thalysia-Werke*, Führer durch die Thalysia-Reform. — *Theilhaber, A.*, Zur Ätiologie der Myome und Karzinome des Uterus. Zeitschr. f. Krebsforsch. Bd. 8. H. 3 1910. — *Thielemann*, Eierentwicklung und Brutstörung. Zeitschr. f. Ornithol. 1903. Nr. 2. — *Thomas, W.*, Kinship Organisation and Group Marriage. 1906. — *Thurnwald, Richard*, Die Gemeinde der Banaro. 1921. — *Tigerstedt, Rudolf*, Lehrbuch der Physiologie des Kreislaufes. Leipzig 1893. — *Tiling, Mgd.*, Psyche und Erziehung der weiblichen Jugend. Langensalza, Hermann Beyer u. Söhne 1922. — *Timerding, H. E.*, Die Aufgaben der Sexualpädagogik. Schriften des deutschen Ausschusses für den mathematischen und naturwissenschaftlichen Unterricht. 2. Folge. H. 2. Leipzig und Berlin, B. G. Teubner 1916. — *Derselbe*, Das Problem der ledigen Frau. Bonn, Marcus & Webers Verlag 1925 und Aussprache dazu in Zeitschr. f. Sexualwiss. Bd. 12. H. 6 u. 7. — *Derselbe*, Sexualpädagogik. Handwörterbuch der Sexualwissenschaft von Max Marcuse. 2. Aufl. S. 727. Bonn, A. Marcus u. E. Webers Verlag 1926. — *Derselbe*, Sexualethik und Sexualreform. Handwörterbuch der Sexualwissenschaften von Max Marcuse. 2. Aufl. S. 710. Bonn, A. Marcus u. E. Webers Verlag 1926. — *Derselbe*, Koedukation. Handwörterbuch der Sexualwissenschaft von Max Marcuse. 2. Aufl. S. 373. Bonn, A. Marcus u. E. Webers Verlag 1926. — *Todds*, Cyclopaedia of anatomy and physiology. — *Tomforde, Hans:* Das Recht des unehelichen Kindes und seiner Mutter im In- und Auslande. 2. Aufl. Langensalza 1924. — *Traumann, F. E.*, Verlöbnis, Handwörterbuch der Sexualwissenschaft von Max Marcuse. 2. Aufl. S. 792. Bonn, A. Marcus u. E. Webers Verlag 1926. — *Derselbe*, Ehescheidungsrecht der Zunkunft. Berlin 1920. — *Treichel*, Hochzeitsgebräuche, bes. aus Westpreußen. Zeitschr. f. Ethnol. Bd. 16. S. 121 ff. — *Troll, M.*, Die schulentlassenen Mädchen der Kleinstadt. Langensalza, Hermann Beyer u. Söhne 1919. — *Derselbe*, Begründung und Ausgestaltung der Pflege der schulentlassenen weiblichen Jugend. Langensalza, Hermann Beyer u. Söhne 1913. — *Trumpf, Fritz*, Der Mensch und seine Trachten. Berlin, Alfred Scholl. — *Trumpp, J.*, Gesundheitspflege im Kindesalter. Stuttgart o. Jg. — *Derselbe*, Entwicklung und Erziehung der Jugend während der Pubertätszeit. Säemann-Schriften. H. 7. 1913. — *Truttwin, H.*, Handbuch der kosmetischen Chemie. Leipzig 1924. — *Tugendreich, Gustav*, Die Mutter- und Säuglingsfürsorge. Stuttgart, Ferd. Enke 1910. — *Tuskai*, Samml. klin. Vorträge von Volkmann. Nr. 407. — *Uffenheimer, Albert*, Soziale Säuglings- und Jugendfürsorge. Leipzig 1910. — *Unger, J.*, Die Ehe in ihrer welthistorischen Entwicklung. Wien 1850. — *Unold, Johannes*, Organische und soziale Lebensgesetze. Leipzig, Theodor Thomas 1906. — *Unterberger*, Monatsschr. f. Geburtsh. u. Gynäkol. Bd. 35 u. Zentralbl. f. Gynäkol. 1914. S. 164. — *Urbach*, Über die zeitliche Gefühlsdifferenz der Geschlechter. Zeitschr. f. Sexualwiss. Bd. 8. H. 4. 1921. — *Vaerting*, Das günstigste elterliche Zeugungsalter für die geistigen Fähigkeiten der Nachkommen. Würzburg, Curt Kabitzsch. — *Derselbe*, Der Männermangel nach dem Kriege. Verlag der ärztlichen Rundschau. München, Otto Gmelin 1917. — *Derselbe*, Über den Einfluß des Krieges auf den Präventivverkehr und seine eugenischen Folgen. Zeitschr. f. Sexualwiss. Bd. 4. H. 4/5. 1917. — *Veit, J.*, Technik und Wissenschaft in der Medizin. Hallesche Universitätsreden. S. 6. Halle a. S. 1917. — *Derselbe*, Die mangelhafte Anlage. Wiesbaden, J. F. Bergmann 1911. — *Derselbe*, Handbuch der Gynäkologie. Bd. 3. Wiesbaden 1908. — *Van de Velde, Henry*, Die künstlerische Hebung der Frauentracht. Krefeld, Verlag von Kramer und Baum 1906. — *Derselbe*, Der Einfluß des Heiratsalters auf die Nachkommenschaft. Pol. anthrop. Revue. Bd. 7. 1908. — *Verworn, Max*, Allgemeine Physiologie. 6. Aufl. Jena, Gustav Fischer 1915. — *Vierkandt, Alfred*, Ehe, Geschichte und Soziologie. Handwörterbuch der Sexualwissenschaft von Max Marcuse. 2. Aufl. S. 89. Bonn, A. Marcus u. E. Webers Verlag 1926. — *Derselbe*, Gesellschaftslehre 1923. — *Virchow, Rudolf*, Über die Erziehung des Weibes zu seinem Beruf. Berlin, Th. Chr. Fr. Enslin 1865. — *Virey, J. J.*, Das Weib physiologisch, moralisch und literarisch. In Ernst Kleins literarischem Kontor. Leipzig 1827. — *Vischer, F. Th.*, Mode und Zynismus. Stuttgart 1879. — *Vöchting, Hermann*, Untersuchungen zur experimentellen Anatomie und Pathologie des Pflanzenkörpers. Tübingen, Lauppsche Buchhandlung 1908. — *Volkmann, A. W.*, Die Hämodynamik nach Versuchen. Leipzig 1850. — *Wahrmund, L.*, Ehe und Eherecht. Leipzig 1906. — *Waldschmidt, Wilhelm*, Die Unterdrückung der Fortpflanzungsfähigkeit und ihre Folgen für den Organismus. Stuttgart, F. Enke 1913. — *Waldstein* und *Erkler*, Nachweis des resorbierten Spermas im weiblichen Organismus. Wien. klin. Wochenschr. 1913. — *Walter, Jlse*, Gymnastik und Kunstgewerbe. Die Schönheit. Heft 3. S. 125. — *Walther, F.*, Die Wiedergeburt der deutschen Familie nach dem Weltkriege. Innsbruck 1917. — *Waetzold*, Frauenbildung. 1907. S. 13. — *Weber, Ernst*, Der Einfluß psychischer Vorgänge auf den Körper, insbesondere auf die Blutverteilung. Berlin, Springer 1910. — *Wegener*, Wir jungen Männer. Düsseldorf, zahlreiche Auflagen. — *Weinberg, Marg.*, Das Frauenproblem im kommunistischen Gemeinwesen älterer und neuerer Zeit. Arch. f. Frauenkunde u. Eugenetik. Bd. 9. S. 121. 1923. — *Weinhold, K.*, Die deutschen Frauen in dem Mittelalter. 3. Aufl. Bd. 1. Wien 1897. — *Weininger, Otto*, Geschlecht und Charakter. 9. Aufl. Wien und Leipzig, Wilhelm Braumüller 1907. — *Weiß, August*, Die Frau nach ihrem Wesen und ihrer Bestimmung. Leipzig, Roßbergsche Buchhandlung 1892. — *Wendenburg*, Ärztliches Universum. 1924. Nr. 1. — *Westergaard*, Die Lehre von der Mortalität und Morbidität. 2. Aufl. Jena 1901. — *Westermarck, Eduard*, Sexualfragen. Deutsch von Leopold Katscher. Leipzig, Werner Klinkhardt 1909. — *Derselbe*, Geschichte der menschlichen Ehe. Jena, Costenoble 1893. 2. Aufl. Berlin 1902. — *Derselbe*, Ursprung und Entwicklung der Moralbegriffe. Bd. 2. 1909. — *Widmann, Rolof*, Lexikon der Pädagogik. Bd. 2. S. 203. Freiburg 1913. — *Wiedersheim, Robert*, Grundriß der vergleichenden Anatomie der Wirbeltiere. 4. Aufl. Jena, Gustav Fischer 1898. — *Wiedow*, Das deforme Becken ein Degenerationszeichen. Verhandl. d. dtsch. Ges. f. Geburtsh. u. Gynäkol. Bonn 1892. — *Wiegand*, Die Geburt des Menschen. 2. Aufl. Bd. 2. Berlin 1839. — *Wiese, L. v.*, Ehe. Kultur-Psychologie. Handwörterbuch der Sexualwissenschaft von Max Marcuse. 2. Aufl. S. 97. Bonn, A. Marcus u. E. Webers Verlag 1926. — *Derselbe*, Strindberg, Ein Beitrag zur Soziologie der Geschlechter. 2. Aufl. München u. Leipzig 1920. — *Wiget*, Der gemeinsame Unterricht der Geschlechter. Pädagogische Studien. Dresden 1912. — *Wikmark, Elon*, Die Frauenfrage, eine ökonomisch-soziologische Untersuchung unter spezieller Berücksichtigung des schwedischen Bürgertums. Halle a. d. S., Karl Marhold 1905. — *Wilbrandt, Robert* und *Liesbeth*, Die deutsche Frau im Beruf. Handbuch der Frauenbewegung. Herausgegeben von Helene Lange und Gertrud Bäumer. Berlin, W. Moeser 1902. — *Wildbolz*, Deflorationspyelitis. Korresp.-Blatt f. Schweiz. Ärzte. 1912. Nr. 1. — *Wilhelm*, In Zeitschr. f. Sexualwiss. 1915. S. 1—10. — *Wilhelm, E.*, Beseitigung der Zeugungsfähigkeit und Körperverletzung de lege lata et de lege ferenda. Halle, Marhold 1911. — *v. Winckel, Franz*, Allgemeine Gynäkologie. Vorlesungen über Frauenkunde vom ärztlichen Standpunkte. Wiesbaden, J. F. Bergmann 1909. — *Windscheid-Kipp*, Lehrbuch des Pandektenrechts. 9. Aufl. Frankfurt 1906 (mit weiteren Literaturnachweisen). — *Winkelmann, Käthe*, Arbeit und Lebensverhältnisse der Frau in der Landwirtschaft. Arch. f. Frauenkunde u. Eugenetik. Bd. 2. S. 391.

1916. — *Dieselbe*, Die Psyche der weiblichen Großstadtjugend. Arch. f. Frauenkunde u. Eugenetik. Bd. 1. S. 438. 1914. — *Winter, Friedrich*, Turnen und Spielen in der Mädchenschule. 2. Aufl. Berlin und Leipzig, B. G. Teubner 1922. — *Winter, G.*, Unsere Aufgaben in der Bevölkerungspolitik. Zentralbl. f. Gynäkol. 1916. Nr. 5. — *Derselbe*, Die Einschränkung des künstlichen Aborts. Zentralbl. f. Gynäkol. 1917. Nr. 1. — *Winther, F. u. H.*, Lebendige Form, Rhythmus und Freiheit in Gymnastik, Sport und Tanz. 2. Aufl. Karlsruhe, G. Braun 1924. — *Dieselben*, Neuzeitliche Tanzsysteme. — *Dieselben*, Körperbildung als Kunst und Pflicht. Delphinverlag München. — *Wohlgemuth, Martha*, Über die Bäuerin als Kind, Jungfrau, Ehefrau und Mutter. Über die Geburtsprävention auf dem Lande und über die innere Kolonisation. Arch. f. Frauenkunde und Eugenetik. B. 1. S. 391. 1916. — *Wolf, Julius*, Der Geburtenrückgang, die Rationalisierung des Sexuallebens in unserer Zeit. Jena, Gustav Fischer 1912. — *Wolff*, Lehrbuch des bürgerlichen Rechts. Familienrecht. Marburg 1914. Jetzt neue Auflage Marburg, Kipp-Wolff 1923. — *Wollstonecraft, Maria*, Rettung der Rechte des Weibes mit Bemerkungen über politische und moralische Gegenstände, mit einigen Anmerkungen und einer Vorrede von Christian Gotthilf Salzmann. Verlag der Erziehungsanstalt Schnepfenthal 1793. — *Woltmann, Ludwig*, Politische Anthropologie. Jena, Eugen Dieterichs 1903. — *Wreschner*, Vergleichende Psychologie der Geschlechter. Zürich 1911. — *Wulffen, E.*, Der Sexualverbrecher. Berlin, 1910. — *Wundt, Wilhelm*, Völkerpsychologie. Bd. 7 u. 8. 1917. — *Wyneken*, Zur Sexualerziehung. Der Staatsbürger. Bd. 5. H. 4. — *Zachariae*, Zur indischen Witwenverbrennung. Zeitschr. d. Ver. f. Volkskunst. Bd. 14. S. 202. — *Zahn*, Frauenökonomie. Arch. f. Frauenkunde u. Eugenetik. Bd. 1. S. 177. 1914. — *Zahn-Harnack, Agnes v.*, Die arbeitende Frau. Breslau, Ferd. Hirth 1924. — *Zangenmeister*, Schwangerschaft bei Röntgenamenorrhöe. Ärztlicher Verein zu Hamburg 27. 6. 1917. Ref. Münch. med. Wochenschr. 1917. Nr. 36. — *Ziegler, Heinrich Ernst*, Die Naturwissenschaft und die sozialdemokratische Theorie; insbesondere die Kapitel: „Die Urgeschichte der Familie" und „Die monogamische Ehe". Stuttgart, F. Enke 1894. — *Derselbe*, Natur und Staat, Beiträge zur naturwissenschaftlichen Gesellschaftslehre. Bd. 1—9. Jena, Gustav Fischer 1903. — *Ziegler, H. E.*, Die Physiogenie der Liebe. Neue Weltanschauung 1913. H. 11. — *Ziertmann*, Die gemeinsame Erziehung von Knaben und Mädchen in Deutschland und Amerika. Leipzig 1909. — *Derselbe*, Frauenbildung. 1910. S. 129. — *Zöllner, Friedrich*, Über die universelle Bedeutung der mechanischen Prinzipien. Wissenschaftliche Abhandlungen. Bd. 4. S. 1. Leipzig, L. Staackmann 1881. — *Zweifel*, Erfahrungen an den letzten 10000 Geburten mit besonderer Berücksichtigung des Altersbildes. Arch. f. Gynäkol. Bd. 101. 1914.

Namenverzeichnis.

(Die schräg gedruckten Zahlen beziehen sich auf die Literaturangaben.)

Abderhalden 6.
Abel *334*.
Adams, R. *334*.
Adler, O. *334*.
Adolf, G. *334*.
Aichel *334*.
Aigremont *334*.
Alsen *334*.
Altmann-Gottheiner, Elisabeth *154*, *155*, 157, *334*.
Andreas-Salomé *334*.
Ansell *334*.
Anton 112, 127, *127*, *334*.
Appel *334*.
Ardersleben *334*.
Aschner 12, *47*, *262*, *263*, *334*.
Aschoff *334*.

Back *334*.
Backofen, J. J. *334*.
Bacon, A. *334*.
Bäumer, G. *334*, *340*.
Baisch 14, *14*, *334*.
Balzac 47.
Barfurth *203*, *290*, *334*.
Bartels *334*, *347*.
Bartholini 75.
Bauer-Fischer-Lenz *334*.
Bauer, A. Bernhard *132*, *334*.
— K. G. *334*.
— M. *335*.
Baumgarten, v. 212.
Beaudoin *335*.
Bebel, A. *335*.
Bechstein *335*.
Becker *335*.
Behne 67.
Bell *335*.
Benningsen, A. *335*.
Berney, M. *335*.
Bethe, A. 210.

Bettmann, F. 49, *49*, 51, 52, *52*, 66, *66*, 76, *76*, 77, 81, *335*.
Beyer, A. *335*.
Bie, O. *335*.
Biedl *335*.
Bier, A. *335*.
Bille-Top *335*.
Bleuler *335*.
Bliß *335*.
Bloch, Iwan 51, *51*, 54, *54*, *335*.
Blom, O. 51.
Bluhm, A. *64*, *127*, *130*, *159*, *335*.
Blume, v. *346*.
Blumreich *335*.
Bode 301, 306, 316, 322, *335*.
Bodenmüller *335*.
Boehn, v. *335*.
Boelsche *335*.
Boenheim *335*.
Börner *115*, *335*.
Boldt, H. *335*.
Bondy *335*.
Bonnet, H. *335*.
Borgius, W. 67, *67*, *335*.
Borntraeger *335*.
Bovensiepen *335*, *336*.
Brandes *336*.
Brandt, v. *336*.
Brauer *336*.
Braun *336*.
Breuer 69, *336*.
Briscoe *313*, *336*.
Bruck *336*.
Brücke, E. *336*.
Brugger, H. *336*.
Brugsch *116*, *336*.
Bublitschenko *336*.
Bucura *336*.
Budge *336*.
Bumm 267, 272, *272*, *336*.
Bunge, v. *228*, *336*.
Burdach *336*.

Burgerstein *336*.
Busch, D. *336*.
Buschan, G. *336*.
Butte, W. *63*, *336*.
Buttersack *336*.

Carl, H. H. *336*.
Carus, C. G. 225, 228, *336*.
Caspari, O. *336*.
Cauer *336*.
Chotzen *336*.
Christian *336*.
Clemenceau 92.
Cohen *336*.
Corso *336*.
Crackenthorpe *336*.
Cramer *336*.
Croner, E. *336*.
Czasche *336*.

Dalcroze, J. 301, 306, 322.
Danicic *336*.
Darwin *336*.
Dehnow *336*.
Deickmann *336*.
Delsarte 301.
Determann *336*.
Dietrich *336*.
Döderlein 14, *266*, *336*.
Döll *337*.
Doevenspeck, H. *303*, *337*.
Dohm, Hedwig 145, *337*.
Dreßler *337*.
Dreysel *337*.
Drorak *337*.
Dubois *337*.
Dück *337*.
Duncan, J. 301, *337*.
Dyrenfurth, G. *337*.

Eble, B. *337*.
Eckstein, E. *337*.
Eder *337*.
Eger und Haidmann *337*.
Ehrenberg, R. *337*.
Ehrlich *337*.
Eisenbach *337*.
Eisenreich *337*.
Eleutheropulos *337*.
Ellis, Havelock 59, *59*, 65, *65*, *337*.
Elster, A. *126*, 228, *228*, *240*, *265*, *337*.
Endres *337*.
Erhardt *337*.
Erkler *67*, *353*.
Eschle *337*.

Faber *337*.
Fahlbeck *337*.
Fehling *337*.
Fehrle *337*.
Fendrich *337*.
Fenker, W. 146, *146*, 149, *337*.
Ferdy *337*.
Ferenczi *337*.
Ferrero, G. *344*.
Fetscher *337*.
Fetzer *196*, 197, *337*.
Feuerbach 301.
Ficker *49*, *66*, *76*, *77*.
Fieber *338*.
Fink, Lotte *11*, *349*.
Finkenrath *136*, *338*.
Firenzuola *338*.
Fischer *338*.
Fischer-Defois *338*.
Flachs *338*.
Flaskemper *338*.
Flatau *338*.
Flesch *338*.
Floeel *338*.
Foerster *338*.
Forel, A. *338*.
Forster 52.
Fowler *338*.
Fraenkel, E. *39*, *338*.
— L. *338*.
— M. 204, *204*, 207, *208*, 209, 210, *338*.
Frank *338*.
Franke, G. *338*.
Franqué *266*, *338*.
Franz *338*.
Franze, C. *338*.
Frauenberger *338*.
Frazer *338*.

Fred *338*.
Freiwilliger *338*.
Frenz, G. *338*.
Freud 69, 142, *336*, *338*.
Freund 210, 305, 306, 312, 315, 322, 331, *338*.
Frey, v. *338*.
Friedberg *338*.
Friedel *338*.
Friemel, B. *36*.
— R. *338*.
Fromme *338*.
Fuchs, E. *338*.
Fürbringer, P. 52, 66, *66*, 70, *70*, *72*, *338*.
Furth *338*, *339*.

Galton 4, *339*.
Garms 245.
— H. 245.
Garnier *339*.
Gauß 162, *339*.
Gawad-Schumacher *339*.
Geheeb *339*.
Geiger *339*.
Geißler *339*.
Gengler *134*, *339*.
Genthe, S. 320.
Gerhardt *339*.
Geyer 20, 22.
Giese 205, *206*, 276, *276*, *298*, 308, 309, 316, 319, *334*, *339*.
Gini *339*.
Gmelin *339*.
Goell, H. *339*.
Goeringer *339*.
Goldscheid *339*.
Goltz *339*.
Graßl *339*.
Gränell *339*.
Gregorovius *339*.
Greil, A. *339*.
Greve *339*.
Grimm *339*.
Groß 352.
Grosse, E. *339*.
— H. *339*.
Groth, A. *339*.
— H. H. *339*.
Grotjan 88.
v. Gruber, M. *49*, 54, *54*, *66*, 76, 77, 144, *339*.
Grumme *339*.
Grünfeld-Coralik *339*.
Grützner *339*.
Guggisberg *339*.

Gunther, K. *339*.
Guradze, H. *339*.
Gurlitt 141.
Guthmann *339*.
Guys *339*.

Haase, K. *339*.
Haberlandt *339*.
Häberlin *339*.
Hackmann *339*.
Haeckel, E. *339*.
Häcker, W. *339*.
Hagemann 205, *206*, *298*, *339*.
Hagen, A. *340*.
Halban 13, *340*.
Halban-Seitz 11, 12, 14, *112*, 160, *161*, *262*, *268*, *274*, *340*.
Halm, G. *340*.
Hamdorff *340*.
Hansell, M. *39*.
Hardy, P. *196*, *340*.
Hart, K. *340*.
Hartmann, v. 97, *340*.
Hartung *340*.
Hata, R. *340*.
Hearn *340*.
Hegar, A. *340*.
Heil *340*.
Heilbron *340*.
Heim, A. *340*.
Heller *340*.
Hellmann, R. *340*.
Helmholtz *340*.
Henkel, A. *194*, *340*.
Henning *340*.
Henschen *340*.
Herch *340*.
Hermann, E. *340*.
— G. *340*.
Herr, P. *340*.
Hertwig, O. *340*.
Hertz, H. *340*.
Hesse, A. *340*.
— R. *340*.
Hesse-Doflein *262*, *340*.
v. Hesse-Wartegg *225*, *340*.
Heubner, O. *340*.
Heyck, E. *340*.
Heymanns *340*.
Heyn, A. *340*.
Heyse *340*.
Hieß 348.
Hild-Gempf 331.
Hilker, Frz. *346*.
Hinschius *340*.
Hinschius-Boschan *340*.

Hirsch, Jul. *47, 340*.
— K. *168, 340*.
— M. *100, 127, 135*, 136, *153*. 159, 160, *160*, 161, 162, 163, 164, *321, 322, 340, 341*.
Hirschfeld, M. 129, *129, 341*.
Hnatjuk *341*.
Hoche *111, 341*.
Hochstätter *210, 341*.
Höhne 67, *341*.
Hoffmann, v. *341*.
— H. *341*.
— J. *341*.
— W. *341*.
Hoffner *341*.
Hofmann, F. *341*.
Hofstätter, R. 115, *115, 265*, 266, *341*.
Hohl, A. F. *341*.
Hohmann, G. *194, 341*.
Holle, H. G. *158, 341*.
Holtzmann *341*.
Horch *341*.
Horrocks *341*.
Hübner *341*.
Hückel *341*.
Hufeland, C. W. *341*.
Humboldt, W. v. 110, *110, 341*.
Huntemüller *298, 341*.

Jackson 204, *204*, 207, 208, 209, *341*.
Jacob, M. *124, 341*.
Jaeckel *341*.
Jaeger *342*.
Janke, O. *342*.
Jaschke, v. 13, *13*, 14, *269, 342*,
Jerichau 174.
Jeßner 53, *53*, 66, *66, 342*.
John, A. *342*.
Jörg *342*.
Jorisenne *342*.
Joseph *342*.
Jung, G. *342*.
— W. *342*.

Kaempf *342*.
Kafemann 69, *342*.
Kahlenberg, J. *342*.
Kahn *193*, 212.
Kallmeyer 301, 306.
Kaminer, S. *346*.
Kant, J. *342*.
Kapff, v. *342*.
Karsten 352.

Kaufmann, N. *342*.
Kay, Mac 301.
Kehrer 73, 76, *76, 133, 342*.
— F. *342*.
Keibel-Mall *342*.
Keller, K. *342*.
Keller-Reicher *342*.
Kelling, G. *342*.
Key, Ellen *263, 343*.
Keyserling, Graf *105, 342*.
Kiaer *342*.
Kipping 162.
Kisch 62, 69, *69*, 70, 75, *75*, 76, *76*, 115, *115*, 117, *342*.
Klähn, H. *210, 342*.
Klages *306, 342*.
Klemperer, L. *342*.
Klencke, H. *126, 342*.
Klose *342*.
Kluge *342*.
Klumker *342*.
Kment, J. A. *342*.
Knapp *342*.
Knauer, S. *342*.
Knortz, K. *342*.
Kober *82, 343*.
Kohler *343*.
Kohlrausch *343*.
Kopp, C. *343*.
Köppe, H. *343*.
Körösi, v. *343*.
Koßmann *343*.
Kottelmann 304, 320.
Krafft-Ebing *343*.
Kraus, V. *343*.
Krause, H. *343*.
Krauß, S. *343*.
Krebs *259, 343*.
Krehl *343*.
Kretschmer *33, 343*.
Kreyenberg *134*.
Kreyenborg *343*.
Krönig *343*.
Kruse 55, *55*, 227, *343*.
Kühn, L. *343*.
Küstner, H. 45, 177, *177*, 252, *343*.
Kuhn, Ph. *64*, 66, *66*, 76, 79, *79*, 93, 95, *137, 343*.
Kuhner *338*.
Kuntzsch *343*.

Laban, R. v. *343*.
Laband *343*.
Lahmann 233, *233*, 234, *343*.
Landé, D. *155*.

Landmann *343*.
Lange, H. *340, 343*.
— v. 28.
Lapouge *343*.
Laquer, E. *343*.
Larisch, R. v. *343*.
Laubenburg *343*.
Lawes *343*.
Lenz *343*.
Leoty, E. *344*.
Lessing, Th. 225.
Leuckart 262.
Leukhardt *344*.
Levi, E. *344*.
Levinsohn 204.
Lichtensteiger, W. *12, 344*.
Liebermann, L. v. *344*.
Liebetrut *344*.
Liebreich, R. *344*.
Liepmann *210*, 212, 216, *217*, 218, 277, *344*.
Liersch *210, 344*.
Ling 300.
Lipmann, O. *344*.
Lischnewska *344*.
Lißmann *344*.
Lochner, R. *36, 344*.
Löser *344*.
Löwenfeld 58, 59, 65, *65, 141*, 144, *344*.
Loewenstein *344*.
Lombroso, C. *344*.
Lorand, A. 118, *118*, 132, *132*, 137, *344*.
Lorentz *344*.
Lorenz 4.
Lotmar, N. *344*.
Lotze, H. *344*.
Lowie *344*.
Lucka, E. *344*.
Lüddeckens *210, 344*.
Lüttge *6*, 98, *98, 344*.
Luigi, L. *344*.
Lutz-Muncker *344*.

Mach, E. *344*.
Malinowski *344*.
Mallina *344*.
Malthus, Th. R. *344*.
Malzan *344*.
Mannesmann, M. 261.
Mantegazza, P. *344*.
Marcuse, J. *344*.
— M. 58, *66*, 76, *79*, 130, 159, *244, 276, 344*.
Marro *344*.

Marschand *343*.
Martin, M. *345*.
— R. 299, *299*, *345*.
Martius, F. R. *345*.
Marx *345*.
Mataja, v. *345*.
Mataré, F. *155*, *345*.
Mathes *181*, *345*.
Mathesius, Th. A. *346*.
Matzat, H. *345*.
May *345*.
Mayer, Adolf *130*, *345*.
— Aug. *345*.
— F. *345*.
— J. R. 31, *345*.
Mayreder, R. *345*.
Meckel, J. F. *345*.
Meiners, E. *345*.
Meirowsky *345*.
Meisel-Heß *345*.
Meißner *345*.
Menge 72, *272*, *345*.
Menge-Opitz 72, *272*, *345*.
Mensendieck 297, 301, *301*, 302, 304, *345*.
Mensinga *345*.
Menzler, Dora 298, *301*, 302, 303, 307, 308, 310, 311, *317*, 321, 329, *345*.
Mertz, v. *6*, 98, *98*, *344*.
Methner, A. *345*.
Metschnikoff, E. *345*.
Meumann *345*.
Meyer, J. D. *345*.
Meylan *345*.
Michaelis, K. *345*.
— W. *345*.
Michel, C. *345*.
Milton *107*, 110, *345*.
Minot, S. Ch. *345*.
Mittenzweig, L. 36.
Mittenzwey, L. *345*.
Möbius, P. J. *345*.
Mörlin 213.
Moll 69, *345*.
Moreau, J. C. *345*.
Moreck, K. *345*.
Morgan, L. *345*.
Müller, Fr. W. *345*.
— Joh. *345*.
— Josef *345*.
— J. P. 300.
— O. *346*.
— P. *346*.
— R. *346*.
— W. *346*.
Müller-Lyer *346*.

Münch, E. *346*.
— W. *346*.
Münsterberg, H. *346*.
Munk, M. *346*.
Murray, L. Brandt *346*.

Näcke, P. *346*.
Nassauer, M. *346*.
Nathan, M. *346*.
Naumann, Friedr. *153*, *346*.
Neera *346*.
Nef, W. *346*.
Neugebauer, Fr. L. v. *346*.
Neumann *346*.
Nietzsche 301, *301*, *346*.
Noll 352.
Noorden, v. *346*.
Nottebohm 306, 308, 309, 310, 322, 331.
Nürnberger, L. 72, *112*, *267*, *346*.
Nußbaum, M. *346*.
Nyström, A. *346*.

Obersteiner *346*.
Oldenberg, W. *346*.
Olivier, A. *346*.
Olshausen-Veit *346*.
Omega *210*.
Opitz 163, *346*.
Orlowski, P. *346*.
Oeltze-Löbenthal *346*.
Oettingen, v. *346*.
Opet *346*.
Oschmann *346*.
Ostertag, W. *346*.
Ottendorff 300.
Otto, E. *346*.

Pachinger *346*.
Pallath, L. *346*.
Palmgren *346*.
Pauline, Fürstin zu Lippe *346*.
Pestalozza, H. 36, *346*.
Petermann *210*, *346*.
Petzoldt, J. *346*.
Peyer, A. *346*.
Pfister *61*, *346*.
Pflüger, E. F. W. *346*.
Pheeters, Mc *203*, *346*.
Pinard *347*.
Piprek, J. *347*.
Pirkner, E. *347*.
Placzek *63*, *347*.
Ploß, K. *347*.

Ploetz *347*.
Pockels, K. Fr. *347*.
Pohlmann, E. *134*.
Popenoe *347*.
Posner *347*.
Potter 12, *12*, *263*, *347*.
Preißecker, K. *347*.
Prinzing *347*.
Prochnow, O. *347*.
Prochownick *347*.
Puchelt, Fr. *347*.
Puhlmann, E. *347*.

Quanther, R. *347*.

Räffler *347*.
Rank, O. *347*.
Ranke, J. *347*.
Raseri *347*.
Readfield *347*.
Recamier 117.
Reibmayer *347*.
Reich, E. *347*.
— W. *347*.
Reichel, E. *347*.
— H. *347*.
Rein, J. J. *347*.
Reinke, J. *347*.
Reiter, H. *347*.
Reitzenstein, v. *69*, *190*, *191*, *201*, 220, *348*.
Renard, J. K. *348*.
Rey, Eugène *134*, *348*.
Ribbert, H. *348*.
Ribbing 70, *70*, *348*.
Richter *348*.
Rimmel *348*.
Rißmann *348*.
Rivers *348*.
Römheld, L. *348*.
Rohden, v. *348*.
Rohleder *348*.
Rohrbach 33, *343*, *348*.
Rohrberg *348*.
Ronoff *347*.
Rosen, v. *348*.
Rosenbach, O. 130, *130*, *348*.
Rosenthal, Th. *348*.
Rosenzweig *348*.
Rost, H. *348*.
Rouband *348*.
Roussel, D. M. *348*.
Roux, W. 289, *348*.
Ruben-Wolf 94, *348*.
Rubin *348*.

Rubner *49, 66, 76, 77,* 198, *198, 348.*
Rucker *348.*
Rude *348.*
Rüdiger, H. *158, 348.*
Ruge *348.*
Rumpe *348.*
Rumpf, Fritz *243, 348.*
Runge, M. *348.*
Ruppin *348.*
Rutgers *348.*
Rutz, O. *348.*

Sachs, E. *12.*
— H. 263, *348.*
Sadger *349.*
Salomon, H. *346.*
Santlus *349.*
Saenger, H. *349.*
Schacht, F. *349.*
Schäffer, R. *349.*
Schalk, E. *349.*
Schallmayer, W. 55, *55, 349.*
Schapiro *349.*
Schatz *349.*
Schauß *349.*
Schauta, Fr. *349.*
Scheibner *349.*
Schenk *352.*
Scheuer, O. F. 69, *69, 104,* 244, *244, 349.*
Schick, v. *47.*
Schieck, B. *349.*
— v. *349.*
Schiefferdecker *349.*
Schierke *323.*
Schiffmann *349.*
Schiller, H. *349.*
Schirmacher, K. 145, *145, 349.*
Schjerning *349.*
Schlesinger, O. *349.*
Schlefeldt *347.*
Schljarewsky, v. *349.*
Schlör *126, 349.*
Schloßmann, A. *266.*
Schmidt, A. *349.*
— E. *349.*
— P. *243, 349.*
Schopenhauer, A. *349.*
Schramm, P. *349.*
Schreiber, A. *349.*
— M. 143, *349.*
Schroeder, v. *349.*
Schröder, Hans *349.*
— Hugo *349.*
— R. *349.*

Schubart *349.*
Schubert 47, *47, 349.*
Schultze 237, *237,* 296, *347.*
— R. *349.*
Schultze-Naumburg *349.*
Schulze *211,* 214, 216, *221.*
Schurtz, H. *349.*
Schwartz *11, 349, 352.*
Schwarz, O. *130, 349.*
Schweisheimer, W. 164, *164,* 165, *350.*
Schwenkenbecher 159.
Sébillot *350.*
Seitz *10,* 268, *350.*
Seitz-Halban *11, 12, 14, 112, 160, 161, 262, 268, 274, 340.*
Selenka, E. *349.*
Sellheim, H. 1, *4, 5, 6, 7, 8, 10, 11, 12,* 16, *17, 18, 19,* 25, *39, 40, 45, 51, 56,* 65, *67,* 73, *76, 76, 82, 85, 86,* 92, *94, 95,* 99, *101, 104, 112, 115,* 121, *122, 123, 123,* 130, *135, 144, 152, 163, 167,* 169, *173, 174, 175, 176, 177, 178, 179, 180, 181, 182,* 195, *196,* 200, *202, 203, 207, 218, 233, 235, 252, 253, 263, 264, 266, 267, 268, 269, 270, 271, 272, 272, 273, 274, 275,* 280, *281,* 287, *290, 295, 296,* 298, 308, *311, 312, 313,* 319, *324, 331, 350, 351.*
— J. *318.*
Selter *227, 343, 351.*
Settegast, H. *351.*
Seydel, M. *351.*
Seyffart *351.*
Siebert, Frz. *351.*
Siebold, A. E. v. *351.*
— E. C. J. v. *351.*
Siedentopf *253, 253, 351.*
Siegel *267, 267, 351.*
Siegmund, H. *11, 351.*
Siemens *351.*
Siemsen *351.*
Skraup, K. *351.*
Sobotta *193.*
Spann *342, 351.*
Spee, Graf E. *351.*
Spencer, H. *351.*
Spengel *351.*
Spengler *351.*
Spinner, J. R. *351.*
Stadler, J. *349.*
Stanley 207.
Starcke, C. M. *351.*
Staudinger *351.*

Stebbins 301, 306.
Steinen, v. d. *351.*
Steinmetz, S. R. *351.*
Stekel, W. *352.*
Stern, E. *352.*
— N. *352.*
— W. *352.*
Steuding 47, *47, 349.*
Stieda *352.*
Stier 210, *352.*
Stieve, H. 7, 8, 9, *133, 133,* 265, *265, 352.*
Stigler *352.*
Stoeckel 163, *352.*
Stoll, O. *352.*
Stopes, M. C. *352.*
Storfer *352.*
Straßburger *352.*
Straßmann *352.*
Stratz 20, *20,* 22, 23, *24,* 25, *26,* 27, *27,* 28, *28,* 29, *29,* 30, *30,* 31, *31,* 32, 34, 37, 48, 62, 167, 170, 172, *203,* 228, 239, 290, 332, *352.*
Strauß 116.
Stutz *352.*
Suhe, W. 323, *323, 352.*
Szana *352.*

Tandler *352.*
Tannhauser 200, *352.*
Taylor 302, 304.
Tews, J. *352.*
Thalysia-Werke 245, *352.*
Theilhaber *352.*
Thielemann *134, 352.*
Thomas, W. *352.*
Thurwald, R. *352.*
Tigerstedt, R. *352.*
Tilling *352.*
Timerding, H. F. *49,* 50, 67, *136,* 150, *150, 352.*
Todds *352.*
Tomforde *352.*
Traumann, F. E. 58, *352.*
Treichel *352.*
Troll, M. *352.*
Trumpf, F. *352.*
Trumpp, J. *352.*
Truttwin, H. *352.*
Tugendreich, G. *353.*
Tuskai *353.*

Uffenheimer, A. *353.*
Unger, J. *353.*

Unold, J. *353*.
Unterberger *353*.
Urbach *353*.

Vaerting *284*, *353*.
Veit *268*, *353*.
Velde, van de *353*.
Verworn *353*.
Vierkandt, A. *96*, *353*.
Virchow, R. *353*.
Virey, J. J. *353*.
Vischer, F. Th. *353*.
Vöchting, H. *133*, *353*.
Volkmann, A. W. *353*.

Waetzold *353*.
Wahrmund *353*.
Waldschmidt, W. *132*, *353*.
Waldstein *67*, *353*.
Walter, J. *353*.
Walther, F. *353*.
Wassermann 77.
Weber, E. *10*, *184*, *353*.
Wegener *353*.
Weinberg, M. *353*.
Weinhold, K. *353*.
Weininger, Otto *353*.
Weiß, A. *353*.
— Jul. *343*.
Weismann 4.
Wendenburg *158*, *353*.
Westergaard *348*, *353*.
Westermarck *353*.
Widmann, R. *353*.
Wiedersheim, R. *353*.
Wiedow *353*.
Wiese, L. v. *96*, *353*.
Wiget *353*.
Wikmark, E. *353*.
Wilbrandt, L. *353*.
— R. *353*.
Wildbolz *353*.
Wilhelm, E. *74*, *353*.
Winckel, Frz. v. *353*.
Windscheid-Kipp *353*.
Winkelmann, K. *353*.
Winter, Fr. *354*.
Winter, G. *266*, 267, *267*, *354*.
Winther, F. *354*.
Winther, F. und H. *298*, 299, 300, *320*, *329*.
— Th. *354*.
Wittmann, F. J. *348*.
Wohlgemuth *354*.
Wolf, J. *354*.
Wolff *354*.
Wollstonecraft, M. *354*.
Woltmann, L. *354*.
Wreschner *354*.
Wulffen, E. *354*.
Wundt, W. *354*.
Wyneken *354*.

Zachariae *354*.
Zahn *354*.
v. Zahn-Harnack *354*.
Zangemeister *354*.
Ziegler, H. E. *97*, *354*.
Ziertmann *354*.
Zöllner, Fr. *354*.
Zweifel *354*.

Sachverzeichnis.

Abstinenz, sexuelle 70.
Abwaschungen 35.
Adoption 112.
Alkohol 265.
Allgemeinbildung und Berufsbildung 152.
Altjungfernschaft 126.
Anmut 56, 57.
Antikonzeptionelle Mittel 90.
Arbeit, innere 293.
Arbeiterschutzgesetzgebung 148.
Arbeitsteilung 276.
— Fortentwicklung durch Forschung und Vertiefung 285.
— gerechte, zwischen Frau und Mann 277.
— zwischen Frau und Mann 157.
Atmung 184, 329.
Aufklärung 55.
— sexuelle 48, 49.
Auflockerungsübungen 308.
Ausatmung 313.
Ausbildung, berufliche und hauswirtschaftliche 145.
— für erwerbenden Beruf 151.

Bartholinische Drüsen, Sekret der 75.
Bauch 167.
— Befestigungsregulierung 171.
— räumliche Ergänzungsmöglichkeiten des 173.
— Volumveränderlichkeit des 173.
— Zusammenhalt des 169.
Bauchdecken, Rückwärtswachsen der 252.
Bauchdeckenersatzbandagen, Zugrichtungen der 251.
Bauchhohlmuskel 169.
Bauchmuskeln 313.

Bauchmuskulatur, Übungen der 253.
Bauchraum, leichte Besetzbarkeit des 39.
Bauchverschluß, Verhalten bei den Entleerungsvorgängen 179.
Bauchvolumen, Hin- und Herbeweglichkeit des 185.
Bauchzusammenhalt, Defekte des 181.
Beckenbodenmuskeln 313.
Beckengurt 248.
Befruchtung, künstliche 113.
Begattungstyp 68.
Beine und Füße 193.
Bekleidung des Rumpfes 211.
Berufsarbeit, Leistungsfähigkeit der Frau 153.
Berufstätigkeit, landwirtschaftliche 166.
Bewegungsfreiheit, physiologische 166.
Bildung, körperliche und geistige, im allgemeinen 36.
Billigkeit der Frauenarbeit 156.
Blutungsbild, charakteristisches 121, 123.
Bodegymnastik 301.
Brautnacht 69.
Brautstand 58.
Brunst 42.
Brust, schlauchförmig verlängerte 189.
Brustdrüse und Brustwarze 187.
Brustdrüsen 15.
— Verkümmerung der 190.
Brust und Menstruation 188.
Brustwarzenplastik 18, 218.
Brüste, Verderben der, und Brustwarzen 217.
Büstenhalter 246, 254.
Büstenschützer 246.

Chinesinnenfuß 225.
Coitus reservatus 75.
Congressus interruptus 73.

Dalcrozegymnastik 301, 306.
Darmträgheit 202.
Daseinskämpfe 279.
Degeneration 226.
Dienstjahr 153, 145.
Döderleinscher Scheidenbazillus 14.
Doppelhändigkeit 209.

Edelformer 240.
Ehe 62.
— Aufklärung über das Wesen der 60.
— Doppelstellung 105.
— Eintritt in die 62.
— als die erlaubte Form der Geschlechtsbeziehungen 105.
— als Form und Tatsache 107.
— was sie eigentlich ist 111.
Eheleben und Ehegestaltung, Grundzüge im übrigen 95.
— Erziehung für das 141.
— Prophylaxe der gesundheitlichen Gefährdung 76.
— Vorbereitung auf das 138.
Eherecht, zwei Interessesphären im 109.
Ehescheidung 110.
Eierstock, Beeinflussung des 7.
Eigentümlichkeiten, Pflege der weiblichen 35.
Eigenwachstum und Fortpflanzung 16, 85.
Einatmung 312.
Einehe, Abweichungen von der 108.

Elternliebe, Entstehung der 97.
Entkrampfungen 308.
Entschädigung der Hausfrau 149.
Entwicklungsgang, normaler, des weiblichen Organismus 19.
Entwicklungsmechanik 289.
Entwicklungspotenz 278.
Entwicklungsstufe, Stehenbleiben auf einer unzeitigen 17.
Ernährung des Kindes 31.
Ernährungsschäden 201.
Erwerbslosenfürsorge 148.
Erziehung 36.
— für Ehe oder Beruf? 143.

Familie 282.
Faser, straffe 298.
Fettleibigkeit 115, 200.
Fötus als Wachstumszentrum 178.
Fortpflanzung 273.
— Antrieb zur 95.
— und anderweitige, äußere Arbeit 200.
— später Beginn der 197.
— Einführung in den Gedanken der 47.
— Einschränkung der 280.
— als höchstes menschliches Streben 273.
— Tauglichkeit zur 36.
— Verteilung der wirtschaftlichen Lasten 93.
Fortpflanzungsarbeit, Wettbewerb im Frauenorganismus bei der 86.
Fortpflanzungsbereitschaft 16, 284.
— Erhaltung permanenter 41.
Fortpflanzungsbiologie 53.
Fortpflanzungsfähigkeit, Unterdrückung der 133.
Fortpflanzungsfunktion, Ausbleiben und Ende 111.
— Mißbrauch der 196.
Fortpflanzungsleben der Frau 41.
Fortpflanzungsproblem 273.
Fortpflanzungsregulierung 82.
Fortpflanzungswillen, Rolle der Hochschule bei der Verbreitung des rechten 275.
Frau, Anschmiegbedürfnis der 70.
— Anziehungskraft der 101.
— als Beamtin 157.
— in studierten Berufen 159.
— die nicht zur Ehe kommt 126, 129.

Frau, Mißachtung ihres Wesens und Wertes 65.
— gesundheitliche Schädigung und Fortpflanzungsbeeinträchtigung durch das Berufsleben 160.
— Sichausleben der 133.
— Verhütung der Benachteiligung der unverheiratet bleibenden 283.
— Vollbeschäftigung im Haushalt 149.
Frauen, Veranlassung zur Aufmerksamkeit auf sich selbst 125.
Frauenarbeit 154.
— und Frauenkrankheiten 160.
— und Krieg 164.
Frauenbauch, lebendige Anpassungsfähigkeit 183.
— Aussparung eines Komplementärraumes im 175.
— Hin- und Herwachsen bei der Fortpflanzung 177.
Frauenbewegung 135.
Frauenkleidung 186.
— Allgemeines über 242.
Frauenkörper und Frauenkleidung 166.
— Kleidung für den gebrochenen 256.
— — für den geschädigten 254.
— Konservierung des 294.
— normaler 166.
Frauenkraft, Mißbrauch der 262.
Frauenkrankheiten, Erkennung überhaupt 123.
Frauenkunde 273.
— Einführung der Menschheit in die 51.
Frauenleben, Bildung und Beruf im 138.
Frauenorganismus, Giftigkeit des 47.
Frauenpflege 266.
Frauenschulen 145.
Frauenstudium 321.
Frauenturnen 297.
Frauenüberschuß 67, 136.
Fülle, erste neutrale 20.
— dritte 30.
Funktionsgänge, unfruchtbare 16, 38, 41.
Fuß, Abwicklung des 195.
— antiker 221.
— menschlicher, Bau und Funktion 194.

Fuß, Formveränderung bei verschiedener Belastung 194.
— Schwächung des Gewölbes 223.
— verkrüppelter 222.
Fußbekleidung 192.
Fußgewölbe, Befestigungsbewegung bei Belastung 195.
Füße, Verkürzung der 221.

Gallensteine, vielleicht als Folge drückender Frauenkleidung 214.
Gang 302.
— Erschwerung durch zu hohen Absatz 224.
Gebärmutter, Entzündungszustand 45.
Gebärmutterpresse 11.
Geborenwerden, Gefahren vom 11.
Geburten, zu rasche Aufeinanderfolge der 198.
Geburtenrückgang 272.
Geburtenzahl, Übermaß der 198.
Geburtshelfer, obligate Tätigkeit 10.
Gefühle, Zurückdrängung der natürlichen 103.
Gehirnentfaltung bei einhändiger nach zweihändiger Ausbildung 209.
Geisteskultur 294.
Gelenkrheumatismus 18.
Genealogie, wissenschaftliche 4.
Generation, Tätigkeit zum Wohle der nächsten 137.
Genitalien, blutige Absonderung der weiblichen, bei Neugeborenen 13.
— Besiedelung der weiblichen, mit Bakterien 14.
— Infektionsschutz und Infektionsmöglichkeit 43.
Genotypus 4.
Geradehalten 207.
Geräteturnen 306.
Geschlecht, willkürliche Auswahl bei Neugeborenen 98.
— Unterschied in der Entwicklung des 29.
— Veränderung der Reizwirkungen des weiblichen 104.
Geschlechter, Altersverhältnisse der 64.

Geschlechtskranke, Behandlung in der Ehe 81.
Geschlechtskrankheiten 52, 77.
Geschlechtsleben, Abnormitäten der Frau im 75.
Geschlechtsteile, Pflege der 35, 38.
Geschlechtstrieb, Befriedigung des 137.
Geschlechtsunterschied 276.
— am Bauch 183.
— in der Belastung mit Fortpflanzungsaufgaben 287.
— Übertreibung durch die Mode 175.
— Unterdrückung durch die Mode 5.
Geschlechtsverhältnis künstlich zu verschieben 98.
— natürliches, und Frauenüberschuß 99.
Geschlechtsverkehr 66.
— während der Menstruation 72.
— Regelung des 71.
Geschwülste, bösartige 118.
Geschwulstbildung 130.
Gesetze, moralische 89.
Gesundheit 56.
— „Züchtung" auf 6.
Gewandtheit 296.
Gewichtskurve 19.
Gonorrhöe 14, 78.
Grazienübungen 299.
Greisenalter 118.
Gymnastik 297, 314.
— Ausdrucks- 307.
— moderne 34.
— schwedische 298.
Gymnastische Übungen 38.

Haltlosigkeit 232.
Haltung, schlechte 202.
Handschrift, rechts geneigte 204.
Hängebrust 191.
Harmonie, sexuelle, Optimum der 63.
Hausfrauenberuf 146.
— Überlastung des 147.
Haut 289.
Hautgymnastik 34.
Hautpflege der Brüste und Brustwarzen 35.
Hebammenlehranstalt 271.
Heirat 284.
— späte 196.
Heiratszeugnisse 79.

Hellerau 210, 301, 331, 340.
Hemdhose 247.
Herzgewicht, Zurückhaltung des 175.
Hygiene, allgemeine 1.
— geschlechtliche 1.
— des Ehebeginnes 71.
— der Periode 44.
— des Sexuallebens 49, 66.
Hysterie 131.

Individualität 317, 333.
— Herausarbeitung der 317.
Industrie 154.
Infantilismus, Prophylaxe des 17.
Infektion des Fruchthalters oder Mutterkuchens 8.
— mit Gonokokken 14.
— während der Periode 44.
— der Uteruswunde 42.
Infektionskrankheiten, akute 18.
Insuffizienz des Frauenkörpers 232.

Japaner, Fußpflege der 225.
Jugendlichkeit 65.
Junggesellensteuer 284.

Kallmeyer-Schule 301.
Keimesschädigung 162.
Kinder, Konkurrenz der nachgeborenen mit den vorgeborenen 92.
Kinderernährung, Fehler, die gewöhnlich unterlaufen 32.
Kinderlosigkeit in der Ehe 111.
Kinderzahl, Beschränkung der 93.
— zu fordernde 87.
Kindesalter, neutrales 22.
Kleider, Zuschnitt der 33.
Kleiderbefestigung am Schultergürtel und Beckengürtel 236.
Kleiderdruck 211.
Kleiderlast 243.
Kleidertracht, Stützpunkte für 215.
Kleidung 33.
— Entwicklungsgeschichte der 227.
— parallele Linie in der 230.
— als Stütze 240.
— unzweckmäßige 211.
Kleidungsstücke, Befestigung derselben am Schultergürtel 245.

Koedukation 36, 150.
Kondom 74.
Konstitution, Entwicklung einer guten 2.
— — — — im Säuglingsalter 13.
— Grundlegung zu einer guten 7.
— des Kindes 2.
Körperbelastung von außen 171.
Körperformer 240.
Körpergewicht, Zurückhaltung des, gegenüber der Körperlänge 25.
Körperkultur der Frau 289, 293.
— Ursprünge der modernen 301.
Körperkulturbestrebungen, unerwünschte Produkte der 297.
Körpermuskulatur, Durchübung der 305.
Körperpflege 34, 293.
Korsett 211.
Konzeptionsverhinderung 264.
Krampfadern 218.
Krankheiten, Entsagungs- 129.
— durch einseitige Rechtshändigkeit 208.
— Vermeidung und Behandlung von 35.
Krebs, Beginnen des 119.
— frühzeitige Entdeckung des 124.
Krebsgefahr 118.
Kulturschaden 262.

Laban-Schule 319.
Laufübungen 298.
Lebensweise des Kindes 34.
Lehrerin 158.
Liebe, Entstehung der 97.
Linkshändigkeit 210.
Loheland-Schule 301.

Mädchen, Ertüchtigung des, zum Mutterberuf 31.
Mädchenschulturnen, Entwicklung des 299.
Mann, Zubußeverpflichtung des 281.
Männerpflege 284.
Maschinennäherinnen 161.
Massage 290.
Matrone 117.
Mensendieck-Schule 301.
Menstruation, Keimfernhaltung bei der 45.

Menstruationsbinden 46.
Menstrualblut, Giftigkeit des 47.
Menzler-Schule 301.
Merkmale, Herauspressen der weiblichen 229.
Metroendometritis 135.
Metropathie 135.
Mimik 323.
Mißbildungen 13.
Muskel 289.
Muskulatur, Expansion der, und negative Tonusschwankung 313.
— Männer- und Frauen- 314.
Mutter als Gebärerin 53.
Mutter-Kinds-Beziehungen 6.
Myopie 204.

Nachkommenschaft, Beeinflußbarkeit der 5.
Nachtbekleidung 235.
Nacktheit 319.
Nähren von Tieren an der menschlichen Brust 190.
Natur und Kultur 290.
Nikotin 265.
Nottebohm-Schule 306.

Onanie 52.
Okklusivpessar 74.
Operationskurs 268.
Organisation, Infunktiontreten der weiblichen 37.

Pädagogen 51.
Parade, steife 291.
Pein, schwebende 163.
Periode 39.
Periodenblutung, Unregelmäßigkeiten der 120.
— Verstärkung der 83.
Phänotypus 4.
Plattfuß 193.
Polyandrie 108.
Polygynie 108.
Präventivverkehr 72, 92.
Prinzeßrock 247.
Produktionsgrenze 85.
Prolaps 181.
Prostitution 284.
Pruritus 115.
Pubertätsalter 37, 55.
Puerikultur 9.

Rachitis 17.
Rechts- und Linksausbildung 207.
„Regel" 42.
Regel und Kalender 120.
Reife, Übergang zur 27.
Reize, Entwicklung und Pflege der weiblichen 56.
— Steigerung durch Kleidung 239.
— Umgestaltung in der Wirkung der weiblichen 101.
Rhythmus 323.
— natürlicher, bei Naturvölkern 327.
Rückbildung der Brustdrüsen 189.
Rückenmuskulatur, Schwund der 211.
Rückenschmerzen 211.
Rücksichtnahme auf Körperform u. physiologische Bewegungsfreiheit 235.
Rumpfpresse 11.

Samenresorption 67.
Sattelstellen für Kleidung 244.
Säugetier, Unterschiede vom Vorder- zum Hinterkörper 176.
Säuglingspflege als Frauenberuf 143.
Schäden, Prophylaxe der gewerblichen 163.
Schädigung durch das Berufsleben 161.
Schädlichkeiten, Ansaugungs- 11.
Scheidung, die Frau in der 113.
Schlafzimmer, getrennte 47.
Schlotterbauch 180, 197, 241.
Schlotterbrust 191, 241.
Schnüren 213.
— Druckwirkung auf die Unterleibsorgane 216.
— Nachteile des 215.
Schonjahre für die Frau 153.
Schrägschrift 207.
Schuhwerk 191, 259.
Schule 54.
Schulschäden 203.
Schulsitzhaltung, Zusammenpressung der Eingeweide 203.
Schulturnen 300.
Schutz gegen den Unbill der Witterung 233.
Schwangeren, Versehen der 8.
Schwangerschaft, Bauchdeckenmuskulatur in der 177.
Schwangerschaftsbandage 251.

Schwangerschaftsunterbrechung, Anzeigestellung zur 84.
Sekretionen, abnorme 130.
Selbstverständlichkeit, anmutige 323.
Sexualhygieniker 51.
Sexualpädagogik, Ausgangspunkt 54.
Spannen, Ruhen, Lösen 311.
Spannung-Entspannung 307.
Spermiogenese 8.
Sport 50, 186.
Sprachfertigkeit der Frauen 210.
Staat 295.
Stadtkinder 50.
Standesamt, Merkblatt des 79.
Stauungen im Unterleib 208.
Stebbins 301.
Steilschrift 207.
Sterilisierung, künstliche 74.
Sterilität, aufgezwungene 132.
— und Fettansatz 133.
Stillen, Notwendigkeit des 18.
Stillzeit 198.
Stöckelschuh 222.
Strahlenbehandlung 119.
Streckung, erste neutrale 20.
Strumpfband 219.
Strumpfbänder, Schädlichkeit der 221.

Taillenschnürung 212.
Taylorsystem 156, 302, 326.
Thalysia 245.
Thalysia-Modelle 256.
Thorax, zylindrischer 214.
„Tonus-Turgorspiel" 168.
Totlegen sich, bei Vögeln 134.
Tuberkulose 18.
Tuberkulosensterblichkeit 164.
Turnen 50.
— deutsches 298.

Überernährung 200.
„Überfrauung" 99.
Überfütterung des Kindes 33.
Übungen nach dem Geschlecht 300.
Übungsstätte, würdige, für Körperkultur 331.
Umstands-Frauengurt 250.
Umstimmung, psychische, als Folge der Gymnastik 315.
Unterernährung 200.
— und Fortpflanzung 83.

Unterleib der Frau, Raumveränderung des 173.
Unterleibsraum, leichtere Besetzbarkeit des 174.
Unterleibsstörungen der Verlobten 61.
„Untermannung" 99.
Unterricht 269.
„Unwohlsein" 42.
„Urangst" 12.

Vaterland, Dienst am 295.
Verblühen, vorzeitiges 65.
Verdauung 184.
Verlagerungen der Geschlechtsorgane 38.
Verletzungen bei Geschlechtsverkehr 69.

Vorfälle 241.
Vorfall und Zeit der ersten Geburt 197.
Vulvo-vaginitis desquamativa neonatorum 14.

Wachstum, Nahrungsbedürfnis im Verhältnis zum 32.
Wachstumsäquivalent 279, 280.
Wadenplastik 220.
Wassermannsche Reaktion 77.
Wechseljahre 115, 182.
Weibliche, Zwang, das spezifische herauszuarbeiten 321.
Weichteildehnung 12.
Weiterverstellbarkeit 10.
Weismannsche Lehre 4.

Wirbelsäule, Einknickung der 216.
Witwe 114.
Wohlleben und Pflege verschönt 325.

Zehenstrümpfe und Zehenschuhe 260.
Zerrüttung des Körpergebäudes 232.
Zirkulationshohlmuskel 169.
Zölibat 130.
Zusammenhang, energetischer 83.
Zwang, Bewegung nach dem kleinsten 303.
Zweihändigkeit 208.

Verlag von J. F. Bergmann in München.

Grundriß der Säuglings- und Kleinkinderkunde
Von Professor Dr. **St. Engel**, Dortmund
mit 3 Tafeln und 152 Textabbildungen

Grundriß der gesundheitlichen Säuglings- und Kleinkinderfürsorge
von Dr. **Marie Baum**, Karlsruhe i. B.
Mit 14 Textabbildungen
Elfte und zwölfte erweiterte und umgearbeitete Auflage
In Halbleinen gebunden 7.50 RM.

Der geschätzte Grundriß ist dieses Mal durch die Einbeziehung des Kleinkindesalters erweitert worden, wie es der Entwicklung der öffentlichen Fürsorgemaßnahmen entspricht. Die Vorzüge der früheren Auflagen, Berücksichtigung aller wichtigen praktischen Allgemein- und Einzelfragen, überlegene Sachkenntnis, glückliche Auswahl des Gebotenen und Vermeidung alles wissenschaftlichen und pseudowissenschaftlichen Ballastes besitzt auch der neu hinzugekommene Teil, der mit der Einbeziehung der Entwicklungs- und Ernährungsstörungen, der hauptsächlichen Krankheiten, der Körperpflege und der Maßnahmen zur Förderung der geistigen und körperlichen Fähigkeiten eine willkommene Ergänzung bildet. Marie Baums übersichtliche Besprechung der sozialen Seite des Gegenstandes erscheint als gegenwärtig unentbehrliche Vervollständigung des rein ärztlichen Abschnittes. Das Buch ist seiner Fassung nach für gebildete Laien und für Sanitätspersonen gedacht und trifft meines Erachtens nach Form und Inhalt das Richtige. Für den, der dafür Sinn hat, wird die Lektüre auch durch den vortrefflichen Stil zu einem Genuß.

Über das eheliche Glück
Erfahrungen, Reflexionen und Ratschläge eines Arztes
Von Hofrat Dr. **L. Loewenfeld**,
Spezialarzt für Nervenkrankheiten in München
Vierte Auflage — Steif kartoniert 7.— RM.

Wenn sich das eheliche Glück aus Büchern lernen ließe, so brauchte es hinfort keine unglücklichen Ehen mehr zu geben; denn was sich über dieses Thema überhaupt sagen läßt, das gibt Verfasser in seinem reifen und von ernster Vertiefung zeugenden Werke. Das Erscheinen der vierten Auflage nach verhältnismäßig kurzer Zeitspanne beweist, daß das Buch Anklang gefunden hat und hoffentlich weiter finden wird, um so mehr als es unter den heutigen sozialen Verhältnissen, nachdem der Weltkrieg soviel zerrissen und zersetzt hat, ein besonders wertvolles Bestreben ist, den unglücklichen Ehen mit ihren Nachteilen für die Nachkommenschaft entgegenzuwirken. Eine wohltuende Klarheit der Denkweise und der Sprache zeichnet das Buch vor vielen anderen zeitgenössischen Werken über verwandte Gegenstände aus. Berliner klin. Wochenschrift.

Das vorliegende Buch ist ein solches, wie es heute nicht viele gibt, obgleich solche Belehrungen, wie sie das Buch gibt, für Männer und Frauen einen großen Segen bringen müssen. Wir wünschen dem inhalts- und umfangreichen 398 Seiten starken Buche die weiteste Verbreitung, denn es kann nur Gutes schaffen, wo es verständig gelesen und seine Erfahrungen vertrauensvoll nachgelebt werden. Die Mutter.

Sexualleben und Nervenleiden
nebst einem Anhang:
Über Prophylaxe und Behandlung der sexuellen Neurasthenie
Von Hofrat Dr. **L. Loewenfeld**, Nervenarzt in München
Sechste, vermehrte und zum Teil umgearbeitete Auflage
8.— RM.; gebunden 10.— RM.

Das Werk ist ein Trost für alle, deren Nervensystem durch falsches Handeln und namentlich durch falsche Vorstellungen gelitten hat. Die Empfehlung seiner Lektüre dürfte geradezu mit als ein Mittel für die Heilung von manchem verständigen Arzte verwendet werden. Noch wünschenswerter aber erschiene es, daß aus solchen Werken junge — und alte — Leute ihr Wissen schöpfen, ehe sie Schiffbruch gelitten. Sie würden sich nicht nur vor unnötigen Geldverschwendereien, wie z. B. für die mit so aufdringlicher Reklame angepriesenen, durchaus nicht immer ungefährlichen Apparate oder Ratgeber, sondern auch vor vielen seelischen Irrungen und Qualen schützen und eine natürliche und verständige Auffassung sich zu eigen machen, deren Wert für das Nervensystem ein ganz außerordentlicher ist.
Münchener Neueste Nachrichten.

Verlag von J. F. Bergmann in München.

Das Herz und die Blutgefäße
Ein Wegweiser zur richtigen Lebensführung für gesunde und kranke Menschen

Von Dr. **W. Schweisheimer** in München

Mit 26 Abbildungen im Text

Steif kartoniert 4.— RM.

Das Buch gibt dem Laien einen Einblick in die wichtigsten Funktionen unseres Körpers, soweit sie — mittelbar oder unmittelbar — von der Herztätigkeit abhängig sind. Es ist ein ungemein lehrreicher Überblick über das große Heer der Herz- und Gefäßleiden, die unserem Zeitalter — man kann wohl sagen — den Stempel aufdrücken. Der Leser erhält wertvolle Hinweise über die Verhütung aller dieser Krankheiten, unter denen die Arterienverkalkung eine besonders wichtige Rolle spielt, und über die Lebensführung bei krankem Herzen. Ein besonderer Abschnitt behandelt die in unserer Zeit so oft erörterten Beziehungen zwischen Herz und Sport. Wesentlich erleichtert wird das Verständnis, zumal der anatomischen und physiologischen Verhältnisse, aber auch der einzelnen Krankheitsformen durch die vorzüglich wiedergegebenen Abbildungen.
Der Tag, Berlin.

Dickwerden und Schlankbleiben
Verhütung und Behandlung von Fettleibigkeit und Fettsucht

Von Dr. **W. Schweisheimer** in München

Zweite Auflage — Mit 14 Abbildungen im Text

Steif kartoniert 4.80 RM.

In diesem Buch zeigt der bekannte medizinische Schriftsteller, wie ohne jede Schädigung der Körper schlank und leistungsfähig gehalten werden kann. Die amerikanischen und englischen Schlankheitsbestrebungen, soweit sie nicht ausarten, sollten auch von uns übernommen werden. Gesundheit und langes Leben sind die Folgen. Weiterhin werden die Wege zur Verhütung und Behandlung der Fettleibigkeit und Fettsucht gewiesen. Jedem, den es angeht, kann dieses gescheite und wirklich brauchbare Buch, das in großer Mannigfaltigkeit die Ursachen für das Dickwerden darlegt, empfohlen werden. Lehrreich sind die Bilder und Tafeln; eine zeigt, daß von übermäßig beleibten Menschen das 70. und das 80. Jahr von viel wenigern erreicht wird, als von Schlanken. Auf den 140 Seiten ist wohl alles zusammengetragen, was sich über den heiklen Gegenstand sagen läßt.
Kärntner Tagespost.

Schlaf und Schlaflosigkeit
Ein Weg zum Schlafenlernen

Von Dr. **W. Schweisheimer** in München

Mit sieben Abbildungen im Text

Kartoniert 4.20 RM. — Gebunden 5.10 RM.

Ein vorzügliches Buch, ein Trost für die vielen Mitmenschen, die an schlaflosen Nächten leiden. Die Schlaflosigkeit ist keine Krankheit, sondern das Zeichen einer Störung im Körper, die körperlichen, seelischen, nervösen Ursprungs ist. Eine unheilbare nervöse Schlaflosigkeit gibt es nicht, wenn man die Ursache ausfindig macht. Die Behandlung der Schlaflosigkeit gipfelt darin, die Ursache zu finden, dann ist die Heilung sicher. Ein besonders praktisch wichtiges Kapitel ist der Hygiene des Schlafens gewidmet und dem Schlafe des Kindes in den verschiedenen Altersstufen, für die Erzieher und Mütter sehr lehrreich. Die Art der Behandlung der Schlaflosigkeit soll sich zunächst auf die physikalischen „naturgemäßen" Heilmethoden werfen, von der Körperbewegung, Massage, Elektrischen-, Luftbäder- bis zur Wasserbehandlung; es folgt die seelische Behandlung von der Suggestion bis zur Hypnose. Als letztes und unterstützend sollen die chemischen Schlafmittel angewandt werden, hauptsächlich um eine einmalige rasche Wirkung zu erzielen, z. B. bei körperlichen Schmerzen. Eine Gewöhnung ist zu vermeiden. Die Ursache der Schlaflosigkeit zu erforschen, bleibt die Hauptsache, was häufig sehr schwierig und manchmal nur in längerer Sanatoriumsbehandlung erforscht werden kann, wenn der Arzt und Priester in einer Person alle geheimsten Gedanken und Sorgen des Hirns und Herzens herausholt; und dann gibt es eine unheilbare nervöse Schlaflosigkeit nicht mehr, wenn der nagende Wurm gefunden.
Hannoverscher Anzeiger.

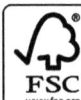

If you have any concerns about our products,
you can contact us on
ProductSafety@springernature.com

In case Publisher is established outside the EU,
the EU authorized representative is:
**Springer Nature Customer Service Center GmbH
Europaplatz 3, 69115 Heidelberg, Germany**

Printed by Libri Plureos GmbH
in Hamburg, Germany